M. Frey, C. Fischer (Hrsg.)

Praxishandbuch Psychiatrische Krisenintervention

Michael Frey, Claudia Fischer (Hrsg.)

Praxishandbuch Psychiatrische Krisenintervention

Erste Hilfe bei psychischen Krisen aus interdisziplinärer Sicht

1. Auflage

Mit Beiträgen von
Astrid Bruhn, Annette Graf, Jeannette Hofmann, Jona Kräenbring, Jan Reuter, Ingrid Schäfer

ELSEVIER

Elsevier GmbH, Hackerbrücke 6, 80335 München, Deutschland
Wir freuen uns über Ihr Feedback und Ihre Anregungen an books.cs.muc@elsevier.com

ISBN 978-3-437-15420-1
eISBN 978-3-437-06138-7

Wichtiger Hinweis für den Benutzer
Die medizinischen Wissenschaften unterliegen einem sehr schnellen Wissenszuwachs. Der stetige Wandel von Methoden, Wirkstoffen und Erkenntnissen ist allen an diesem Werk Beteiligten bewusst. Sowohl der Verlag als auch die Autorinnen und Autoren und alle, die an der Entstehung dieses Werkes beteiligt waren, haben große Sorgfalt darauf verwandt, dass die Angaben zu Methoden, Anweisungen, Produkten, Anwendungen oder Konzepten dem aktuellen Wissenstand zum Zeitpunkt der Fertigstellung des Werkes entsprechen.
Der Verlag kann jedoch keine Gewähr für Angaben zu Dosierung und Applikationsformen übernehmen. Es sollte stets eine unabhängige und sorgfältige Überprüfung von Diagnosen und Arzneimitteldosierungen sowie möglicher Kontraindikationen erfolgen. Jede Dosierung oder Applikation liegt in der Verantwortung der Anwenderin oder des Anwenders. Die Elsevier GmbH, die Autorinnen und Autoren und alle, die an der Entstehung des Werkes mitgewirkt haben, können keinerlei Haftung in Bezug auf jegliche Verletzung und/oder Schäden an Personen oder Eigentum, im Rahmen von Produkthaftung, Fahrlässigkeit oder anderweitig übernehmen.

Für die Vollständigkeit und Auswahl der aufgeführten Medikamente übernimmt der Verlag keine Gewähr.
Geschützte Warennamen (Warenzeichen) werden in der Regel besonders kenntlich gemacht (®). Aus dem Fehlen eines solchen Hinweises kann jedoch nicht automatisch geschlossen werden, dass es sich um einen freien Warennamen handelt.

Bibliografische Information der Deutschen Nationalbibliothek
Die Deutsche Nationalbibliothek verzeichnet diese Publikation in der Deutschen Nationalbibliografie; detaillierte bibliografische Daten sind im Internet über https://www.dnb.de/ abrufbar.

21 22 23 24 25 5 4 3 2 1

In ihren Veröffentlichungen verfolgt die Elsevier GmbH das Ziel, genderneutrale Formulierungen für Personengruppen zu verwenden. Um jedoch den Textfluss nicht zu stören sowie die gestalterische Freiheit nicht einzuschränken, wurden bisweilen Kompromisse eingegangen. Selbstverständlich sind immer alle Geschlechter gemeint.

Planung: Ursula Jahn, M.A.
Lektorat und Projektmanagement: Sabine Hennhöfer
Redaktion: Karin Beifuss, Ohmden
Zeichnungen: Stefan Dangl, München
Satz: Thomson Digital, Noida / Indien
Druck und Bindung: Drukarnia Dimograf Sp. z o.o., Bielsko-Biała / Polen
Umschlaggestaltung: SpieszDesign, Neu-Ulm
Titelbild: © sasazawa – stock.adobe.com

Aktuelle Informationen finden Sie im Internet unter **www.elsevier.de.**

Geleitwort

Um es vorweg zu sagen: Dieses Buch hat man sich seit Langem gewünscht!

Den Autorinnen und Autoren mit ausgewiesener Expertise und jahrelanger Praxiserfahrung im Bereich der psychiatrischen Krisenintervention ist ein Wurf geglückt, der die Komplexität des Themas in vorbildlicher Weise abdeckt: umfassend und anspruchsvoll, mit klarem Fokus und Blick für Praxisrelevanz. Dass Krisenintervention ein multiprofessionelles und interdisziplinäres Arbeiten erfordert, spiegelt sich sowohl in den Professionen der Autorinnen und Autoren wider als auch im inhaltlichen Aufbau des Buches, das einen berufsgruppenübergreifenden Ansatz verfolgt.

1. Um den Boden für ein reflektiertes Verständnis des Krisenbegriffs zu schaffen, beginnt das Buch mit einer vielschichtigen Betrachtung der phänomenologischen, historischen, gesellschaftlichen und fachlichen Perspektiven.
2. Die Strukturierung des Vorgehens spielt in der Krisenintervention eine zentrale Rolle. Mit der umfassenden, dabei eng praxisbezogenen Darstellung der wichtigsten Elemente und Handlungsschritte im Interventionsprozess wird zunächst ein übergreifendes Grundkonzept vorgelegt, das die Funktionsweise von Krisenintervention veranschaulicht und verstehbar macht.
3. Dieses theoretische Fundament wird ergänzt durch eine kompakte, zugleich alle die für Kriseninterventionsarbeit wesentlichen Aspekte enthaltende Übersicht relevanter Konzeptbildungen der wichtigsten psychotherapeutischen Richtungen. Ohne deren Kenntnis ist qualifizierte Krisenintervention nicht möglich. Das hier aufbereitete Wissen ist essenzielle Grundlage dafür, das eigene Tun reflektieren, strukturieren und gezielt einsetzen zu können.
4. Im Hauptteil des Buches geht es um den an individuellen Bedarfen orientierten Transfer und damit um die konkrete praktische Anwendung der theoretischen Grundlagen. Die Autorinnen und Autoren entwickeln dies entlang eines umfassenden Katalogs, der auch seltener vorkommende Störungsbilder umfasst. Von Realitätsverlust über Depression und Manie bis hin zu geistiger Behinderung werden systematisch alle im Versorgungsalltag wichtigen Erscheinungsformen („Leitsyndrome") psychischer Krisen angesprochen. Durch die immer vorangestellten Fallbeispiele wird der Praxisbezug durchgängig konkret und fassbar, mit der Darstellung des inneren Erlebens der Krise durch den Betroffenen dessen Not unmittelbar verständlich. Neben spezifischem, auf das bessere Verständnis und die Einordnung des jeweiligen Störungsbildes bezogenem zusätzlichem Basiswissen wird hier – hoch praxisrelevant – vor allem auf die wichtigsten Kriseninterventionsziele und darauf fokussiert, wie in der Krise der Zugang zum Betroffenen gefunden werden kann.
5. Dass für gelingende Kriseninterventionsarbeit der Blick über die spezifischen Störungsbilder hinausgehen muss, wird durch die Betrachtung spezieller Kriseninterventionsfelder klar. Dabei werden sowohl Aspekte des Lebensalters – mit den Bedarfen von Kindern und Jugendlichen bzw. denen von alten Menschen – betrachtet als auch mit Blick auf gesellschaftliche Veränderungen in den letzten Jahren Menschen mit Migrationshintergrund besonders in den Blick genommen. Als Patientengruppe, die außerhalb der spezialisierten Institutionen sonst meist wenig Berücksichtigung findet, sind auch die besonderen Rahmenbedingungen für Krisenintervention bei Menschen mit forensischem Hintergrund beschrieben.

   Der professionelle Helfer muss in seiner Arbeit für diese Aspekte sensibilisiert sein, sie wahrnehmen, angemessen darauf reagieren und konkret damit umgehen können.
6. Ähnlich bedeutsam ist die Beachtung des Settings – natürlich macht es einen Unterschied, ob die Intervention persönlich, telefonisch oder über digitale Zugangswege, allein oder zu zweit, in der eigenen Einrichtung oder beim Betroffenen zu Hause stattfindet. Die jeweiligen, höchst praxisrelevanten Besonderheiten werden hier anschaulich und umfassend dargestellt.

7. Die vermutlich größten Herausforderungen der Kriseninterventionsarbeit liegen in einem sachkundigen, sicheren und zielorientierten Umgang mit den nicht seltenen, verschiedenen Gefährdungslagen. Der professionelle Helfer muss genau seinen Kompetenz- und Zuständigkeitsbereich kennen, er muss um seine fachlichen, institutionellen und situativen Grenzen wissen und auch in unübersichtlichen Situationen Überblick und Kontrolle herstellen können.
8. Da psychiatrische Krisenintervention ein multiprofessionelles Arbeitsfeld ist und dieses Buch sich an ein breites Publikum richtet, werden kompakt und praxisbezogen Grundkenntnisse hinsichtlich Psychopharmakologie und der Nomenklatur psychopathologischer Phänomene vermittelt. Beides ist hilfreich zum schnelleren Verständnis und zur besseren Einordnung krisenhaften Geschehens und dient der fachkundigen Kommunikation der professionellen Helfer untereinander sowie mit an der Krisenintervention beteiligten Institutionen.
9. Krisenhilfe findet nicht im rechtsfreien Raum statt. Zu seiner eigenen Orientierung und jederzeit rechtssicheren Handhabung einer akuten Krisensituation müssen dem professionellen Helfer die wichtigsten rechtlichen Rahmenbedingungen bekannt sein – auch hierzu gibt der vorliegende Band einen kompakten Überblick.

Psychiatrische Krisenintervention findet heute in unterschiedlicher Form in verschiedensten Einrichtungen und Settings statt, die sich ständig weiterentwickeln und nicht zuletzt durch zunehmende Vernetzung von Hilfeangeboten und Leistungserbringern die Versorgungslandschaft verändern. Beispielhaft dafür steht die durch aktuelle Gesetzgebung (BayPsychKHG) erstmals flächendeckend in einem ganzen Bundesland vorgegebene Einführung von Krisendiensten in Bayern, die – orientiert an den beiden bereits vorhandenen Krisendiensten in Mittelfranken und Oberbayern – zu einem rund um die Uhr verfügbaren, fachlich professionellen Hilfesystem mit vielen beteiligten Akteuren ausgebaut werden sollen. Mit derartigen fachlich wie organisatorisch sehr anspruchsvollen Vorhaben steigt die Bedeutung soliden fachlichen Wissens und dessen Umsetzung in professionelle Handlungskompetenz. Und genau damit überzeugt dieses Buch und hält, was es verspricht: Es ist den Autorinnen und Autoren in umfassender und ausgewogener Weise gelungen, aus der großen Fülle vorhandener Fachliteratur das für den Praxisalltag Wesentliche zu extrahieren und zu verdichten. Jedes einzelne Kapitel kann für sich stehen – zusammengehalten werden sie vom roten Faden des Praxisbezugs mit einer Vielzahl an konkreten, hilfreichen Erklärungen, Empfehlungen und Anleitungen.

Geeignet sowohl als Basiswissen für Neueinsteiger wie auch als Nachschlagewerk für Erfahrene und Geübte, ist diesem Buch zu wünschen, schnellstmöglich zum Standardwerk praktizierender professioneller Helfer zu werden.

Dr. med. Michael Welschehold
Ärztlicher Leiter der Leitstelle des Krisendienstes Oberbayern

Herausgeber

Dr. med. Michael Frey
LMU Klinikum
Klinik und Poliklinik für Kinder- und Jugendpsychiatrie, Psychosomatik und Psychotherapie
Nußbaumstr. 5a
80336 München

Dr. biol. hum. Claudia Fischer
kbo-Isar-Amper-Klinikum München Berg am Laim
Ambulanz und Tagesklinik für Psychiatrie und Psychotherapie
Neumarkter Str. 18
81673 München

Autoren

Dipl.-Sozialpäd. Astrid Bruhn, MMH
kbo-Isar-Amper-Klinikum München Berg am Laim
Ambulanz und Tagesklinik für Psychiatrie und Psychotherapie
Neumarkter Str. 18
81673 München

Dipl.-Sozialpäd. Annette Graf, MMH
kbo-Isar-Amper-Klinikum gemeinnützige GmbH,
Forensische Ambulanz
Vockestr. 72
85540 Haar bei München

Jeannette Hofmann
kbo-Inn-Salzach-Klinikum
Klinische Sozialpsychiatrie
Gabersee 7
83512 Wasserburg

Dr. med. Jona Kräenbring
kbo-Isar-Amper-Klinikum gemeinnützige GmbH
Vockestr. 72
85540 Haar bei München

Dr. med. Jan Reuter
Klinikum Bremen-Ost
Züricher Str. 40
28325 Bremen

Dr. med. Ingrid Schäfer
kbo-Isar-Amper-Klinikum gemeinnützige GmbH
Atriumhaus
Bavariastr. 11
80336 München

Danksagung

Dieses Buch ist Ausdruck gelungener Zusammenarbeit! Wir möchten uns an dieser Stelle ganz herzlich bei allen bedanken, die mit ihrer Zeit, Geduld und Expertise das Gelingen des Buches ermöglicht haben. Allen voran bedanken sich die Herausgeber bei den Autorinnen Astrid Bruhn, Annette Graf, Jeannette Hofmann und Dr. Ingrid Schäfer sowie bei Dr. Jona Kräenbring und Dr. Jan Reuter, die nicht nur mit ihren jeweiligen Texten einen wertvollen Beitrag geleistet haben, sondern auch im fachlichen Austausch und durch unermüdliches Korrekturlesen zur Qualität des Buches beigetragen haben. Professor Manfred Cramer mit seiner Mental-Health-Expertise danken wir für seine Hinweise und Dr. med. Herbert Steinböck sowie Dr. med. Markus Schlie für die Durchsicht und ihre wertvollen Anregungen zum Kapitel Krisenintervention bei Menschen mit forensischem Hintergrund.

Ein besonderer Dank gilt auch Birgit Michaelis und Charlotta Calmer für ihre tatkräftige Unterstützung bei der Erstellung des Kapitels „Geistige Behinderung". Ein ganz herzlicher Dank geht an Andrea Serwuschok, die mit ihrer jahrelangen Erfahrung im Bereich der Jugendhilfe zum Gelingen des Kapitels zur „Kindeswohlgefährdung" beigetragen hat. Bei Dr. Katrin Fischer bedanken wir uns für das Einbringen ihrer geriatrischen Expertise. Besonders haben wir uns auch gefreut, dass Dr. Michael Welschehold sich bereit erklärt hat, das Geleitwort zu schreiben, und dabei so viele lobende Worte gefunden hat!

Frau Uschi Jahn vom Elsevier-Verlag danken wir ganz herzlich, denn nur durch ihre Initiative konnte dieses Buch entstehen! Danken möchten wir zudem Frau Sabine Hennhöfer und allen anderen an diesem Projekt beteiligten Verlagsmitarbeitern für ihre Sachkompetenz und Unterstützung. Frau Karin Beifuss danken wir ganz herzlich für das geduldige Lektorieren des Buches und die wertvollen Anregungen!

Der größte Dank gilt jedoch all unseren Patienten, die nicht müde werden, unsere Neugier zu wecken und uns dazu anhalten, uns in Toleranz und Flexibilität zu üben.

Das Autoren-Team

Erläuterungen zu den verwendeten Begriffen

Es ist uns ein besonderes Anliegen, in den folgenden Ausführungen mit Respekt und einer symmetrischen Beziehungsgestaltung zur Entstigmatisierung psychischer Erkrankungen beizutragen. Dafür sind auch die Wortwahl und die sprachliche Darstellung von Bedeutung. Die Abwägung der verwendeten Begrifflichkeiten ist dabei nicht ganz einfach und, wo immer möglich, versuchen wir von **Betroffenen** zu sprechen. Letztlich haben wir uns gegen die sonst häufig im Beratungskontext verwendete Bezeichnung **Klient** entschieden. Zwar ist diesem Begriff das Bemühen einer symmetrischen Beziehungsgestaltung im Beratungskontext zu eigen, er entstammt jedoch eigentlich dem Verhältnis eines Rechtsanwalts zu der von ihm vertretenen Person und betont daher sehr den Dienstleistungscharakter. Dahinter steht zwar die richtige und wichtige Intention, dem Betroffenen mehr Mündigkeit zuzusprechen, vernachlässigt unserer Ansicht nach jedoch möglicherweise den hohen Grad an Verantwortlichkeit und die teils notwendige Fürsorge für Menschen in seelischen. Ausnahmezuständen. Diese Verantwortung drückt sich historisch betrachtet mehr in dem Begriff **Patient** aus, als Begriff für jemanden, der in ärztlicher Behandlung steht. Die Etymologie von Patient als „erduldende" und „ertragende" Person ist dabei nicht auf die Erduldung der ärztlich-therapeutischen Behandlung zu beziehen, sondern im Hinblick auf die Erkrankung und das Leiden.

Was die Mündigkeit des Betroffenen angeht, so ist aus juristischer Sicht eindeutig, dass eine informierte Einwilligung (Informed Consent) für jede Form von Therapie, sei sie somatischer oder psychischer Art, notwendig ist. Das heißt, es geht darum, die Betroffenen durch Aufklärung und Information in die Lage zu versetzen, für sich eine Entscheidung zu treffen. Dadurch sollen die Persönlichkeits- und Selbstbestimmungsrechte gewahrt und dem Willen des Patienten entsprochen werden. Nun stellt aber gerade der psychiatrische Kontext diesbezüglich in manchen Fällen eine Ausnahme dar, weil die Betroffenen ggf. vorübergehend nicht in der Lage sind, ihren Willen zu äußern (z. B. Delir). Das lässt noch einmal mehr die hohe Verantwortlichkeit und den im Sinne des mutmaßlichen Patientenwillens fürsorgenden Aspekt in den Vordergrund treten. Historisch ist hier mit Sicherheit eine Schieflage im Sinne einer asymmetrischen Beziehungsgestaltung im Arzt-Patient-Verhältnis zu beklagen. In den letzten Jahrzehnten ist jedoch in der Medizin diesbezüglich ein Wandel zu beobachten, und die Patienten sind zunehmend mündige Partner in der Therapie.

Ein weiterer wichtiger Aspekt ist, dass uns als Beitrag zur Entstigmatisierung psychischer Erkrankungen eine vermehrte Gleichstellung somatischer und psychischer Erkrankungen in der öffentlichen Wahrnehmung wesentlich erscheint und auch vor diesem Hintergrund „Patient" die übliche Bezeichnung für Menschen ist, die in irgendeiner Form therapeutische Hilfe erhalten. Die Frage, was Therapie und was Beratung ist, bleibt davon zunächst unberührt.

Eine weitere Schwierigkeit hinsichtlich der zu wählenden Bezeichnungen ergibt sich vor dem Hintergrund der Multiprofessionalität. Krisenintervention lebt aus unserer Sicht von **Multiprofessionalität und Interdisziplinarität.** Wissen, Erfahrung und Kompetenzen der unterschiedlichen Berufsgruppen sind notwendig und können gemeinsam zu einem gelungenen Umgang mit seelischen Ausnahmezuständen beitragen. Berufsgruppen, die sich mit psychiatrischer Krisenintervention befassen, sind in der Regel Sozialpädagogen, Fachkrankenpflegekräfte für Psychiatrie, Psychologen und Ärzte. Im Englischen ist der Begriff „mental health professionals" etabliert, der alle diese Berufsgruppen umfasst. Schön an dieser Bezeichnung ist auch, dass begrifflich die psychische Gesundheit betont wird und weniger die Erkrankung oder Störung. Eine direkte Übersetzung des Begriffs als „Fachkräfte für psychische Gesundheit" klingt u. E. etwas sperrig, weshalb wir den Begriff **Professionelle Helfer** verwenden. Dies soll alle an der psychiatrischen Krisenintervention beteiligten Grundberufe umfassen und dabei Fachlichkeit, Multiprofessionalität und Ressourcenorientierung zum Ausdruck bringen.

Im Namen der Autorinnen und Autoren
Claudia Fischer und Michael Frey

Abkürzungen

Abs.	Absatz
ACT	Akzeptanz- und Commitment-Therapie; Assertive Community Treatment
ADHS	Aufmerksamkeitsdefizit- / Hyperaktivitätsstörung
Art.	Artikel
ASS	Autismus-Spektrum-Störungen
AWMF	Arbeitsgemeinschaft der Wissenschaftlichen Medizinischen Fachgesellschaften
BÄK	Bundesärztekammer
BAMF	Bundesministerium für Migration und Flüchtlinge
BGB	Bürgerliches Gesetzbuch
BMI	Body-Mass-Index
CM	Case Management
CMHT	Community Mental Health Teams
COPD	chronisch-obstruktive Lungenerkrankung
DBT	Dialektisch-behaviorale Therapie
DGJKP	Deutsche Gesellschaft für Kinder- und Jugendpsychiatrie, Psychosomatik und Psychotherapie
DGPPN	Deutsche Gesellschaft für Psychiatrie und Psychotherapie, Psychosomatik und Nervenheilkunde
DSM	Diagnostic and Statistical Manual of Mental Disorders
EPMS	extrapyramidalmotorische Störungen
FamFG	Gesetz über das Verfahren in Familiensachen und in den Angelegenheiten der freiwilligen Gerichtsbarkeit
Forts.	Fortsetzung
G-BA	Gemeinsamer Bundesausschuss
GG	Grundgesetz
HT	Home Treatment
i. m.	intramuskulär
i. v.	intravenös
ICD	International Classification of Diseases and Related Health Problems
ICF	International Classification of Functioning, Disability and Health; Internationale Klassifikation der Funktionsfähigkeit, Behinderung und Gesundheit
ICM	Intensive Case Management
IM	Intelligenzminderung
IQ	Intelligenzquotient
KHK	koronare Herzkrankheit
KI	Krisenintervention
KID	Kriseninterventionsdienst
KIT	Kriseninterventionsteam
KKG	Gesetz zur Kooperation und Information im Kinderschutz
kPTBS	komplexe posttraumatische Belastungsstörung
KVT	kognitive Verhaltenstherapie
MAO	Monoaminoxidase
MBO-Ä	Muster-Berufsordnung für Ärzte
Mio.	Million
MRT	Magnetresonanztomografie
MRV	Maßregelvollzug
MS	multiple Sklerose
NFS	Notfallseelsorge
NPS	neue psychoaktive Substanzen
NSSV	nichtsuizidales selbstverletzendes Verhalten
NVL	Nationale VersorgungsLeitlinie
PIA	Psychiatrische Institutsambulanz
PiD	Psychotherapie im Dialog
PITT	Psychodynamisch imaginative Traumatherapie
PSNV	Psychosoziale Notfallversorgung
PSU	Psychosoziale Unterstützung
PsychK(H)G	Psychisch-Kranken-(Hilfe-)Gesetz
PTBS	posttraumatische Belastungsstörung
RR	Blutdruck nach Riva-Rocci
SGB	Sozialgesetzbuch
SpDi	Sozialpsychiatrische Dienste
SSRI	selektive Serotonin-Wiederaufnahmehemmer
StGB	Strafgesetzbuch
StVK	Strafvollstreckungskammer
THC	Tetrahydrocannabinol
TWG	therapeutische Wohngemeinschaft
TZA	tri- / tetrazyklische Antidepressiva
VT	Verhaltenstherapie
WHO	World Health Organization; Weltgesundheitsorganisation
ZNS	zentrales Nervensystem

Inhaltsverzeichnis

KAPITEL 1

Astrid Bruhn, Claudia Fischer und Michael Frey

Formen der Krisenintervention im Überblick

Zusammenfassung

- Krisen und Krisenintervention haben – je nach Fachgebiet und Schwerpunktsetzung – teilweise sehr unterschiedliche Bedeutungen, die jeweils Folgen im praktischen Vorgehen implizieren.
- Wichtig ist die Einordnung spezieller Kontextbedingungen von Krisen und Krisenintervention in verschiedenen Fachdisziplinen, um unterschiedliche Wurzeln und kontrovers diskutierte Akzentuierungen mit zu berücksichtigen.
- Durch den Blick auf die historische und internationale Perspektive der Kriseninterventionsarbeit ist eine Orientierung hinsichtlich der aktuellen Entwicklungen möglich.
- Jeder in der Krisenintervention Tätige sollte sich seines Blickwinkels und inneren Kompasses bewusst sein.
- Krisenintervention kann auch Berührungspunkte und Überschneidungen zur psychotherapeutischen Praxis haben: Psychotherapie als Krisenintervention, Krisenintervention während einer Psychotherapie und Psychotherapie im Anschluss an eine Krisenintervention.

„Wir fühlen, dass selbst, wenn alle möglichen wissenschaftlichen Fragen beantwortet sind, unsere Lebensprobleme noch gar nicht berührt sind."

L. Wittgenstein (1919),
Tractatus logico-philosophicus, 6.52

▌▌ Fallbeispiel

Fall 1

„Es macht alles keinen Sinn mehr", so beginnt Frau K. ein Gespräch mit ihrer Nachbarin im Treppenhaus. Nachdem ihr Mann sie über Monate betrogen habe, sei seine neue Freundin nun schwanger – das habe sie in den sozialen Medien recherchiert. Sie sei so verzweifelt, dass sie sich in der Arbeit frei genommen habe. Sie könne nicht mehr schlafen und essen, und an einen normalen Alltag sei nicht zu denken. Alle würden ihr nur raten, sich das nicht so zu Herzen zu nehmen. Das mache sie nur noch wütender. Solche Ratschläge brauche sie nicht. Deshalb habe sie sich sehr in ihre Wohnung zurückgezogen. Bald habe sie vermutlich auch keine Freunde mehr, wenn sie sich nicht bald in den Griff bekäme. Alle anderen seien glücklich, nur sie sei eigentlich schon immer vom Pech verfolgt. Sie wisse gar nicht, wohin mit ihrer Not.

Fall 2

Um Mitternacht wird ein Mann von seinem Bruder in die Notaufnahme einer psychiatrischen Akutklinik gebracht. Er habe seinen Bruder in dessen Wohnung aufgesucht, weil er nicht ans Telefon gegangen sei und er „ein komisches Gefühl" gehabt habe. Die Wohnung sei in einem schlechten Zustand: leere Weinflaschen, Dokumente, Essensreste. Der Mann selbst äußert sich – auch auf direkte Ansprache – nicht, wirkt abgelenkt und abwesend. Nur auf die Frage, ob er getrunken habe, schüttelt er den Kopf. Sein Bruder meint, alles habe sich seit der vorgezogenen Rückkehr letzte Woche von einer mehrmonatigen Asienreise mit seiner Freundin entwickelt, vorher sei alles „normal" gewesen. ▌▌

In den letzten Jahrzehnten hat ein Wandel im Blick auf seelische Erkrankungen und im Umgang mit psychiatrischen Akutsituationen stattgefunden. Veränderte konzeptionelle und strukturelle Rahmenbedingungen (z. B. Enthospitalisierung und Gemeindenähe, s. auch ➢ Kap. 1.1.2) beinhalten als wesentliche Strukturelemente schnelle und unkomplizierte psychotherapeutische, psychosoziale und psychiatrische Hilfe in seelischen Ausnahmezuständen und psychiatrischen Akutsituationen. Die Professionalisierung und der Aufbau entsprechender Versorgungsstrukturen bilden sich u. a. in der zunehmenden Etablierung von Krisendiensten ab. Dabei gibt es vielfältige Entwicklungen und Forschungsbemühungen hinsichtlich der Etablierung einheitlicher, möglichst evidenzbasierter Standards. In vielen Bereichen ist die Datenlage jedoch noch ungenügend, und daher muss oftmals in der konzeptionellen Entwicklung auf klinische Erfahrungswerte zurückgegriffen werden. Obgleich die theoretische Konzeption (Was verstehen wir eigentlich unter Krisenhilfe? Gibt es Qualitätskriterien?) in der Vergangenheit oft etwas weit gedehnt wurde – und auch inhaltlich teilweise unübersichtlich wirkt–, hat Krisenintervention in der praktischen Arbeit von helfenden Berufen traditionell eine hohe Relevanz, gerade auch wegen ihrer Brisanz und Akuität. Nicht selten fürchten auch professionelle Helfer die hohe Komplexität, die vielfältigen Anforderungen, den massiven Druck und den ungewissen Ausgang, der mit Krisen einhergeht.

Mit dem Ziel einer Annäherung und Begriffsbestimmung sollen zunächst die Gemeinsamkeiten von Kriseninterventionsarbeit betrachtet werden. Eine erweiterte Definition von Krisenintervention schließt Teile der Notfallpsychiatrie mit ein, und nach Bronisch (2007) lassen sich folgende **Behandlungsprinzipien** zusammenfassen:

- Abwendung von Gefahr für Leben und Gesundheit des Betroffenen (und der Helfer!)
- Niederschwellige Zugangswege
- Multiprofessionelle Aufgabe
- Die Einbeziehung des sozialen Umfelds
- Krisenintervention ist zeitlich begrenzt (in der Regel Stunden bis einige Tage)
- Aktive Grundhaltung der Helfer (rasche Verfügbarkeit, Begrenzung der Therapieziele, Verbleiben im Hier und Jetzt)
- Beinhaltet Aufklärung und Information (inkl. Beratung)
- Mobilisierung von Ressourcen der Betroffenen (Hilfe durch Selbsthilfe)
- Ggf. Weitervermittlung in längerfristige Behandlung und Betreuung

Dass Krisenintervention auch wirksam ist, zeigt sich u. a. in einem Überblick relevanter internationaler Studienergebnisse zur häuslichen Krisenversorgung (Murphy et al. 2015):

- Krisenintervention vermeidet wiederholte Krankenhauseinweisungen.
- Krisenintervention verbessert die psychische Verfassung stärker als die Regelversorgung.
- Mehr Akzeptanz und Zufriedenheit bei den Betroffenen.
- Weniger Belastungen bei den Familien und Betreuern.
- Krisenintervention ist lohnenswert (weniger kostenintensiv).

Das erste Kapitel soll Einführung und Orientierung zugleich sein. Die praxisbezogene Umsetzung mit Erfahrungen aus der Kriseninterventionsarbeit folgt in den späteren Kapiteln und bildet den Schwerpunkt dieses Buches.

1.1 Krise als Phänomen

Claudia Fischer und Michael Frey

Der Versuch, sich dem historischen Ausgangspunkt des Krisenbegriffs zu nähern, führt rasch zu weiten Verzweigungen. Die Wurzeln des Begriffs lassen sich 3000 Jahre in die griechische Antike zurückverfolgen und reichen über theologische Implikationen und die antike Medizin hin zu geschichtsphilosophischen und soziologischen Überlegungen. Erst im 19. Jahrhundert, mit der Etablierung des psychiatrischen Fachgebiets, wurde der Begriff auf psychische Erkrankungen übertragen:

„Es war die Zeit der Romantik mit ihren durch die Naturphilosophie beeinflussten Ideen der von Leben und göttlichem Wesen durchwalteten Ganzheit der Natur und der Wesenseinheit von Körper und Seele, in der sich der Begriff Krise zu einem vorrangig psychologischen Terminus wandelt."

Kahre und Faber (2001: 56).

1.1.1 Psychologisch

Claudia Fischer

Aus einer psychologischen Perspektive gehören Krisen ganz selbstverständlich zum Leben. In jeder Phase seines Lebens und in jedem Lebensalter kann ein Mensch plötzlich von Verlusten, veränderten Lebensumständen oder Krankheit in einer Weise betroffen sein, dass ihm in seiner momentanen Verfassung eine Bewältigung der Krise nicht möglich erscheint, und ihn vor neue, große Herausforderungen stellen (Stein 2009). Verena Kast (2015) weist darauf hin, dass in der labilen Phase, dem Höhepunkt einer Krise, meist hinter der vordergründigen Angst zu scheitern die tieferliegende Angst der Persönlichkeit liegt, sich nicht verwirklichen zu können. In zugespitzten psychosozialen Krisensituationen oder im Rahmen bereits bestehender psychischer Störungen kann dies in einen psychiatrischen Notfall (z. B. Suizidalität) münden (Laux und Berzewski 2011). Außerdem können sich möglicherweise dysfunktionale Erlebens- und Verhaltensweisen verfestigen und chronische Fehlentwicklungen und Krankheitsentstehung begünstigen (Stein 2012). Eine psychologische Begriffs- und Standortbestimmung wurde in der Literatur im Laufe der Jahre von namhaften Vertretern der Kriseninterventionsarbeit unternommen und ist trotz Unschärfen allgemein anerkannte Grundlage. Zu den wichtigsten **Krisenkategorien** (bezogen auf den Auslöser von Krisen) gehören (nach Wolfersdorf und Etzersdorfer 2011):

- **Psychosoziale Krise (Sonneck):** Die psychosoziale Krise ist in Sonnecks Beschreibung an der Akuität der Situation ausgerichtet: Krise als ein Verlust des seelischen Gleichgewichts, die auch Hilfe von außen erfordert. Es lassen sich zwei Untertypen der psychosozialen Krise beschreiben:
  - **Lebensveränderungskrise** (Caplan), bei Krankheitswert **Anpassungsstörung** oder **anhaltende Trauerstörung** nach ICD-11:
    – Langsamer, oft schleichender Beginn mit Zuspitzung durch vorhersehbare, veränderte Lebensumstände (Geburt eines Kindes, Berufseinstieg, Berentung, Auszug der Kinder etc.)
    – Verlauf: Konfrontation – Versagen (Nichtgelingen einer Bewältigung) – Scheitern einer weiteren Mobilisierung aller Bewältigungskapazitäten – Vollbild der Krise bzw. Krankheit / chronisch protrahierte Krise – Bearbeitung und Neuanpassung
  - **Traumatische Krise** (Cullberg), bei Krankheitswert **klassische PTBS** nach ICD-11:
    – Schlagartiges Einsetzen durch eine äußere Katastrophe (Verlust, Trennung, schwere Krankheit etc.)
    – Phasischer Verlauf: Schock – Reaktion – Bearbeitung – Neuorientierung
- **Narzisstische Krise** (Henseler):
  - Ursprünglich: Dekompensation des narzisstischen Gleichgewichts durch ein Kränkungserlebnis, häufig suizidale Entwicklung bei lebensgeschichtlich labiler Selbstwertregulation und fehlender Toleranz für Verwundbarkeit
  - Erweitert: psychische Reaktion (z. B. Kränkungserleben, Dissoziation, Suizidalität, Selbstverletzung) als Reaktion auf eine erlebte Diskrepanz zwischen Selbstbild und vermitteltem Fremdbild (Zusammenbruch von Verleugnungen)
- **Existenziell vernichtende Krise** (Blatt / Wolfersdorf): oft suizidale Zuspitzung bei Menschen mit hohem eigenem Anspruch, starker Normorientiertheit, gesellschaftlich erwarteter Leistungsfähigkeit und Perfektionismus, die einen tiefgreifenden persönlichen Fehler machen („one has nowhere to turn")

! MERKE

Die **verbindenden Charakteristika** einer Krise sind nach Giernalczyk (1997):
- Anlass (emotional bedeutsames Ereignis)
- Subjektive Bedeutung / Überforderung
- Bewältigungsversuch (in Abhängigkeit von inneren und äußeren Ressourcen)
- Psychische Problematik (emotional, kognitiv, physiologisch, Verhalten)
- Zeitliche Begrenzung

Giernalczyk betont, dass die psychische Verfassung in der Krise einerseits das Resultat der unmittelbaren Reaktion auf den Krisenanlass, andererseits die Reaktion auf das Erleben ist, die entstandene Situation nicht bewältigen zu können.

1.1.2 Psychiatrisch

Michael Frey

Einen wesentlichen Wendepunkt für die Versorgung psychisch kranker Menschen in Deutschland stellt die **Psychiatrie-Enquete** (1975) dar. Dabei wurden folgende Ziele formuliert:
- Enthospitalisierung
- Gewährleistung einer gemeindenahen Versorgung
- Kooperation der Versorgungsdienste vor Ort
- Bedarfsgerechte Versorgung aller psychisch kranken Menschen
- Aus- und Aufbau von ambulanten Diensten
- Einbindung psychiatrischer Abteilungen in Allgemeinkrankenhäuser und damit die Gleichstellung von psychisch und somatisch erkrankten Menschen

Damit war ein Rahmenprogramm geschaffen, um die bis dahin oft unzumutbaren und menschenunwürdigen Bedingungen in Anstalten zu überwinden. In ganz Europa war in der Nachkriegszeit bis in die 1970er-Jahre hinein eine **Umwälzung der psychiatrischen Versorgung** zu beobachten. Der Fokus wurde auf die ambulante Behandlung gelegt und die Anzahl stationärer Betten reduziert. Die bis dahin noch sehr langen Verweildauern in deutschen psychiatrischen Anstalten (60 % der Patienten verbrachten damals mehr als 2 Jahre ihres Lebens in solchen Einrichtungen, Buhring 2001) wurden drastisch reduziert. Da viele psychische Erkrankungen einen phasischen Verlauf zeigen, stellte sich bald das Problem der Behandlung akuter Exazerbationen. Menschen mit chronischen psychischen Erkrankungen (z. B. Schizophrenien) sind besonders vulnerabel, und es bedarf eines adäquaten und schnell verfügbaren Behandlungssettings. Daher entstanden in den 1970er-Jahren hierfür **erste Modelle** wie z. B. *ein psychiatrischer „Erste-Hilfe-Dienst" in Amsterdam.* Aufbauend auf Modellen für psychisch gesunde Menschen in psychischen Krisen wurden Ansätze entwickelt, um Menschen mit schweren psychiatrischen Erkrankungen in Krisen zu helfen. Der Fokus lag darauf, eine **gemeindenahe Versorgung** zu ermöglichen, um einer erneuten Ghettoisierung, wie sie im Rahmen der psychiatrischen Anstalten erfolgt war, entgegenzuwirken.

! MERKE

Das Ziel dieser **Kriseninterventionsansätze** liegt dabei darauf, wo immer möglich eine Hospitalisierung zu verhindern: **„Ambulant vor stationär"** ist der Leitgedanke.

Ebenso soll eine weitere Verschlechterung der Symptomatik verhindert und die Familie im Umgang mit der Krisensituation unterstützt werden. Die gesamte Spannbreite von Interventionsformen, von aufsuchender Hilfe über Home Treatment bis hin zu teilstationären und stationären Angeboten der Krisenintervention dient diesem übergeordneten Ziel. Dass dieses Konzept erfolgreich war, zeigt sich u. a. daran, dass diese Angebote in vielen Ländern (z. B. auch in Australien oder in den USA) die zentralen Versorgungselemente in der gemeindepsychiatrischen Versorgung darstellen (Irving et al. 2006).

1.1.3 Philosophisch

Claudia Fischer

Der Philosoph und Psychiater Thomas Fuchs erläutert eine phänomenologische Annäherung an den Krisenbegriff. Die Phänomenologie, welche die subjektiven Erfahrungen im Lebensraum eines Menschen in den Mittelpunkt stellt, bietet den Rahmen für Leiblichkeit, Räumlichkeit, Zeitlichkeit und Intersubjektivität. Nach Fuchs sind im Leben eines Menschen **gelebte, erlebte und erzählte Geschichten** unauflösbar miteinander verbunden. Das eigentlich Entscheidende ist heutzutage die narrative Identität, die rekonstruktiv erzählte Geschichte. Leider etwas vernachlässigt – so Fuchs – wird möglicherweise der „präreflexive Grund", auf dem die Lebensgeschichte ruht und der nicht immer explizierbar ist (mehr gespürt als gewusst). Aus einer phänomenologischen Position formuliert Fuchs (2002: 265):

„Krisen resultieren aus einem inneren Widerspruch: Eine bisherige Orientierung, eine Rolle oder Aufgabe, ein Lebensentwurf ist uns äußerlich und fremd geworden. Wir spüren zunehmendes Unbehagen, eine Uneinigkeit mit uns selbst. […] Schließlich steigert sich das Unbehagen zum offenen Widerstreit in uns selbst über den weiteren Lebensweg. Es entsteht eine Empfindung von Schwindel wie beim Verlust des festen Bodens unter den Füßen. Gefühle der Ratlosigkeit, Sinnlosigkeit, Angst, ja Verzweiflung tauchen auf. In der Krise hat ein bis dahin selbstverständlicher Sinnzusammenhang seine Gültigkeit eingebüßt, ohne dass sich bereits ein neuer Sinn abzeichnet."

Nach der Überwindung solcher Krisen (zunächst nur Leerstellen im Erzählzusammenhang) kann dann im Nachhinein, unter Einbezug der Brüche, narrativ eine neue, korrigierte und einheitliche Lebensgeschichte konstruiert werden. Bedeutsam für solche Umbruch- und Wandelsituationen ist, dass die damit einhergehende Regression (für Fuchs der Rückbezug auf eine elementare leibliche Erlebnisweise) ein schöpferisches Moment hat. An dieser Stelle – „nach der personalen Identität" – entsteht Raum für Korrespondenz, für Begegnung mit anderen, aus der sich neuer Sinn entfalten kann.

In der dargestellten Betrachtung finden sich auch Anklänge an das von dem Soziologen Antonovsky konzipierte Kohärenzgefühl als zentrales Element der Salutogenese. Auch für ihn steht die Frage nach dem Weg zu Gesundheit und Wohlbefinden in engem Zusammenhang mit Verstehbarkeit und einem Gefühl von Sinnhaftigkeit.

EXKURS

Zen-Buddhismus

Im Buddhismus sind krisenhafte Zuspitzungen zum Erreichen der Erleuchtung (Satori) notwendige Entwicklungsschritte – sie werden explizit durch paradoxe Denkaufgaben (Koan) buddhistischer Lehrer und Zen-Meister induziert. Im Kern geht es um eine systematische Sinndekonstruktion, den Zustand von Leere, Sinnlosigkeit und Verzweiflung. Nach dem Scheitern aller logischen Lösungsversuche, einer „intellektuellen Sackgasse", kommt es idealerweise zu einem Sprung in eine neue Orientierung, die allerdings ein Aufgeben des sicheren Standes voraussetzt. Diese neue Einsicht eines Schülers ist geprägt von einer (leiblichen, intuitiven) Erfahrung des Einverständnisses von Innen und Außen, einem sich neu bildenden Sinn: „Auch das Koan, das intellektuell oder dialektisch erscheint, führt psychologisch zum triebhaften Zentrum des Bewusstseins und hernach zur Quelle selbst."

Fromm et al. (2018: 71)

Beispiele für das Koan

- *„Lasst mich das Geräusch einer einzelnen klatschenden Hand hören."*
- *„Geh zu Fuß, indem du auf einem Esel reitest."*
- *„Sprich, ohne deine Zunge zu benutzen."*
- *„Spiele deine saitenlose Laute."*

1.1.4 Theologisch

Claudia Fischer

Im Zusammenhang mit einem theologischen Krisenverständnis weist Cornelia Richter auf die Notwendigkeit der Ergänzung selbstaktivierender Kräfte hin. Passivierende Kräfte (Klage, Hingabe, Akzeptanz) sind gleichermaßen einzubeziehen, auch wenn sie nicht im Trend der Leistungsgesellschaft liegen. Mit dem nicht Umhinkönnen des Aushaltens von Angst und Ohnmacht in Lebenskrisen betont sie deren religiöse Dimension: ohne Krisen keine persönliche und religiöse Entwicklung. Ein historisches, biblisches Beispiel für die Überwindung einer Krise wird vorgestellt (→ Exkurs).

INFOBOX

Krise und Resilienz(-kritik)

Insa Fooken weist auf die **Interdependenz von Vulnerabilität und Resilienz** im Zusammenhang mit Krisen hin (gleichzeitiges Auftreten!). Auch Richter versteht Resilienz als ein Krisenphänomen, das die Spannung von Konflikt und Bewältigung untrennbar in sich trägt (und wehrt sich damit gegen einen unkritisch verwendeten Resilienzbegriff, der per se dazu befähigt, Krisen unbeschadet zu überstehen). Sie argumentiert umgekehrt: Die Resilienz trägt eine tiefe Ambivalenz in sich, weil sie nicht Krisenfreiheit garantiert (was populärwissenschaftlich mitunter propagiert wird), sondern Freiheit in der Krise bedeuten kann.

Aus dem aktuellen theologischen Diskurs zur Resilienzkritik gibt es eine interessante Analyse christlicher Texte von Flebbe (2017). Unter der Überschrift „Strukturen antithetischer Krisenbewältigung im Neuen Testament" wird der Begriff der Krise bei seiner Interpretation auf zentrale menschliche Erfahrungen von Ohnmacht und Angst, Krankheit und Tod bezogen.

EXKURS

Antikes Christentum

Die Heilung eines besessenen Knaben

Und sie kamen zu den Jüngern und sahen eine große Menge um sie herum und Schriftgelehrte, die mit ihnen stritten.

Und sobald die Menge ihn sah, entsetzten sich alle, liefen herbei und grüßten ihn.

Und er fragte sie: Was streitet ihr mit ihnen?

Einer aber aus der Menge antwortete: Meister, ich habe meinen Sohn hergebracht zu dir, der hat einen sprachlosen Geist.

Und wo er ihn erwischt, reißt er ihn zu Boden; und er hat Schaum vor dem Mund und knirscht mit den Zähnen und wird starr. Und ich habe mit deinen Jüngern geredet, dass sie ihn austreiben sollen, und sie konnten's nicht.

Er antwortete ihnen aber und sprach: O du ungläubiges Geschlecht, wie lange soll ich bei euch sein? Wie lange soll ich euch ertragen? Bringt ihn her zu mir!

Und sie brachten ihn zu ihm. Und sogleich, als ihn der Geist sah, riss er ihn hin und her. Und er fiel auf die Erde, wälzte sich und hatte Schaum vor dem Mund.

Und Jesus fragte seinen Vater: Wie lange ist's, dass ihm das widerfährt? Er sprach: Von Kind auf.

Und oft hat er ihn ins Feuer und ins Wasser geworfen, dass er ihn umbrächte. Wenn du aber etwas kannst, so erbarme dich unser und hilf uns!

Jesus aber sprach zu ihm: Du sagst: Wenn du kannst! Alle Dinge sind möglich dem, der da glaubt.

Sogleich schrie der Vater des Kindes: Ich glaube; hilf meinem Unglauben!

Als nun Jesus sah, dass die Menge zusammenlief, bedrohte er den unreinen Geist und sprach zu ihm: Du sprachloser und tauber Geist, ich gebiete dir: Fahre von ihm aus und fahre nicht mehr in ihn hinein!

Da schrie er und riss ihn heftig hin und her und fuhr aus. Und er lag da wie tot, sodass alle sagten: Er ist tot.

Jesus aber ergriff seine Hand und richtete ihn auf, und er stand auf.

Und als er ins Haus kam, fragten ihn seine Jünger für sich allein: Warum konnten wir ihn nicht austreiben?

Und er sprach: Diese Art kann durch nichts ausfahren als durch Beten.

Markus 9, 14–29

Betrachtet man diese Wundergeschichte des Markusevangeliums als Krisenerzählung, lässt sich der Prozess der Krisenbewältigung zeitlich differenzieren. Zunächst ist interessant, dass nicht etwa Jesus der Wundertäter war (die Lösung der Krise passiert nicht von außen), sondern Jesus verweist auf den Glauben des Vaters: „Alle Dinge sind möglich dem, der glaubt". Es scheint nun, dass der Glaube die Krise lösen könne. Diese scheinbar einfache christliche Lösung ist jedoch in der Geschichte paradox („ich glaube; hilf meinem Unglauben"): Es gibt keine simple Überwindung der Krise; diese ist vielmehr ein unlösbares Dilemma. Denn das Wesen einer Krise besteht genau darin, dass sie eine mögliche Lösung des Problems unmöglich macht. Es gibt keine Lösung allein durch Selbstheilungskräfte, weil genau diese in der Krise sabotiert werden. Der Wendepunkt und die Auflösung dieses Paradoxons werden biblisch im Schrei des Vaters (= Gebet) zum Ausdruck gebracht – Misstrauen wird nicht durch Wunderglauben, sondern durch den Prozess der vertrauensbildenden Kommunikation mit einem Gegenüber überwunden. Damit stellt sich das christliche Wirklichkeitsverständnis auch gegen eine unkritische und inflationäre Zuschreibung von Resilienz als modernem Wundermittel. Die Krise als Phänomen ist in ihrer Ausprägung sinnlos, aber gleichzeitig kann Sinn entdeckt und generiert werden. Der Weg aus der Krise liegt in der Versprachlichung mit einem Gegenüber, also in einer Beziehung. Nach Flebbe ist auch in der Kreuzigung Jesu der Schrei als scheinbarer Höhepunkt der Krise der Ausgangspunkt ihrer Lösung.

Bei dieser Betrachtung finden sich deutliche Parallelen zu einer modernen, beziehungsorientierten Krisenintervention.

1.2 Die historische Entwicklung von Formen der Krisenintervention

Claudia Fischer

Für die Krisenhilfe ist der Auslöser einer Krise in seiner subjektiven Bedeutung und die Reaktion darauf für das Gesamtbild entscheidend – beide müssen individuell herausgearbeitet werden. Bezogen auf die Menschen, die Krisen erleben, lassen sich drei Gruppen unterscheiden:

- Psychisch Gesunde, bei denen die hereinbrechenden Ereignisse übermächtig werden (klassische psychosoziale Krise)
- Psychiatrisch bislang wenig auffällige Menschen mit geringer Belastbarkeit und wenigen Bewältigungsstrategien, die jedoch durch geringe Stressoren in akute psychosoziale Krisen geraten (oder bei denen es zu einer psychiatrischen Erstmanifestation kommt)
- Betroffene mit vorbestehender psychiatrischer Erkrankung und hoher Vulnerabilität, bei denen sich zusätzlich ein spezieller, definierter Auslöser der aktuellen Krisen- bzw. Krankheitsdynamik eruieren lässt (nicht nur ein Rezidiv der Grunderkrankung, somit kein „normaler" Behandlungsfall) (Gekle und Tschacher 2004)

Die differenzielle Indikation zur Krisenintervention kann somit für alle drei beschriebenen Gruppen, die allerdings nicht immer ganz trennscharf sind, gestellt werden.

! MERKE

Neben der Hauptrichtung der Systematisierung von Krisen (nach Auslösern, ➤ Kap. 1.1.1) gibt es noch zahlreiche weitere Differenzierungen, z. B. nach Bewältigungsmöglichkeiten der Betroffenen, dem Ort der Krisenintervention, den Behandlern, den Ebenen von Krisen oder den Krisenphasen (Freikamp 2012).

Professionelle Krisenintervention wird dann nötig, wenn der Zustand des Betroffenen so schlecht ist und auch die Umgebung sowie das private Umfeld überfordert sind, dass es zu gefährlichen Zuspitzungen kommt. Krisenintervention kann dann eng mit Suizid- und Gewaltprävention verknüpft sein (Stein 2012). Hierbei können sich die verschiedenen Kriseninterventionsansätze gut ergänzen – je nach Ausgangslage mehr mit klinisch-psychiatrischer bzw. psychosozialer Schwerpunktsetzung. Die inhaltlichen Ausformungen und Besonderheiten von Kriseninterventionskonzepten werden in ➤ Kap. 2 und ➤ Kap. 3 ausführlich vorgestellt. Im Folgenden sind die historischen Spuren in heutige (deutsche) Strukturen von Krisenhilfe überführt – dies dient nur der groben Einordnung; in der Praxis haben sich die Anwendungsfelder in den Einrichtungen mittlerweile weiterentwickelt bzw. überlappen sich teilweise (➤ Tab. 1.1).

! MERKE

Kriseninterventionsteam (KIT), Notfallseelsorge (NFS), Psychosoziale Unterstützung (PSU), Kriseninterventionsdienst (KID) u. a. sind Dienste der deutschen Psychosozialen Notfallversorgung (PSNV).

1.3 Die internationale Perspektive

Claudia Fischer

In Deutschland wird der größte Teil der Ressourcen für die psychiatrische Versorgung immer noch für stationäre Behandlungen und Medikamente ausgegeben (Salize und Kilian 2010). **Die klassischen gemeindepsychiatrischen Ansätze kommen insbesondere aus dem angloamerikanischen Raum:** Assertive Community Treatment (ACT), Community Mental Health Teams (CMHT), Case Management / Intensive Case Management (CM / ICM), Krisenintervention (KI) und Home Treatment (HT). Es bestehen keine Zweifel, dass neben der Pharmakotherapie und psychotherapeutischen Interventionen auch ergänzend psychosoziale Therapieansätze wesentliche Bausteine einer adäquaten Versorgung schwer psychisch kranker Menschen sind. Das wird auch in der S3-Leitlinie der DGPPN „Psychosoziale Therapien bei schweren psychischen Erkrankungen" (Falkai 2012) erstmals gewürdigt – für gemeindepsychiatrische, teambasierte Interventionen gibt es inzwischen solide Evidenz, sodass für gemeindepsychiatrische Versorgungsansätze innerhalb der Systeminterventionen der Evidenzgrad A vergeben wird (Stengler et al. 2015).

1.3.1 Internationale Evidenz

Eine gute Wirksamkeit ist für das finnische Modell *Need Adapted Treatment* auch bei akuten Krisen belegt (Aderhold und Greve 2010). Ähnlich effektiv zeigen sich in Großbritannien Behandlungsformen wie die *Community Mental Health Teams, Crisis Intervention Teams* oder das *Assertive Community Treatment,* die durch die Reduktion vollstationärer Versorgungsnotwendigkeit in psychiatrischen Kliniken allesamt auf lange Sicht auch ökonomisch relevant (kostensparend) sind (Greve und Keller 2015).

! MERKE

Die Forschergruppe um Murphy (2015) fand in ihrer Übersichtsarbeit zu Studien aus Australien, den USA, Kanada und Großbritannien Hinweise, **dass Menschen mit psychiatrischen Erkrankungen (und ihre Angehörigen) von gut organisierten Kriseninterventionsteams mehr profitieren als von einer stationären Standardbehandlung** – und dies auch zu einer besseren Akzeptanz und Adhärenz der Betroffenen führt.

Bezüglich der Wirksamkeit von Krisenhilfeeinrichtungen, die eine niederschwellige Erstanlaufstelle für akut Betroffene darstellen, sind die Befunde meist inkonsistenter und oft kaum vergleichbar, weil die jeweiligen kommunalen Strukturen und Rahmenbedingungen meist völlig unterschiedlich sind. Hinsichtlich der Wirksamkeit von Suizidpräventionszentren beschreibt Lester (1993) in den USA einen konsistenten, wenn auch schwachen Einfluss auf die

Tab. 1.1 Historische Einordnung von strukturellen Kriseninterventionsorganisationsformen

Jahr	Ereignis	Heute
Traumatisierung und Trauer		
1942	Großschadensereignis: Coconut-Grove-Brand in Boston → Erich Lindemann untersucht Gerettete und Hinterbliebene	Psychosoziale Notfallversorgung (PSNV)* Kriseninterventionsteams (z. B. KIT)
Suizidprävention		
1906	Londoner Heilsarmee: Stelle zur „Selbstmordbekämpfung"	Krisendienste Krisenzentren Suizidpräventionsberatungsstellen Telefonseelsorge
1925	Berlin: Beratungsstelle für Lebensmüde	
1927	Wien: Lebensmüdenstelle	
1954	Nürnberg: Telefonseelsorge	
Entwicklungskrise		
1961/4	Caplan: Reifungskrisen → überflüssige Hospitalisation von Betroffenen vermeiden	Psychotherapie Beratungsstellen
1970	Erikson: Stufenmodell von Lebenskrisen	
1995	Filipp: Modell kritischer Lebensereignisse	
Sozialpsychiatrie		
1970er-Jahre	Reformbewegung: (psychiatrische) Kriseninterventionszentren → Krise im Zusammenhang mit psychischen Störungen	Krisendienste Krisenzentren Sozialpsychiatrische Dienste Krisenambulanzen / Krisenstationen

* Schwerpunkt der PSNV sind peritraumatische Interventionen, die als sekundäre Intervention unmittelbar nach einem belastenden Ereignis erfolgen (meist direkt nach einer Übergabe von Notarzt, Polizei oder Feuerwehr). In Deutschland, Europa und auch international wächst in den letzten Jahrzehnten zunehmend ein Netzwerk psychosozialer Notfallversorgung. Die PSNV umspannt alle Maßnahmen der Prävention sowie der kurz-, mittel- und langfristigen Versorgung im Kontext von traumatischen Erlebnissen und Großschadenslagen und deren geordnete Zusammenarbeit in einer gestuften integrierten Versorgung. Auch Maßnahmen für Einsatzkräfte sind Bestandteil dieser Versorgung. Alles wird dann unter einer psychosozialen Versorgungskette zusammengeführt, in der psychische Erste Hilfe, psychosoziale Akuthilfen, Hilfen in der psychosozialen Versorgung sowie ärztliche und psychologische Diagnostik und Interventionen in der ambulanten und stationären Versorgung zeitlich und fachlich ineinandergreifen. Seit 2002 ist die PSNV als Referat im Bundesamt für Bevölkerungsschutz und Katastrophenhilfe in die Aufgabengebiete Forschung, Ausbildung und Krisenmanagement eingebunden. Neben Forschungsprojekten und Gutachten wurden in diesen Entstehungsprozess alle relevanten Akteure (Berufsverbände, Fachvertreter, Kammern, Behörden, Kostenträger usw.) einbezogen. In Deutschland wurde 2012 eine Leitlinie verabschiedet: Psychosoziale Notfallversorgung – Qualitätsstandards und Leitlinien (Teil I und II). Auf ein gestuftes Vorgehen wird auch in der deutschen Leitlinie der Arbeitsgemeinschaft der Wissenschaftlichen Medizinischen Fachgesellschaften „Diagnostik und Behandlung von akuten Folgen psychischer Traumatisierung" (AWMF 2019) hingewiesen: z. B. nach Abschluss der frühen Versorgung auf die etwaige Notwendigkeit einer speziellen psychotraumatologischen Diagnostik.

Suizidrate. Stein und Lambert fanden bereits 1984 **einen Rückgang der Suizidraten durch Krisentelefone** (zumindest für junge Frauen).

Die kanadische Gruppe um Mishara erforschte die inhaltlichen Wirkfaktoren verschiedener **telefonischer Krisenhilfsangebote** mithilfe unabhängiger professioneller Einschätzungen der Telefonate. Hier konnten sie als stärkste Prädiktoren für eine positive Bewertung die Fähigkeit der Helfer für Empathie, die Herstellung eines guten Initialkontakts und den Respekt für das Gegenüber ausmachen (die Autoren diskutieren in diesem Zusammenhang die Frage, inwieweit dies trainierbare Techniken seien). Etwas schwächer maßgeblich war der Faktor „collaborative problem solving" (Mishara et al. 2007).

Eine kleine retrospektive Studie – allerdings ohne kontrollierte Prä-Post-Messung – in den USA verglich den Einsatz von **mobilen Kriseninterventionsteams** mit Polizeieinsätzen. Danach kam es nach einem Einsatz von Kriseninterventionsteams zu signifikant weniger stationären Einweisungen und Zwangseinweisungen als nach einem reinen Polizeieinsatz und dadurch neben dem Nutzen für die Betroffenen auch zu einer bedeutenden Kostenersparnis. Die Arbeit des mobilen Krisenteams wurde von Nutzern und der Polizei gleichermaßen positiv beurteilt.

In einer explorativen Metaanalyse stellten amerikanische Autoren die häufigsten Ergebnisse von **familienbasierten Kriseninterventionskonzepten** dar (Roberts und Everly 2006). Auch wenn Krisenintervention kein Allheilmittel sei (und die Indikation genau gestellt werden müsse), habe sich für Familien in akuten, auch traumaassoziierten Krisen und Missbrauchssituationen aufsuchende Krisenhilfe und ein multimodales Vorgehen als sehr effektiv erwiesen. Allerdings handelte es sich hier fast ausschließlich um zeitlich längere Interventionsprozesse (über 4–12 h).

In ihrer Übersichtsarbeit von 15 Studien zu „crisis resolution" (CR) und „home treatment" (HT) aus den Jahren 1995–2009 extrahierten norwegische Autorinnen (Winness et al. 2010) – trotz verschiedener Strukturen und Modelle – drei einheitlich **positive Kernfunktionen und Charakteristika dieser Hilfsangebote:**

- **Zugang und Verfügbarkeit,**
- **als „normale" Menschen verstanden zu werden und**
- **Behandlung von Krisen im Alltagskontext.**

Die Autorinnen fordern aber gleichzeitig weitere differenzierte Forschung: *„It is especially important to study what processes and practices impact on the three key features of the findings"* (Winness et al. 2010: 85).

1.3.2 Nationale Evidenz und aktuelle Entwicklungen

Der Nachweis der Wirksamkeit speziell von Krisendiensten ist wissenschaftlich nicht einfach, weil sich eine reliable und valide Messung eindeutiger Erfolgskriterien als schwierig erweist (methodisch leichter ist die Erfolgsmessung bei speziellen Risikogruppen, z. B. Menschen nach einem Suizidversuch, oder bei psychopharmakologischen Interventionen).

Menschen in psychischen Krisensituationen haben einen speziellen Hilfebedarf. Ambulante Krisenhilfe kann und sollte für Betroffene eine fachlich qualifizierte Abklärung, eine zentrale Steuerungsfunktion und eine Weichenstellung zum passenden Hilfsangebot in der jeweiligen Versorgungslandschaft bereitstellen. Die Gesamtentwicklung in den letzten Jahrzehnten ist regional sehr unterschiedlich – in Deutschland gibt es derzeit etwa 20 ausgewiesene psychiatrische oder psychosoziale Krisendienste mit ganz unterschiedlichen Strukturen, Schwerpunkten und Interventionsansätzen.

! MERKE

Mit dem Psychisch-Kranken-Hilfe-Gesetz (PsychKHG), dessen Hilfeteil 2018 in Bayern in Kraft getreten ist, wurden Weichen für eine flächendeckende Versorgung mit Krisendiensten in ganz Bayern gestellt.

Es erging damit der Auftrag an die bayerischen Bezirke zur Errichtung, zum Betreiben und zur bedarfsgerechten Weiterentwicklung von Psychosozialen Beratungs- und Hilfeangeboten (Krisendienste) für Menschen in psychischen Krisen (im Endausbau täglich und rund um die Uhr). In Art. 11 und 12 ist die Hinzuziehung eines Krisendienstes bei der sofortigen vorläufigen Unterbringung durch Polizei und Kreisverwaltungsbehörde „nach Möglichkeit" im Gesetz normiert. Damit ist Bayern aktuell der Motor für eine bundesweite Verankerung von Krisendiensten mit einheitlichen Standards.

! MERKE

Zusammenfassend lässt sich für Deutschland aus den Ergebnissen der umfassenden Begleitforschung des Berliner Krisendienstes und der Studie über den Münchner Krisendienst feststellen, dass diese Angebote von der Bevölkerung bei steigender Inanspruchnahme (bei ernsthaften Krisen) gut angenommen wurden, dass sie mit den gemeindepsychiatrischen Einrichtungen gut vernetzt waren und es inhaltlich eine überwiegend positive Resonanz der Nutzer gab (Bergold und Zimmermann 2003; Fischer 2017).

Bei den Resultaten von Fischer zeigte sich, dass besonders der Erstkontakt durch eine Fachkraft am Telefon eine zentrale Funktion darstellte, denn bei 80 % der Anrufer war dies die zentrale Intervention, ohne eine Weitervermittlung in das kooperierende Krisendienstnetzwerk. Die Berliner Autoren konstatieren:

„Es lässt sich feststellen, dass ein Krisendienst nicht einfach anhand einzelner Leistungsangebotskomponenten von den anderen Einrichtungen der gemeindepsychiatrischen und psychosozialen Versorgung abgegrenzt werden kann. Es ist vielmehr das besondere Muster des Angebots und die Stellung im Versorgungssystem, das die Spezifität eines Krisendienstes ausmacht."
Zimmermann und Bergold (2003: 119)

Bezogen auf den Bereich der Krisenhilfe benennen Horn und Runge (2002: 19) die Vorteile aufsuchender Krisenintervention sehr klar:

„Ein Teil der krisenauslösenden und krisenunterhaltenden Faktoren ist im Wohnumfeld auch unter Einbeziehung von Bezugspersonen sicherer identifizierbar, Zusammenhänge [sind] unter Kenntnis der konkreten Rahmenbedingungen besser verstehbar – mit der Konsequenz, dass Krisen als Chance für Weiterentwicklung genutzt werden können."

1.3.3 Bedeutungswandel?

Eine interessante Beobachtung stammt von Müller (1989); schon vor über 30 Jahren beschrieb er einen Wandel in den Nutzergruppen von verschiedenen Kriseninterventionseinrichtungen, der weg von der Vorstellung psychisch weitgehend Gesunder in einer durch äußere Ereignisse ausgelösten krisenhaften Lebenssituation hin zu Menschen mit vorbestehenden psychischen Störungen bei vergleichsweise geringfügigem Krisenanlass geht. Dieser Trend lässt sich durchaus noch heute in der Praxis beobachten. Sogar für das Patientenspektrum in stationärer Krisenintervention wurde dies deutlich und scheint, *„einen Bedeutungswandel im grundlegenden Verständnis der Aufgaben von Kriseninterventionseinrichtungen zu belegen"* (Simmich und Milch 2001: 256). Simmich und Reimer (1998: 153) werfen in diesem Zusammenhang die Frage auf, *„welche dieser Patienten von einem ggf. mehrphasigen kriseninterventionsorientierten Behandlungskonzept mit jeweils begrenzten Zielen besser profitieren und welche Patienten gerade durch die differentialtherapeutische Entscheidung gegen eine auf die Grunderkrankung ausgerichtete längerfristige Psychotherapie aufgrund des nicht ausreichenden Behandlungsumfangs zur Chronifizierung ihrer Symptomatik neigen".*

Ähnlich argumentiert auch Sonneck (2000: 223) bei Patienten mit chronischer Suizidalität:

„Psychotherapie mit chronisch Suizidalen ist aber etwas anderes als eine Aneinanderreihung von Kriseninterventionen; ein sinnvolles psychotherapeutisches Arbeiten mit chronisch suizidalen Klienten sollte über die Bearbeitung der momentanen suizidalen Krise hinausgehen, denn die Problemlage ist viel komplexer. Konflikte, deren Wurzeln in der individuellen Entwicklung liegen und sich in der Persönlichkeitsstruktur, im Lebensstil und in allfälligen psychischen Störungen verfestigt haben, sollten bearbeitet werden."

Dieser Aspekt scheint auch und gerade im Zusammenhang mit den niederschwelligen Zugangswegen von Kriseneinrichtungen, etwa für den Umgang mit Mehrfachanrufern bei telefonischen Erstanlaufstellen wie z. B. den Leitstellen in Krisendiensten, von besonderer Relevanz zu sein.

1.4 Die gesellschaftliche Perspektive

Astrid Bruhn

Psychiatrische Krisenintervention kann nicht in einem Vakuum existieren, sondern ist abhängig von gesellschaftlichen Rahmenbedingungen. Krisenintervention ist dabei konzeptionell eng verknüpft mit dem **Konzept der Sozialpsychiatrie** (➤ Kap. 1.1.2). Psychische Erkrankungen betreffen den Menschen in seiner körperlichen, psychischen und sozialen Dimension und erfordern entsprechende Zugänge. Zeitgeist, gesellschaftliche Entwicklungen und Haltungen haben einen wesentlichen Einfluss auf das Verständnis von und den Umgang mit psychischen Erkrankungen.

1.4.1 Psychische Erkrankungen und Public-Health

Thom et al. (2019) gehen der Frage nach, die aus einer Public-Health-Perspektive gestellt werden sollte: Warum nimmt die Prävalenz psychischer Störungen trotz stetigen Ausbaus der Versorgungsangebote nicht ab? Die Autoren behandeln drei Hypothesen, die sie insgesamt bestätigen:

- Wachsende Morbidität bei effektiver Versorgung
- Psychologischer Kulturwandel
- Mangelhafte Prävention und ineffiziente Versorgung

Neue kulturelle und psychiatrische Erklärungsansätze begründen „Behandlungsbedarf". Die Autoren formulieren auch eine Aufforderung an die Politik: nicht nur die Bedarfe von Personen, bei denen ein ZUVIEL an Arbeit, Geld, Freizeit vorherrscht, sollten berücksichtigt werden. Bei der Versorgung sollte auch an die Menschen gedacht werden, die über ein ZUWENIG an finanziellen und sozialen Ressourcen verfügen.

Im Folgenden wird auf **aktuelle Gesellschaftsdiagnosen** eingegangen und die Entwicklung der **Psychiatrie als Medizin** geschildert, und es werden markante **Versorgungsmodelle** beschrieben. Das Hauptanliegen ist es, Antworten auf Fragen zur Versorgungsgerechtigkeit zu finden.

1.4.2 Wachsende Morbidität im psychologischen Kulturwandel

Seit den 1980er-Jahren deutet sich in westlichen Gesellschaften eine Zunahme von Ungewissheit an (vgl. Spitzer 2018). Risiken bzw. die Gefahr des Scheiterns lauern überall: Atomkraft, Klimawandel, Arbeitsmarkt, Familienleben. Die Mittelschicht schrumpft, und eine für viele Menschen allgemeingültige Orientierung geht verloren. Dem Einzelnen wird eine Flexibilität abverlangt, die in kontinuierliche Wachsamkeit und Anstrengung mündet. Es gilt, sich auf ungewisse Ereignisse gut vorzubereiten. Die Kunst, „flexibel zu driften", beherrscht jedoch nicht jeder, und solch ein **Versuch der Angstbewältigung** hat seinen Preis. Wir suchen zunehmend mehr Hilfe, Beratung und Behandlung. Während das Konzept der **Ungewissheitsintoleranz** in Angst und Zwang münden kann, motiviert das Konzept der **Selbstoptimierung** zum Perfektionismus und mündet schließlich in Erschöpfung.

Rainer Gross (2015) bearbeitet die Psychopathologie-Auslöser in der Arbeitswelt. Der Powernap im Büro wird empfohlen. Firmen stellen dafür Ruheräume zur Verfügung, empfehlen ihren Angestellten, sich in einem Kurs zur Tiefenentspannung vorzubereiten. Ein Powernap wirkt jedoch nicht unbedingt der Härte und dem Anforderungsdruck der Arbeitswelt entgegen. Die heute verlangten Softskills wie Kreativität und Teamfähigkeit hat auch nicht jeder im Gepäck. Und umzugehen mit **Konkurrenz und Entsolidarisierung** verlangt eher eine antisoziale Ausstattung. Junge, Alte, Arbeitnehmer der Mittelschicht, alle Bürgerinnen und Bürger sind von der Unplanbarkeit des beruflichen Lebenslaufs betroffen. Selbst psychisch stabile Menschen geraten in einen Strudel des Sich-Sorgens. Burnout hat als Diagnose eine besondere Rolle. Die „böse Arbeitswelt" macht krank, ohne dass ein Krankheitsbewusstsein erforderlich ist. Das Burnout-Konzept wirkt dabei wie ein Rettungsanker und ermöglicht z. B. eine Auszeit in der Klinik.

Entfremdende Lebensbedingungen motivieren zur Suche nach Übersicht. Der Soziologe Hartmut Rosa nähert sich diesem Suchverhalten mit seinem Resonanzansatz (2016). Er fragt, mit welchen Praktiken wir in der Gegenwartsgesellschaft auf „Welt" Bezug nehmen. Von Geburt an ist der Mensch in die Welt gestellt und lernt im Laufe seiner Entwicklung, zwischen sich und der Welt zu unterscheiden. Beide Pole – Subjekt und Welt – sind in der Gegenwart aufeinander bezogen. Das „Wie" der Weltbeziehung ist nach Rosa zunehmend vom **Mangel an Resonanzerfahrung** bestimmt. Verstehbar wird der Begriff, wenn man sich einlässt auf sein Modell der notwendigen Elemente Anrufung, Anverwandlung und Antwort. In dieser Erfahrung handelt es sich um ein gegenseitiges Bezogen-Sein zwischen Subjekt und Außenwelt. Resonanz entsteht beispielsweise im künstlerischen Tun, durch Naturerfahrung oder auch im intensiven Austausch von Gedanken, die uns anrufen und auf die wir antworten. Das Prinzip der Anverwandlung meint, wenn wir z. B. einen Text immer wieder lesen und jedes Mal ein bereichernder Aspekt hinzutritt. Der Autor nennt auch den Pianisten als Beispiel, dem ein Klavierstück zu spielen nie langweilig wird.

Rosa geht in seinem Grazer Vortrag zur „**Unverfügbarkeit**" (2019) noch weiter und fragt: Bedingt das Phänomen stetiger Verfügbarkeit den Mangel an Resonanz? Er beleuchtet jene Zusammenhänge und stellt den „Grundkonflikt im Lebenslauf" als eine Frontlinie zwischen **Verfügbarkeit und Resonanz** dar. „Welt“ wird zunehmend als Aggressionspunkt erlebt. Das aggressive Verhältnis zur Welt wird strukturell angetrieben durch die dynamische Stabilisierung von Wachstum, wobei Wachstum nicht mehr als Verheißung, sondern als Bedrohung erlebt wird. Kulturell wird das Weltverhältnis von der „permanenten Vergrößerung der Reichweite“ aggressiv aufgeladen. Wir sind heute bestrebt, uns sämtliche Dinge und Ereignisse verfügbar zu machen. Von der Geburt über Bildung und Beruf bis ins Alter beschreibt Rosa das Phänomen der Verfügbarmachung, indem wir mit unseren Handlungen alles steuern, beherrschen und optimieren. Selbst den Todesfall wollen wir meistern, um Übersicht zu gewinnen. Je nach Aufmerksamkeitsspanne und Geldbeutel können wir uns vieles oder noch mehr verfügbar machen. Selbstverständlich hat „Verfügbarmachung“ nicht ausschließlich einen aggressiven Weltbezug durch Beherrschen und Optimieren zur Folge. Spotify z. B. ermöglicht uns, jederzeit an fast jedem Ort unsere Lieblingsmusik zu hören.

Die Spielarten der Verfügbarmachung stehen in einem komplizierten Zusammenhang zur Resonanzerfahrung. Letztere schwindet als lebendige Erfahrung, und wir reagieren auf diesen Verlust – je nach gelernten Bewältigungsstrategien – mit **entfremdetem Weltbezug,** selbstaggressiver und doch selbstgewollter **Optimierungssucht,** mit **stofflichen Süchten** und **Abhängigkeiten** anderer Art. Im günstigsten Fall kultivieren wir Achtsamkeit, um danach in der beschleunigten Welt zu bestehen, d. h. den Anforderungen gerecht zu werden. Wir lesen wissbegierig Ratgeber und beobachten uns mit unseren Ängsten und Unsicherheiten. Die verstärkte Aufmerksamkeit hinsichtlich psychologischer Kategorien facht nicht nur den Kauf von Ratgebern an, sondern trägt auch zu einer wachsenden Inanspruchnahme von Psychotherapie bei. Die Attraktion des „Psycho-Marktes“ heizt die Prävalenz an. Die Institution „**Psychiatrie**“ steht ebenso unter dem kulturellen Einfluss und **reagiert mit ihren Diagnosesystemen und Behandlungsangeboten auf gesellschaftliche Veränderungen.** Im Duktus der Verfügbarkeit – die dynamische Stabilisierung im Kapitalismus fordert auch hier Wachstum – entstehen für neue Problemlagen neue Versorgungsangebote.

1.4.3 Psychiatrie als Präzisionsmedizin?

Psychiatrie hat auf die skizzierten gesellschaftlichen Veränderungen in verschiedener Hinsicht reagiert. Im Mainstream hat sie sich zunehmend als **Fachdisziplin in der Medizin** verstanden und in den letzten Jahrzehnten unterschiedliche naturwissenschaftliche und evidenzbasierte Praktiken entwickelt, um sich als Leitlinien-gestützte Präzisionsmedizin zu behaupten. Innerhalb dieses Verständnisses wurde auch der Begriff der personalisierten Medizin eingeführt, um eine individuelle sowie maßgeschneiderte Behandlung zu gewährleisten. Nikolas Rose (2019) analysiert beide Entwicklungen in *Our Psychiatric Future.* Er fragt, welche Rolle diagnostische Manuale spielen und inwieweit solche Manuale die Aufgabe erfüllen, den psychischen Zustand einer Person klassifizierend einzufangen und abzubilden. Die Erwartung war und ist, mithilfe manualisierter Ansätze valide und verlässliche Behandlungsformen leisten zu können.

Seit etwa 1980 wurden, so Rose, zunächst mit **DSM-III,** die diversen Erscheinungsbilder von psychischen Auffälligkeiten in verschiedenen Kategorien (265) abgebildet. Dahinter stand die Idee, keinen Spielraum für Interpretationen zuzulassen. Eine **Trennlinie sollte sich abzeichnen zwischen psychiatrisch behandlungsbedürftigen Diagnosen und solchen Erscheinungsbildern, die sozialer Beratung bedürfen.** Später wurden auch Verhaltensauffälligkeiten ins Kategoriensystem aufgenommen – z. B. Erektionsprobleme oder unverhältnismäßige Trauerdauer. Mit dem DSM-IV wurde diese Expansion weiter betrieben; es kamen noch 90 weitere Kategorien hinzu. Etwas später, ab 2003, begab man sich auf die Suche nach biometrischen Markern für psychische Auffälligkeiten. Man erhoffte sich eine Korrelation zwischen Phänotyp und entsprechenden Markern, fand jedoch selten eine Entsprechung. Auch die später aufkommende Möglichkeit der Bildgebung des Gehirns, in Kombination mit genetischen Studien, führte kaum zu aussagekräftigen Ergebnissen. Das *National Institute of Mental Health* (NIMH, USA) verlegte deshalb seinen **Forschungsschwerpunkt auf die Neurowissenschaften.** Rose leugnet die enorme Bedeutung der Neurowissenschaften nicht, kann jedoch einer derartigen Simplifizierung angesichts von Umwelt- und sozialen Faktoren nicht zustimmen.

1

Angesichts gestiegener Prävalenzen setzte die Zeitschrift *The Lancet* 2007 eine Expertenkommission ein. Die *Lancet Commission on Global Mental Health* fragt u. a. nach möglichen **Beziehungen zwischen Mental Health und Neurosciences.** Ergänzend solle man auch stärker strukturelle Faktoren wie den ökonomischen Status ins Diagnosesystem einbauen. Auch diese Kommission argumentiert vergleichsweise konservativ, indem soziale oder Umweltkontexte nur dann eine Rolle spielen, wenn Zusammenhänge mit Signaturen an der neuropsychiatrischen Basis zu erkennen sind. Im Vordergrund steht eine erhebliche Ausweitung von Mental-Health-bezogenen Versorgungsleistungen.

Es ist zu erwarten, dass weiterhin an dem Zusammenhang zwischen Mental Health und Neurowissenschaften gearbeitet wird. Parallel zu dieser skizzierten Entwicklung in der klinischen Psychiatrie wurden **sozialpsychiatrische Versorgungsansätze** mit unterschiedlichen Schwerpunkten realisiert. Diese (bisher inhomogene) Mental-Health-Szene betont den Wert von Psychotherapie und Sozialarbeit. Einige ihrer Wortführer (z. B. Weinmann 2019) fragen weniger nach Behandlung als vielmehr nach günstigen Kontexten für Gesundung („recovery").

INFOBOX

1. Psychische Gesundheit als **Wert** geht alle an. Nicht nur die Bedürfnisse von Menschen, die an einer psychischen Störung leiden, müssen berücksichtigt werden. Die psychische Gesundheit aller muss geschützt werden.
2. Individuelle soziale Umstände und die Umgebung sind dynamisch **interagierende Faktoren,** die den psychischen Zustand einer Person bedrohen oder schützen können.
3. **Geschätzte Prävalenzen in der Europäischen Region:** 12 % der Gesamtbevölkerung, 15 % inkl. Substanzmissbrauch, 50 % unter Einbeziehung auch neurologischer Störungen wie Demenz und Epilepsie (2015).
4. **Komorbidität:** Psychische Störungen beeinflussen die meisten nicht übertragbaren Krankheiten und werden wiederum von diesen beeinflusst (Herz-Kreislauf-Erkrankungen, Diabetes, Krebs). Die betroffenen Menschen sterben 20 Jahre jünger als die Allgemeinbevölkerung.
5. **Zielvorgabe in der Politik:**
   - Sterblichkeit senken und psychische Gesundheit fördern
   - Ressortübergreifender, gesamtstaatlicher Ansatz: Verknüpfung von psychischer und physischer Gesundheitsversorgung und Prävention mit Sozialfürsorge, Bildung und Umwelt
6. **Personelle Ressourcen und Ausgaben:** Im weltweiten Vergleich besteht in Europa das numerisch beste Verhältnis von Einwohnern zu Fachkräften bei allerdings sehr großen Unterschieden innerhalb der Region.

1.4.4 Sozialpsychiatrie und Public Mental Health

Sozialpsychiatrie hat im Kontext der Hilfe für marginalisierte Personengruppen Fuß gefasst (zu Entwicklungen und weiterführenden Empfehlungen s. Priebe et al. 2012). Hierzu wurden in 14 europäischen Großstädten zahlreiche Experten befragt, wie sich aus ihrer Sicht die Versorgung marginalisierter Gruppen verbessern ließe. Als besonders marginalisierte Personengruppen legte die Forschergruppe fest: Langzeitarbeitslose, Prostituierte, Wohnungslose, Flüchtlinge, Migranten ohne Papiere, Volksgruppen auf Wanderschaft. Die Ergebnisse lassen sich wie folgt zusammenfassen:

- Besonders für „unsichtbare" Gruppen wie illegal Eingewanderte ist es erforderlich, die Menschen in deren Umgebung zu treffen. **Vertrauensbildung und Ausdauer** sind nötig, um z. B. Wohnungslose oder Prostituierte zu erreichen. Streetwork-Mitarbeiter sollten rudimentäre Kenntnisse über psychische Störungen erwerben und motiviert werden, sich mit Personen aus der sozialpsychiatrischen Szene zusammenzusetzen.
- Der Zugang zu den Gesundheitsdiensten soll **niederschwellig** sein. Somatische und psychiatrische Gesundheitsleistungen sollten **an einem Ort** verfügbar gemacht werden.
- **Zusammenarbeit und Koordination** der verschiedenen Dienste: Die federführende Verantwortung innerhalb der **sozialen Dienste** und der **Gesundheitsdienste** muss klar vereinbart werden. Anzustreben sind gegenseitige Hospitationen und gemeinsame Supervision.

Ein Expertengremium des Gesundheitsministeriums der kanadischen Provinz Ontario veröffentlichte kürzlich „Realizing the Vision" (Pigott 2017). Dafür wurden die wesentlichen Fach- und Berufsverbände aus dem Mental-Health-Bereich einbezogen. In dem

Bericht wurde die „Transformation" der psychiatrischen Versorgung auf der Basis einiger Vorstudien ausformuliert und später politisch umgesetzt. Anlass für dieses Großprojekt waren die steigende Prävalenz sowie die **Unterversorgung marginalisierter Personengruppen.** Das Gremium machte und macht Vorschläge zur Bereitstellung von Hilfen für die gesamte Bevölkerung der Provinz, auch für die schwer psychisch kranken und süchtigen Bürger. Unsere psychische Gesundheit und unser Wohlbefinden werden zu 60 % durch **soziale Einflussfaktoren** bestimmt (vgl. Lancet Commission). Vor diesem Hintergrund kommt der Ausstattung des Hilfesystems mit Peers als wesentlichen Partnern eine besondere Bedeutung zu. Peers werden in Ontario „lived experienced" genannt, fungieren als Brücke zum Hilfesystem, ermöglichen Raum für Geschichten, Interpretationen, Meinungsbildung und vermitteln Hoffnung.

In dieser Veröffentlichung werden konkrete Aktionspunkte, Empfehlungen und ein **politisches Regelwerk zur Umsetzung** ausformuliert:

- Öffentlichkeitsarbeit
- Prävention
- Frühe Intervention

Zur Schließung **besonderer Versorgungslücken** werden genannt:

- Krisenanlaufstellen für **Kinder und Jugendliche**
- Angebote für **junge Menschen,** z. B. Wohnprojekte
- Spezifische Bedarfe von **Senioren**
- Bedarfe der **indigenen Bevölkerung**

Dieses Gremium für psychische Gesundheit und Sucht tagt weiterhin in regelmäßigen Abständen mit Mitarbeitern des Ministeriums für Gesundheit und Pflege und berät hinsichtlich eines gerechten Zugangs zur Versorgung. Für entsprechende Versorgungsfragen berät das Gremium auch darüber hinaus die Ministerien für Bildung, Kindheit und Jugend, soziale Verwaltung und Justiz. Erhobene Daten inkl. Gesundheitsverläufe werden an einem „runden Tisch" mit den Ministerien auf aktuelle Mental-Health-Strategien überprüft und bei Bedarf neu ausgerichtet.

1.4.5 Versorgungsgerechtigkeit?

Die oben skizzierten Versorgungsansätze verdeutlichen: Klinische Psychiatrie ist weder für alle zugänglich noch für alle von Vorteil, soweit sie soziale Kontextfaktoren zu wenig beachtet. Diesen Gedanken greift Mike Slade, Recovery-Experte in Nottingham und London, auf. Er versteht unter Recovery zwei verschiedene Arten von Genesung:

- **„Clinical recovery"** als klinischer Ansatz verfolgt weitgehende Symptomfreiheit durch psychotherapeutische und medikamentöse Behandlung.
- **„Personal recovery"** meint den individuellen Bewältigungsprozess mit dem „Anders-Sein".

Um mehr psychisch leidende Menschen mit passenden Hilfen zu erreichen, kommen wir nicht umhin, die Angebote mit Peers zu ergänzen. Das entsprechende Aktionsprogramm der WHO hat in diesem Zusammenhang unter dem Slogan „Bridging the gap" einiges Aufsehen erregt.

Nikolas Rose weist auf ein schweres Dilemma hin, in dem die Psychiatrie als medizinisches Fachgebiet steckt. Ein **Diagnosesystem** (mit seinen Unzulänglichkeiten) ist auch ein **soziales Phänomen.** Diagnosen ermöglichen Zugänge zu Hilfsdiensten, Krankschreibungen, epidemiologischen Informationen. Vor allem Menschen mit schweren Störungen können mit „schweren Diagnosen" entsprechende sozialrechtliche Ansprüche geltend machen.

Aus der Public-Health-Perspektive wird ein weiteres Dilemma deutlich. Einerseits fehlen epidemiologische Daten, andererseits gibt es – vor allem in den Großstädten – ein Überangebot an „Psycho-Hilfen". Wenn psychisches Leid zu 60 % von sozialen Faktoren abhängig ist, sollten auch die sozialen Daten erhoben werden. Im April 2019 gab das Robert Koch-Institut in „Gute Praxis der Gesundheitsberichterstattung" Empfehlungen und Leitlinien heraus. Es ist abzuwarten, wie diese Empfehlungen realisiert werden. Das Wissen um die gesundheitliche Lage in der Bevölkerung ist eine Grundforderung, die schon die Ottawa-Charta in den Mittelpunkt gestellt hat.

Bisher stehen spezielle und allgemeine Versorgungsangebote fragmentiert nebeneinander. Psychiatrische Hilfen unterliegen dem Duktus der vollkommenen „Verfügbarkeit", indem für jeden Bedarf ein neues Spezialangebot geschaffen wird. Die „Vergrößerung der Reichweite" in der Psychiatrie erfordert politische Verantwortlichkeit. Ihre Aufgabe ist es, die zunehmenden Bedarfe sowie die Kosten unter sozial gerechten Gesichtspunkten zu kontrollieren.

1.5 Krisenintervention in der Psychotherapie

Claudia Fischer

Neben formalen Aspekten (Dauer, Frequenz usw.) unterscheiden insbesondere therapeutische Prozessvariablen (Behandlungstechnik, Fokussierung, Beziehungsgestaltung usw.) Krisenintervention und Psychotherapie – wiewohl die Grundhaltung der Therapeuten und professionellen Helfer nicht grundsätzlich anders sein sollte. Die psychische Verfassung und Aufnahmefähigkeit der Patienten zusammen mit der Akuität der Gesamtsituation sind dabei wohl die relevanten Differenzierungsmerkmale – da diese sich aber in der Praxis als graduell und wechselnd darstellen oder sich auch plötzlich verändern können, lassen sich Schnittstellen und Überlappungen von Krisenintervention und Psychotherapie kaum vermeiden. Psychotherapeutische Haltungen und Techniken, die in der Kriseninterventionsarbeit eine besondere Relevanz haben, werden in ➤ Kap. 3 differenziert vorgestellt. Im Folgenden sollen mögliche Konstellationen und Berührungspunkte von Kriseninterventionsansätzen mit und in der psychotherapeutischen Praxis vorgestellt werden.

1.5.1 Psychotherapeutische Akutbehandlung (Krisenpsychotherapie?)

Fallbeispiel

In die psychotherapeutische Sprechstunde einer Psychotherapiepraxis kommt ein junger Mann. Er sei völlig verzweifelt; in 3 Monaten müsse er seine Masterarbeit abgeben und schaffe es nicht, mit dem Schreiben zu beginnen. Er liege nur noch im Bett und schlafe eigentlich den ganzen Tag oder spiele am PC, um sich abzulenken und den seelischen Schmerz nicht zu spüren. Bei seiner Bachelorarbeit sei dies ähnlich gewesen, damals habe er aber noch bei seinen Eltern gewohnt, die ihn sehr unterstützt hätten. Falls er die Abgabe nicht rechtzeitig schaffe, würde er sich als kompletter Versager fühlen. Dann sei alles umsonst gewesen. Prüfungsängste habe er auch schon beim Abitur gehabt, die Schulpsychologin habe ihm gut geholfen. Die Psychotherapeutin leitet eine verhaltenstherapeutische Akutbehandlung ein.

Inhaltlich wird in der Literatur als Begründung für ein begrenztes, speziell psychotherapeutisches Vorgehen in Krisensituationen angeführt, dass sich eine Krise – insbesondere eine traumatische – nicht nur aus den aktuell krisenauslösenden Umständen erklärt, sondern auch damit zusammenhängt, dass nicht selten frühere ungelöste Konflikte durch die eingetretene Belastung wiedererweckt werden. Im vorliegenden Fallbeispiel scheint die getroffene Entscheidung, die Einleitung einer Akutbehandlung, durchaus nachvollziehbar und adäquat – obgleich in der Versorgungsstruktur der deutschen Richtlinienpsychotherapie die Definition dieser Behandlungsvariante recht vage formuliert ist:

> *„Die psychotherapeutische Akutbehandlung bietet eine schnelle Behandlung und trägt zur Besserung akuter psychischer Krisen bei."*
>
> Kassenärztliche Vereinigung Bayerns (2019)

Der Begriff der Krisenpsychotherapie (Kardener 1975) hat sich nicht durchgesetzt. Oft bleibt diese Differenzierung in der Praxis unscharf, und der schnelle Zugang zu einer Psychotherapie – über die psychotherapeutische Sprechstunde hinaus – ist aufgrund der existierenden Wartezeiten zudem häufig erschwert. Zentral ist, dass rasch eine therapeutische Beziehung zustande kommt und der Therapeut aktiver und strukturierender ist als in einer länger ausgerichteten Psychotherapie. Verena Kast (2015) betont, dass die Krise in diesen Fällen die Psychotherapiemotivation ersetzt, weil sie den Patienten total erfasst. Die ausgelösten Emotionen sollen möglichst zügig für den Patienten erträglicher gemacht werden.

Eine echte Differenzialindikation, inwieweit einer Krisensituation strategisch mit der Strategie von Kriseninterventionskonzepten oder mit einem speziellen psychotherapeutischen Vorgehen begegnet wird, ist theoretisch am Ausprägungsgrad der Krise (Gefährdung?) bzw. am erforderlichen Hilfsangebot (Engmaschige Termine? Aufsuchende Hilfe erforderlich? Multiprofessionelle Interventionen?) festzumachen. Obwohl eine fundierte Abwägung wichtig und empfehlenswert ist, erweist sich dies in der Praxis durchaus als herausfordernd, da der Leidensdruck der Patienten meist sehr hoch ist, der Therapeut sofort emotional stark involviert ist und ein „Wegschicken" eines Patienten in einer akuten Krise nach der Sprechstunde vielleicht auch innerlich schwieriger als sonst ist, obwohl eine Indikation für eine Behandlung im Rahmen der Richtlinienpsychotherapie vielleicht nur bedingt erfüllt ist.

Was braucht es?

- Strukturiertes und fokussiertes Vorgehen (z. B. Neustrukturierung von Copingmechanismen, Ressourcenaktivierung)
- Vermittlung von Informationen zur Zeitplanung und Arbeitsorganisation
- Transfersicherung in den Alltag
- Erstellen von Notfallplänen
  → Der Fokus ist die aktuelle Krise. Daraus abgeleitet ergeben sich eng umschriebene Therapieziele!

1.5.2 Krisenintervention in einer laufenden (Langzeit-)Psychotherapie

Gleichermaßen überraschend für Patient und Therapeut können sich Krisen im Verlauf einer laufenden Psychotherapie entwickeln. Im Falle einer suizidalen Krise vielleicht weniger unvorbereitet, verunsichern traumatische und somatische Krisen von Patienten oft ihre Therapeuten und bringen diese an ihre Grenzen bzw. in eigene krisenhafte Zustände von Überforderung, Chaos und Aktionismus.

Wesentlich ist, sich je nach Verlauf mit dem Patienten gemeinsam zu orientieren, wo Patient und Therapeut im Therapieprozess aktuell stehen: Ist die Krise überwunden, und sind sie zum ursprünglichen Psychotherapiesetting zurückgekehrt? Nicht kommunizierte Übergänge ereignen sich in der Praxis schnell und oft unbemerkt, führen aber leicht zu Enttäuschung und Verwirrung aufseiten der Patienten und in der therapeutischen Beziehung: Warum kümmert sich mein Therapeut nicht mehr so aktiv um mich? Was traut er mir gerade zu?

Akute suizidale Krise

Akute Suizidalität in einer laufenden Therapie ist eine Ausnahmesituation – sie unterbricht den therapeutischen Prozess. Sie erfordert vom Therapeuten, gerade auch wenn dieser selbst erheblich unter Druck kommt, besondere Aufmerksamkeit und ein sicheres und gelassenes Vorgehen (Etzersdorfer 2011; Kind 2003).

Fallbeispiel

Seit 1 Jahr befindet sich Herr W. in psychoanalytischer Behandlung. In der 83. Stunde spitzt sich die Situation zu. Er riecht nach Alkohol. Nach einer beruflichen Gratifikationskrise (für ihn völlig unerwartet sei ihm ein jüngerer Kollege für die Stelle der Teamleitung vorgezogen worden, erst seien ihm noch Hoffnungen gemacht worden, dann habe ihn sein Chef kalt abserviert) habe er zunehmend Suizidgedanken. Diese Kränkung könne er nicht verkraften (der implizite Vorwurf: da habe wohl auch die bisherige Therapie nicht geholfen). Er wolle sich hier nur noch kurz verabschieden. Heute Abend, wenn seine Frau ins Bett gegangen sei, werde er sich erhängen. Einen Abschiedsbrief für seine Tochter in der Schweiz und eine E-Mail an seinen Chef habe er bereits verfasst. Im Verlauf der Sitzung ist diese Position des Patienten nicht veränderbar (trotz aller Bemühungen des Therapeuten). Der Patient steht nach 40 Minuten auf und möchte die Praxis verlassen. Er droht an der Tür: „Schicken Sie mir bloß nicht die Polizei, das würden Sie nur bereuen!“ Der Psychotherapeut zögert.

Veränderung aufseiten des Patienten

- Kränkung als zentraler Affekt
- Fragliche Alkoholisierung
- Suizid wird vom Patienten als einzige Möglichkeit der Wiederherstellung von Autonomie erlebt
- Keine Toleranz für die narzisstische Verwundung
- Konkrete Suizidvorbereitungen und Suizidplan

In dieser verkürzten Darstellung wird schnell deutlich, dass der Therapeut mit seinen psychotherapeutischen Möglichkeiten an Grenzen kommt. Je erfahrener und sicherer Therapeuten mit solchen Extremsituationen sind, desto klarer können sie handlungsfähig bleiben. An dieser Stelle wird nicht auf therapeutische Konzepte im Umgang mit narzisstisch-suizidalen Krisen eingegangen (s. hierzu ➤ Kap. 7.1.1), sondern es sollen die Konsequenzen im Handeln bei einer massiven Zuspitzung aufgezeigt werden. Mögliche alternative Lösungen als Ergebnis der Sitzung hätten sein können:

- Erfolgreiche Bearbeitung der suizidalen Dynamik im Kontext der Lebensgeschichte und in der therapeutischen Beziehung (Entaktualisierung).

- Der Patient kann sich von der akuten Suizidalität glaubhaft distanzieren (Bündnis schließen), wobei zu berücksichtigen ist, dass Alkoholeinfluss – je nach Ausmaß – die Bündnisfähigkeit beeinträchtigen kann.
- Der Patient ist bereit, den Krisendienst oder den ärztlichen Bereitschaftsdienst hinzuzuziehen (Zeit gewinnen, Dritte hinzuziehen).
- Der Patient begibt sich freiwillig in (stationär-) psychiatrische Behandlung (Entlastung und Schutz).

Da diese Versuche nicht gelungen sind, ist der Therapeut im Fallbeispiel in der Verantwortung für seinen Patienten (Garantenstellung, ➤ Kap. 9.1) und muss in einer Güterabwägung seine klassische psychotherapeutische Rolle verlassen. Er darf keine Gewalt ausüben, den Patienten nicht körperlich festhalten oder die Tür abschließen. Das Konzept des Gewaltmonopols steht in modernen Gesellschaften für den Anspruch des Staates, als Einziger (durch eigens dafür eingesetzte Organe) physische Gewalt im Rahmen des geltenden Rechts auszuüben und anzudrohen. Deshalb muss er diesem Fall die ärztliche Schweigepflicht brechen und sofort die Polizei informieren (als Ultima Ratio), die dann über alle weiteren Schritte entscheidet (z. B. Fahndung).

Was braucht es?

- Ausführliche Exploration und Einschätzung der Gefährdungslage / Bündnisfähigkeit
- Direktivität und Transparenz im Vorgehen (z. B. „Ich werde jetzt die Polizei verständigen.")
- Ggf. Handeln des Therapeuten gegen den Willen des Patienten
  → Krisenintervention im psychotherapeutischen Setting muss in akuten Gefährdungslagen den üblichen Rahmen verlassen: Bruch der Schweigepflicht und Hinzuziehung der Polizei!

Somatische Krise

Eine eher seltene Ausnahmesituation während einer laufenden Psychotherapie stellt eine akut aufgetretene körperliche Krise bei einem Patienten dar (Söllner 2016). Der Psychotherapeut kann sich plötzlich mit einer realen existenziellen Bedrohung seines Patienten konfrontiert sehen sowie auch mit den damit einhergehenden, teilweise sehr heftigen Gefühlen.

▌▌ Fallbeispiel

Seit 8 Monaten befindet sich die 52-jährige Frau G. in ambulanter Psychotherapie (tiefenpsychologisch fundiert). Sie wurde damals von einer Psychiaterin zuverwiesen, nachdem sie im Rahmen einer beruflichen Überforderungssituation und eines Beziehungskonflikts depressiv dekompensierte. Die psychotherapeutische Arbeit verläuft positiv. Eines Tages kommt Frau G. völlig aufgelöst zur Sitzung: Vor 3 Tagen habe sie die Diagnose eines fortgeschrittenen Ovarialkarzinoms erhalten. Die Prognose sei schlecht, allerdings könne man den Ärzten und ihren Aussagen vielleicht gar nicht trauen, niemand habe „so richtig" mit ihr geredet. Erst morgen werde wohl das weitere Vorgehen ausführlich mit ihr besprochen. Das überschatte jetzt alles, sie habe Angst zu sterben und wisse nicht, wie sie mit ihrem Mann und den Kindern darüber sprechen könne. Sie fühle sich völlig ohnmächtig und allein. Es sei alles aus, sie habe nur noch Angst. ▌▌

Veränderung aufseiten der Patientin

- Bedrohung des Lebens, Verlust oder drohender Verlust körperlicher Funktionen und eines intakten Körper-Selbstbilds: Der Körper wendet sich plötzlich gegen sie selbst.
- Verlust oder drohender Verlust von Selbstkontrolle: Gefühl, die Krankheit selbst nicht beeinflussen zu können.
- Bedrohung der Identität und Lebensperspektiven: beeinträchtigt das Rollenverständnis, die zwischenmenschlichen Beziehungen, die Sexualität und andere soziale Bereiche → Krise des Selbstwertgefühls.
- Antizipierter oder drohender Verlust sozialer Kontakte: Rückzug von Freunden, die nicht mit der Erkrankung umgehen können. Evtl. ein irrationales Gefühl, verlassen zu werden.
- Gefühl der existenziellen Einsamkeit und Entwurzelung.

Es ist davon auszugehen, dass durch die bereits bestehende Erkrankung (Depression) die krisenhafte Zuspitzung auf einen vulnerablen Boden fällt: möglicherweise wenig (Bindungs-)Sicherheit, depressiver Grundkonflikt, wenig flexible Abwehrmechanismen, bestehender Partnerschaftskonflikt / Kränkungserleben. Die Bedrohung durch die Krebserkrankung ist real, die dadurch ausgelöste Angst auch. Sehr unterschiedlich und individuell kann sich hingegen der bewusste und unbewusste Verarbeitungsstil der Patientin entwickeln. Dieser kann, so zeigt es die klinische Erfahrung, theoretisch in beide Richtungen gehen: Die Realangst wird durch die bestehende neurotische Struktur verstärkt („Das halte ich nicht aus, mein Leben bisher war schon schwer genug") oder aber auch umgekehrt, dass die Realangst die neurotischen Anteile relativieren kann („Jetzt habe ich zumindest ein echtes Problem, auf das jeder andere ähnlich reagieren würde"). Ein Vorteil in einer laufenden Psychotherapie ist, dass die durch die Diagnosestellung ausgelöste Krise im Idealfall auf eine bereits etablierte tragfähige therapeutische Beziehung trifft. Die Patientin hat die Therapeutin bereits als hilfreiches Gegenüber erlebt. Durch den regressiven Schub wird die Therapeutin in diesem Fallbeispiel vermutlich primär zum haltenden mütterlichen Objekt, die Therapieziele verändern sich schlagartig. Nun geht es primär (im Sinne einer Krisenintervention) um Entaktualisierung des vorherrschenden Leitaffekts:

- Bei der Bewältigung der Angst zu helfen.
- Trauer über Verluste zu ermöglichen und sie dabei zu begleiten, ihr bedrohtes Selbstwertgefühl zu stärken.
- Zu unterstützen, eigene Ressourcen wahrzunehmen und neue Lebensinhalte und Lebensperspektiven zu entwickeln.
- In der terminalen Phase einer Krankheit kann Psychotherapie unterstützen, Abschied zu nehmen und Abschiede bewusst zu gestalten. Hierbei ist besonders auf den äußeren Rahmen zu achten: Welches Stundenkontingent steht noch zur Verfügung? Wie lange schafft es die Patientin noch, in die Praxis kommen? Ist die Therapeutin bereit, Hausbesuche anzubieten?

Was braucht es?

- Transparenz im Vorgehen (für die Patientin markierte Veränderung)
- Eigene Auseinandersetzung mit existenziellen Themen (Supervision)
- Evtl. Angehörigengespräch (im Rahmen der Akutbehandlung erlaubt)
- Vernetzung (z. B. mit Hausarzt, psychoonkologischer Beratung)
- Erstellen eines Notfallplans
  → Entscheidend ist, die existenzielle Angst gemeinsam auszuhalten und Sicherheit zu vermitteln. Die Therapeutin dient dabei durch die Übernahme einer „holding function" als „Hilfs-Ich" für die Patientin (Winnicott 1974).

1.5.3 Psychotherapie im Anschluss an eine Krisenintervention

Es kommt in der Praxis häufig vor, dass Betroffenen im Anschluss an eine Krisenintervention von den beteiligten Helfern eine weiterführende ambulante Psychotherapie empfohlen wird. Da dieser Übergang mitunter eine Sollbruchstelle sein kann, ist eine sorgfältige Überleitung durch die Helfer sehr wichtig.

Fallbeispiel

Nach dem plötzlichen Tod ihres Mannes vor 6 Wochen (Frau M. habe ihn morgens tot im Bett neben sich gefunden) sei sie direkt im Anschluss an das KIT vom Krisendienst vor Ort in ihrer Wohnung betreut worden. Die Damen vom Krisendienst seien sehr freundlich gewesen, hätten sich viel Zeit genommen und sich auch noch in den nächsten Tagen telefonisch nach ihrem Befinden erkundigt. Auch zum Bestattungsinstitut habe man sie begleitet. Da sie überhaupt nicht mehr habe schlafen können, sei sie ein paarmal in einer psychiatrischen Notfallambulanz gewesen, wo sie auch eine Bedarfsmedikation erhalten habe. Der Psychiater sei nett gewesen, habe aber wenig Zeit gehabt und Frau M. deswegen an die Psychotherapeutin vermittelt. Sie sei noch ziemlich durcheinander, brauche aber unbedingt jemanden zum Reden.

Eine anschließende Psychotherapie würde vom supportiven Schwerpunkt der Erstinterventionen zu einem mehr wachstumsorientierten Blick gehen: Was bedeutet der Tod ihres Mannes für die Patientin, was ist für sie nun wirklich wichtig ist, wie möchte sie ihr Leben ausrichten, gestalten und verändern? Psychotherapie hilft hier, aus der Krise eine Gelegenheit zu machen, um persönliche Entwicklung anzuregen. Aktuelle Konflikte sollen bearbeitet und auf der Basis früherer Erfahrungen verstanden werden (z. B. Umgang mit Verlassenwerden). Zu beachten ist in diesem

Fall, dass sich das der Krise immanente Chaos ein Stück weit auch im Setting abbildet: Einerseits scheint es im Sinne der Patientin „gut gelaufen“ zu sein, da sie anscheinend zu jedem Zeitpunkt des krisenhaften Verlaufs die passende Hilfe erhalten hat, andererseits hatte sie einige Beziehungswechsel, -abbrüche und äußere Veränderungen des Settings (diverse Helfer mit unterschiedlichen Rahmenbedingungen und institutionellen Aufträgen) zu verkraften, die vielleicht ihre innere Situation zusätzlich etwas unübersichtlich machen. Auch Enttäuschung und Wut (Warum werde ich immer wieder weitergeschickt? Hält mich niemand aus?) können entstehen. Deshalb ist es in diesem Fall besonders wichtig, die vorangegangenen Hilfen zu reflektieren und zu würdigen. Am Anfang der Therapie sollte eine ausführliche Orientierung und Beratung stehen: Weiß die Patientin überhaupt, was in einer Psychotherapie auf sie zukommt, und möchte sie das zum aktuellen Zeitpunkt?

Was braucht es?

- Gründliche Aufklärung bzgl. Psychotherapie(verfahren)
- Auftrags- und Motivationsklärung
- Sensibler Umgang und Orientierungshilfe (Settingwechsel!)
- Würdigung des Erreichten
- Erstellen eines Krisenplans
  → Der Übergang / Settingwechsel ist eine Sollbruchstelle und muss gut vorbereitet und transparent für die Patientin sein!

LITERATUR

Aderhold V, Greve N. Bedürfnisangepasste Behandlung und Offene Dialoge. PiD 2010; 11: 258–261.

Beerlage I. Psychosoziales Belastungs- und Handlungsverständnis für Interventionen nach Notfallereignissen und für belastende Einsatzsituationen. In: Perren-Klingler G (Hrsg.). Psychische Gesundheit und Katastrophe: internationale Perspektiven in der psychosozialen Notfallversorgung. Berlin, Heidelberg: Springer 2015, S. 1–35.

Bergold JB, Zimmermann RB. Wie arbeitet ein Krisendienst? PiD 2003; 4: 382–388.

Bronisch T. Definition und Behandlungsprinzipien der Krisenintervention und des Notfalls. Psychotherapie 2007; 12(2): 229–233.

Buhring P. Psychiatrie-Reform – Auf halbem Weg stecken geblieben. Dtsch Arztebl 2001; 98(6): A301–A306.

Bundesamt für Bevölkerungsschutz für Bevölkerungsschutz: Katastrophenhilfe (BBK) Psychosoziale Notfallversorgung: Qualitätsstandards und Leitlinien Teil I und II, Praxis im Bevölkerungsschutz, 3. A. Bd. 7. Bonn 2012; www.bbk.bund.de/SharedDocs/Downloads/BBK/DE/Publikationen/Praxis_Bevoelkerungsschutz/PiB_7_PSNV_Qualit_stand_Leitlinien_Teil_1_2.pdf?__blob=publicationFile (letzter Zugriff: 20.7.2020).

DeGPT, DGPPN, DGPs et al. S2k-Leitlinie: Diagnostik und Behandlung von akuten Folgen psychischer Traumatisierung. AWMF-Registernummer 051-027. Stand: 31.8.2019; www.awmf.org/leitlinien/detail/ll/051-027.html (letzter Zugriff: 14.3.2020).

Ehring T, Maragkos M. Krisenintervention und Traumaterapie. In: Möller H-J, Laux G, Kapfhammer H-P (Hrsg.). Psychiatrie, Psychosomatik, Psychotherapie. Bd. 1: Allgemeine Psychiatrie; Bd. 2: Spezielle Psychiatrie. Berlin, Heidelberg: Springer 2016, S. 1–15.

Falkai P. Hintergrund und Evidenz. In: DGPPN – Deutsche Gesellschaft für Psychiatrie und Psychotherapie, Psychosomatik und Nervenheilkunde (Hrsg.). S3-Leitlinie Psychosoziale Therapien bei schweren psychischen Erkrankungen: S3-Praxisleitlinien in Psychiatrie und Psychotherapie. Berlin, Heidelberg: Springer 2012, S. 25–154.

Fischer C. Inanspruchnahme, Ergebnisse und Zufriedenheitsbeurteilung eines ambulanten psychiatrischen Krisenhilfeangebots: Untersuchung am Beispiel des Krisendienstes Psychiatrie München (KPM). Open Access Repositorium der Universität Ulm. Dissertation. http://dx.doi.org/10.18725/OPARU-4404. 2017 (letzter Zugriff: 14.3.2020).

Flebbe J. „Ich glaube – hilf meinem Unglauben.“ Strukturen antithetischer Krisenbewältigung im Neuen Testament. In: Richter C (Hrsg.). Ohnmacht und Angst aushalten: Kritik der Resilienz in Theologie und Philosophie. Stuttgart: Kohlhammer 2017, S. 47–69.

Fooken I. Psychologische Perspektiven der Resilienzforschung. In: Wink R (Hrsg.). Multidisziplinäre Perspektiven der Resilienzforschung. Wiesbaden: Springer 2016, S. 13–45.

Freikamp U. Prozess und Wirkungen des Erstgespräches im Berliner Krisendienst aus Sicht der BeraterInnen. Dissertation, Freie Universität Berlin 2012.

Fromm E, Suzuki DT, de Martino R. Psychoanalyse und Zen Buddhismus. 27. A. Frankfurt / Main: Suhrkamp 2018.

Fuchs T. Krise und Neuorientierung in der Lebensgeschichte. Phänomenologische Forschungen 2002: 263–273.

Gekle W, Tschacher W. Differenzielle Indikationsstellungen im Prozess der Krisenintervention. In: Riecher-Rössler A, Berger P, Yilmaz AT, Stieglitz RD (Hrsg.). Psychiatrisch-psychotherapeutische Krisenintervention. 1. A. Göttingen: Hogrefe 2004, S. 47–54.

Giernalczyk T. Perspektiven der professionellen Krisenarbeit. In: Giernalczyk T (Hrsg.). Suizidgefahr. Verständnis und Hilfe. Tübingen: dgvt 1997, S. 9–19.

Greve N, Keller HT. Home Treatment und gemeindenahe Unterstützungsangebote. PiD 2015; 16: 85–88.

Gross R. Angst bei der Arbeit – Angst um die Arbeit. Psychische Belastungen im Berufsleben. Bern: Huber 2015.

Horn A, Runge A: Home Treatment und klinische Krisenintervention. Kerbe 2012; 30: 18–20.

Jacobi F, Höfler M, Strehle J, Mack S, Gerschler A, Scholl, L, et al. Psychische Störungen in der Allgemeinbevölkerung. Nervenarzt 2014; 85(1): 77–87.
Kahre O, Felber W. Krisis – Konzeptgeschichtliche Betrachtungen zu einem psychiatrischen Schlüsselbegriff. In: Felber W, Möller H-J, Schmidtke A, Welz R, Wolfersdorf M (Hrsg.). Suizidologie / Suicidology Bd. 12. Regensburg: Roderer 2001, S. 56–89.
Kast V. Zäsuren und Krisen im Lebenslauf. Wien Picus 2015.
Laux G, Berzewski H. Notfallpsychiatrie. In: Möller H-J, Laux G, Kapfhammer H-P (Hrsg.). Psychiatrie, Psychosomatik, Psychotherapie. Berlin, Heidelberg: Springer 2011, S. 2717–2749.
Lester D. The effectiveness of suicide prevention centers. Suicide Life Threat Behav 1993; 23(3): 263–267.
Markus 9 (14–29), 21.07.2019; www.bibleserver.com/text/LUT/Markus9 (letzter Zugriff: 14.3.2020).
Mishara BL, Chagnon F, Daigle M, Balan B, Raymond S, Marcoux I, et al. Which helper behaviors and intervention styles are related to better short-term outcomes in telephone crisis intervention? Results from a silent monitoring study of calls to the US 1-800-SUICIDE Network. Suicide Life Threat Behav 2007; 37: 308–321.
Müller N, Neuhauser H, Kotter T, Horn B, Laakmann G. Krisenintervention im Rahmen einer akut-psychiatrischen Allgemeinstation. Psychother Psych Med 1989; 39: 374–379.
Murphy SM, Irving CB, Adams CE, Waqar M. Crisis intervention for people with severe mental illnesses. Cochrane Database Syst Rev 2015; 12: CD00108.
Pigott, S. Realizing the Vision. Final Report of Ontario's Mental Health & Addictions Leadership Advisory Council 2017; www.health.gov.on.ca/en/common/ministry/publications/reports/bmhmbh_2017/vision_2017.pdf (letzter Zugriff: 14.3.2020).
Priebe S, Matanov A, Schor R, Straßmayr C, Barros H, Barry MM, et al. Good practice in mental health care for socially marginalised groups in Europe: a qualitative study of expert views in 14 countries. BMC Public Health 2012; 12(1): 248.
Richter C. Einleitung: Ohnmacht und Angst aushalten. Zu Kritik und Ergänzung dominant aktiver Resilienzfaktoren. In: Richter C (Hrsg.). Ohnmacht und Angst aushalten: Kritik der Resilienz in Theologie und Philosophie. Stuttgart: Kohlhammer 2017, S. 9–29.
Roberts AR, Everly GS. A meta-analysis of 36 crisis intervention studies. Brief Treat Crisis Interv 2006; 6: 10–21.
Rosa H. Unverfügbarkeit. Salzburg, Wien: Residenz 2018.
Rosa H. Resonanz: Eine Soziologie der Weltbeziehung. Berlin: Suhrkamp 2016.
Rose N. Our Psychiatric Future. Cambridge: Polity Press 2018.
Salize H-J, Kilian R. Gesundheitsökonomie in der Psychiatrie. Konzepte, Methoden, Analysen. Stuttgart: Kohlhammer 2010.
Saxena S, Funk M, Chisholm, D. World Health Assembly adopts Comprehensive Mental Health Action Plan 2013–2020. Lancet 2013; 381(9882): 1970–1971.
Simmich T, Milch W. Behandlungskrisen ambulanter Psychotherapien aus der Sicht einer Krisenstation. Psychotherapeut 2001; 46: 252–258.
Simmich T, Reimer C. Psychotherapeutische Aspekte von Krisenintervention. Psychotherapeut 1998; 43: 143–156.
Slade M. Personal Recovery and Mental Illness. Cambridge: Cambridge University Press 2009.
Söllner W. Psychotherapie mit körperlich Kranken aus psychodynamischer Perspektive. PiD 2016; 17(1): 38–42.
Sonneck G. Krisenintervention und Suizidverhütung. Ein Leitfaden für den Umgang mit Menschen in Krisen. 5. A. Wien: Facultas 2000.
Spitzer N. Ungewissheitsintoleranz und die psychischen Folgen: Behandlungsleitfaden für Psychotherapie und Beratung. Berlin: Springer 2019.
Starke D, Tempel G, Butler, J, Starker A., Zühlke C, Borrmann B. Gute Praxis Gesundheitsberichterstattung – Leitlinien und Empfehlungen 2.0. Journal of Health Monitoring 2019; 4 (S1): 2–22.
Stein C. Spannungsfelder der Krisenintervention: ein Handbuch für die psychosoziale Praxis. Stuttgart: Kohlhammer 2009.
Stein C. Krisenintervention. Neuropsychiatrie 2012; 26: 106–110.
Stein DM, Lambert MJ. Telephone counseling and crisis intervention: A review. Am J Community Psychol 1984; 12: 101–126.
Stengler K, Riedel-Heller SG, Gühne U, Becker T. Gemeindepsychiatrische Versorgung. PSYCH up2date 2015; 9: 113–128.
Suzuki, DT, De Martino R, Fromm, E. Zen-Buddhismus und Psychoanalyse. Berlin: Suhrkamp 1971.
Thom J, Bretschneider, J, Kraus, N, Handerer J, Jacobi F. Versorgungsepidemiologie psychischer Störungen. Bundesgesundheitsblatt Gesundheitsforschung-Gesundheitsschutz 2019; 62(2): 128–139.
Weinmann S. Die Vermessung der Psychiatrie. Täuschung und Selbsttäuschung eines Fachgebiets. Köln: Psychiatrie-Verlag 2019.
WHO Europa Büro. Psychische Gesundheit – Faktenblatt 2019; www.euro.who.int/__data/assets/pdf_file/0006/404853/MNH_FactSheet_DE.pdf?ua=1%202019 (letzter Zugriff: 25.3.2020).
Winness MG, Borg M, Hesook SK. Service users' experiences with help and support from crisis resolution teams. A literature review. J Ment Health 2010; 19: 75–87.
Winnicott DW. Reifungsprozesse und fördernde Umwelt. München: Kindler 1974.
Wolfersdorf M, Etzersdorfer E. Suizid und Suizidprävention. Stuttgart: Kohlhammer 2011.
Zimmermann R-B, Bergold JB. Wissenschaftliche Begleitforschung des Berliner Krisendienstes. Bd. 1 u. 2. Blaue Reihe. Berlin: Berliner Zentrum Public Health 2003.

INTERNETQUELLEN

www.mentalhealthcommission.ca/English/what-we-do/recovery/peer-support
www.thelancet.com/commissions/global-mental-health
www.who.int/mental_health/mhgap/en/

KAPITEL

2

Michael Frey

Krisenintervention als „Prozess"

Zusammenfassung

- Der zwischenmenschliche Kontakt und die damit einhergehenden Qualitäten sind die Basis für alle Formen der Krisenintervention.
- Krisenintervention ist ein situations- und bedarfsadaptierter Prozess mit den Eckpfeilern Beziehung, Verstehen, Auftragsklärung / Zieldefinition, Unterstützung und Wiederherstellung der Kontrolle.
- Eine kontinuierliche Anpassung und Reevaluation des Kriseninterventionsprozesses, insbesondere auch unter dem Gefährdungs- / Sicherheitsaspekt, ist notwendig.

2.1 Krisenintervention als Moment der Begegnung

„Alles wirkliche Leben ist Begegnung."

Martin Buber

Fallbeispiel

Eine 54-jährige Frau berichtet: „Nach einem Wohnungsbrand vor 2 Jahren, bei dem auch mein Mann verstorben ist und ich damit gefühlt alles Wichtige in meinem Leben verloren hatte, war ich zunächst unter Schock. Einige Tage nach dem Unglück verspürte ich nur noch Verzweiflung und Hoffnungslosigkeit und sah keinen Sinn mehr im Leben. Ich spielte mit dem Gedanken, mir das Leben zu nehmen. Eine Bekannte brachte mich für ein Gespräch zum Krisendienst. Allein die Anwesenheit der dortigen Mitarbeiterin, die Zeit, die sie sich nahm, und die Freundlichkeit haben mich berührt. Ich konnte alles erzählen und mir wurde zugehört. Langsam konnte ich meine Gedanken und Gefühle etwas sortieren. Mir erschien damals mein ganzes Leben vernichtet. Ich weiß noch genau, welche Kleidung die Mitarbeiterin getragen hat. Sie hatte einen angenehmen schwäbischen Dialekt. Das Bild sehe ich noch heute vor mir. Diese Begegnung mit einer fremden Frau in einer Situation, in der ich so verzweifelt und verwundet war, hatte etwas sehr Wohltuendes und Tröstliches für mich." ■

Was uns sonst als verlässlich, selbstverständlich oder gar als der Boden unserer Existenz erscheint, kann im Rahmen einer psychischen Krisensituation fundamental infrage gestellt werden. Wir sind auf uns selbst zurückgeworfen, befinden uns in einer Ausnahmesituation, die unsere bisherigen Bewältigungsmöglichkeiten übersteigt.

Neben der äußeren Situation, welche als Auslöser oder Begleitumstand relevant sein kann, ist der von einer psychischen Krise Betroffene insbesondere mit seinem inneren Erleben, seinen Gefühlen und Gedanken konfrontiert. Das innere Erleben ist es, wo Verzweiflung und Hoffnungslosigkeit, Angst, Anspannung oder aber auch manischer Übermut oder aggressive Gereiztheit sich manifestieren. Die Begegnung mit einem anderen Menschen bietet Qualitäten, die dazu beitragen können, eine solche Krise zu überwinden. In solchen Situationen geht es darum, zum einen das innere Erleben nach außen zu bringen, sich verstanden zu fühlen, um der in diesem Moment häufig erlebten Einsamkeit etwas entgegenzusetzen. Zudem ist es notwendig, wieder etwas Halt in sich zu gewinnen, um den innerlich erlebten Zustand auszuhalten und ggf. allmählich den Blick wieder zu weiten, um auch andere Perspektiven einnehmen und den affektiven Zustand regulieren zu können. Am Beispiel einer **suizidalen Krise,** wie im obigen Fallbeispiel, lässt sich dies gut nachvollziehen. Suizidalität geht häufig mit einer Einengung der Sicht auf das eigene Leben einher. Starke Gefühle der Verzweiflung und Hoffnungslosigkeit können den Blick auf Alternativen und Möglichkeiten verstellen. Zuletzt spitzt sich dies so zu, dass nur noch die Wahl zwischen Leben und Tod zu bestehen scheint. Ein Gespräch kann hier als Angebot dienen für eine Weitung des Blicks, einen neuen Zeithorizont und die Erweiterung der Möglichkeiten, um die akute Verzweiflung am Leben zu überwinden.

Zugleich sind der menschlichen Begegnung Qualitäten immanent, die über den Inhalt und das Gesprochene hinaus bestehen und einen wesentlichen Wirkfaktor der Krisenintervention darstellen können. So haben Hobfoll et al. (2007) fünf Prinzipien formuliert, die sich auf Kriseninterventionen bei traumatischen Ereignissen beziehen und in viele Empfehlungen und Leitlinien Eingang gefunden haben (Hobfoll et al. 2007):

1. Ein Gefühl der Sicherheit vermitteln
2. Beruhigung
3. Ein Gefühl von Selbstwirksamkeit und Wirksamkeit der Gemeinschaft schaffen
4. Verbundenheit
5. Hoffnung

Die genannten Aspekte verweisen auf das, was wir in menschlicher Begegnung erleben können und was für uns gerade in Momenten, in denen wir uns scheinbar nicht mehr auf uns selbst und unsere Fähigkeiten verlassen können, von größter Wichtigkeit ist. Was uns als empirisches Wissen vertraut und plausibel erscheint, konnte auch in Forschungsarbeiten als Wirkfaktor nachgewiesen werden. So ist z. B. durch Studien zu Risikofaktoren und zur Ätiologie posttraumatischer Belastungsstörungen gut belegt, dass Gemeinschaftserleben und die Erfahrung sozialer Unterstützung protektiv wirken können (Brewin et al. 2000; Ozer et al. 2003). Auch gibt es in der Psychotherapieforschung gute Belege dafür, dass unabhängig von der Art der Intervention die **therapeutische Beziehung** einen relevanten Anteil am Therapieerfolg hat (Horvath 2005).

Im günstigsten Fall entsteht in der Begegnung und Kommunikation der an der Krisenintervention Beteiligten ein wechselseitiger Prozess, der den Bedürfnissen des Betroffenen entspricht und aus der akut zugespitzten Situation herausführt, um wieder handlungsfähiger und zuversichtlicher zu werden und sich etwas mehr in seiner Selbstwirksamkeit zu erleben (D'Amelio et al. 2006).

2.2 Prozessorientiertes Vorgehen in der Krisenintervention

Krisenintervention bei psychischen Krisen erfordert Professionalität und orientiert sich maßgeblich an den individuellen Bedarfen des Einzelfalls. Neben den spezifischen Erfordernissen – je nach Auslöser, psychiatrischem Leitsyndrom oder Rahmenbedingungen, die im Einzelnen noch besprochen werden – können allgemeine Prinzipien herausgearbeitet werden. Es bestehen wenig evidenzbasierte Vorgehensweisen, und viele, v. a. auf Expertenkonsens basierende Empfehlungen beziehen sich auf Krisenintervention bei traumatischen Ereignissen und Großschadenslagen (Dieltjens et al. 2014). Zwischen Vorgehensweisen bei akut traumatisierten Menschen und anderen psychischen Krisensituationen bestehen zwar Überschneidungsbereiche, nichtsdestotrotz handelt es sich um ein gesondert zu betrachtendes Themenfeld (Näheres dazu in ➤ Kap. 4.4). Viele Empfehlungen für das Vorgehen im Umgang mit psychischen Krisensituationen i. Allg. orientieren sich an aufeinanderfolgenden Schritten (Roberts und Ottens 2005; Rupp 2012; Schnyder 1993; Sonneck et al., 2016). Eine sehr schöne Übersicht und ein daraus resultierendes Modell bieten Myer et al. (2013), die in einer Übersichtsarbeit die etabliertesten Empfehlungen zum Vorgehen bei Kriseninterventionen analysiert haben. Daraus haben sie sieben Aspekte extrahiert:

! MERKE

Kontakt · Wiederherstellung der Kontrolle · Problemdefinition · Sicherheit · Unterstützung · Bewertung / Einschätzung · Follow-up

Das im Folgenden vorgestellte Modell bezieht sich im Wesentlichen auf diese Kernelemente. Lediglich das Follow-up wird an dieser Stelle nicht integriert, zumal es nicht Teil der unmittelbaren Krisenintervention ist und auch vom institutionellen Setting, in dem die Krisenintervention angeboten wird, abhängt. Ein aus unserer Sicht besonders relevanter Aspekt, den auch Myer et al. betonen, ist der **dynamische Aspekt** von Krisenintervention. Als Erweiterung zu dem von Myer et al. vorgestellten Modell soll diesem Aspekt hier noch mehr Bedeutung zugemessen werden, denn der Umgang mit seelischen Ausnahmezuständen fordert von den professionellen Helfern ein stetiges, der Situation angemessenes Anpassen des weiteren Vorgehens – und die einzelnen Schritte bzw. Phasen beeinflussen bzw. bedingen sich gegenseitig. Damit erscheint es sinnvoll, Krisenintervention in erster Linie als prozesshaftes Geschehen mit extrahierbaren Elementen zu verstehen.

Als **Grundelemente** einer psychiatrischen Krisenintervention können in Anlehnung an das oben skizzierte Modell und andere wichtige Modelle (vgl. u. a. Schnyder 1993; BELLA-Interventionskonzept nach Sonneck 2000; Roberts und Ottens 2005; Rupp 2012) folgende Punkte benannt werden (➤ Abb. 2.1):

- Beziehung
- Verstehen
- Auftragsklärung und Zieldefinition
- Unterstützung
- Wiederherstellung der Kontrolle

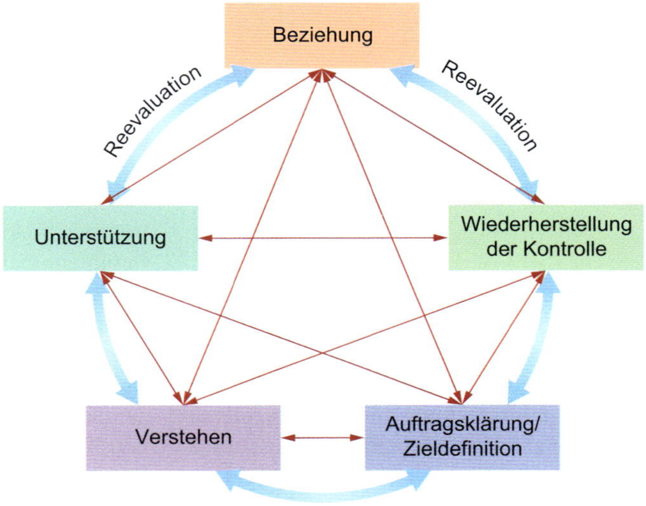

Abb. 2.1 Elemente des Kriseninterventionsprozesses

2.2.1 Beziehung

„Eine tragfähige und vertrauensvolle Beziehung ist die unerlässliche Voraussetzung erfolgreicher Kriseninterventionsarbeit.“

Stein (2015: 82)

Von Ausnahmesituationen abgesehen stellt im Umgang mit einer psychischen Krise die menschliche Begegnung das zentrale Element dar. Es geht darum, in kurzer Zeit eine möglichst tragfähige **Beziehung** herzustellen, vor deren Hintergrund die meisten anderen Elemente der Krisenintervention erst möglich sind. Ausgehend vom ersten Schritt der Kontaktaufnahme kann dann zunächst nur ein **Beziehungsangebot** gemacht werden. Die Reaktion des Gegenübers auf dieses Angebot kann dabei bereits aufschlussreich sein, um die Situation besser einzuordnen. Es können sowohl **Kontaktfähigkeit** als auch **Kooperationsbereitschaft** des Betroffenen eingeschätzt werden. Für ein Beziehungsangebot ist alles dienlich, was dem Gegenüber hilft, sich verstanden zu fühlen, Vertrauen zu fassen und den Kontakt als Gelegenheit für Hilfe in der aktuellen Situation zu begreifen. Dieser wesentliche Aspekt der Krisenintervention ist ein kontinuierlicher und kann sich im Laufe des Gesprächs immer wieder ändern. So mag eine psychotische Patientin zu Beginn misstrauisch sein, sich im Verlauf dem Gespräch aber öffnen und dann unvermittelt wieder aus dem Kontakt gehen. Im Weiteren ist dann ein erneutes Beziehungs- und Kontaktangebot notwendig, um wieder eine **Gesprächsbasis** herzustellen.

Auf der Beziehungsebene sind zudem weitere differenzialdiagnostische Informationen zu gewinnen. So ist es z. B. wichtig, auf Gegenübertragungsgefühle (s. auch ➤ Kap. 3.1.1) zu achten. Auch weisen die meisten Formen von Persönlichkeitsstörungen und auch Autismus-Spektrum-Störungen charakteristische Besonderheiten in der sozialen Interaktion auf.

2.2.2 Verstehen

Grundlegend für ein empathisches Eingehen auf das Gegenüber und eine adäquate Zieldefinition ist das **Verstehen der Hintergründe und der subjektiven Bedeutung der aktuellen Krise.** Dazu zählen sowohl auslösende Ereignisse als auch aufrechterhaltende Faktoren und aktuelle Begleitumstände. Auch mögliche Ressourcen (z. B. soziale Unterstützung) sind wichtig zu explorieren. Letztlich sollen im Gespräch die Perspektive des Betroffenen hinsichtlich der aktuellen Krisensituation, sein Erleben, seine Gedanken und Gefühle dazu deutlich werden.

Neben dem notwendigen Informationsgewinn bietet dies auch eine **Chance zur Verbesserung des Kontakts.** Denn dem grundsätzlichen **Bedürfnis, sich verstanden zu fühlen,** kann hier entsprochen werden. Hier sollten die professionellen Helfer sich Zeit nehmen. Eine zu schnelle Festlegung („Ich habe es jetzt verstanden“) führt in der Folge mitunter zu Missverständnissen und einem Auseinanderdriften im weiteren Kontakt. Sinnvoller ist es, sich im Verlauf noch einmal gemeinsam mit dem Betroffenen rückzuversichern, ob wirklich die wesentlichen Punkte verstanden wurden. Es ist hilfreich, durch angemessene Fragen zu den Umständen und zu den zur Krise führenden Faktoren, aber auch zu bereits unternommenen Bewältigungsversuchen Interesse zu signalisieren. Besonders wichtig ist dabei, diese Bewältigungsversuche entsprechend zu würdigen. Dieser Teil der Krisenintervention hat zwar häufig seinen Schwerpunkt in der ersten Hälfte des Kontakts, kann sich jedoch auch über die gesamte Dauer erstrecken. Nicht selten kommen wesentliche Informationen erst im Verlauf zum Vorschein, abhängig von der Entwicklung des Kontakts auf der Beziehungsebene.

2.2.3 Auftrag und Zieldefinition

Im Unterschied zu anderen Kontexten, z. B. einer Langzeittherapie, ist es in der Krisenintervention besonders wichtig, den **Auftrag** möglichst klar zu umreißen und früh eine **Zielrichtung** anzusteuern. Krisenhafte Situationen haben die Eigenheit, besonders unübersichtlich zu sein, und die Betroffenen fühlen sich nicht selten von Gedanken und Gefühlen überwältigt. Der Wunsch nach Rettung aus der erlebten Not und Ohnmacht kann diffus und wenig fassbar sein. Zudem können die Aufträge sich unterscheiden oder gar widersprechen: Während die Angehörigen eines psychotischen Menschen eine medikamentöse Behandlung wünschen, mag der Betroffene lediglich den Wunsch nach Abstand zu seiner Familie vor Augen haben. Oder im Rahmen der Garantenstellung (➤ Kap. 9) sehen professionelle

Helfer aufgrund einer akuten Selbstgefährdung die unabdingbare Notwendigkeit einer stationären Behandlung, mit welcher der suizidale Patient selbst nicht mitgehen kann.

Voraussetzung für eine **klare Zieldefinition** ist, den jeweiligen Auftrag der unterschiedlichen Beteiligten verstanden zu haben und im Hinblick auf die Bedarfe des Betroffenen zu reflektieren.

! MERKE

Grundsätzlich ist der **Wille des Betroffenen** der entscheidende Maßstab, und ein Ziel muss im **gegenseitigen Einvernehmen** erarbeitet und dann auch mitgetragen werden.

Eine Ausnahme stellen akute Gefährdungssituationen dar, die ggf. ein Handeln entgegen dem Willen des Betroffenen erforderlich machen (➤ Kap. 9). Da es sich in Krisen charakteristischerweise um Überforderungssituationen handelt, kann es in manchen Situationen notwendig sein, sehr kleinschrittig vorzugehen. Auch die gemeinsame Auftragsklärung und Zieldefinition ist ein Prozess, der nicht selten die gesamte Krisenintervention begleitet und nicht als ein Punkt in einem Moment abgearbeitet werden kann. Das Maß an Verständnis für Auslöser und Begleitumstände der aktuellen Krise trägt dabei ebenso wie die Tragfähigkeit der Beziehung dazu bei, ein hilfreiches Ziel zu formulieren. Dies zeigt die wechselseitige Abhängigkeit der einzelnen Elemente einer Krisenintervention.

2.2.4 Unterstützung

Unterstützung hat im Zusammenhang mit psychischen Krisen unterschiedliche Bedeutungsebenen. Zum einen geht es darum, den von einer Krise Betroffenen in den Bereichen, über die er die Kontrolle verloren hat oder in denen er sich überfordert fühlt, zu unterstützen. Häufig wird bereits die Anwesenheit eines anderen Menschen und dessen empathische Zuwendung als unterstützend erlebt. Zunächst steht eine **Entlastung in der akuten Situation** im Vordergrund. Hier kann es darum gehen, in der Affektregulation zu unterstützen, im Sinne eines Mittragens der erlebten Emotionen und einer Hilfestellung im Umgang damit. Dazu können z. B. Ablenkung, Verbalisieren oder die Nutzung von Skills (➤ Kap. 4) dienen. In Abhängigkeit vom Ausmaß der Krise und vom psychischen Zustand des Betroffenen kann es auch notwendig sein, ihm Entscheidungen in seinem Sinne abzunehmen. Wichtig ist dabei, immer gut abzuwägen, wie viel man dem Betroffenen abnehmen muss und in welchen Bereichen er selbst Verantwortung übernehmen kann und soll.

Unterstützung umfasst jedoch auch Maßnahmen über die akute Situation hinaus. Dabei geht es oft um **soziale Unterstützung und Vernetzung.** So ist eine häufige Mitursache psychischer Krisen genau das Fehlen dieser Form von Unterstützung oder eine ungünstige Form von Unterstützung, z. B. die von co-abhängigen Partnern bei Suchterkrankungen. Da es sich bei einer Krisenintervention um ein umschriebenes Geschehen handelt, ist es auch oftmals wichtig, für die Zeit danach Ressourcen und Hilfesysteme einzubinden, um den initiierten Prozess fortzuführen. Unterstützung durch private Ressourcen wie Freunde, Angehörige oder Nachbarn, soweit diese Kontakte als stützend erlebt werden, ist ebenso möglich wie die Anbindung an zur Verfügung stehende professionelle Hilfsangebote, z. B. Psychotherapeuten, Psychiatrische Institutsambulanzen (PIA), Sozialpsychiatrische Dienste (SpDi) etc. Orientiert an der Zielsetzung der Intervention und den spezifischen Bedarfen des Betroffenen kann damit die Versorgung durch längerfristige adäquate Hilfen initiiert werden.

2.2.5 Wiederherstellung der Kontrolle

Ein weiteres Element stellt die **Wiederherstellung der Kontrolle** dar. Ausgehend von der akuten Situation, die mit überwältigenden Emotionen oder völliger Rat- und Hilflosigkeit einhergehen kann, ist zunächst vorrangig, den Betroffenen in diesen Bereichen zeitnah und möglichst effektiv zu unterstützen. Dabei sind sowohl ein **Gefühl von Sicherheit** als auch **Selbstwirksamkeitserleben** (s. auch ➤ Kap. 3), also das Erleben, die Dinge selbst beeinflussen und steuern zu können, zentral. Selbstwirksamkeitserleben ist ein sehr wichtiger stabilisierender Faktor. Es kann jedoch auch darum gehen, eine Hilfe zu erhalten, Dinge auszuhalten bzw. zu akzeptieren (Spannungstoleranz entwickeln) und dadurch innerlich unabhängiger von den Gegebenheiten zu werden.

In einem zweiten Schritt wird auch die Perspektive für eine längerfristige Kontrolle gemeinsam entwickelt, d. h., vor dem Hintergrund des Auftrags und der Zieldefinition gilt es **Perspektiven zu erarbeiten,** die dem **Gefühl, die Situation bewältigen zu können,** zuträglich sind. Es handelt sich um **Hilfe zur Selbsthilfe,** also dem Betroffenen dazu zu verhelfen, so viel Autonomie wie möglich wahrnehmen zu können. Wiederherstellung der Kontrolle und Unterstützung (➤ Kap. 2.2.4) stehen dabei in einem engen Verhältnis zueinander. Dabei fokussiert Unterstützung jedoch mehr auf die wahrgenommenen Defizite, die ausgeglichen werden müssen, und die Wiederherstellung der Kontrolle auf das **Autonomie- und Selbstwirksamkeitserleben,** das ohne die notwendige Unterstützung jedoch oft nicht erreicht werden kann.

2.2.6 Prozessbegleitende Elemente

Zwei Aspekte, die den Prozess kontinuierlich begleiten, sind:

- Reevaluation
- Sicherheit

Reevaluation

Das häufig sehr dynamische Geschehen und die meist neue Situation mit vielen unbekannten Variablen erfordern eine **ständige Reevaluation.** Hier geht es um den **kontinuierlichen Abgleich zwischen anvisiertem Ziel und aktuellem Stand der Intervention** sowie bei psychiatrischen Krisen um die Einbeziehung **differenzialdiagnostischer Überlegungen** und eine **Abschätzung der Gefährdung.** Als dynamischer Prozess finden eine kontinuierliche Hypothesenbildung und Einschätzung der Situation sowie des Gesprächsverlaufs vor dem professionellen Hintergrund und Wissen der Helfer statt.

Möglicherweise müssen im Verlauf **Kurskorrekturen** vorgenommen werden: Erweist sich z. B. ein zu Beginn zugänglicher Mensch im Verlauf als zunehmend angespannt und zuletzt gar bedrohlich, ist ein zielgerichtetes Eingreifen und Abwenden der Gefährdung notwendig.

Sicherheit – Abschätzung von Gefährdung

Als Grundlage und stets präsenter Maßstab in Bezug auf das weitere Vorgehen ist die **Sicherheit aller Beteiligten** zu beachten. Dabei geht es sowohl um die von der Krise Betroffenen als auch – und das allem voran – um die Sicherheit der professionellen Helfer. Hinweise auf akute **Selbst- und Fremdgefährdung** sind daher stets im Auge zu behalten, und die jeweilige Situation ist daraufhin zu prüfen. Besteht eine akute Gefährdungslage, ist das klare Ziel der Intervention der Schutz aller Beteiligten und es müssen ggf. unmittelbar andere Institutionen wie Rettungsdienst, Polizei oder Feuerwehr hinzugezogen und möglicherweise Maßnahmen gegen den Willen des Betroffenen ergriffen werden.

In ➤ Tab. 2.1 sollen an einem Fallbeispiel exemplarisch die zur Anwendung kommenden und die in den unterschiedlichen Phasen relevanten Elemente der Krisenintervention dargestellt werden. Ablauf und Betonung bzw. Konstellation der einzelnen Elemente variieren dabei von Fall zu Fall.

Einen Überblick über die Grundelemente des Kriseninterventionsprozesses gibt ➤ Tab. 2.2.

2.3 Ein Prozess der Gegenseitigkeit

Die Interaktion von Betroffenen und Helfern ist eine wechselseitige. Daher nehmen die je eigenen Gefühle, biografischen Erfahrungen, Stärken und Schwächen etc. der daran Beteiligten darauf Einfluss. In der Krisenintervention sind Helfer oftmals mit hoher Emotionalität und Ausnahmezuständen konfrontiert, was sich in der Dynamik der Interaktion zeigen kann und ein hohes Maß an Reflexion der eigenen Wahrnehmung, Interpretation und Handlungen erfordert.

! MERKE

In der Begegnung mit dem Gegenüber ist es für eine empathische Haltung und ein Verstehen des anderen notwendig, sich bis zu einem gewissen Grad involvieren zu lassen und zugleich den nötigen Abstand zu wahren, um aus einer distanzierten Perspektive heraus hilfreich sein zu können.

Tab. 2.1 Fallbeispiel: Relevante Elemente der Krisenintervention

Fallschilderung	Erläuterung
Samstagnachmittag melden sich telefonisch die Eltern der 26-jährigen Frau M., weil sie sich um ihre Tochter große Sorgen machen. Sie sei vor 6 Monaten nach München gezogen, um dort eine neue Arbeitsstelle anzutreten. Nach 4 Monaten habe sie die Arbeitsstelle nicht mehr aufgesucht. Den Eltern, die 400 km entfernt leben, habe sie erklärt, dass ihr alles zu viel geworden sei. Am Telefon klinge sie häufig verzweifelt, lehne jedoch auch jede Unterstützung ab. Die Eltern haben den Eindruck, dass sie die Wohnung nicht mehr verlässt. Sie hätten nun auch Angst, dass sich ihre Tochter etwas antun könne, weil sie vage Andeutungen in diese Richtung gemacht habe.	Vorbereitung, Informationsgewinn, erste Überlegungen zur **Auftragsklärung.** Nicht als gesonderter Punkt aufgenommen, aber im Vorfeld unabdingbar ist die **Vorbereitung.** Sie ist Teil des professionellen Handelns, das die Einschätzung der Situation im Vorfeld, insbesondere auch im Hinblick auf eine mögliche Gefährdungslage, und die Notwendigkeit des Hinzuziehens von ggf. weiteren Helfern beinhaltet. Dazu müssen die verfügbaren Informationen gesichtet und ggf. weitere notwendige Informationen eingeholt werden. **Auftrag:** diagnostische Einschätzung vor Ort; Gefährdungseinschätzung
Die Eltern werden gebeten, ihre Tochter darüber zu informieren, dass ein Team zur Krisenintervention vor Ort komme.	Erste Intervention, um den Erstkontakt zu ermöglichen und eine **Beziehung** aufzubauen.
Ein Team fährt vor Ort und klingelt am Gebäudeeingang. Frau M. wohnt im 3. OG; niemand öffnet. Da die Eingangstür offen steht, gehen die Mitarbeiterinnen ins 3. OG und klingeln direkt an der Haustür. Da weiterhin keine Reaktion erfolgt, klopfen sie und teilen mit, man sei vom Krisendienst und würde gern ein Gespräch anbieten. Nach einigen Minuten öffnet Frau M. vorsichtig die Tür einen Spalt breit. Sie wirkt verunsichert und misstrauisch. Eine professionelle Helferin wiederholt das Gesprächsangebot und ergänzt: „Ich kann mir vorstellen, dass es für Sie überraschend kommt, dass zwei Ihnen unbekannte Personen Sie zu Hause aufsuchen. Doch Ihre Eltern machen sich Sorgen um Sie." Die Tür öffnet sich nun weiter, sodass die junge Frau mit müdem und ausdruckslosem Blick im Bademantel wortkarg im Türrahmen steht. Sie macht einen ungepflegten apathischen Eindruck. Auf die Frage, ob die Helfer für ein gemeinsames Gespräch eintreten dürften, öffnet Frau M. die Tür noch ein Stück weiter und geht wortlos voraus.	Kontaktaufnahme, **Beziehungsangebot.** Durch Verbalisieren des vermuteten Erlebens wird versucht, Frau M. empathisch zu vermitteln, dass man **Verständnis** für sie hat → **Beziehungsangebot.** Der erste Eindruck trägt zum **Verständnis** der Krisensituation bei, weitere differenzialdiagnostische Überlegungen werden angestellt (Psychose? Depressive Episode? Drogenkonsum?). In dieser Phase stehen die Aspekte **Beziehung, Verstehen** und **Auftragsklärung** im Vordergrund. 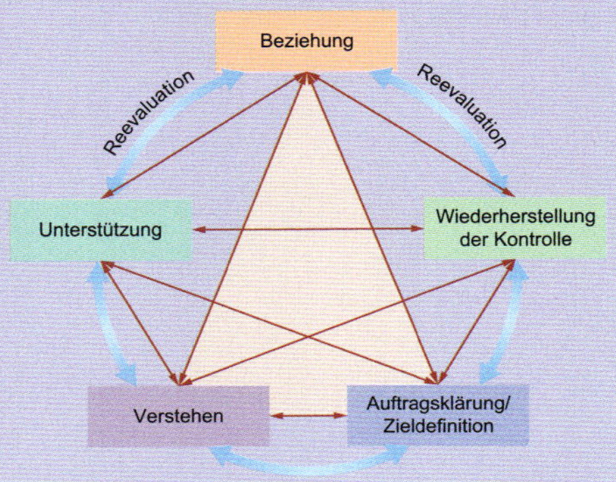
Sie folgen Frau M. in die Wohnküche, wo halbvolle Essensteller und benutztes Geschirr herumstehen, und setzen sich zusammen an den kleinen Küchentisch.	**Einschätzung der Situation.** In diesem Fall macht die Wohnung einen verwahrlosten Eindruck, was die differenzialdiagnostischen Überlegungen ergänzt. Zusätzlich ein Blick auf mögliche **Gefährdungen** (gefährliche Gegenstände, Medikamente, Drogen etc.).

Tab. 2.1 Fallbeispiel: Relevante Elemente der Krisenintervention *(Forts.)*

Fallschilderung	Erläuterung
Auf die Frage der einen Mitarbeiterin des Krisendienstes „Ich frage mich, wie lange es Ihnen schon nicht gut geht?" folgt zunächst eine längere Pause. Dann antwortet Frau M. leise: „Ich weiß nicht." „Ich kann mir vorstellen, dass Ihnen die Kraft fehlt, und Sie machen auf mich einen sehr traurigen Eindruck." Nach dieser Aussage schüttelt Frau M. den Kopf und sagt: „Ich weiß nicht, wo ich anfangen soll." Eine der Mitarbeiterinnen bietet ihr an, vielleicht von dem Tag zu erzählen, an dem sie zuletzt in der Arbeit war. Frau M. beginnt zu erzählen. Sie berichtet von dem Überforderungsgefühl an ihrer letzten Arbeitsstelle, von Konflikten mit Arbeitskollegen. Sie erzählt von den letzten Tagen und Wochen, die ihr alle gleich und monoton erscheinen, von ihren Versagensgefühlen und der Verzweiflung und Hoffnungslosigkeit. Sie könne kaum mehr einen klaren Gedanken fassen, nachts könne sie nicht schlafen, und auch tagsüber grübele sie die meiste Zeit.	Erneutes **Kontakt- und Beziehungsangebot.** Hier stehen das weitere **Verständnis** der Situation und die notwendige **Unterstützung,** um weitererzählen zu können, im Vordergrund. All dies ist abhängig von der inzwischen aufgebauten **Beziehung** und dem Mindestmaß an Vertrauen, das dafür notwendig ist.
	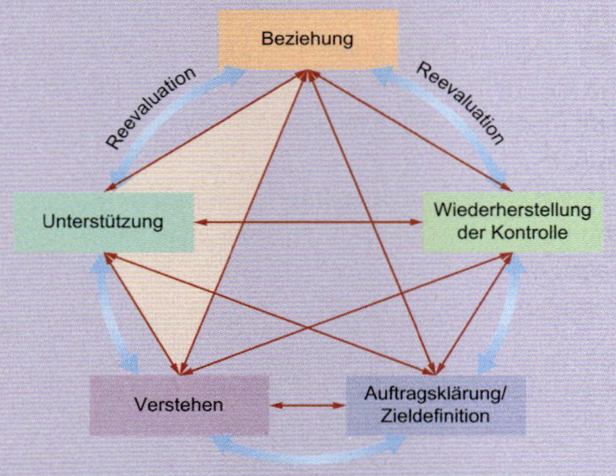
Frau M. beginnt heftig zu weinen und zu schluchzen. Sie verbirgt das Gesicht zwischen den Händen und legt weinend den Kopf auf den Tisch. Zuspruch durch eine der beiden Krisendienst-Mitarbeiterinnen und das Angebot eines Taschentuchs können die Aufmerksamkeit der jungen Frau wieder auf das Gespräch lenken.	Durch einfache Interventionen wird wieder **Unterstützung** gewährt und versucht, die Basis für ein Gespräch zu schaffen und die dazu notwendige **Kontrolle in diesem Moment wiederzuerlangen.**
	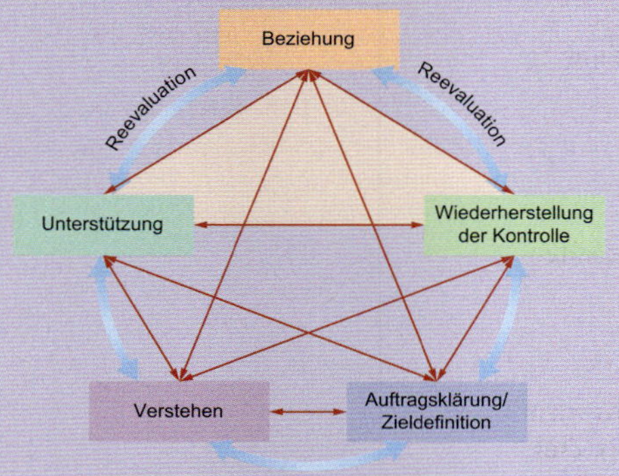
	In dieser eher kurzen Phase stehen die Aspekte **Beziehung, Unterstützung** und **Wiederherstellung der Kontrolle** im Vordergrund und beeinflussen sich gegenseitig.

Tab. 2.1 Fallbeispiel: Relevante Elemente der Krisenintervention *(Forts.)*

Fallschilderung	Erläuterung
Die Frage, ob sie auch lebensmüde Gedanken habe, bejaht die junge Frau. Sie sehe keinen Ausweg mehr und kreise in Gedanken häufig um das Thema Suizid. In der näheren Exploration zeigt sich, dass Frau M. konkrete Suizidgedanken und -pläne hat. Sie berichtet auch von Tabletten, die sie im Schlafzimmer bereits zurechtgelegt, sich jedoch bisher nicht einzunehmen getraut habe.	Abklärung einer möglichen **Gefährdung.** Das **Verstehen** der Situation steht hier wieder im Vordergrund. ***Es besteht eine ernst zu nehmende Selbstgefährdung.***
Es wird versucht, mit Frau M. die Bereitschaft für eine stationäre psychiatrische Behandlung zu erarbeiten. Sie lehnt dies jedoch ab: Sie schäme sich so sehr, dass sie sich keinesfalls einen Klinikaufenthalt vorstellen könne. Sie wolle allein sein. Die Krisendienst-Mitarbeiterinnen erläutern Frau M., dass sie in diesem Fall wegen der bestehenden akuten Suizidalität und der Verantwortung, die man für sie habe, ggf. auch gegen ihren Willen die Polizei für eine Klinikeinweisung hinzuziehen müssten.	**Neue Zieldefinition:** Gewährleistung der **Sicherheit** von Frau M. 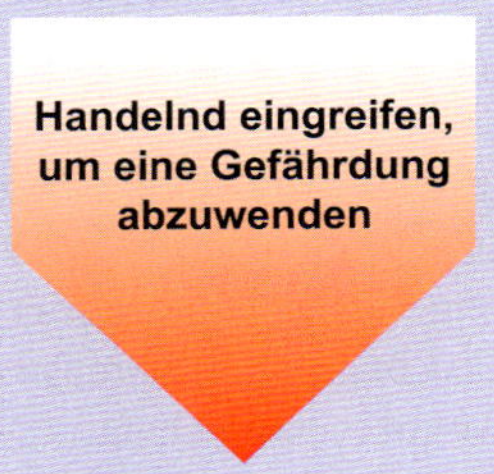
Nach einiger Zeit erklärt sich Frau M. doch bereit, freiwillig zur stationären Behandlung in eine Klinik zu gehen.	**Klare Vorgaben aufgrund der akuten Gefährdung.**

Tab. 2.2 Überblick über die Grundelemente der Krisenintervention

Prozessschritt	Inhalte und Themen
Beziehung	• Kontakt herstellen • Beziehungsangebot • Vertrauensbasis schaffen • Differenzialdiagnostische Informationen: Kontakt- und Kooperationsfähigkeit, Gegenübertragungsphänomene; Hinweise z. B. auf Persönlichkeitsstörung, Autismus
Verstehen	• Exploration zu Situation und Auslösefaktoren • Verstehen der Perspektive des Betroffenen • Exploration hinsichtlich Ressourcen • Erfragen und Würdigen bisheriger Bewältigungsversuche
Auftragsklärung, Zieldefinition	• Was ist der Auftrag des Betroffenen? • Gibt es unterschiedliche Aufträge? (Betroffener, Angehörige, Institution) • Gemeinsame Zieldefinition, -vereinbarung • Ggf. Zwischenziele und Teilschritte erarbeiten **Cave:** widersprüchliche Aufträge
Unterstützung	• Empathische Zuwendung • Entlastung in der akuten Situation • Unterstützung in der Affektregulation • Soziale Unterstützung anbahnen • Vernetzung mit weiteren Hilfsangeboten
Wiederherstellung der Kontrolle	• Rahmenbedingungen schaffen, die dem Betroffenen das Gefühl von Sicherheit und Kontrolle wiedergeben • Hilfe zur Selbsthilfe

Tab. 2.2 Überblick über die Grundelemente der Krisenintervention *(Forts.)*

Prozessschritt	Inhalte und Themen
Kontinuierlich begleitende Elemente	
Reevaluation	Vor dem Hintergrund von • differenzialdiagnostischen Überlegungen und • Auftrag / Zieldefinition soll die jeweilige Situation kontinuierlich reflektiert und das Vorgehen entsprechend angepasst werden.
Sicherheit	• Sicherheit für professionelle Helfer und Betroffene • Garantenstellung **Cave:** akute Selbst- oder Fremdgefährdung

Als Erweiterung des Gedankens der Prozesshaftigkeit und zur Einordnung vor einem theoretischen Hintergrund soll im Folgenden ein differenziertes Vorgehen unter der Berücksichtigung der Komplexität der Interaktion bei Kriseninterventionen dargestellt werden.

2.3.1 Differenziertes Vorgehen und Komplexität

Die zentralen Elemente einer Krisenintervention orientieren sich dabei an den individuellen Bedarfen des Betroffenen unter Zuhilfenahme bewährter Prinzipien. Weitere Grundsätze sind – ausgehend von der Zielsetzung – das Abwenden jeglicher akuten Gefährdung und das Überwinden einer akut zugespitzten Situation hin zu einer grundsätzlich als bewältigbar erlebten Situation.

Komplexität und Krisensituationen

Krisensituationen sind gekennzeichnet durch eine akute Zuspitzung vor einem komplexen Hintergrund. Hierbei ist es lohnenswert, sich grundsätzliche Charakteristika von komplexen Situationen zu vergegenwärtigen, zumal sich daraus auch Handlungsmöglichkeiten ableiten lassen. Es stellt sich z. B. die Frage: **Was unterscheidet eine komplexe Situation von einer komplizierten oder einer chaotischen Situation?**

Theoretische Hintergründe hierzu finden sich in unterschiedlichen Forschungsfeldern: von der Soziologie über die Informatik bis hin zur Unternehmensorganisation.

Einfach, kompliziert, komplex, chaotisch

Ausgehend von einem **einfachen Kontext,** z. B. einem Uhrwerk, bei dem die Zusammenhänge in einer 1:1-Beziehung klar sind und die Bewegung eines Zahnrads zwingend die Bewegung aller anderen Zahnräder vorhersagt, unterscheidet sich ein **komplizierter Kontext** dadurch, dass es ggf. mehrere Lösungen gibt und die Zusammenhänge nicht gleich ersichtlich sind. Um z. B. Ampelschaltungen aufeinander abzustimmen und damit den Verkehrsfluss in der Innenstadt zu optimieren, kann es verschiedene Möglichkeiten geben.

Würden sich nun, um bei diesem Beispiel zu bleiben, die Ampelschaltungen jeweils flexibel an das jeweilige Verkehrsaufkommen adaptieren, hätte man ein **komplexes System.** Denn durch die Wechselwirkung des Verkehrsaufkommens mit den Ampelschaltungen lässt sich das jeweilige Ergebnis nicht vorhersagen.

Komplexe Systeme haben zahlreiche Eigenschaften. Eine dieser Eigenschaften ist die sog. **Emergenz,** d. h., dass ein komplexes System imstande ist, etwas hervorzubringen, was mehr ist als die Summe seiner Teile. Beispiele dafür sind alle Formen von Lebewesen. In solchen Systemen besteht eine **Nichtlinearität** in der Wechselwirkung der einzelnen Elemente untereinander. Dies hat zur Folge, dass Prozesse in komplexen Systemen nicht umkehrbar sind und die Systeme dadurch eine Geschichte haben. Während sich die Zahnräder in einer Uhr auch in die andere Richtung drehen und somit zum Ausgangszustand zurückkommen können, ist dies in einem lebendigen Organismus nicht möglich. Außerdem streben komplexe Systeme, meist auch im Austausch mit ihrer Umwelt, ein inneres Gleichgewicht, eine sog. **Homöostase** an. Auch menschliche Gruppen funktionieren nach diesem Prinzip.

Ist eine Situation **chaotisch,** dann entbehrt sie in unserer Wahrnehmung jeglicher Ordnung, und geringste Veränderungen können zu völlig unvorhersehbaren Resultaten führen. Als Beispiele können hierfür Wetterphänomene oder auch eskalierte Krisensituationen herangezogen werden (Comfort et al. 2001; Richter und Rost 2015).

2.3.2 Adaptierte Interventionen

Die jeweilige Ausgangssituation erfordert unterschiedliche Herangehensweisen (➤ Abb. 2.2). Beim **einfachen und auch beim komplizierten Kontext** kann durch Wahrnehmen, Analysieren und Einordnen der Zusammenhänge eine für diese Situation zielführende Lösung gefunden werden, die dann handlungsleitend ist. Bei **komplexen Systemen** ist ein zirkuläres Vorgehen, das durch Erproben und Prüfen Impulse setzt, die Effekte dieser Interventionen wahrnimmt und dann adaptiert die nächsten Impulse setzt, erforderlich. Dieses Wechselspiel nutzt die oben erwähnte Emergenz und die Fähigkeit des Systems zur **Selbstregulation.** Die Lösung kann nicht vorhergesehen und damit auch nicht vorgegeben werden, sondern nur aus dem System selbst heraus entstehen (Snowden und Boone 2007).

Sollte nun eine Situation – wie es in Krisensituationen nicht selten der Fall ist – gar in einem **chaotischen Zustand** sein, verhindert das Dominieren von „Turbulenzen" zunächst jede zielgerichtete Entwicklung. Aufgabe in der Krisenintervention ist es dann, ordnend einzugreifen, um den chaotischen in einen komplexen Kontext zu überführen. Hier geht es darum, durch **direktive Vorgaben** etwas mehr Ordnung zu schaffen. Gegebenenfalls gibt es „Inseln der Stabilität" (z. B. ein Familienmitglied, das ruhig und besonnen reagiert, oder eine verlässliche Bezugsperson, die Sicherheit und Vertrauen vermittelt), die dazu herangezogen werden können, um von dort aus eine gewisse Beruhigung zu bewirken.

2.3.3 Krise als Chance?

„Den Höhepunkt einer Krise könnte man mit der Chaostheorie verstehen: Ein neuer Attraktor gewinnt

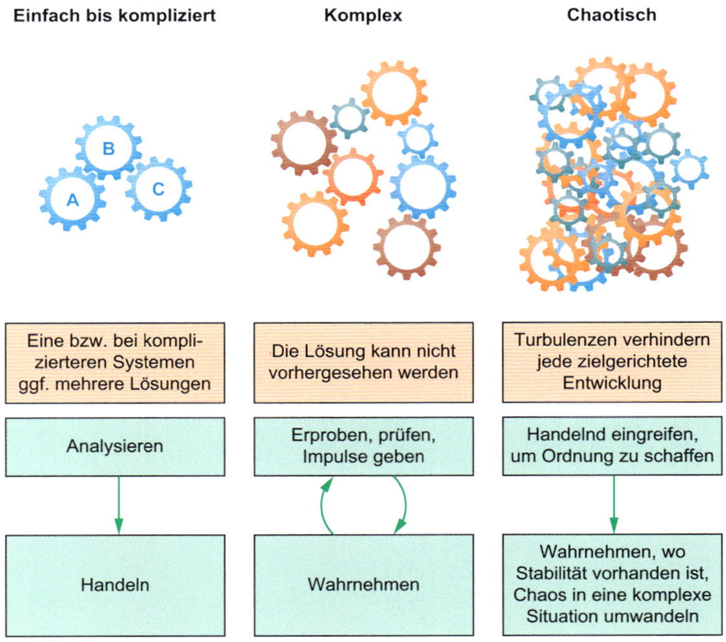

Abb. 2.2 Eigenschaften unterschiedlicher Komplexitätsgrade

endlich eine kritische Menge. Das heißt, dass ein Umschwung möglich ist. In diesen Situationen haben kleine Veränderungen große Wirkung. Dennoch kann dieser Moment, in dem besser verlernt und neu gelernt werden kann, diese Labilisierung, nicht immer genutzt werden. Es stellt sich die Frage, wann eine Krise zur Chance und wann sie zu einer Falle wird.“

Kast (2015: 42 f.)

Krisen an sich stellen zunächst einmal eine **Bedrohung und Gefahr** für das Bewährte und Verlässliche dar. Bezugnehmend auf die obigen Ausführungen handelt es sich dabei häufig um chaotische Situationen, die bewährte Strukturen aufbrechen. Die damit verbundene hohe **Vulnerabilität und Offenheit** bieten aber auch die Möglichkeit zur Veränderung und damit zur Anpassung an neue Gegebenheiten.

Zur **Veranschaulichung** soll hier ein eskalierter familiärer Konflikt dienen. Solange alle in hitziger Diskussion durcheinanderreden, keiner dem anderen zuhört, ist eine Lösung nicht in Sicht. Erst ein ordnendes Eingreifen im Sinne der Etablierung von Gesprächsregeln oder eine Moderation ermöglicht wieder eine Kommunikation. Im Verlauf ist es jedoch dann wichtig, dem „System“ wieder genügend Freiraum zu eröffnen, um im Rahmen der Selbstregulation eigene Lösungen und eine neue „Homöostase“ zu finden. In der Krisenintervention steht die Begleitung des „Systems“ hin zur je eigenen Lösung im Vordergrund.

TIPP

Im praktischen Vorgehen heißt dies, den Beteiligten genügend Freiraum zu lassen und keine „Lösungen“ vorzugeben, sondern kreativen Raum zu schaffen, in dem neue Ideen entstehen können.

LITERATUR

Brewin CR, Andrews B, Valentine JD. Meta-analysis of risk factors for posttraumatic stress disorder in trauma-exposed adults. J Consult Clin Psychol 2000; 68(5): 748–766.

Comfort LK, Sungu Y, Johnson D, Dunn M. Complex systems in crisis: anticipation and resilience in dynamic environments. J Contingencies Crisis Manag 2001; 9(3): 144–158.

D'Amelio R, Archonti C, Falkai P, Pajonk F. Psychologische Konzepte und Möglichkeiten der Krisenintervention in der Notfallmedizin. Notfall + Rettungsmedizin 2006; 9(2): 194–204.

Dieltjens T, Moonens I, Van Praet K, De Buck E, Vandekerckhove P. A systematic literature search on psychological first aid: lack of evidence to develop guidelines. PloS One 2014; 9(12): e114714.

Hobfoll SE, Watson P, Bell CC, Bryant RA, Brymer MJ, Friedman MJ, et al. Five essential elements of immediate and mid-term mass trauma intervention: empirical evidence. Psychiatry 2007; 70(4): 283–315.

Horvath AO. The therapeutic relationship: Research and theory: an introduction to the Special Issue. Psychother Res 2005; 15(1-2): 3–7.

Kast V. Zäsuren und Krisen im Lebenslauf 66. Wien: Picus 2015.

Ozer EJ, Best SR, Lipsey TL, Weiss DS. Predictors of posttraumatic stress disorder and symptoms in adults: a meta-analysis. Psychol Bull 2003; 129(1): 52–73.

Richter K, Rost J-M. Komplexe Systeme. Frankfurt/M.: S. Fischer 2015.

Roberts AR, Ottens AJ. The seven-stage crisis intervention model: a road map to goal attainment, problem solving, and crisis resolution. Brief Treat Crisis Interv 2005; 5(4): 329–339.

Rupp M. Psychiatrische Krisenintervention. Köln: Psychiatrie Verlag 2012.

Schnyder U. Ambulante Krisenintervention. Krisenintervention in der Psychiatrie. Bern: Huber 1993, S. 55–74.

Snowden DJ, Boone ME. A leader's framework for decision making. Harv Bus Rev 2007; 85(11): 68–76.

Sonneck G, Kapusta N, Tomandl G, Voracek M. Krisenintervention und Suizidverhütung. Wien: UTB facultas 2016.

Stein C. Psychotherapeutische Krisenintervention. Köln: Psychiatrie-Verlag 2015.

KAPITEL

3

Claudia Fischer und Michael Frey

Was bringe ich mit? Grundhaltung und theoretischer Hintergrund

„Eine reflektierte Vorgehensweise mit einer Kombination mehrerer Methoden entspricht der aktuellen Forschungslage. Im Ernstfall der Krisenintervention ist eine Einschränkung auf bloß eine Therapierichtung kontraproduktiv. Hier ganz besonders widerlegt sich therapeutischer Fundamentalismus von selbst."

Rupp (2014: 31)

Es gibt keine eigene therapeutische Schule für Krisenintervention. Obwohl – auch aufgrund der gelebten Multiprofessionalität – in Krisenzentren oder Krisendiensten sehr unterschiedliche Haltungen und Vorgehensweisen aufeinandertreffen können, gibt es erfreulicherweise keinen akademischen Therapieschulenstreit. (Hier hat die Krisenintervention durchaus Vorbildfunktion!)

In der Kriseninterventionsarbeit ist erlaubt, was für die Betroffenen wirkt und hilfreich ist. Dennoch soll es keine „Beliebigkeit" oder unüberlegten Vermischungen geben – dafür sind die Akuität und Brisanz von Krisen und das immanente Gefahrenrisiko viel zu hoch. Denn in der sensiblen Phase einer krisenhaften Zuspitzung können technische Fehler im Vorgehen weitreichende Auswirkungen für die Betroffenen haben. Eine fundierte Qualifikation und fachliche Begleitung der professionellen Helfer sind unerlässlich. Noch bevor sich die Helfer – generell als Team einer Einrichtung und auch im Einzelfall des Kriseneinsatzes – in die Kriseninterventionsarbeit stürzen, sollte ausgetauscht und reflektiert werden, welche Erfahrungen, Grundhaltungen und therapeutischen Techniken sie jeweils mitbringen, insbesondere wenn im Team gearbeitet wird (z. B. aufsuchend in einem Krisendienst) (s. auch ➤ Kap. 6.2).

Trotz der in der Literatur beschriebenen Kreativität und Methodenflexibilität ist es ratsam, sich zu jedem Zeitpunkt bewusst zu sein, warum bestimmte Techniken eingesetzt werden (und andere nicht). Wie auch in allen psychotherapeutischen Ausbildungen sollte krisenbezogene Selbsterfahrung ein fester Bestandteil und eine Voraussetzung für professionelle Helfer sein. Idealerweise ist dieser Aspekt auch kontinuierlicher Bestandteil von Teambesprechungen und Supervisionen – nicht nur im Sinne eines differenziellen Vorgehens, sondern auch unter besonderer Berücksichtigung der Variable des Helfers.

Grundsätzlich lassen sich die **Prinzipien von Kriseninterventionstechniken** nach Rupp (2012) zusammenfassen:

- Pragmatische Orientierung (am Betroffenen und am Prozess)
- Reflektiertes Vorgehen mit Kombination mehrerer Methoden
- Modell für interdisziplinäre Zusammenarbeit
- Grundprinzip der Flexibilität
- Enge Kooperation mit anderen Hilfseinrichtungen

Dafür müssen professionelle Helfer reflektiert sein – und mit ihren Kollegen darüber im Austausch, wie ihr **persönlicher Bezug** zu Krisen ist, welche grundsätzliche **Haltung** sie mitbringen und welche therapeutisch-beraterischen **Techniken** sie beherrschen. Spezifische Stärken und Schwächen von Interventionstechniken gilt es zu berücksichtigen. Helfer sind gefordert, die bestmögliche Annäherung und Passung zu finden (z. B. könnte jemand bei einer akut traumatisierten Betroffenen Stabilisierungstechniken anwenden, die er im Rahmen einer DBT-Fortbildung erlernt und in seinem beruflichen Alltag auf einer psychiatrischen Station erprobt hat). Und noch einmal muss betont werden: Methodenvielfalt bedeutet nicht Beliebigkeit, sondern pragmatische Orientierung an den Betroffenen und am Prozess.

! MERKE

- Je schwerwiegender die Krise (und je überwältigter und außer sich Betroffene sind), desto aktiver und supportiver die Intervention!
- Professionelle Helfer müssen über ausreichend Wissen und Erfahrung in den von ihnen angewandten Methoden besitzen (Krisenintervention ist kein Übungsfeld!)
- Es empfiehlt sich in akuten Krisen immer, wenn therapeutische Interventionen nicht wirksam sind, dies nicht den Betroffenen zuzuschreiben, sondern die Verantwortung beim Helfer zu verorten (jede zusätzliche Belastung für die Betroffenen gilt es zu vermeiden!)

NICHT: „Sie machen nicht richtig mit, Sie wollen vielleicht gar nicht?"
SONDERN: „Das war jetzt ein Versuch von mir. Tut mir leid, dass es nicht hilfreich für Sie war. Mein Fehler … Ich überlege, ob mir etwas Besseres für Sie einfällt."

3.1 Psychodynamische Modelle

Claudia Fischer

Zusammenfassung

- Psychodynamische Ansätze fokussieren insbesondere auf die therapeutische Beziehung und machen sie für die emotionale Regulation und Entlastung der Betroffenen nutzbar.
- Krisenintervention heißt häufig: Affektregulation zu zweit, d. h. in der Interaktion zwischen Helfer und Betroffenen. Dabei spielen Containing und psychodynamisches Verstehen tieferliegender Beweggründe und Ursachen eine wesentliche Rolle.
- Spezielle Aspekte der psychodynamischen Therapie können dabei auch im kurzen Kriseninterventionskontext Anwendung finden (z. B. das szenische Verstehen) und zu einem vertieften Verständnis beitragen.

Wolfgang Till (2009: 773) bringt es auf den Punkt: *„Auf den ersten Blick könnte man vermuten, dass zwischen Psychoanalyse und Krisenintervention keinerlei Berührungspunkte bestehen."* Die Psychoanalyse beschäftigt sich zeitintensiv und umfassend, oft im

Rahmen von Langzeitbehandlungen, mit biografischen Hintergründen für unbewusste innere Konflikte. Der Zugang ist eher höherschwellig – Betroffene brauchen ein erhebliches Maß an Introspektionsfähigkeit und Frustrationstoleranz. Wie in ➤ Kap. 1 erläutert, sind das alles andere als typische Merkmale von Kriseninterventionsarbeit. Zahlreiche Tiefenpsychologen und Psychoanalytiker haben sich vielleicht gerade deshalb um diesen *zweiten* Blick bemüht, inwieweit auch psychodynamisches Verstehen und analytische Behandlungstechniken zu gelingenden Kriseninterventionsprozessen beitragen können.

EXKURS

1889: Eine Krisenintervention von Sigmund Freud

Schon von Sigmund Freud wird die Geschichte einer Krisenintervention im Rahmen eines Hausbesuchs berichtet – und dies gibt bereits erste Hinweise, wie nützlich psychoanalytisches Verständnis auch in diesem Rahmen sein kann (verkürzt nach Morbitzer 2018) und wie kreativ und prozessorientiert schon Freud einer Krise begegnete:

Freud schildert den Fall einer Wochenbettdepression, bei der sich die Mutter außerstande sah, ihren Säugling zu stillen, weil ein unverständlicher „Gegenwille" sie hinderte. Die Patientin, zwischen zwanzig und dreißig Jahre alt, hatte bereits ihr erstes Kind nicht stillen können, trotz ihres günstigen Körperbaues … Die Milch kam nicht reichlich, das Anlegen verursachte Schmerzen, der Appetit mangelte, ein bedenklicher Widerwille gegen die Nahrungsaufnahme stellte sich ein, die Nächte waren erregt und schlaflos, und um Mutter und Kind nicht weiter zu gefährden, wurde der Versuch nach vierzehn Tagen als mißglückt abgebrochen und das Kind einer Amme übergeben, wonach alle Beschwerden der Mutter rasch verschwanden. Als drei Jahre später ein zweites Kind zur Welt kam, wurden die Symptome noch stärker. „Die junge Mutter erbrach alle Nahrung, geriet in Aufregung, wenn sie dieselbe an ihr Bett bringen sah, war absolut schlaflos". Die Ärzte rieten „zu einem Versuch mit hypnotischer Suggestion und setzten durch, daß ich … geholt wurde".

So kam Freud also zu seinem Hausbesuch bei der Wöchnerin, von der er den Eindruck erhielt, sie habe beim Stillen den festen Vorsatz es durchzuführen und geht ohne Zögern daran. Dann aber benimmt sie sich so, als ob sie den Willen hätte, das Kind auf keinen Fall zu säugen, und dieser Wille ruft bei ihr alle jene subjektiven Symptome hervor, welche eine Simulantin angeben würde, um sich dem Säuggeschäft zu entziehen: Die Appetitlosigkeit, den Abscheu vor der Speise, die Schmerzen beim Anlegen des Kindes und außerdem, da der Gegenwille der bewußten Simulation in der Beherrschung des Körpers überlegen ist, eine Reihe von objektiven Zeichen am Verdauungstrakt, welche die Simulation nicht herzustellen vermag.

Freud registrierte folglich einen „der Kranken unverständlichen Zwiespalt". (Zwiespalt ist eine vorläufige Formulierung für den konflikthaften Widerspruch zwischen einem *„festen Vorsatz"* [das Kind stillen zu wollen] und einem *„Gegenwillen"*, der durch *„peinliche Kontrastvorstellungen"* etabliert wird, *„oft dem Kranken selbst unbewußt"*. Das Gegensatzpaar Wille – Gegenwille gibt dem klinischen Phänomen somit eine erste Gestalt.) **Offenbar dachte Freud zunächst, das Problem bestünde in einer „Herabsetzung des Selbstbewußtseins" der Patientin, gegenüber dem „kräftigen Selbstbewußtsein der Gesundheit", das alle Zweifel und Unsicherheit durch die Kontrastvorstellungen „unterdrückt und hemmt".** Er ging davon aus, dass jeder Mensch solche Zweifel hat, die im *„Schattenreich"* ihre Existenz fristen, und dass Gesundheit nicht in der Abwesenheit von Zweifeln besteht, sondern in deren Unterdrückung und Hemmung. Um diese Abwehr aber leisten zu können, müsse man *„kräftig"* sein. So kann man verstehen, warum Freud davon spricht, dass die Wochenbettdepression *„unter dem Einfluß einer Gelegenheitsursache"* zustande gekommen sei, weil *„die Erregung vor der … Entbindung oder die Erschöpfung nach derselben … der größten Erschütterung entspricht, welcher der weibliche Organismus ausgesetzt ist"*. Es sei dann die Erschöpfung der Mutter durch Schwangerschaft und Geburt, die verhindere, dass (unbewusst längst vorhandene) Zweifel länger unterdrückt und gehemmt werden könnten und diese dann *„als Spuk hervortreten und sich des Körpers bemächtigen"*.

Freud skizziert hier also keine statischen, sondern dynamische seelische Verhältnisse. Die Kontrastvorstellung, die aufgrund der Erschöpfung der Patientin nicht länger unterdrückt werden kann und die das Stillen verhindert, wäre: „Es wird mir nicht gelingen, meinen Vorsatz auszuführen, weil dies oder jenes für mich zu schwer ist, ich dafür ungeeignet bin." **Freud scheint in seiner ersten Intervention daher versucht zu haben, den vermuteten Zweifeln der Patientin an ihrer Stillfähigkeit suggestiv zu widersprechen und so ihre Selbstwirksamkeitserwartung zu stärken.** *„Ich versuchte sofort, die Hypnose durch Fixierenlassen bei beständigem Einreden der Symptome des Schlafes herbeizuführen. Nach drei Minuten lag die Kranke mit dem ruhigen Gesichtsausdruck einer tief Schlafenden da. … Ich bediente mich der Suggestion, um allen ihren Befürchtungen und den Empfindungen, auf welche sich die Befürchtungen stützten, zu widersprechen. Haben Sie keine Angst, Sie werden eine ausgezeichnete Amme sein, bei der das Kind prächtig gedeihen wird. Es schien der Patientin nach dieser ersten Hypnose tatsächlich zunächst besser zu gehen; sie konnte essen und schlafen. Dann aber „erwachte in ihr der frühere Widerwille …, das Kind anzulegen, war unmöglich geworden, und alle objektiven Zeichen waren bei meinem Erscheinen wieder wie am Vorabend."*

Auch Freuds Versuch am nächsten Tag, an die Vernunft der Patientin zu appellieren und eine Art „kognitive Umstrukturierung stresserzeugenden Denkens" zu erreichen, blieb erfolglos. *„Mein Argument, daß jetzt alles gewonnen sei, nachdem sie sich überzeugt hätte, daß die Störung weichen könne und auch für einen halben Tag gewichen sei, blieb wirkungslos."*

Schließlich versetzte er die Patientin ein zweites Mal in Hypnose, war „energischer und zuversichtlicher" und gab ihr den äußerst bemerkenswerten posthypnotischen Auftrag: Die Kranke werde fünf Minuten nach meinem Fortgehen die Ihrigen etwas unwillig anfahren: Wo denn das Essen bleibe, ob man denn die Absicht habe, sie auszuhungern, woher sie denn das Kind nähren solle, wenn sie nichts bekäme. Die Patientin habe danach *„so ungestüm nach Nahrung verlangt und der Mutter Vorwürfe gemacht …, wie es niemals ihre Art gewesen".* Ihrem Mann war ihr Auftreten nach dem Aufwachen *„etwas unheimlich erschienen"* – er war ohnehin besorgt gewesen, *„daß die Hypnose wohl die Nerven einer Frau gründlich ruinieren könne"* – *„seither gehe aber alles gut". „Sie habe ausgezeichneten Appetit und reichlich Milch für das Kind, das Anlegen des Kindes mache ihr nicht die geringsten Schwierigkeiten".*

Die Heilung blieb darüber hinaus stabil, wovon er sich in den folgenden Monaten wiederholt überzeugen konnte. *„Die Frau nährte das Kind acht Monate lang."*

Dieses historische Beispiel zeigt – jenseits der konkreten Behandlungstechnik –, wie kreativ und eng am Interaktionsprozess Freud vorgegangen ist. Er machte unmittelbar nach Auftreten der Krise (klassische Schwellensituation) einen Hausbesuch mit dem Versuch einer raschen Entlastung der Gesamtsituation. Nachdem sein erster Interventionsversuch (Stärkung der Selbstwirksamkeit der Betroffenen: „Sie schaffen das!") nicht ausreichte, korrigierte er direkt sein Vorgehen. Als auch der Versuch einer kognitiven Umstrukturierung („Sie haben es einen halben Tag geschafft, das ist der Beweis, dass es möglich ist") nicht nachhaltig wirksam war, überprüfte er sein Vorgehen erneut. Schließlich erfolgreich und auch anhaltend stabil war dann seine einfühlsame Deutung, die Mutter solle ihren Ärger ausdrücken und zu ihrem Bedürfnis stehen. Freud erkannte implizit, dass die Mutter neidisch mit ihrem Baby identifiziert war, mit dessen Abhängigkeitswünschen und der Wut über den nichtbefriedigten Hunger. Er erkannte, dass die Mutter ihren unbewussten Zorn auf ihren Säugling zunächst gegen sich selbst gewendet hatte.

3.1.1 Psychoanalytische Zugänge

Affektregulation zu zweit

Fallbeispiel

Eine junge Mutter hat vor 1 Woche ihren 4-jährigen Sohn bei einem tragischen Unfall verloren. Das Kind war unbemerkt durch das Gartentor entwischt und wurde auf den nahegelegenen Bahngleisen von einem Zug erfasst.

Frau B.: Ich kann eigentlich immer nur noch schreien, es ist nicht auszuhalten. Warum, warum, warum!? Warum MEIN Kind, warum hat er (ihr Lebensgefährte) das Tor nicht längst repariert, warum habe ich nicht aufgepasst, warum müssen wir so nah an den Gleisen wohnen!? Mich zerreißt es innerlich. Jede Minute aufs Neue. Dann ist plötzlich wieder alles ganz leer und tot.

Helfer: Sie müssen im Moment einen fast unerträglichen Schmerz und eine tiefe Traurigkeit aushalten. Sie haben Ihren Sohn verloren. Gleichzeitig quälen Sie Schuldgefühle und eine immense Wut – auf sich, auf Ihren Partner, auf das Schicksal.

Frau B.: Ich kenne mich nicht mehr aus. Ich begreife das alles nicht, auch vor allem nicht, was in mir vor sich geht.
Helfer: Das macht Sie noch verzweifelter, dass Sie sich nicht verstehen können?
Frau B.: Ja, weil ich Angst habe, die Kontrolle zu verlieren. ▌▌

Unter Bezug auf die psychoanalytische Säuglingsforschung prägte Giernalczyk (2003) den Ansatz, Krisenintervention sei „Affektregulation zu zweit". Ähnlich einem Säugling können Betroffene in heftigen Krisen von Affekten derartig überschwemmt sein, dass ihnen die Fähigkeiten der Affektdifferenzierung, der Mentalisierung und der Affektmodulation verloren gehen. Es gibt stark regressive Tendenzen. Betroffene sind manchmal durch die Heftigkeit einer Krise auf ein früheres Funktionsniveau zurückgeworfen und brauchen dann analog einem Säugling eine Bindungsperson, die ihre Gefühle emotional aufnehmen, „markiert" spiegeln und regulieren kann.

Die Affekte werden nicht direkt und unmittelbar zurückgegeben – denn dann wüsste der Betroffene nicht, wem er die Affekte zuschreiben soll: Sind es die eigenen Affekte oder die des Helfers? –, sondern abgemildert bzw. ergänzt mit Teilen eines anderen Affekts (z. B. Beruhigung). Dadurch gewinnt der Betroffene Kontrolle durch die Klärung der Urheberschaft der Gefühle und wird in seiner Symbolisierungsfähigkeit unterstützt, sodass innere Zustände wieder durch Sprache repräsentiert werden können. Die Krise ist dadurch sicher nicht vollständig bearbeitet, aber oft ist ein solches Vorgehen der Einstieg für eine weitergehende Vertiefung. Hier wird vom Helfer ein Rahmen geschaffen, in dem die Betroffenen wieder ansatzweise Fähigkeiten der Emotionsregulation zurückgewinnen. Dadurch ist ihnen eine erste kognitiv-mentale Einordnung und Orientierung möglich.

Containing

▌▌ Fallbeispiel

Im Rahmen einer Krisendienstintervention wird ein Paar aufgesucht, dass kürzlich die jüngste Tochter durch plötzlichen Kindstod verloren hat. Eine der beiden Krisendienst-Mitarbeiterinnen merkt gleich am Anfang, dass sie sich der Thematik derzeit nicht gewachsen fühlt (sie ist selbst gerade Mutter geworden). Die Kolleginnen verständigen sich kurz darüber, machen es auch den Eltern gegenüber transparent. Diese Kollegin hält sich im Hintergrund und spielt mit dem 9-jährigen Sohn des Paares ein Computerspiel. Die andere Mitarbeiterin widmet sich ganz den Eltern. Sie gibt der Verzweiflung viel Raum, beruhigt, findet Worte für das Unfassbare und gibt vorsichtig Orientierung bezüglich des emotionalen Chaos. Nach einem längeren Gespräch wirken die Eltern ein wenig ruhiger und entlasteter. Ein zeitnaher Folgetermin wird vereinbart. ▌▌

Von dem Briten Bion (1990) stammt der psychoanalytische Begriff „Containing". Diese klassische psychoanalytische Konzeption, der eine Idee von der Psyche als Behältnis (Container) zugrunde liegt, ist gerade auf Kriseninterventionsprozesse gut übertragbar. Entgegen einer verkürzten einseitigen Vorstellung (der Begriff wird häufig zu vage verwendet), dass es sich dabei primär um passive Behandlungstechniken wie Abwarten und Aufnehmen, empathisch-anteilnehmendes Wohlwollen, Trostspenden oder Stützung von Ich-Funktionen handele, unterstreicht Bion den aktiven Teil des Containings, das kreative und transformative Moment.

Containing verlangt also von den Helfern eine spezielle, sehr präzise und oft anstrengende mentale Aktivität: Es muss bei ihnen genügend innere Kapazität frei sein, um heftige, widersprüchliche, unverstandene und häufig noch nicht benennbare Gefühle der Betroffenen aufzunehmen und dann in metabolisierter Form (verstehen, in Worte fassen, sortieren) zurückzugeben. Diese haltgebende Zuwendung der Helfer ist die Grundlage für eine gelingende Krisenintervention – die übermächtigen Emotionen, die Krisen begleiten können, sollen für die Betroffenen verstehbar und aushaltbar werden. Die manchmal laienhafte Vorstellung von Containing, dass Helfer nur als Mülleimer für die Betroffenen dienen, wird Bions komplexer Konzeption in keiner Weise gerecht.

Szenisches Verstehen

▌▌ Fallbeispiel

Nachdem ihn seine Frau betrogen und verlassen hat, kommt ein 50-jähriger Mann in ein Krisenzentrum. Er geht direkt in das Beratungszimmer, ohne an-

3

zuklopfen. Die Mitarbeiterin bemerkt es, lässt ihn jedoch kommentarlos gewähren (Kontrolle scheint ihm wichtig). Sofort beginnt er, detailreich und nüchtern seine Geschichte zu erzählen. Als die Mitarbeiterin ihn nach 10 Minuten darauf hinweist, dass er noch seine Jacke anhabe, und ihm ein Glas Wasser bringt, weint der Mann plötzlich. Er habe selbst gar nicht bemerkt, dass ihm viel zu warm gewesen sei. (Er hat kaum Zugang zu seinen Empfindungen oder steht noch unter Schock.) ∎

Jenseits von Sprache bringen Betroffene – gerade auch in Krisen, wo oft Worte fehlen – die zentralen Schwierigkeiten auch handelnd und körperlich-gestisch zum Ausdruck. Der Psychoanalytiker Argelander hat schon in den 1970er-Jahren die Bedeutung dieser initialen Szene beschrieben. Es handele sich um eine dynamische Informationsgestalt, in der durch die Ich-Leistung der Betroffenen die unbewusste Konfliktdynamik in der aktuellen Situation szenisch ausgestaltet wird und so mit zur Kommunikationsgestaltung beiträgt. Heutzutage kursieren in der Fachwelt dafür Begriffe wie „Enactment", „Handlungsdialog" oder „Acting-out". Dieses interaktive Geschehen zwischen Helfern und Betroffenen ist als Co-Produktion zu verstehen. Der zentrale Punkt dieses Ansatzes ist, dass in der szenischen Darstellung (unbewusst!) das Verhältnis von innerer und mitmenschlicher Welt der Betroffenen zum Ausdruck kommt. Durch die Analyse und Interpretation des Beziehungsgeschehens, viel mehr aber noch durch das reflektierte Mitgestalten der Interaktion durch die Helfer können bei den Betroffenen entwicklungsfördernde Beziehungserfahrungen ermöglicht werden.

Beziehungsarbeit

Anknüpfend an das szenische Verstehen ist die Reflexion der Beziehung zwischen Therapeut und Patient schon immer ein zentraler psychoanalytischer Zugang zu Diagnostik und Behandlungsplanung. Insbesondere für die Kriseninterventionsarbeit können diese Konzepte hilfreich sein – trotz des äußeren Handlungsdrucks. Gemäß psychodynamischen Ansätzen ist Krisenintervention auch und ganz besonders Beziehungsarbeit. Das bedeutet, dass Helfer in der Lage sein müssen, sich gefühlsmäßig „anstecken" zu lassen, um hilfreich zu sein. Hierbei können bei den Helfern heftige Gefühle entstehen. Die zentrale psychodynamische Hypothese ist:

> *„Die Arbeit in der Beziehung konzentriert sich auf das ‚Hier und Jetzt' der Krisenintervention, denn in ihr wird ein wichtiges Abbild des ‚Da und Dort' und des ‚Gestern und Damals' gesehen. In Anlehnung an ein Beziehungsdreieck nimmt die psychodynamische Krisenintervention an, dass die professionelle Situation Ähnlichkeiten mit den Interaktionsmustern zu wichtigen Bezugspersonen aufweist und beide Situationstypen eine ‚historische Quelle' in den primären Beziehungserfahrungen der Herkunftsfamilie haben."*
>
> Giernalzcyk (2003: 350)

Ohne hier auf die umfangreiche psychoanalytische Literatur einzugehen, werden wichtige Aspekte daraus auf Kriseninterventionsarbeit bezogen und im Folgenden illustriert.

- **Stabilisierung durch die therapeutische Beziehung:** Wie in den Abschnitten zur Affektregulation und zum Containing ausgeführt, spielt die Haltung des Helfers eine entscheidende Rolle in der Krisenintervention. Gelingt dadurch eine stabile Beziehung, ist dies oftmals der entscheidende Wirkfaktor im Prozess einer Krisenintervention (➤ Kap. 2). Die psychoanalytische Literatur spricht dann von milder positiver Übertragung, d. h., der Betroffene hat Vertrauen zum Helfer und dessen Angebot als hilfreichem Agens.

CAVE

Idealisierende Übertragungen sind hiervon zu unterscheiden! Sie sind in der Krisenarbeit nicht selten: Erleben von Ohnmacht der Betroffenen und der Zuschreibung von Allmacht aufseiten des Helfers, manchmal zusätzlich gespeist durch einfließende Aspekte der Persönlichkeitsstruktur. Idealisierende Übertragungen („Sie sind der Einzige, der mich retten kann") können die Kriseninterventionsarbeit erschweren. Kränkungen, Beziehungsabbrüche und Enttäuschungen sind oft vorprogrammiert.

→ Professionelle Helfer müssen dem Druck standhalten und professionelle Distanz wahren!

- **Negative Übertragungen:** Wolfgang Till weist darauf hin, dass aufgrund eines aktuellen Krisenanlasses (z. B. eine Trennungssituation) auch die professionelle Beziehungsgestaltung durch negative Übertragungen erheblich erschwert sein kann und u. U. gar kein Arbeitsbündnis zustande kommt. Der Helfer empfängt teilweise heftige aggressive Gefühle von Menschen in Krisen, die eigentlich aus der momentanen Lebenssituation resultieren und im Grunde z. B. dem Partner gelten.

CAVE

Manchmal ist diese Vermischung der Ebenen in der aufgeschaukelten Krisensituation schwer auflösbar und kann und soll *nicht* im klassischen Sinne vom Helfer aufgreifend gedeutet werden, da oftmals auch biografische Informationen fehlen, also keine Aussagen wie z. B.: „Ihre Verlassenheitsgefühle und die Wut auf Ihre Mutter lassen Sie jetzt Ihre Freundin und auch mich spüren."

→ Diese Interaktionsmuster sollten von den Professionellen erkannt und ausgehalten werden – auch um Angriffe nicht persönlich zu nehmen!

- **Unerträglichkeit in der Gegenübertragung:** Je mehr ein Krisenanlass auch eine traumatische Qualität hat, desto eher entstehen Gefühle von Überforderung und Unerträglichkeit. Betroffene lassen Helfer unbewusst diesen emotionalen Druck, ihre tiefe Ohnmacht, spüren. In der eigenen Analyse der Gegenübertragung muss der Helfer klären, welche bewussten und unbewussten Anteile von beiden Seiten eingebracht werden.

CAVE

Das Mitteilen von Gegenübertragungsgefühlen sollte vorsichtig und nur mit Zustimmung der Betroffenen erfolgen. Ein reines Ausagieren der Gegenübertragung („Merken Sie nicht, wie wütend Sie mich machen?") dient lediglich der Entlastung der Helfer, jedoch nicht einem positiven Kriseninterventionsprozess.

→ Gegenübertragungswiderstand (Helfer verschließen sich innerlich) oder Gegenübertragungsausagieren (Helfer geben dem Druck nach und verlieren die Distanz) sind hinderlich für den Interventionsprozess!

- **Projektive Identifikation:** ein in der Literatur oft erwähnter Spezialfall einer Übertragungs-Gegenübertragungs-Konstellation. Gerade in Krisensituationen sind emotionale Ausnahmezustände der Regelfall. Zu bedrohlich erscheinende Affekte werden von Betroffenen zur eigenen Entlastung mittels Projektion beim Gegenüber deponiert („Sie sind hilflos, nicht ich"). Der Helfer wird nonverbal dazu gebracht, ähnliche Gefühle in sich zu erleben. Betroffene können sich dann wiederum mit dem Helfer identifizieren, der an ihrer Stelle das schwierige, kaum aushaltbare Material bearbeitet. Dieser Austauschprozess läuft weitgehend unbewusst und sollte vom Helfer zumindest wahrgenommen werden.

„Hier die richtige Balance zu finden zwischen den Notwendigkeiten nach äußerer Entlastung, realer Veränderung, innerer Stabilisierung auf der einen Seite und dem Standhalten, Erkennen und Verstehen des Übertragungsgeschehens und der diesem zugrunde liegenden inneren Dynamik auf der anderen Seite ist eine der schwierigsten Aufgaben in der Krisenintervention."

Till (2009: 786)

Psychodynamischer Fokus

Fallbeispiel

Zur Krisenintervention kommt ein 19-jähriger Abiturient. Sein Zwillingsbruder habe sich vor 2 Monaten suizidiert; er habe Drogen konsumiert und sei im Gegensatz zu ihm selbst auf die schiefe Bahn geraten. Die Familie stehe noch immer völlig unter Schock, sei aber auch irgendwie zusammengerückt. Sein Vater trinke zu viel, das mache ihm große Sorgen. Seine Mutter liege nur noch depressiv im Bett. Eigentlich habe er sich gerade auf einen Studienplatz in Hamburg beworben, aber jetzt sei alles anders. Das fühle sich wie Verrat an – an seinem Bruder und auch an seinen Eltern. Er sei völlig verzweifelt und grüble ständig, was „richtig" sei. Er komme zu keiner Lösung. Schlafen könne er schon lange nicht mehr. Vielleicht sei das alles Schicksal.
Der Helfer formuliert für den Betroffenen folgenden Fokalsatz, der das bestimmende Thema in Verbindung mit unbewussten Motiven bringt: „Ich kann mir noch nicht vorstellen, wie ich mich von meinen Eltern ablösen soll und ein selbstständiges Studentenleben in einer anderen Stadt führe – und sie gleichzeitig nicht auch verlasse."

Die Einbeziehung von unbewusstem Material beschränkt sich in der Krisenintervention (in Anlehnung an Schauenburg) auf das vorsichtige In-Beziehung-Bringen von äußerem Anlass und innerem Verstehen von Konflikten. Das kann die Basis für eine psychodynamische Fokusbildung auch in der Krisenintervention sein – trotz häufig notwendiger Fokussierung auf äußere Umstände wie Gefahrenabwehr oder Zeitdruck. Drei wesentliche Anregungen aus der psychoanalytischen Fokaltherapie für die Krisenintervention formuliert Till (2011):

- Beispielhafte Orientierungs- und Strukturierungsfunktion → fokussiertes Denken!
- Begrenzt auf die aktuelle Krise können erste Zusammenhänge zu einer unbewussten Bedeutung der Krise hergestellt werden → kann der Bewältigung dienen!
- Beachtung und Thematisierung von Trennung und Ende → durch die Zeitbegrenzung und Limitierungen einer Krisenintervention unbedingt erforderlich!

Interventionsansätze, die hier die Symptomebene fokussieren würden, wie z. B. Informationen bzgl. Hilfsmöglichkeiten für seine Eltern, Verschreibung von Schlaftabletten, Versicherung der Helfer, dass er kein schlechtes Gewissen zu haben brauche, Klärung der Einschreibefristen an der Uni oder Ausloten elternunabhängiger Studienfinanzierung, könnten eine kurzfristige Entlastung bringen – manchmal sind das im ersten Moment auch die einzig möglichen Schritte. Aber wie bei der oben dargestellten kurzen Fallvignette gut vorstellbar, greifen diese für eine wirkliche und nachhaltige Bewältigung der Krise vermutlich zu kurz. Hilfreich ist, wenn professionelle Helfer das bereits früh mit im Blick haben.

3.1.2 Psychodynamisch imaginative Traumatherapie

Auch auf den psychiatrischen Kontext übertragbar ist der Ansatz stabilisierender Akutversorgung in Krisen von Abilgaard nach dem Konzept von Reddemann (2012): Psychodynamisch imaginative Traumatherapie (PITT). Er konzentriert sich auf die gestörte Fähigkeit der Selbstberuhigung, die bei Betroffenen oftmals direkt beim Erstkontakt und noch vor einer differenzierten Diagnosestellung sichtbar wird: der Sturm der Gefühle, der zu Beginn einer akuten Krise viele andere Symptome überdecken kann. In Krisen und unter traumatischem Stress kommt es häufig zu Dissoziations- und Desintegrationsphänomenen. Vereinfacht beschrieben resultiert hieraus – auch neurobiologisch – ein Verlust der Fähigkeit zur Selbstberuhigung, weil das zentrale Nervensystem unspezifisch mit Aktivierung reagiert. Auf der Grundlage einer polyphonen Ich-Konzeption, um mit einer komplexer werdenden Welt zurechtzukommen, werden in der Persönlichkeitsentwicklung verschiedene Ich-Anteile differenziert, integriert und separiert – adaptiv je nach Anforderung.

Das empfohlene Vorgehen in Krisen orientiert sich an folgenden zentralen Schritten: Im Krisenkontakt wird der Betroffene kurz in dieses mehrstimmige Ich-Konzept eingeführt: Es gibt verschiedene Anteile in ihm; manche sind vielleicht krank oder überfordert, andere sind aber kompetent und haben sich Hilfe gesucht. Das sei nichts Krankhaftes oder Gestörtes. Diese Differenzierung stellt in der Regel eine erste Entlastung für die Betroffenen dar. Die implizit und explizit ausgedrückte wertschätzende Grundhaltung des Helfers, der alle Persönlichkeitsfacetten würdigt, hilft den Betroffenen, sich ebenfalls dieser Sichtweise anzunähern. Im weiteren Interventionsverlauf geht es darum, die Betroffenen dabei zu unterstützen, sich um ihre verletzten (meist frühen) Persönlichkeitsanteile zu kümmern: „Was braucht der traurige kleine Junge in Ihnen gerade? Was könnte Ihr erwachsener Anteil tun, um ihn zu trösten?"

Dadurch, dass nicht primär der Helfer die Beruhigung übernimmt, werden die Selbstwirksamkeit und die Kontrolle der Betroffenen gefördert. Die Erfahrung zeigt, dass diese Methode sehr praktikabel und risikoarm ist, auch wenn wenig Hintergrundinformationen verfügbar sind. Zu viel Stabilisierung ist nicht schädlich! Abilgaard schlägt dieses Vorgehen auch für kurze Krisenkontakte vor. Den Betroffenen leuchten diese Überlegungen auch in sehr zugespitzten Situationen meist unmittelbar ein. Die beschriebene Technik erweist sich im klinischen Alltag als sehr wirkungsvoll – auch bei extremen Ausprägungen wie im psychiatrischen Akutsetting. Beim Einsatz imaginativer Verfahren ist bei psychotischen Patienten generell Zurückhaltung geboten (➤ Kap. 3.4.2).

3.2 Lerntheoretische Überlegungen

Michael Frey

Zusammenfassung

- Strategien und Kompetenzen, die wir im Leben anwenden, um mit Herausforderungen umzugehen, sind erlernt und können durch Lernen verändert und erweitert werden.
- Konzepte der „Verhaltenstherapie“ zum Verständnis von Zusammenhängen des Denkens, Fühlens und Handelns bieten auch für die Krisenintervention Möglichkeiten zur Intervention und erweitern oft das Verständnis für die dahinterliegende Problematik.

Lernen ist ein wesentlicher Bestandteil unseres gesamten Lebens. In Krisensituationen spielt es in mehrfacher Hinsicht eine Rolle. Zum einen steht uns während einer Krise oftmals Erlerntes nicht in gewohnter Weise zur Verfügung. Der Zugriff auf sonst hilfreiche Strategien und Kompetenzen kann durch einen affektiven Ausnahmezustand erschwert sein. Zum anderen geht es darum, dass die gewohnten Strategien oft nicht mehr greifen oder ausreichen und es dann notwendig wird, Neues zu erlernen. Ein Verständnis dafür, wie Lernen funktioniert und wie wir auf diesem Wege Einfluss auf unser Denken, Fühlen und Handeln nehmen, ermöglicht es, Krisensituationen aus dieser Perspektive zu verstehen, und bietet eine Basis für Interventionsmöglichkeiten. Die im Folgenden beschriebenen Methoden und Ansätze werden im Sinne eines Überbegriffs der „**Verhaltenstherapie**“ (VT) zugerechnet.

INFOBOX

1., 2. und 3. Welle

In der geschichtlichen Einordnung hat sich die Verhaltenstherapie zunächst in Abgrenzung zur tiefenpsychologischen Psychotherapie entwickelt, deren Erklärung für psychische Phänomene und Verhaltensweisen auf intrapsychischen Vorgängen beruhte, die an sich im Sinne einer objektiven Forschung nicht zugänglich waren. Demgegenüber setzte die Verhaltenstherapie ganz im Geiste einer experimentellen Psychologie auf beobachtbares Verhalten. Zu Beginn standen hier **Reiz-Reaktions-Schemata** im Zentrum, die im Experiment objektiv überprüft werden konnten. Die Verarbeitungsprozesse, die zwischen Reiz und Handlung liegen, wurden dabei zunächst nicht berücksichtigt („Black Box“; ➤ Abb. 3.1a). Daraus entwickelten sich u. a. die Theorien zur Konditionierung.

In den 1960er-Jahren kam als Erweiterung die Integration einer kognitiven Perspektive hinzu. Neben den direkt beobachtbaren Verhaltensweisen wurden nun die Gedanken und Überzeugungen in den Blick genommen. Methoden wie z. B. das kognitive Umstrukturieren basieren auf der Annahme, dass **Denkmuster und Gewohnheiten** leitend sind für unser Fühlen und Handeln, und stellen daher den Ansatzpunkt für therapeutische Interventionen dar (➤ Abb. 3.1b). Es wird jedoch eine Wechselwirkung zwischen diesen Domänen konstatiert. So wirkt sich unser Handeln ebenso auf unser Denken aus wie umgekehrt. Diese Entwicklung wird auch als Zweite Welle der Verhaltenstherapie bzw. als **kognitive Verhaltenstherapie** (KVT; engl. „cognitive behavioral therapy“, CBT) bezeichnet.

Seit den 1990er-Jahren kamen nun noch weitere Aspekte hinzu, und es wird oftmals von der Dritten Welle der Verhaltenstherapie gesprochen (➤ Abb. 3.1c). Hier finden Theorien und Techniken aus psychodynamischen und humanistischen Therapieverfahren ebenso Eingang wie philosophische und spirituelle Inhalte. Während zu Beginn der Verhaltenstherapie noch das beobachtbare Reiz-Reaktions-Schema das theoretische Fundament war, wurde in der kognitiven Wende auf die nur indirekt beobachtbaren, aber immer noch im Detail analysierbaren Kognitionen fokussiert. Die Dritte Welle fasst nun Denken, Fühlen und Handeln wieder zusammen in „regelgeleitete Verhaltenskomplexe“. Jeffrey Young, der Begründer der **Schematherapie,** prägte den Begriff „Schema“ für vor allem in der Kindheit und Adoleszenz entstehende überdauernde Muster, die Gefühle, Erinnerungen, Gedanken und Körpersensationen etc. beinhalten. Sie bestimmen unser Bild von uns selbst und der Beziehung zu anderen und sind daher ein Fokus in der Therapie (Young et al. 2003). Andere therapeutische Ansätze (z. B. Dialektisch-Behaviorale Therapie [DBT], Akzeptanz- und Commitment-Therapie [ACT] etc.) setzen ebenfalls an **übergeordneten Domänen** an, um z. B. durch eine Veränderung in der Wertvorstellung oder durch Achtsamkeitstraining eine Modifikation von Kognition und Verhalten zu bewirken (Heidenreich und Michalak 2013; Kahl et al. 2011).

3.2.1 Lernen am Modell

Ein wesentlicher Mechanismus für das Erlernen neuer Fertigkeiten oder auch für den Umgang mit schwierigen Situationen ist das Lernen am Modell. Hier wird davon ausgegangen, dass wir durch **Beobachtung anderer Menschen** Verhaltensweisen

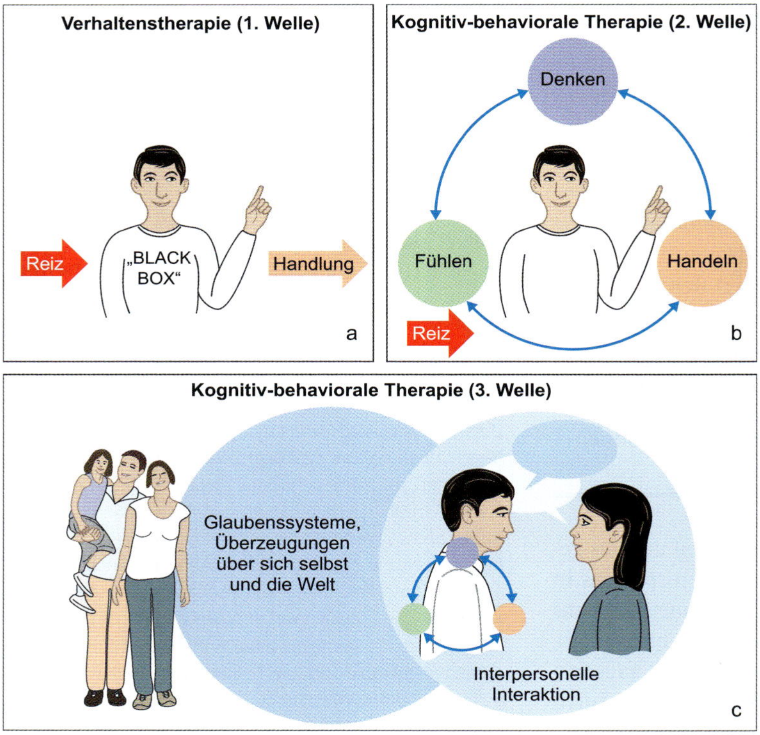

Abb. 3.1 Verhaltenstherapie und ihre Erweiterungen a) Erste Welle b) Zweite Welle c) Dritte Welle

und Strategien erlernen. Dies kann in konstruktiver Weise geschehen, jedoch auch zu dysfunktionalen Strategien beitragen. So lernen Kinder von ihren Eltern, wie diese z. B. mit Konflikten umgehen, oder Jugendliche übernehmen Verhaltensweisen von Gleichaltrigen. In der Krisenintervention können in einem positiven Sinne auch die professionellen Helfer als Modelle fungieren.

3.2.2 Konditionierung

Das wohl bekannteste Beispiel zur klassischen Konditionierung ist der Pawlowsche Hund, der durch wiederholte zeitgleiche Darbietung von Futterreiz und Klingelton lernte, bei alleinigem Ertönen der Klingel die gleichen physiologischen Reaktionen zu zeigen, als würde ihm das Futter vorgesetzt werden. Das erweiterte Konzept des **operanten Konditionierens** spielt sowohl in der Pädagogik als auch im mittel- und längerfristigen Umgang mit vielen psychischen Erkrankungen eine große Rolle. Dabei wird von **positiven und negativen Verstärkungsprozessen** ausgegangen.

Fallbeispiel

Eine junge Patientin leidet an einem ausgeprägten Waschzwang. Aufgrund ihrer Kontaminationsbefürchtungen wäscht sie sich nach jedem Kontakt mit anderen Personen oder möglicherweise verunreinigten Gegenständen die Hände.

In diesem Fall entsteht durch anscheinende Verunreinigung der Hände ein negativer Affekt in Form von Angst und Anspannung. Das Waschen der Hände schafft kurzfristige Erleichterung. Der Wegfall des negativen Affekts ist eine **negative Verstärkung** und führt zur Chronifizierung des Verhaltens. Ähnliches ist bei Angststörungen in Form des Vermeidungsverhaltens zu beobachten.

Fallbeispiel

Herr M., ein dem Krisendienst bereits gut bekannter Patient, meldet sich gegen 21 Uhr am Telefon. Er beklagt seine Einsamkeit und Perspektivlosigkeit. Während des Telefonats macht er immer wieder Andeutungen, die suizidale Intentionen vermuten lassen. Er äußert sich nicht klar dazu. In der Vergangenheit war

Tab. 3.1 Operante Konditionierung

	Angenehme Konsequenz	Unangenehme Konsequenz
Darbietung	Positive Verstärkung	(Positive) Bestrafung
Wegfall	Negative Bestrafung (Bestrafung durch Verstärkerentzug)	Negative Verstärkung (Belohnung durch Entfernen der Strafe)

in solchen Situationen bereits mehrfach ein Einsatz vor Ort erfolgt. Meist war es schwierig, die Einsätze zu einem guten Abschluss zu bringen, da Herr M. sich bzgl. Suizidalität nicht eindeutig positionierte und immer die Sorge, „es könne doch was passieren", im Raum stehen ließ.

Auch in diesem Fallbeispiel spielt **operantes Konditionieren** eine Rolle (➤ Tab. 3.1). Aus dem Erleben der Einsamkeit heraus ist für Herrn M. wahrscheinlich insbesondere der persönliche Kontakt besonders wichtig. Da er die psychiatrischen Versorgungsstrukturen im Laufe der Zeit etwas besser kennengelernt hat, hat er die Erfahrung gemacht, dass die Angabe von Suizidalität ein wirksames Mittel ist, um Kontakt aufrechtzuerhalten. Wichtig ist für ihn dabei, die Äußerungen vage zu halten, um nicht eine geschlossen-stationäre Unterbringung und damit ein Ende des bestehenden Kontakts mit den professionellen Helfern zu riskieren. Die Aufrechterhaltung des Kontakts (im Telefonat) oder gar ein Einsatz vor Ort sind als **positive Verstärker** zu werten und können zu einem häufigeren Auftreten des Verhaltens führen. Dies ist neben anderen Aspekten ein wichtiges Element im Umgang mit Betroffenen, die das Hilfesystem mehrfach und „chronisch" in Anspruch nehmen.

Aber nicht nur im Verständnis von Chronifizierung und Aufrechterhaltung dysfunktionaler Verhaltensweisen, sondern auch als methodisches Element von Interventionen können Verstärkerprozesse eingesetzt werden. So sollten z. B. funktionale Strategien mit Wertschätzung bedacht werden und damit eine Bestärkung erfahren.

INFOBOX

Sekundärer Krankheitsgewinn

In manchen Fällen stellt der sog. sekundäre Krankheitsgewinn einen **aufrechterhaltenden Faktor für dysfunktionale Verhaltensweisen** dar. So kann z. B. bei einem Jugendlichen, der seit Monaten depressiv-rückzüglich das Zimmer nicht mehr verlässt und damit auch die Schule nicht mehr besucht, eine positive Verstärkung durch nahezu unbegrenzten Medienkonsum dazu beitragen, dass keine Veränderungsmotivation aufgebaut werden kann. Außerdem gibt es zusätzlich einen negativen Verstärkungsprozess – die unangenehmen Konsequenzen eines Schulbesuchs (Konfrontation mit aversiven Reizen wie z. B. Leistungsansprüchen oder schwierigen sozialen Situationen) fallen weg und erhalten das dysfunktionale Verhalten aufrecht.

3.2.3 Kognitive Verzerrungen

Unser Denken ist geprägt von **Gewohnheiten und Mustern.** Je nach Biografie, Temperament, Kultur etc. nehmen wir die Welt anders wahr und setzen andere Schwerpunkte. Wir interpretieren Sachverhalte unterschiedlich. Dabei können manche dieser Denkgewohnheiten im Umgang mit krisenhaften Situationen im Leben nützlicher, andere dagegen weniger hilfreich bzw. sogar hinderlich sein. Im Folgenden werden ein paar Beispiele angeführt.

Katastrophisieren

Fallbeispiel

Eine 55-jährige Frau ist gerade von ihrem Mann verlassen worden. Sie berichtet von ausgeprägten Einschlafstörungen, da sie ständig grübeln müsse. Auch tagsüber könne sie an nichts anderes mehr denken und sehe sich schon in der Obdachlosigkeit. Sie komme allein sicher nicht zurecht, werde wohl ihren Job verlieren und dann auf der Straße leben müssen.

Im Beispiel werden befürchtete Konsequenzen in **übertriebenem Ausmaß** wahrgenommen. Es besteht zunächst keine begründete Befürchtung, dass die Frau ihren Arbeitsplatz verliert, und selbst wenn, hieße das nicht, dass sie gleich in die Wohnungslosigkeit abgleiten würde. Negative Gedanken bekommen eine Wertigkeit, die nicht mehr an der Realität orientiert ist.

Willkürliches oder voreiliges Schlussfolgern

Fallbeispiel

Ein 45-jähriger Mann hat schon seit Längerem Schwierigkeiten am Arbeitsplatz. Insbesondere ein Kollege mache ihm das Leben schwer, unterstelle ihm Fehler, die er nicht gemacht habe, oder schwärze ihn bei anderen Kollegen an. Er habe inzwischen keine Kraft mehr, zur Arbeit zu gehen, und liege seit 2 Wochen nur noch zu Hause auf dem Sofa. Sein Chef habe ihn zum Mitarbeitergespräch eingeladen. Er denke, dass dies angesetzt worden sei, um ihm zu kündigen, denn der Chef habe inzwischen sicher ein sehr schlechtes Bild von ihm.

Hier werden **voreilige Schlüsse** gezogen (der Chef möchte mir kündigen), ohne die Fakten zu überprüfen. Die Schlussfolgerungen fügen sich in ein bereits bestehendes Gedankengebilde ein und führen möglicherweise zu einem dysfunktionalen Verhalten (er geht weiterhin nicht zur Arbeit), das nicht lösungsorientiert ist.

Übergeneralisieren

Fallbeispiel

Lars (14) verweigert seit 2 Monaten den Schulbesuch. Er verlasse kaum mehr das Haus, da er nicht von Schulkameraden gesehen werden wolle; das würde ihn in Erklärungsnot bringen. Er habe in den letzten drei Matheklausuren eine Fünf geschrieben. Zuvor seien seine Leistungen befriedigend gewesen. Im Gespräch berichtet er, er sei ein „völliger Idiot" und werde in Mathe und auch in anderen Fächern sicher nur noch schlechte Noten schreiben.

Lars **extrapoliert seine bisherigen Erfahrungen** in Mathematik auf zukünftige Ereignisse und andere Fächer. Er nimmt aufgrund seiner umschriebenen Vorerfahrungen (drei Klausuren) eine Regelmäßigkeit an und verallgemeinert.

Dichotomes Denken

Fallbeispiel

Herr M. berichtet seiner Frau entsetzt, dass sein neuer Vorgesetzter wieder eine Katastrophe sei. Er gehöre eindeutig zu den Menschen, die er nicht ausstehen könne.

Dabei werden Inhalte, Ereignisse, Eigenschaften in nur zwei Kategorien eingeteilt. Es ist eine Art von **Schwarz-Weiß-Denken,** das Grautöne ausblendet. Herr M. subsumiert seinen Chef in der ganzen Person unter der Kategorie „Kann ich nicht ausstehen" und übersieht dabei die einzelnen Eigenschaften im Detail.

Kognitive Verhaltenstherapie am Beispiel der Depression

In dem in ➤ Abb. 3.2 geschilderten Fallbeispiel sind einige mit der depressiven Symptomatik einhergehende kognitive Verzerrungen zu erkennen. Aus Studien weiß man, dass Menschen, die unter Depressionen leiden, in der Wahrnehmung und Verarbeitung von Informationen Auffälligkeiten zeigen. **Beispiele** hierfür sind (Beck 2010):

- **Weniger Zutrauen in eigene Fähigkeiten** und damit Zweifel an der Fähigkeit, eine Situation bewältigen zu können
- Eine **selektive Wahrnehmung,** die Schwächen und Defizite in den Vordergrund stellt und Ressourcen vernachlässigt
- Das **Gefühl, die Kontrolle** über das Leben **verloren** zu haben
- **Pessimistische Zukunftserwartung,** dadurch Hoffnungslosigkeit
- Die Tendenz, **sich nicht für Erfolge zu belohnen** und bei Versagen den Fehler bei sich zu suchen.
- Die Tendenz, andere **Menschen** vermehrt als **abweisend zu erleben**

Eine zentrale Bedeutung kommt dabei der **Hoffnungslosigkeit** zu, die im Zusammenhang mit Suizidalität einen starken Prädiktor darstellt. Aus kognitiv-verhaltenstherapeutischer Sicht ist eine mögliche Entwicklung von Suizidalität darin zu sehen, dass auf der Grundlage kognitiver Verzerrungen die Überzeugung Raum gewinnt, keinen Einfluss mehr auf das eigene Leben nehmen zu können, und die Be-

Frau L., eine adrett gekleidete Dame mittleren Alters, betritt etwas zögerlich das Beratungszimmer. Sie grüßt höflich und nimmt Platz. Im Gespräch berichtet sie, dass sie in ihrem Leben immer wieder Phasen gehabt habe, in denen es ihr teilweise über Monate hinweg schlecht gegangen sei. Sie habe sich dann vermehrt zurückgezogen und teilweise ihren Alltag nicht mehr bewältigen können. Sie habe einen sehr verständnisvollen Ehemann, der ihr über diese Phasen hinweggeholfen habe. Auch jetzt sei sie wieder so traurig, sie müsse sich zu allem „zwingen", morgens aufzustehen, sich anzukleiden, Essen zu kochen etc. Da nun auch der mittlere Sohn als letztes ihrer Kinder ausgezogen sei, falle es ihr noch schwerer. Sie sehe kaum mehr einen Sinn in allem. (Negative Zukunftserwartung) Sie habe das Gefühl, für andere nur noch eine Last darzustellen. (Gefühl, für andere eine Last zu sein.)

Sie beobachte inzwischen auch an ihrem Mann Anzeichen dafür, dass er genervt sei von ihr, und er könne sie wohl auch nicht wirklich verstehen. (Erleben anderer als abweisend; Selektive Wahrnehmung negativer Aspekte) Sie verstehe sich ja selbst oft nicht. Sie habe völlig die Kontrolle über ihr Leben verloren. (Gefühl des Kontrollverlustes) Manchmal denke sie, es wäre besser, nicht mehr da zu sein. Jetzt, da die Kinder aus dem Haus seien, würde sie ja auch niemand mehr so richtig brauchen, (Selektive Wahrnehmung negativer Aspekte) vielleicht ihr Mann, aber letztlich wäre es wohl auch für ihn eine Erleichterung. Sie habe auch überlegt, ob ihr Sohn nicht auch ihretwegen ausgezogen sei. (Erleben anderer als abweisend) Irgendwie habe er sich ihr gegenüber in letzter Zeit viel distanzierter verhalten. Sie wisse einfach nicht, wie es weitergehen solle. (Hoffnungslosigkeit)

Abb. 3.2 Fallbeispiel

troffenen dadurch mit negativer Zukunftserwartung und Hoffnungslosigkeit in die Zukunft blicken. Daraus resultiert eine Art „**Tunnelblick**", der mit einer weiteren kognitiven Verzerrung, dem „dichotomen Denken" (s. o.), einhergeht und letztlich die zur Verfügung stehenden Alternativen auf eine Entscheidung zwischen Leben und Tod reduziert.

Das Vorgehen in der Krisenintervention, wobei wir hier meist von Kurzzeittherapien sprechen, orientiert sich aus kognitiv-behavioraler Sicht nun an den festgestellten kognitiven Verzerrungen, die bearbeitet werden sollen. Dies dient dem Aufbau von Fertigkeiten, um die **Problemlösekompetenz zu stärken.** Zunächst geht es darum, die bestehenden Denkmuster zu erkennen und zu verstehen. In der Folge sind die zur Verfügung stehenden funktionalen Copingstrategien in den Blick zu nehmen, um diese als Ressourcen nutzen zu können. Eine gemeinsame Reflexion über bestehende Denk- und Wahrnehmungsmuster und deren Veränderung hin zu funktionaleren Strategien bildet dann die Grundlage, um die Problemlösefertigkeiten zu verbessern und auch erneuten depressiven Einbrüchen vorzubeugen.

In der **akuten Krisenintervention** (z. B. im Rahmen von Suizidgedanken, die sich auch im obigen Fallbeispiel andeuten) geht es vor allem darum, ein sehr eingeengtes Denken wieder zu weiten und Schlussfolgerungen, die auf kognitiven Verzerrungen beruhen, zu hinterfragen. Im gemeinsamen Gespräch ist es dann im günstigsten Fall möglich, eine sehr zugespitzte Situation etwas zu entzerren und den Blick auf bislang unberücksichtigte oder anders interpretierte Aspekte zu erweitern.

EXKURS

Selbstwirksamkeitserwartung

Selbstwirksamkeitserwartung, als Begriff von Albert Bandura in den 1970er-Jahren eingeführt, stellt ein **kognitives Konstrukt** dar, das bei psychischen Stö-

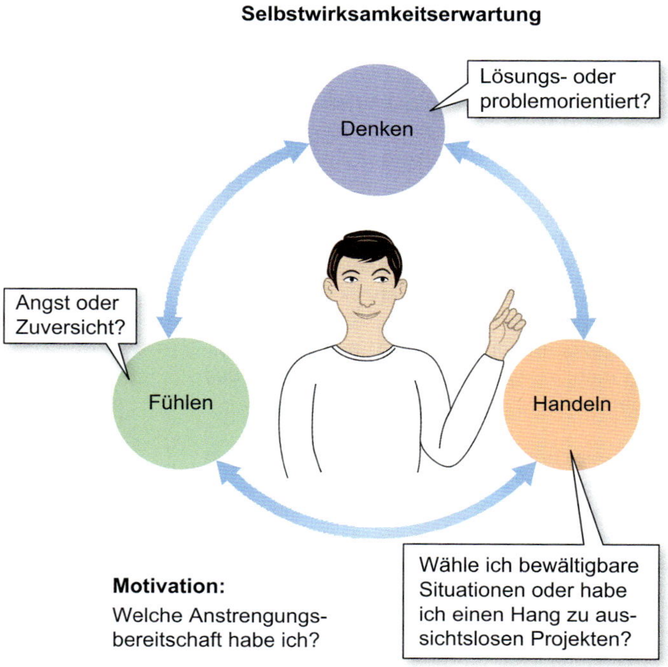

Abb. 3.3 Selbstwirksamkeitserwartung

rungen eine wesentliche Rolle spielt. Es geht dabei um die **Überzeugung, dass man auf Geschehnisse, die das eigene Leben beeinflussen, Einfluss nehmen kann.** Dabei spielen sowohl Denken, Fühlen und Handeln als auch motivationale Aspekte eine Rolle (➤ Abb. 3.3).

Menschen mit psychischen Störungen, insbesondere auch depressive und ängstliche Menschen, haben häufig eine sehr geringe Selbstwirksamkeitserwartung, was auch im Zusammenhang mit den oben beschriebenen kognitiven Verzerrungen steht. Stärkend auf die Selbstwirksamkeitserwartung wirken sich persönliche Erfolgserfahrungen aus, wobei es entscheidend ist, dass diese Erfolge auf die eigenen Bemühungen zurückgeführt werden. Um Erfolgserlebnisse zu ermöglichen, bedarf es **realistischer Ziele.**

Übertragen auf die psychiatrische Krisenintervention heißt dies, dass erreichbare Ziele einen Beitrag zur Stärkung der Selbstwirksamkeitserwartung darstellen. Auch die **rückblickende Reattribuierung** von Erfolgen, die im Rahmen der kognitiven Verzerrung ggf. nicht den eigenen Fähigkeiten und Anstrengungen zugeordnet werden, zeigt hier einen positiven Effekt und kann dazu beitragen, auch auf emotionaler Ebene die Zuversicht zu stärken. Natürlich sind überdauernde und fest verankerte Überzeugungen nicht mit einem Mal zu verändern, aber bereits mit kleinen Interventionen kann eine neue Richtung eingeschlagen und ein Beitrag zu einer mittel- und langfristigen Veränderung geleistet werden.

3.2.4 Konfrontations- und Expositionsbehandlung

Gerade in der Behandlung von Ängsten und Zwängen erweist sich KVT als sehr effektiv. Eine wesentliche Technik, die für das Verständnis des kurz- und längerfristigen Vorgehens bei Angsterkrankungen eine Rolle spielt, ist die Konfrontation mit angstauslösenden Stimuli. Ein Wirkfaktor – wenn auch nicht der einzige – für diesen Effekt ist die sog. **Habituation.** Habituation besagt, dass die Reaktionsstärke bei wiederholter Darbietung des Stimulus abnimmt. Dies ist ein entscheidender **Lernmechanismus,** der es uns ermöglicht, die Bedeutung von Reizen zu diskriminieren, um uns an neue Situationen zu gewöhnen und uns in der Welt zurechtzufinden.

Vereinfacht dargestellt nutzt man diesen Lernmechanismus bei Angst- oder Zwangspatienten, um die aversive affektive Reaktion durch wiederholtes Exponieren gegenüber dem angstauslösenden Stimulus zu verringern. Dabei kann dies massiv oder graduell erfolgen und auch die Intensität variiert werden (z. B. nur vorgestellte oder virtuelle Exposition). Das therapeutische Vorgehen bei einem Menschen mit einer Klaustrophobie, der im Alltag die Nutzung von Fahrstühlen vermeidet, würde dann darin bestehen, in therapeutischer Begleitung genau diese Situation aufzusuchen und so lange auszuhalten, bis eine Verringerung der Angst eintritt.

! MERKE

Für die Krisenintervention bei Menschen mit Angst- und Zwangsstörung ist im Akutfall *keine* therapeutische Intervention dieser Art indiziert. Der therapeutische Grundgedanke im Umgang mit Ängsten und Zwängen sollte jedoch im Hinterkopf behalten werden, um nicht durch Empfehlungen und Interventionen **Vermeidungsverhalten** zu etablieren oder zu verstärken.

3.3 Systemische Aspekte

Michael Frey

Zusammenfassung

- Der systemische Ansatz erweitert den Blick über den Einzelnen hinaus und betont im Verständnis psychischer Erkrankungen den Aspekt der sozialen Interaktion.
- Mit Respekt vor der je eigenen Wirklichkeit und „Wahrheit" des Anderen und dem Ziel, die Voraussetzungen für Veränderung zu schaffen, steht eine Bandbreite an Methoden zur Verfügung, die sich auch in der Krisenintervention als sehr hilfreich erwiesen haben.

Systemische Therapie hat gerade in der sozialpsychiatrischen Versorgung eine lange Tradition und bietet wertvolle Zugänge für das Verständnis von Krisen und Methoden für die Krisenintervention. Seit November 2018 ist die Systemische Therapie neben der Verhaltenstherapie, tiefenpsychologischen Verfahren und der Psychoanalyse nun durch den Gemeinsamen Bundesausschuss (G-BA) als Richtlinienverfahren anerkannt und gewinnt dadurch in der psychotherapeutischen Versorgung noch einmal an Bedeutung.

3.3.1 Zugang zur Wirklichkeit

Systemische Therapie erscheint heute in unterschiedlichen Facetten, die auf unterschiedliche Strömungen und Ansätze zurückgehen. Ein zentrales Element des systemischen Ansatzes ist der **erkenntnisphilosophisch** begründete Zugang zur Welt und die daraus resultierende Haltung. Dabei stellt sich die Frage: Was kann ich von der Wirklichkeit wissen, und wie gelange ich zu diesem Wissen?

Der **Konstruktivismus,** der großen Einfluss auf die Entstehung der Systemischen Therapie hatte, geht davon aus, dass das Erkennen ein aktiver Prozess ist. Unsere Wahrnehmung der Welt ist damit nicht ein Spiegelbild der Wirklichkeit, sondern in einem konstruierenden Prozess durch unseren Geist mitgestaltet. Der radikale Konstruktivismus (Ernst von Glasersfeld / Heinz von Foerster) geht gar davon aus, dass es unmöglich sei, eine objektive Realität zu erkennen, denn jeder konstruiere sich seine eigene Realität. Daher könne es auch nicht um „Wahrheit", sondern nur um Viabilität (Gangbarkeit) gehen. Für unser menschliches Miteinander folgt daraus, dass jeder bis zu einem gewissen Grad seine eigene „Wirklichkeit" konstruiert.

! MERKE

Verstehen ist damit ein ständiges Bemühen um eine Annäherung an die Wirklichkeit des je anderen.

Im therapeutischen Prozess können dabei nur Hypothesen aufgestellt werden, die so lange Bestand haben, wie sie sich als hilfreich erweisen oder durch andere abgelöst werden.

Konsequenzen für die Praxis:

- **Respekt und Wertschätzung** gegenüber der je eigenen Weltsicht Anderer
- **Neugier,** um die Welt des Anderen zu verstehen

3.3.2 Das System im Blick

Eine Definition von Systemischer Therapie lautet:

„... ein psychotherapeutisches Verfahren [...], dessen Fokus auf dem sozialen Kontext psychischer Störungen

liegt. Dabei werden zusätzlich zu einem oder mehreren Patienten (‚Indexpatienten') weitere Mitglieder des für Patienten bedeutsamen sozialen Systems einbezogen. Die Therapie fokussiert auf die Interaktionen zwischen Mitgliedern der Familie oder des Systems und deren weitere soziale Umwelt."

Schulte und Rudolf (2009: 208)

Nehmen Verhaltenstherapie und Tiefenpsychologie vor allem intrapsychische Systeme und Mechanismen in den Blick, so fokussiert Systemische Therapie auf die interpersonelle Beziehung und sieht den **Menschen als Teil eines Systems.** Dieses kann, je nach Kontext, sehr unterschiedlich sein: Familie, Schule, Arbeit, Sportteam etc. Hinsichtlich der Zuschreibung einer Verhaltensauffälligkeit verschiebt sich damit auch der Blick weg vom Einzelnen hin zum „System", und der Betroffene wird zum „**Symptomträger**". Dies hat einen stark entstigmatisierenden und für viele Betroffene entlastenden Aspekt.

3

INFOBOX

Wenn es uns heute selbstverständlich erscheint, bei Betroffenen auch ihr Umfeld mit einzubeziehen, war dies zum Zeitpunkt des Entstehens der Systemischen Therapie etwas sehr Ungewöhnliches. Das 1945 erschienene Buch *Patients have Families* von Henry B. Richardson wurde als revolutionär erachtet.

Systemische Therapie bietet insbesondere im Umgang mit mehreren Beteiligten einen theoretisch fundierten Handlungsrahmen und zahlreiche sehr konkrete Interventionen und Handlungsansätze. Aber auch mit Blick auf den Einzelnen kann eine systemische Betrachtungsweise einen neuen Horizont und neue Lösungswege eröffnen.

3.3.3 Systemische Vielfalt

Beeinflusst durch unterschiedliche psychologische sowie philosophische Strömungen haben sich verschiedene Ansätze Systemischer Therapie entwickelt (➤ Abb. 3.4).

INFOBOX

Pionierinnen der Systemischen Therapie

Virginia Satir ist eine der beachtenswerten Wegbereiterinnen Systemischer Therapie. Für die damalige Zeit sehr ungewöhnlich, begann sie als Psychoanalytikerin ab 1951 nicht nur mit ihren Patienten, sondern auch mit deren Familienmitgliedern zu arbeiten. Damit stellte sie sich dem damaligen Verständnis von Psychotherapie als dyadischer Struktur von Therapeut und Patient entgegen. Mit der Veränderung des Behandlungssettings veränderte sich sukzessive auch der Inhalt der Therapie, und die Zuschreibung von Ursachen und die Suche nach möglichen Lösungen verlagerten sich vom Patienten zum „System" Familie. Eine von Virginia Satir in diesem Kontext entwickelte Methode ist die der **Familienskulptur**. Hier werden Kommunikations- und Interaktionsaspekte durch Körperhaltung und Ausdruck für alle Beteiligten sichtbar. Mit ihrem „Mailänder Modell" ist **Mara Selvini Palazzoli** (Internistin, Psychiaterin, Psychoanalytikerin 1916–1999 in Mailand) eine weitere herausragende Pionierin Systemischer Therapie. Sie gründete 1967 das *Centro per lo Studio della Famiglia e delle tecniche di Gruppo* in Mailand. Beeinflusst durch Bateson und Watzlawick entwickelte sie ab 1971 eine Form von Systemischer Therapie, die auf einem **kybernetischen Konstruktivismus** basiert und die Familie als ein durch Regeln geformtes System versteht. Der Fokus liegt auf Informationen und Kommunikation(sregeln): „**Die Macht liegt in den Spielregeln.**"

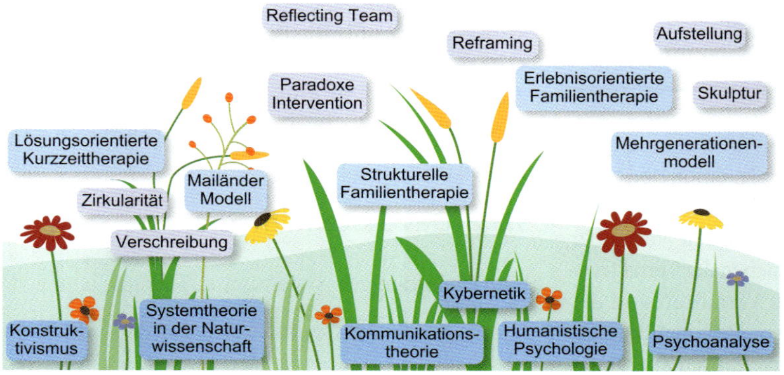

Abb. 3.4 Systemische Vielfalt: Aus den unterschiedlichen Schulen und Strömungen ist eine Vielfalt an Methoden und Interventionsmöglichkeiten entstanden, die sich in der psychotherapeutischen Arbeit als wirksam erwiesen haben.

3.3.4 Systemische Interventionen

Ausgehend von den obigen Grundannahmen sind der Ausgangspunkt von Interventionen **Hypothesen zum System** und die Zielrichtung der Intervention eine Veränderung im System. Systeme streben eine **Homöostase** an, und ein Symptom kann die Funktion haben, ein bestehendes Gleichgewicht aufrechtzuerhalten. Therapeutische Interventionen sollen dazu dienen, hier eine **Veränderung anzustoßen,** indem sie auf dieses bestehende Gleichgewicht destabilisierend wirken und damit den Prozess hin zu einer neuen Homöostase anregen. Es ist jedoch wesentlich, dass hier aufgrund der Komplexität der Systeme das Ergebnis nicht vorhergesehen werden kann (vgl. ➤ Kap. 2.3). Dies bringt Unsicherheit mit sich, setzt jedoch auf die Selbstorganisation von Systemen (vgl. auch Konzept der Autopoiesis von Humberto Maturana und Francisco Varela). Man weiß, dass Anpassungsfähigkeit und Veränderung für Systeme notwendig und starre Strukturen eher hinderlich sind.

Im Folgenden wird eine kleine Auswahl an Interventionen dargestellt, die sich im Umgang mit psychiatrischen Krisensituationen als hilfreich erwiesen haben.

Fragen

Fragen dienen nicht nur dem Informationsgewinn, sondern jede Frage stellt gleichzeitig eine Intervention dar.

! MERKE

Mit Fragen lenkt man die Aufmerksamkeit auf bestimmte Aspekte.

Systemische Therapie legt ein besonderes Augenmerk auf die Wirkung von Fragen. So mag bei einem Patienten, der z. B. im Rahmen einer depressiven Kognition zu Übergeneralisierung (➤ Kap. 3.2.3) neigt („Ich bin immer traurig“), die Frage nach Ausnahmen den Blick auf sonst übersehene Aspekte lenken, ebenso wie die Frage „Was darf so bleiben?“ Im Sinne einer lösungsorientierten Zielrichtung können auch hypothetische Fragen hilfreich sein. In anscheinend ausweglosen Situationen können sie wieder eine gedankliche Öffnung bewirken. Damit wird die Aussage „Angenommen, Sie hätten …“ zur Anregung für eine mögliche Wirklichkeit.

Eine weitere besondere Form des Fragens ist das zirkuläre Fragen.

Zirkuläres Fragen

Diese systemische Fragetechnik basiert letztlich auf dem Axiom von Watzlawick (1967): „Man kann nicht nicht kommunizieren.“ Das heißt, jedes Verhalten hat eine Bedeutung in der zwischenmenschlichen Kommunikation. Indem man „um die Ecke“ fragt, werden Strukturen, Wahrnehmungen und Interpretationen von Verhaltensweisen sichtbar.

Fallbeispiel

Frau K. wendet sich an einen Krisendienst, da ihre Tochter Lisa (16) seit 3 Monaten das Haus kaum mehr verlasse. Bereits seit 4 Monaten besuche sie die Schule nicht mehr. Eigentlich sei sie eine gute Schülerin gewesen. Frau K. wisse sich nicht mehr zu helfen. Ihr Ehemann sei häufig auf Geschäftsreise. Sie selbst leide an einer schizoaffektiven Störung und komme mit der aktuellen Situation nur schwer zurecht. Die Familie erscheint gemeinsam zu einem Beratungstermin.

Helfer: Herr K., was denken Sie, was es für Ihre Tochter bedeutet, dass Ihre Frau hier einen Termin vereinbart hat?

Herr K.: Ich denke, sie sieht nun, wie ernst wir die Sache nehmen, und ist wahrscheinlich etwas überrascht, dass meine Frau das getan hat.

Helfer: Wieso überrascht?

Herr K.: Wissen Sie, meiner Frau geht es oft nicht gut, und sie verbringt viel Zeit im Bett. Daher ist unsere Tochter schon recht auf sich selbst gestellt.

Frau K.: … Aber ich versuche mein Bestes, oft geht es halt einfach nicht! Und du bist ja nie da!

Helfer: Herr K., was, denken Sie, bedeutet es für Ihre Frau, wenn Sie unterwegs sind?

Herr K.: Ich glaube, sie fühlt sich dann alleingelassen. Aber irgendwer muss ja auch das Geld verdienen, und ich kann mir nicht einfach einen anderen Job suchen.

Helfer: Lisa, was hat sich denn zu Hause verändert, seitdem du nicht mehr in die Schule gehst und das Haus kaum noch verlässt?

3

Lisa: Mmh, eigentlich nicht so viel, aber in den letzten Wochen scheint sich die Mama krass viele Sorgen zu machen. Eigentlich war ich ja immer die Erste, die aufgestanden ist, während die Mama noch im Bett lag – es geht ihr halt oft nicht so gut. Jetzt steht sie häufig vor mir auf und versucht, mich aus dem Bett zu holen. Außerdem, glaube ich, hat der Papa jetzt ein noch schlechteres Gewissen, dass er nicht zu Hause ist.

Helfer: Frau K., warum, denken Sie, vermutet Ihre Tochter, dass Ihr Ehemann ein schlechtes Gewissen haben könnte?

Frau K.: Ich weiß nicht, ob das so ist, aber dadurch, dass es mir oft nicht gut geht, sieht er vielleicht schon, dass ich eigentlich Unterstützung zu Hause bräuchte. Aber Lisa sollte sich darüber doch gar keine Gedanken machen. ▮▮

An dieser kurzen Gesprächssequenz kann man sehen, dass durch ein zirkuläres Fragen familiäre Interaktionen und Strukturen sichtbar werden. Daraus können Hypothesen abgeleitet werden. So könnte man vermuten, dass das Verhalten der Tochter zur Aktivierung der Mutter beiträgt und den Vater mehr in die Verantwortung nimmt. Eine mögliche Überforderungssituation mit der psychisch schwer belasteten Mutter scheint im Hintergrund zu stehen.

Umsetzen der Beteiligten

Eine weitere, meist leicht zu realisierende und häufig überraschend effektvolle Intervention nutzt die Veränderung der räumlichen Beziehung untereinander in der Gesprächssituation. Die Betroffenen und ihre Angehörigen suchen sich meist spontan ihre Sitzplätze aus. Gerade bei Familien ist das nicht selten auch eine szenische Darstellung der familiären Situation (s. auch ➤ Kap. 3.1.1).

▮▮ Fallbeispiel

Die Familie betritt das Sprechzimmer. Die Mutter geht voran, gefolgt vom Vater. Die Mutter sucht sich den Platz an der Wand aus, der Vater lässt den Stuhl dazwischen frei und setzt sich nahe an die Tür. Die Tochter nimmt auf dem frei gebliebenen Stuhl in der Mitte Platz. Während des Gesprächs wirkt die Jugendliche sehr eingeschüchtert und äußert sich fast gar nicht. Der Vater dominiert das Gespräch und fällt der Mutter mehrfach ins Wort. Die professionellen Helfer laden die Familie zu einem Experiment ein, dem sie etwas irritiert zustimmen. Es wird vorgeschlagen, dass Vater und Tochter den Stuhl tauschen; damit sitzen Vater und Mutter nun nebeneinander. Die Tochter wirkt entlastet. Auf ihr Gefühl nach dem Sitzplatzwechsel angesprochen, äußert die Tochter, sie fühle sich nun „aus dem Schussfeld". Sie habe oft das Gefühl, zwischen ihren Eltern zu stehen. ▮▮

Diese Intervention ist nicht nur für Familien geeignet, sondern auch in anderen Konstellationen hilfreich. Sie ermöglicht eine Veränderung des Blickwinkels. Auch in anscheinend festgefahrenen Gesprächssituationen ist damit eine kurze Irritation möglich, die ggf. neue Aspekte und eine gewisse gedankliche Freiheit ermöglicht.

CAVE

Dies stellt keine hilfreiche Intervention für psychotische oder orientierungsgestörte Patienten dar, denn sie benötigen Orientierung und keine zusätzliche Irritation.

Pausen

Keine spezifisch systemische, aber eine wohl in der Praxis häufig unterschätzte Intervention ist die Pause. In festgefahrenen oder zunehmend eskalierenden Gesprächssituationen können Pausen eine wertvolle Intervention darstellen.

Vorteile für professionelle Helfer:
- Sich sammeln, Situation reflektieren, nächste Schritte überlegen
- Sich austauschen, wenn man im Team berät
- Können durchatmen, etwas Abstand zu Emotionen und der Situation gewinnen
- Betroffene und Angehörige können sich ebenfalls austauschen und kommen ggf. mit neuen Impulsen zurück

Vorteile für Betroffene:
- Sich kurz zurückziehen
- Emotionsregulationsstrategien nutzen (Kaffeetrinken, Rauchen etc.)
- Sich mit Angehörigen beraten
- Können durchatmen, etwas Abstand zu Emotionen und der Situation gewinnen

Je nach Situation können Aufträge mit in die Pause gegeben werden: „Vielleicht ist es gut, die Situation noch mal mit Ihrem Ehemann zu besprechen.“ Auch systemische Verschreibungen sind denkbar, z. B.: „Wir möchten, dass Sie in der Pause *nicht* über mögliche Lösungsansätze für diese verfahrene Situation miteinander reden.“ (Diese paradoxe Verschreibung kann dazu führen, dass die Beteiligten sich gerade durch das „Verbot“ gedanklich oder auch im Austausch auf eine mögliche Lösung fokussieren.)

Damit kann in einer kurzen Sequenz sehr komprimiert eine Veränderung angestoßen werden und gerade in festgefahrenen Gesprächssituationen neue Wege eröffnen.

Reframing

! MERKE
Verhaltensweisen, Aussagen, Meinungen erhalten ihre Bedeutung auch durch den Kontext.

Dies machen sich u. a. Witze zunutze. Ein Begriff oder eine Situation wird in einen anderen Kontext gestellt und erhält eine völlig andere Bedeutung.

Fallbeispiel

Ehefrau: „Mein Mann sitzt immer nur zu Hause rum!“
Therapeut: „Vielleicht möchte er Ihnen gern nahe sein?“

Die ursprüngliche Beschwerde der Ehefrau über das Verhalten ihres Mannes wird in einen Beziehungskontext gestellt. Es mag sein, dass dies nicht der Grund für das Verhalten des Mannes ist, aber es ermöglicht der Ehefrau einen anderen Blick darauf und dadurch vielleicht eine Veränderung.

Reflecting Team

Am interessantesten ist das, was man eigentlich nicht hören sollte.

Während direkte Empfehlungen, Anregungen etc. häufig nicht auf eine entsprechende Offenheit treffen und die asymmetrische Beziehung zwischen Therapeuten / Beratern und Betroffenen betonen, kann ein indirekter offener Austausch über Gedanken und Eindrücke anregend auf die Beteiligten wirken. Die Idee des Reflecting Teams ist, dass sich das professionelle Helferteam in Anwesenheit der Betroffenen über Eindrücke, Ideen und den aktuellen Stand der Beratung austauscht (von Schlippe und Schweitzer 2013). Es wird eine Zäsur im Gespräch gesetzt und darum gebeten, dass man sich kurz zum aktuellen Gesprächsverlauf verständigen dürfe.

Fallbeispiel

Herr L. (45) ist im Gespräch sehr aufgebracht; er bringt zahlreiche Anliegen vor. Es ist schwierig, im Gespräch einen roten Faden zu finden, und Herr L. wird zusehends unzufriedener und wirkt genervt. Nach ca. 15 Minuten bitten die Helfer Herrn L., sich in seiner Anwesenheit kurz austauschen zu können.
Helfer 1: Ich habe den Eindruck, dass sich Herr L. im Moment nicht wirklich von uns verstanden fühlt.
Helfer 2: Ja, das scheint mir auch so. Vielleicht wäre es günstig, noch mal genauer nachzufragen, was sein Anliegen an uns ist, um besser auf seine Bedürfnisse eingehen zu können.
Helfer 1: Ich weiß nicht, ob sich sein Anliegen gut zusammenfassen lässt.
Helfer 2: Vielleicht wäre es aber möglich, das herauszuarbeiten, was für Herrn L. am wichtigsten ist.
Nach dieser kurzen Sequenz wird Herr L. wieder einbezogen und das Gespräch fortgesetzt.
Herr L.: Also, am wichtigsten ist mir, dass ich nicht weiter von Pontius zu Pilatus laufe und dann das Gefühl habe, dass mir eh keiner zuhört.
Helfer 1: Woran würden Sie denn merken, dass Ihnen zugehört wird?

In diesem Gesprächsausschnitt verlief das Gespräch zunächst so, wie es Herr L. vermutlich schon häufig erlebt hat und was bei ihm letztlich zu dem Eindruck führt, dass ihm niemand zuhört. Durch das vor ihm zwischen den professionellen Helfern geführte Gespräch wird zum einen implizit vermittelt, dass man sich durchaus Gedanken macht, was sein Anliegen ist, und bemüht ist, ihn zu verstehen. Es wird jedoch auch indirekt vermittelt, dass es wichtig ist, sein eigentliches Anliegen zu kennen. Im Gespräch danach kann dann an die Aussage von Herrn L., die ein zentrales Anliegen von ihm formuliert, angeknüpft werden.

Metakommunikation

Ähnlich dem Reflecting Team kann in schwierigen Gesprächssituationen auch Metakommunikation im Sinne **eines Gesprächs über die aktuelle Gesprächssituation** hilfreich sein. Gerade wenn man den Eindruck hat, dass z. B. Dinge nicht ausgesprochen werden, sondern im Gesagten oder dem Verhalten mitschwingen, kann es hilfreich sein, dies anzusprechen.

3.4 Sonstige Konzepte

Claudia Fischer

Zusammenfassung

- Krisenintervention als integrativer Ansatz nutzt angepasst an die Situation und die Bedarfe der Betroffenen über die Richtlinienverfahren hinausgehende Verfahren.
- Dabei spielen Pragmatismus und spezifische Kompetenzen der Helfer eine Rolle. Bedarfsweise finden dabei auch nur einzelne Elemente Anwendung.
- So kann z. B. die motivierende Gesprächsführung im Kontext von Suchterkrankungen sehr hilfreich sein, oder es können körperorientierte und imaginative Verfahren zur vorübergehenden affektiven Stabilisierung bzw. als antidissoziative Techniken eingesetzt werden.

In der praktischen Kriseninterventionsarbeit, z. B. in Krisendiensten, wird meist ein multiprofessionelles Konzept umgesetzt. Hier begegnen und ergänzen sich verschiedene professionelle Helfer aus unterschiedlichen Arbeitsfeldern mit meist heterogenem Wissen. Im Sinne der Betroffenen geht es immer um eine sinnvolle Kooperation, konstruktive Teamarbeit und einen integrativen Ansatz. In der alltäglichen Praxis wird dies oft sehr selbstverständlich gelebt. Die Orientierung findet immer am Prozess statt: Wo stehen wir gerade, und was braucht es jetzt?

3.4.1 Sozialpsychiatrische Grundannahmen

Gemeinsame Grundlage sind auch weithin anerkannte sozialpsychiatrische Eckpunkte. In der Sozialpsychiatrie sind Konzepte von **Empowerment, Trialog, Recovery und die EXperienced-INvolvement-Bewegung** (Bock 2018), die Selbstbestimmung, Selbstwirksamkeit und Lebenszufriedenheit von Betroffenen fördern, seit fast 30 Jahren fest verankert. Die Besinnung auf grundlegende Aspekte des Menschseins dient als Brücke des Dialogs: *„Die anthropologische Sicht kann helfen, die soziale Distanz gegenüber psychischen Erkrankungen bei anderen zu reduzieren sowie die innere Distanz im Umgang mit eigenen Krisen zu überwinden. Ziel ist, die Aneignung zu fördern statt die Entfremdung noch zu verstärken"*, so Bock (2018: 228). Diese Sicht beschreibt eine zentrale Grundhaltung und die soziale Basis für ein gemeinsames Vorgehen in Krisensituationen, weg von einem rein pathologischen Blick hin zu einer unvoreingenommenen Wahrnehmung und Offenheit für eine subjektive Begegnung.

Im nächsten Abschnitt werden noch einige spezielle therapeutische Interventionstechniken vorgestellt, die in bestimmten Situationen passend und unterstützend sein können, je nachdem, was Helfer mitbringen.

3.4.2 Spezielle therapeutische Interventionstechniken

Imaginative Techniken

Imaginative Techniken dienen insbesondere im Kontext von Traumtherapie der **Stabilisierung und emotionalen Distanzierung** – beides vordringliche Ziele in der Arbeit mit Betroffenen in akuten oder auch traumatischen Krisen. Erfahrungen von Schutz und Sicherheit können hiermit bewirkt werden. Bewährt haben sich die folgenden Techniken insbesondere bei Betroffenen, die bereits positive Erfahrung im Umgang mit solchen Verfahren haben und durch die Unterstützung von außen dort wieder innerlich anknüpfen können:

- **Sicherer Ort:** „Stellen Sie sich einen Ort vor, an dem Sie sich ganz sicher und geborgen fühlen."

- **Gegenbilder und Kraftquellen:** „Können Sie sich eine starke Kraft- oder Energiequelle in Ihnen vorstellen?"
- **Beobachtertechnik** (z. B. Externalisierung durch Leinwandtechnik): „Beschreiben Sie mir bitte den Ablauf, wie wenn Sie das Geschehene auf einer Leinwand ablaufen sehen und im Zuschauerraum sitzen."
- **Tresorübung:** „Vielleicht können Sie versuchen, diese ganzen belastenden Erlebnisse, Gefühle, Gedanken und Bilder in einen Tresor oder Safe zu sperren? Und nur Sie haben den Schlüssel dazu."
- **Innerer Helfer / Schutzperson:** „Gibt es einen inneren Begleiter, den Sie hervorrufen können? Vielleicht können Sie sich sogar mit ihm über die momentane Situation austauschen und Ratschläge bekommen?" (Das können auch Tiere oder Symbole sein.)

CAVE

Vorsicht ist bei Betroffenen mit Störungen des Realitätsbezugs (z. B. in akut psychotischen Zuständen) geboten. Hier kann die Anwendung von imaginativen Verfahren zu zusätzlicher Verwirrung und Desorientiertheit beitragen!

Skills und Stabilisierungstechniken

Bei emotionaler Übererregung oder dissoziativem Erleben sind Skills aus dem DBT-Konzept (Linehan 2014) geeignet. Skills in akuten Krisen neu zu erlernen ist eher eine Herausforderung. Viele Betroffene mit therapeutischer Vorbehandlung haben aber durchaus Erfahrungen mit entsprechenden Fertigkeiten. Wenn Helfer Betroffene in einer Krisensituation nach Skills fragen, erhalten sie oft die Antwort: „Ich habe schon alles ausprobiert, aber nichts hat geholfen!" Bei einer solchen Ausgangslage ist es die Aufgabe des professionellen Helfers, gemeinsam mit den Betroffenen diese „Versuche" durchzugehen und Ansätze zu modifizieren. Oft werden für Hochstresssituationen mit über 70 % Anspannung ungeeignete Skills angewendet, z. B. Mandalas ausmalen oder PC-Spiele. In solchen Fällen werden dann meist stärkere Reize (s. u.) benötigt. Manche Betroffene haben sogar ganz real ihren Notfallkoffer dabei; daran müssen sie mitunter erinnert werden.

Die Vorlieben und Erfahrungen sind sehr individuell und sollten unbedingt berücksichtigt werden („Mit welchen Skills haben Sie gute Erfahrungen in ähnlichen Spannungszuständen gemacht? Meinen Sie, dieses Vorgehen ist für die jetzige Situation geeignet?").

Einige Beispiele für **Stresstoleranz-Skills** (Sofortmaßnahmen bei einer Anspannung > 70 %):

- Ammoniak
- Coolpacks
- Wasabipaste
- Chililutscher / -schoten
- Harte Igelbälle
- Gummibänder
- Murmeln im Schuh

Zum Dissoziationsstopp haben sich auch Verfahren der **Reorientierung** bewährt: sich als Helfer mit Namen vorstellen, Ort des Geschehens nennen, Farben im Raum bestimmen, sich Lieblingskochrezepte beschreiben lassen, Rückwärtsrechnen usw.

MERKE

Achtsamkeit ist das Gegenteil von Dissoziation!

Atemtechniken

Kurzfristig wirksam – und oft der Einstieg bei ängstlich-erregten Betroffenen – kann die Anleitung einer Atemtechnik sein. Vor allem Menschen, die erfahren im Umgang damit sind, können durch eine behutsame Begleitung der Helfer ihr entsprechendes Vorwissen wieder abrufen. Im Kern geht es bei den verschiedenen Atemtechniken darum, eine sich zunehmend beruhigende Nasenatmung anzustoßen, in den Bauch zu atmen und auf die Ausatmung zu achten. Der Helfer begleitet diesen Prozess ruhig und motivierend und lässt sich von der Aufregung nicht anstecken.

CAVE

Das Einführen neuer Methoden, die dem Betroffenen bisher nicht geläufig sind, kann in akuten Krisensituationen eine Überforderung darstellen.

Motivierende Gesprächsführung

Ursprünglich stammt dieser inzwischen weit verbreitete Ansatz (MI: Motivational Interviewing, Miller und Rollnick 1983) aus der Suchttherapie. Zentral ist das Abzielen auf intrinsische Veränderungsmotivation bei den Betroffenen, davon ausgehend, dass es eine innere Zerrissenheit bzw. Ambivalenz zwischen dem Beibehalten des Problemverhaltens und dem Anstreben von Veränderungen gibt. Auch hier gilt: Ein reines Literaturstudium reicht für den Einsatz dieser Methode in der Kriseninterventionsarbeit nicht aus; die Helfer sollten praktische Erfahrung mitbringen. Es gibt **fünf Grundprinzipien** der motivierenden Gesprächsführung:

- **Empathie ausdrücken:** Akzeptanz (Gefühl des Angenommenseins) fördert Veränderung, aktives Zuhören, Ambivalenz normalisieren.
- **Gemeinsam zurückschauen**
- **Diskrepanz entwickeln:** Betroffene selbst liefern Argumente für Veränderung.
  → Wahrgenommene Diskrepanz von gegenwärtigem Verhalten und wichtigen persönlichen Werten führt zu Veränderungsmotivation.
- **Widerstand aufnehmen und umlenken:** Betroffene nicht konfrontieren, nicht für Veränderung argumentieren, sondern sie selbst Lösungsansätze entwickeln lassen.
- **Selbstwirksamkeit fördern:** Die Verantwortung für eine Entscheidung zur Veränderung liegt beim Betroffenen; der Helfer vermittelt den Glauben, sich verändern zu können.

INFOBOX

Techniken der motivierenden Gesprächsführung

- Motivation zur Veränderung aufbauen → Change Talk: Offene Fragen stellen, evtl. Dringlichkeitsskala einsetzen, Explorieren einer Entscheidungswaage, in die Zukunft blicken, Ziele und Werte erforschen
- Veränderungsprozesse unterstützen → Confidence Talk: Selbstverpflichtung aufbauen und stärken

Gesprächspsychotherapie

Auch im Kontext von Beratungsarbeit sind viele Helfer mit den Grundhaltungen der personenzentrierten Gesprächspsychotherapie (nach Rogers 1993) vertraut. Wenn man dabei an „reines Zuhören" dächte, würde dieser humanistische Ansatz unterschätzt. Im Zentrum stehen folgende Basisvariablen:

- **Bedingungslose positive Wertschätzung:** Dies bedeutet nicht, dass der Helfer Gefühlen der Betroffenen unbedingt zustimmen muss. Es bedeutet jedoch, dass er sein Gegenüber ohne Wertung und Vorurteil annimmt, wie er in diesem Moment ist. Erreicht wird diese positive Wertschätzung nur, indem das Gegenüber als eigenständiger Mensch respektiert wird, mitsamt seiner Gefühlswelt und den daraus resultierenden Handlungen.
- **Empathie:** Rogers sieht dieses einfühlsame Verstehen als einen Vorgang im Gespräch, in dem der professionelle Helfer die Gefühle und persönlichen Bedeutungen spürt, die der Betroffene erlebt, und dem Betroffenen auch mitteilt (VEE: „Verbalisieren emotionaler Erlebnisinhalte").
- **Kongruenz / Echtheit:** Der Helfer redet offen über seine Gefühle und Einstellungen und stellt sich nicht als jemand dar, der etwa nur aufgrund seiner Profession in der Hierarchie weiter oben angesiedelt ist als der Betroffene. Der Helfer soll (und darf) sich also nicht hinter Fassaden, Rollen und Floskeln verstecken. Diese Transparenz ermöglicht das Vertrauen des Betroffenen, der sich so seinem Gegenüber öffnen kann.

Eine Orientierung an diesen drei Prinzipien kann in vielen Krisensituationen hilfreich sein, fokussieren sie doch auf die Wichtigkeit eines gelingenden Kontakts, einer förderlichen therapeutischen Beziehung (➤ Kap. 2.2.1).

Körperbezogene Verfahren

Die bekannteste Methode ist die Technik des *Eye Movement Desensitization and Reprocessing,* kurz: **EMDR.** Es werden fragmentierte Erinnerungen zusammengeführt und durchgearbeitet. Der Betroffene konfrontiert sich in der Phase des Prozessierens mit der traumatischen Erfahrung und den damit verbundenen Gedanken, Bildern, Gefühlen und Körperempfindungen, bis es zu einer Neubewertung und Integration der alten Erfahrungen kommt. Dies geschieht mittels bilateraler Stimulation, die sowohl visuell durch Fingerbewegungen oder Leuchtampel als auch akustisch oder taktil (z. B. durch Tappen auf den Oberschenkeln) erreicht werden kann.

CAVE

Nur bei genauer Indikationsstellung und nur von spezifisch ausgebildeten und erfahrenen Helfern ist EMDR im Kontext einer Krisenintervention anzuwenden!

Grounding-Übungen erzeugen ein schnelles Verankern im Hier und Jetzt und wirken damit auch antidissoziativ. Betroffene sollen rasch wieder in Kontakt mit der Realität kommen. Das Vorgehen kann dabei durchaus etwas direktiv sein. Es ist oft hilfreich, Betroffene klar und entschlossen anzusprechen:

- „Stehen Sie bitte auf und stampfen Sie fest auf, sodass Sie den Boden unter Ihren Füßen spüren!"
- „Klopfen Sie sich Arme und Beine ab."
- „Lassen Sie uns zusammen ein paar Schritte gehen."
- „Konzentrieren Sie sich auf die Stelle in Ihrem Körper, die Kontakt zum Stuhl hat. Spüren Sie genau, welche Muskeln betroffen sind. Durch Ihre Atmung könnten Sie das noch vertiefen und Halt und Sicherheit wahrnehmen."

LITERATUR

Abilgaard P. Stabilisierende Psychotherapie in akuten Krisen: PITT für die psychotherapeutische Grundversorgung. Stuttgart: Klett-Cotta 2014.

Bandura A. Self-efficacy mechanism in human agency. American Psychologist 1982; 7(2): 122.

Beck AT. Cognitive-Behavioral Strategies in Crisis Intervention. New York: Guilford Press 2010.

Beebe B, Lachmann FM. Säuglingsforschung und die Psychotherapie Erwachsener: Wie interaktive Prozesse entstehen und zu Veränderungen führen. Stuttgart: Klett-Cotta 2004.

Bentz D, Michael T, Margraf J. Konfrontation und Exposition. Psychiatrie und Psychotherapie up2date 2009; 3(6): 409–428.

Bion WR. Lernen durch Erfahrung. Frankfurt/M.: Suhrkamp 1990.

Bock T. Aneignung oder Entfremdung? Das Bedürfnis nach Sinn und die provozierende Frage nach einer „geglückten Psychose ". Psychiatr Prax 2018; 45(S 01): 26–30.

Brockmann J, Kirsch H. Konzept der Mentalisierung. Psychotherapeut 2010; 55(4): 279–290.

Gemeinsamer Bundesausschuss. Psychotherapie-Richtlinie. In der Fassung vom 19. Februar 2009 veröffentlicht im Bundesanzeiger Nr. 58 (S. 1399) vom 17. April 2009, in Kraft getreten am 18. April 2009, zuletzt geändert am 22. November 2019, veröffentlicht im Bundesanzeiger (BAnz AT 23.01.2020 B4), in Kraft getreten am 24. Januar 2020.

Giernalczyk T. Psychodynamische Krisenintervention. PiD 2003; 4(4): 347–353.

Heidenreich T, Michalak J. Die „dritte Welle" der Verhaltenstherapie: Grundlagen und Praxis. Weinheim: Beltz 2013.

Jordan W, Heinemann AM, Marx A. Notfallpsychiatrie und psychotherapeutische Krisenintervention. Stuttgart: Thieme 2016.

Kahl K, Winter L, Schweiger U, Sipos V. Die dritte Welle der Verhaltenstherapie. Fortschr Neurol Psychiatr 2011; 79(6): 330–339.

Kircher T (Hrsg.). Kompendium der Psychotherapie: Für Ärzte und Psychologen. 2. A. Berlin: Springer 2019.

Linehan M. DBT? Skills Training Manual. New York: Guilford Press 2014.

Morbitzer L. Sigmund Freud (1892–1893). Ein Fall von hypnotischer Heilung. Forum Psychoanalyse 2018; 34(4): 441–449.

Palazzoli MS, Boscolo L, Cecchin GF, et al. Family rituals: a powerful tool in family therapy. Family Process 1977; 16(4): 445–453.

Riecher-Rössler, A, Berger P, Yilmaz AT, Stieglitz RD (Hrsg.). Psychiatrisch-psychotherapeutische Krisenintervention: Grundlagen, Techniken und Anwendungsgebiete. Göttingen: Hogrefe 2004.

Rogers CR. Die klientenzentrierte Gesprächspsychotherapie. Client-Centered Therapy. Frankfurt/M.: Fischer 1993.

Rupp M. Notfall- und Krisenintervention. Kerbe – Forum für soziale Psychiatrie 2012; 2: 4–7.

Rupp M. Basiswissen: Psychiatrische Krisenintervention. 2. A. Köln: Psychiatrie Verlag 2014.

Schauenburg H. Psychodynamische Aspekte in der Krisenintervention. In: Riecher-Rössler A, Berger P, Yilmaz AT, Stieglitz RD (Hrsg.). Psychiatrisch-psychotherapeutische Krisenintervention: Grundlagen, Techniken und Anwendungsgebiete. Göttingen: Hogrefe 2004, S. 153–164.

Schulte D, Rudolf G. Gutachten zur wissenschaftlichen Anerkennung der Systemischen Therapie. Dtsch Arztebl 2009; 106(5): 208–211.

Selvini-Palazzoli M. Paradoxon und Gegenparadoxon. Stuttgart: Klett-Cotta 1977.

Simmich T, Reimer C. Psychotherapeutische Aspekte von Krisenintervention. Psychotherapeut 1998; 43(3): 143–156.

Stein C. Spannungsfelder der Krisenintervention: ein Handbuch für die psychosoziale Praxis. Stuttgart: Kohlhammer 2009.

Stein C. Psychotherapeutische Krisenintervention. Köln: Psychiatrie Verlag 2015.

Streeck U (Hrsg.). Erinnern, agieren und inszenieren: Enactments und szenische Darstellungen im therapeutischen Prozeß. Göttingen: Vandenhoeck & Ruprecht 2000.

Till W. Psychoanalytische Aspekte in der Krisenintervention. Psyche 2009; 63(8): 773–793.

Till W. Krisenintervention – psychoanalytisch gesehen. Möglichkeiten und Grenzen. Journal für Psychologie 2011; 19(3): 1–24.

Urton K. Selbstwirksamkeitserwartung – Was bedingt sie und wie kann sie gefördert werden? Potsdamer Zentrum für empirische Inklusionsforschung (ZEIF) 2017; 3: 1–12.

von Bertalanffy L. An outline of general system theory. Br J Philos Sci 1950; 1: 134–165.

von Schlippe A, Schweitzer J. Lehrbuch der systemischen Therapie und Beratung I: Das Grundlagenwissen.3. A. Göttingen: Vandenhoeck & Ruprecht 2016.

Watzlawick P. Pragmatische Axiome – ein Definitionsversuch. In: Beavin JH, Jackson DD, Watzlawick P (Hrsg.). Menschliche Kommunikation. Bern: Huber 1967, S. 53.

Weigl T, Mikutta J. Motivierende Gesprächsführung: Eine Einführung. Berlin: Springer 2019.

Young JE, Klosko JS, Weishaar ME. Schema Therapy. New York: Guilford Press 2003.

KAPITEL

4

Claudia Fischer, Michael Frey, Jeannette Hofmann und Ingrid Schäfer

Was begegnet mir? Erscheinungsformen psychiatrischer Krisen

4.1 Realitätsverlust

Michael Frey

Zusammenfassung

- Psychotische Erkrankungen sind u. a. durch Realitätsverlust sowie kognitive und affektive Beeinträchtigungen gekennzeichnet, was sich auf die Kommunikation mit den Betroffenen auswirkt.
- Wichtige Kriseninterventionsziele sind die akute Entlastung und ggf. die Unterstützung und Beratung der Angehörigen – immer auch mit Blick auf die Erarbeitung einer Behandlungsmotivation. Denn für eine günstige Prognose ist, vor allem bei Erstmanifestationen, ein möglichst frühzeitiger Behandlungsbeginn entscheidend.
- Die Kommunikation mit psychotischen Menschen muss dabei an die jeweils vorherrschende Symptomatik angepasst werden, um verständlich zu sein und das Gefühl von Sicherheit und Vertrauen zu vermitteln. Der Respekt vor der „Realität" des Gegenübers ist die Grundlage für eine gelingende Gesprächsführung.

4

4.1.1 Leitsyndrom, diagnostische Kriterien

Fallbeispiel

Mit besorgtem Gesichtsausdruck und leiser Stimme teilt der junge Mann der professionellen Helferin mit, dass er seit Monaten von zwei seiner Nachbarn überwacht werde. Er deutet auf die Regale und macht eine Geste, die das Gegenüber zur Vorsicht mahnt. Dort seien Mikrofone und kleine Kameras versteckt. Im nächsten Moment springt er auf und geht unruhig auf und ab, ohne weitere Auskünfte zu geben. Er wirkt sehr angespannt, gedankenverloren und verängstigt. Nach einigen Minuten lässt er sich wieder auf dem von einem Handtuch bedeckten Sofa nieder. Er berichtet, dass er seine Nachbarn hören könne; er könne ihre Gedanken in seinem Kopf hören und wisse daher, dass sie jeden seiner Schritte verfolgten. Er verlasse die Wohnung nur im Dunkeln, weil er sich da etwas sicherer fühle; tagsüber bleibe er zu Hause.

Die Basis sozialer Kommunikation ist eine gemeinsame Bezugsgröße, die miteinander geteilte Realität. Zentrales Merkmal einer psychotischen Erkrankung ist, dass es hier zu einem Bruch kommt. Wahn und Halluzinationen als Symptome einer psychotischen Störung sind dadurch gekennzeichnet, dass eben die je spezielle Sicht- und Erlebensweise nicht mit anderen geteilt werden kann, was zu Vereinsamung und Verzweiflung führen kann. Die häufigste Form von Psychosen sind die aus dem schizophrenen Formenkreis.

Bei der schizophrenen Psychose sind in erster Linie vier Domänen des Denkens und Erlebens betroffen:

- Störungen des Realitätsbezugs (Wahn und Halluzinationen)
- Kognitive Beeinträchtigung (u. a. formale Denkstörungen)
- Negativsymptome (flacher Affekt, Alogie etc.)
- Affektive Dysregulation (z. B. Ängste, depressiver Affekt) (van Os et al. 2010)

Dies kann sich in z. T. grob desorganisierter Sprache bzw. desorganisiertem Verhalten bis hin zu katatoner Erstarrung äußern (DSM-5: APA 2013).

INFOBOX

Als wichtige Änderung in der Klassifikation der schizophrenen Psychosen in der ICD-11, die diesbezüglich dem DSM-5 folgt, werden die in der ICD-10 beschriebenen Unterformen (hebephrene Schizophrenie, Schizophrenia simplex, undifferenzierte Schizophrenie etc.) großenteils aufgehoben (vgl. S3-Leitlinie Schizophrenie: DGPPN 2019).

4.1.2 Positivsymptome

Die sog. **Positivsymptome** sind dabei besonders kennzeichnend und u. a. wesentlich für die kategoriale diagnostische Einordnung (DSM-5: APA 2013). Sie umfassen Wahn, Halluzinationen, Ich-Störungen und einen Teil der formalen Denkstörungen.

Wahn

Die Wahnsymptomatik als Ausdruck des verlorenen Realitätsbezugs kann in unterschiedlichen Formen und Ausprägungen auftreten (➤ Kap. 8.2.2).

Dabei kann zum einen die **Intensität des Wahns** betrachtet werden:

- **Wahnstimmung:** Die Betroffenen haben lediglich das Gefühl, dass „etwas nicht stimmt", ohne dass sie die Hintergründe näher benennen können.
- **Wahnwahrnehmung:** Eine Sinneswahrnehmung wird in ihrer Bedeutung in einen anderen Bezugsrahmen gesetzt. So wird z. B. ein vorbeifahrendes rotes Auto als Zeichen interpretiert, dass der Nachrichtendienst wieder aktiv ist.
- **Wahneinfall:** Ein wahnhafter Gedanke tritt unabhängig von einer Sinneswahrnehmung auf; z. B.: „Mein Ehemann will mich vergiften."
- **Systematisierter Wahn:** Die Komplexität des Wahns nimmt zu, und immer mehr Wahrnehmungen und Beobachtungen werden in die Wahnsystematik integriert.

Was die **Wahninhalte** angeht, so erleben ca. 80–90 % der Menschen mit einer schizophrenen Psychose einen Verfolgungs- bzw. Beeinträchtigungswahn. Es gibt jedoch auch noch zahlreiche andere Formen wie Liebes- oder Eifersuchtswahn, Größenwahn, Schuldwahn etc. (Mehl et al. 2016).

Halluzinationen

Die im Rahmen einer Psychose auftretenden Sinnestäuschungen können im Grunde jede Sinnesmodalität betreffen. Am häufigsten sind im Rahmen einer Schizophrenie **akustische Halluzinationen** zu beobachten (ca. 50 % der Betroffenen) (Mehl et al. 2016). Während **optische Halluzinationen** bei Erwachsenen eher selten sind (ca. 15–35 %), treten sie bei Psychosen im Kindesalter häufig auf (ca. 80 %) (Resch und Schimmelmann 2013).

Ich-Störungen

Hierbei verschwimmen die Grenzen zwischen dem als „Ich" Empfundenen und der Umwelt. Das, was als zunächst selbstverständlich „Meinhaftiges" erlebt wird, wird durchlässig bzw. verändert sich. Dabei kann unterschieden werden zwischen für eine **Psychose sehr spezifischen Ich-Störungen** wie

- Gedankeneingebung
- Gedankenentzug
- Gedankenausbreitung
- Sonstiges Fremdbeeinflussungserleben (das Gefühl, dass Erleben oder Verhalten von außen gesteuert oder „gemacht" wird)

und **eher unspezifischen Ich-Störungen,** die auch bei anderen psychischen Erkrankungen oder Ausnahmezuständen auftreten:

- Depersonalisation (Entfremdungsgefühle gegenüber sich selbst)
- Derealisation (Entfremdungsgefühle gegenüber der Umwelt, Raum oder Zeit) (Mehl et al. 2016).

Formale Denkstörung

Neben den Denkinhalten, die im Wahn beeinträchtigt sind, ist häufig auch der formale Gedankengang verändert. Dies kann von diskreten Abweichungen bis hin zu völliger Unverständlichkeit des Gesprochenen führen. Die Ausformung der formalen Denkstörung kann dabei sehr unterschiedlich sein: Sie kann von einer assoziativen Lockerung bzw. Ideenflucht bis hin zu völliger Zerfahrenheit reichen. Es können Neologismen oder Perseverationen auftreten, oder die Betroffenen erleben eine Blockierung des Denkens, um nur einige zu nennen. Immer zeigt es sich dem Gegenüber durch eine Beeinträchtigung in der Kommunikation; der verbale Ausdruck und ggf. das Verhalten des Betroffenen verweisen auf die dahinterliegende formale Denkstörung (➤ Kap. 8.2).

4.1.3 Negativsymptome

Insbesondere im längeren Verlauf schizophrener Psychosen spielen Negativsymptome eine wesentliche Rolle. Es treten Symptome auf, von denen einige auch bei depressiven Störungen zu beobachten sind. Affektverflachung, Anhedonie, Antriebslosigkeit, Verlangsamung im formalen Denken und sozialer Rückzug sind mögliche Ausprägungen. Manchmal verarmen die Betroffenen im sprachlichen Ausdrucksvermögen (Alogie) und leiden unter einer ausgeprägten Apathie.

4.1.4 Wichtige Kriseninterventionsziele

Bei akuter Exazerbation gilt es, eine **Behandlungsmotivation zu erarbeiten.** Ein sehr konsistenter Befund in wissenschaftlichen Studien ist, dass die Prognose einer psychotischen Störung sich mit der **frühzeitigen medikamentösen antipsychotischen Behandlung** verbessert. Jede Behandlungsverzögerung hingegen verschlechtert die Langzeitprognose. Bei einer Erstmanifestation ist zudem differenzialdiagnostisch eine organische Ursache der Erkrankung mit zu berücksichtigen und medizinisch abzuklären.

4.1.5 Ätiologische Modelle

Hinsichtlich der Entstehung psychotischer Erkrankungen ist von einem **multifaktoriellen Vulnerabilitäts-Stress-Modell** auszugehen. Zu einer polygenetisch vererbten Hirnentwicklungsstörung treten Gen-Umwelt-Interaktionen hinzu, welche die Entstehung einer psychotischen Erkrankung ermöglichen. Das von Keshavan (1999) formulierte **3-Hits-Modell** rekurriert auf diese Annahme und sieht in der Erstmanifestation einer psychotischen Erkrankung die Kulmination einer langen Entwicklung im Vorfeld (Keshavan 1999). Auf neurobiologischer Ebene werden hier die Phase der Prä- und Perinatalzeit, die Adoleszenz und die neurodegenerativen Prozesse im Rahmen einer manifesten Psychose als die drei Momente (3 Hits) herausgestellt, in denen die Gehirnentwicklung abweichend verläuft bzw. in denen es zu zerebralen Schäden kommt. Zusätzlich zur genetischen Veranlagung kommen als schädliche Einflussfaktoren u. a. Noxen (z. B. Medikamente, Drogen), Infektionen oder Stress infrage. Neben den Auf- und Umbauprozessen vor der Geburt und während der Kindheit erfährt das Gehirn vor allem während der Adoleszenz (15–25 Jahre) noch einmal eine massive Entwicklung und ist damit besonders vulnerabel. Im Rahmen des sog. **Prunings** kommt es zu einer starken Reduktion der Synapsendichte. Dabei gibt es gute Hinweise aus der Forschung, dass schizophrene Patienten als Ausdruck einer abweichend verlaufenden Hirnentwicklung ein Übermaß an Pruning erleben (Paus et al. 2008).

Konsistent mit diesen Überlegungen zur Entstehung von Psychosen ist, dass annähernd 90 % aller Betroffenen mit einer psychotischen Erkrankung aus dem schizophrenen Formenkreis bereits Jahre vor der Erstmanifestation sog. **prodromale Symptome** gezeigt haben (Schultze-Lutter et al. 2015). Das können psychoseferne Auffälligkeiten im Denken und Wahrnehmen oder in Dauer bzw. Intensität abgemilderte psychotische Symptome sein. So erleben z. B. manche Menschen sog. **Gedankeninterferenzen,** d. h., es treten Gedanken ins Bewusstsein, die nicht zum aktuellen Kontext passen und als sehr befremdlich empfunden werden. Menschen in einem prodromalen Stadium nehmen diese Gedanken als störend und irritierend wahr, verorten die Herkunft der Gedanken jedoch eindeutig bei sich. Im Rahmen einer manifesten Psychose würde die Quelle jedoch ggf. externalisiert, d. h. im Außen gesucht, und damit als „Gedankeneingebung" erlebt, was einen Realitätsverlust kennzeichnet und den Menschen in noch größere Verunsicherung treibt.

4.1.6 Interventionen – einen Zugang finden

In der Begegnung mit akut psychotischen Menschen gibt es einige Hürden, welche die Kommunikation erschweren können. Zunächst sind die Betroffenen meist sehr verunsichert, misstrauisch und ängstlich, denn sowohl die Wahrnehmung selbst als auch die Interpretation des Erlebten sind massiv beeinträchtigt. Eine Auswahl hilfreicher Interventionen ist ➤ Abb. 4.1 am Ende des Abschnitts zu entnehmen.

Kognitive Beeinträchtigung

So sind kognitive Fähigkeiten wie die **Konzentrationsfähigkeit** meist reduziert, und es kann eine **Auffassungsstörung** bestehen, d. h., die Fähigkeit, Wahrnehmungen und Inhalte in ihrer Bedeutung zu verstehen und in einen sinnvollen Zusammenhang zu setzen, ist vermindert. So werden z. B. Gesprächsinhalte sehr konkretistisch aufgefasst und z. B. der Sinn von Sprichwörtern nicht erfasst. Das formale Denken kann assoziativ gelockert oder ideenflüchtig, d. h. sehr sprunghaft oder inhaltlich nicht mehr nachvollziehbar sein, da völlig zerfahren.

! MERKE

Dies erfordert im Kontakt eine **einfache und konkrete Sprache.** Sprichwörter oder andere Stilmittel, die ein starkes Abstraktionsvermögen erfordern, sollten vermieden werden.

Wahninhalte

Als weitere Hürden im Kontakt erweisen sich dann meist Besonderheiten im Erleben psychotischer Patienten, die vor allem im Wahn ihren Ausdruck finden. Psychotischem Erleben ist ein sog. **Subjektzentrismus** eigen, d. h., in der **Interpretation von Wahrnehmungen** besteht eine starke Tendenz, Dinge auf sich zu beziehen. Gepaart mit einer reduzierten Fähigkeit, wichtige von unwichtigen Stimuli zu unterscheiden, und einer vermehrten Tendenz, Dinge als bedrohlich wahrzunehmen, führt dies zu Phänomenen wie den sog. **Beziehungsideen.** So können Nachrichten in der Presse über Geschehnisse am anderen Ende der Welt im psychotischen Erleben zu Botschaften werden, die exklusiv für den Betroffenen dort platziert wurden. Aber ebenso kann jede Äußerung oder Handlung während eines Gesprächs auf diese Weise interpretiert werden und zu Misstrauen und Verunsicherung führen.

! MERKE

Das erfordert ein **empathisches und wachsames Wahrnehmen des Betroffenen** und ggf. ein **Nachfragen,** falls Irritationen im Gesprächsverlauf wahrnehmbar sind. **Transparenz und Klarheit, alles, was Sicherheit und Orientierung** vermittelt, können im Gegenzug hilfreich sein. Es geht darum, im Gespräch nach Möglichkeit einen gemeinsamen Nenner zu finden und den Betroffenen in seiner Not zu adressieren.

Da das zentrale Kennzeichen eines **Wahninhalts** seine Unkorrigierbarkeit ist, sind Diskussionen über die Wahninhalte selbst nicht zielführend. Spricht der Betroffene z. B. von der Befürchtung, durch die Nachbarn überwacht zu werden, wird er sich von dieser Überzeugung im Gespräch nicht lösen, ist jedoch vielleicht in der von ihm empfundenen Angst und Verzweiflung erreichbar. Diese kann im Gespräch in den Blick genommen werden und bietet ggf. eine Brücke, um Hilfe annehmen zu können.

Respektvoll können auch manchmal Wahninhalte selbst im Sinne einer **therapeutischen Utilisation,** d. h. einer Nutzbarmachung im Sinne des Patienten, verwendet werden. Wenn der Betroffene auch fest von der Überwachung durch die Nachbarn überzeugt ist und das Pathologische darin in diesem Moment nicht erkennen kann, ist er – angesprochen auf seine emotionale Not – vielleicht aber dem Argument zugänglich, dass seine Nachbarn an einem anderen Ort, z. B. in einer Klinik, keinen Zugriff auf ihn hätten. Eine solche **„doppelte Buchführung“,** d. h. das Einverständnis eines Patienten z. B. zur (teil-)stationären Behandlung vor einem anderen Interpretationshorizont, ermöglicht nicht selten einen ersten Zugang und eine Behandlung auf freiwilliger Basis. Allgemein lässt sich sagen: Je aufgewühlter (z. B. aufgrund einer ausgeprägten Wahndynamik), unübersichtlicher und chaotischer eine Situation erscheint, desto direktiver muss ggf. vorgegangen werden, um einen Rahmen zu schaffen, der eine weitere Eskalation verhindert und den Weg für die notwendige psychiatrische Behandlung bahnt (➤ Kap. 2). Zudem ist bei psychotischen Zuständen häufig eine ausgesprochene **Ambivalenz** vorhanden, welche die Betroffenen daran hindert, eine Entscheidung zu treffen.

Affektive Beeinträchtigung

Im Affekt erscheinen die Patienten nicht selten parathym, d. h., die ausgedrückten Emotionen passen nicht zur Situation oder zu den geschilderten Denkinhalten. Oft dominieren Angst und Verzweiflung sowie das bereits erwähnte Misstrauen die Interaktion, aber auch eine unpassende Unbekümmertheit und Heiterkeit können auftreten.

! MERKE

Für einen ersten Zugang im Rahmen der Krisenintervention ist es notwendig, hier nach Möglichkeit möglichst viel **Ruhe, Vertrauen und Sicherheit** zu vermitteln.

Sinnestäuschungen

Hinzu kommen Sinnestäuschungen, am häufigsten in Form von akustischen Halluzinationen, die an sich schon verunsichernd und deren Inhalte nicht selten bedrohlich sind. Betroffene berichten von kommentierenden, entwertenden oder gar imperativen

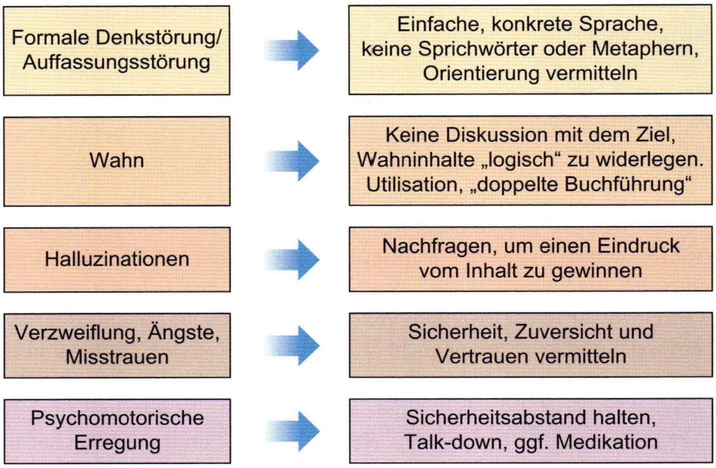

Abb. 4.1 Eine auf Symptome abgestimmte Auswahl hilfreicher Interventionen vor dem Hintergrund der psychotischen Symptomatik

Stimmen. Wenn es gelungen ist, eine Gesprächsbasis zu finden, und die Situation es erlaubt, ist es sinnvoll **nachzufragen, um sich nach Möglichkeit zumindest ein grobes Bild zu machen, was der Betroffene erlebt.** Auch Halluzinationen jeder anderen Sinnesmodalität sind möglich, treten jedoch seltener auf.

Erregungszustände

Sollte sich die Situation während der Krisenintervention oder bereits im Vorfeld so zuspitzen, dass der Betroffene in einen **emotionalen Erregungszustand** gerät, muss zunächst auf den **Selbstschutz der professionellen Helfer** geachtet und je nach Setting ggf. Unterstützung hinzugezogen werden (➤ Kap. 7.1.2). In manchen Fällen ermöglicht ein klares, bestimmtes Auftreten eine Eingrenzung. Es kann versucht werden, den Patienten durch **„Talk-down“**, d. h. verständnisvolles und begleitendes Sprechen, zu beruhigen. Nicht selten ist jedoch eine **medikamentöse Intervention** mit Antipsychotika oder Benzodiazepinen notwendig, um die akute Anspannung und eine damit ggf. einhergehende Selbst- oder Fremdgefährdung zu durchbrechen.

Fallbeispiel

Forts.

Nachdem die professionellen Helfer sich die Sorgen und Befürchtungen des Patienten angehört und Verständnis signalisiert hatten, schien dieser zunehmend mehr Vertrauen zu fassen. Die Rückmeldung an ihn, dass man selbst kein Spezialist für Abhörtechnologie sei, jedoch seine Not und Verzweiflung sehe, eröffnete einen Weg, um im weiteren Gespräch die Möglichkeit ärztlicher Unterstützung anzusprechen. Es gelang, den jungen Mann davon zu überzeugen, gemeinsam in eine psychiatrische Institutsambulanz zu fahren, um dort Möglichkeiten zur Linderung seiner Ängste und der ausgeprägten Schlafstörungen, von denen er im weiteren Verlauf berichtet hatte, zu besprechen.

Das **Einbeziehen von Angehörigen,** Freunden oder anderen Bezugspersonen, falls verfügbar, kann sehr hilfreich sein. Oftmals können diese vertrauten Personen leichter einen Zugang zum Patienten finden und ihn ggf. von den notwendigen nächsten Schritten überzeugen. Es gibt jedoch auch den Fall, dass diese in die Wahnsymptomatik einbezogen sind. Dann gilt es eher Abstand zu schaffen. In jedem Fall ist es hilfreich, wenn über die dem Patienten nahestehenden Personen **fremdanamnestische Informationen** eingeholt werden können, z. B.

- Verlauf der aktuellen Episode (Wie akut hat sich die Symptomatik entwickelt?)
- Frühere psychotische Episoden?
- Bekannte Selbst- oder Fremdgefahr während psychotischer Episoden?
- Hinweis auf Drogenkonsum?
- Medikation?
- Somatische Erkrankungen?
- Gibt es einen Krisenpass / -plan?

! MERKE

Krisenpässe und Behandlungsvereinbarungen sollen in der akuten Krisensituation berücksichtigt werden.

Krisenpässe geben u. a. Auskunft über zu informierende oder hilfreiche Kontaktpersonen, aktuelle Medikation und Medikation, die in früheren Krisen unterstützend war, persönliche Wünsche zum Umgang mit der Krise und Verweise auf ggf. weitere Behandlungsvereinbarungen.

CAVE

- **Katatonie:** Eine völlige Erstarrung oder eine deutlich eingeschränkte Bewegung mit muskulärer Rigidität, wächserner Biegsamkeit (Flexibilitas cerea), vegetativer Entgleisung ist ein **psychiatrischer Notfall.** Ursächlich kann eine zugrunde liegende psychische Erkrankung sein (z. B. eine Psychose) oder aber auch eine antipsychotische Medikation, insbesondere zu Beginn der Behandlung, bei Umstellung oder Dosiserhöhung. Katatone Zustände sind für die Patienten meist sehr qualvoll. Die Betroffenen können innerlich massiv angespannt sein, und eine stuporöse Bewegungslosigkeit kann unvorhersehbar in einen Erregungszustand wechseln. Daher auch auf Selbstschutz achten!
- **Erregungszustände:** Wahnmotiviertes aggressives Verhalten oder psychomotorische Erregungszustände aufgrund von Angst und Verzweiflung können zu akuter Selbst- oder Fremdgefahr führen und bedürfen ggf. einer sedierenden Medikation. Auf Selbstschutz achten! (➤ Kap. 7.1.2, Fremdgefährdung)
- **Imperative Stimmen:** Nicht selten leiden Patienten an akustischen Halluzinationen, die sie zu selbst- oder fremdgefährdenden Handlungen auffordern. Zur Einschätzung von akuter Selbst- oder Fremdgefahr ist es daher notwendig, dies zu erfragen.
- Bei jeder **neu aufgetretenen Psychose** soll eine **organische Differenzialdiagnostik** erfolgen. Folgende Kriterien können Hinweise auf eine organische Ursache sein:
  - Akuter Beginn
  - Neurologische Symptome: fokalneurologische Ausfälle, Bewusstseinstrübung, epileptische Anfälle
  - Ausgeprägte kognitive Defizite, subakute (innerhalb von 3 Monaten auftretende) Merkfähigkeitsstörungen als prominentes Symptom, die nicht mit den für die Schizophrenie bekannten Symptomen vereinbar sind
  - Verwirrtheit
  - Optische Halluzinationen (vor allem bei Jugendlichen und Erwachsenen)
  - Psychomotorische Symptome (inkl. Katatonie)
  - Fluktuierender Verlauf der Erkrankung
  - Fluktuierende Psychopathologie
  - Vorbestehende Entwicklungsverzögerung/-störung
  - Fieber, Exsikkose (S3-Leitlinie Schizophrenie: DGPPN 2019)

LITERATUR

APA – American Psychiatric Association. Diagnostic and Statistical Manual of Mental Disorders (DSM-5®). Washington, DC: American Psychiatric Publishing 2013.

Keshavan MS. Development, disease and degeneration in schizophrenia: a unitary pathophysiological model. J Psychiatr Res 1999; 33(6): 513–521.

Mehl S, Falkenberg I, Leopold K, Bechdolf A, Kircher T. Symptomatik der Schizophrenie. In: Falkai P, Hasan A (Hrsg.). Praxishandbuch Schizophrenie. Diagnostik – Therapie – Versorgungsstrukturen. München: Elsevier Urban & Fischer 2020, S. 13–25.

Paus T, Keshavan M, Giedd NJ. Why do many psychiatric disorders emerge during adolescence? Nature Rev Neurosci 2008; 9(12): 947.

Resch F, Schimmelmann BG. Entwicklungspsychopathologie. In: Schimmelmann BG, Resch F (Hrsg.). Psychosen in der Adoleszenz: Entwicklungspsychopathologie. Früherkennung und Behandlung. Stuttgart: Kohlhammer 2013, S. 73–87.

Schultze-Lutter F, Michel C, Schmidt SJ, et al. EPA guidance on the early detection of clinical high risk states of psychoses. Eur Psychiatry 2015; 30(3): 405–416.

van Os J, Kenis G, Rutten BP. The environment and schizophrenia. Nature 2010; 468(7321): 203.

ZITIERTE LEITLINIE

DGPPN – Deutsche Gesellschaft für Psychiatrie und Psychotherapie, Psychosomatik und Nervenheilkunde (Hrsg.). S3-Leitlinie Schizophrenie. AWMF-Registernummer 038–009. Stand: 15.3.2019; www.awmf.org/uploads/tx_szleitlinien/038-009l_S3_Schizophrenie_2019-03.pdf (letzter Zugriff: 14.3.2020).

4.2 Orientierungslosigkeit und Verwirrung

Michael Frey

Zusammenfassung

- Die häufigsten Ursachen für eine Orientierungsstörung und Verwirrtheit sind eine Demenz oder ein Delir.
- Die Symptome der beiden Störungen überlappen einander. Ein akuter Beginn und ein fluk-

4

tuierender Verlauf sprechen für eine delirante Symptomatik.
- Eine Unterscheidung der beiden Störungsbilder ist wichtig, da sich die Kriseninterventionsziele unterscheiden: Während es sich bei einem Delir um einen psychiatrischen Notfall handelt, der eine sofortige medizinische Abklärung erfordert, sollte bei einer demenziellen Erkrankung eine stationäre Einweisung nach Möglichkeit vermieden werden.

4.2.1 Leitsyndrom, diagnostische Kriterien

Fallbeispiel

Die 75-jährige Patientin liegt ruhig, mit dem Blick zur Decke gewandt, in ihrem Bett. Die betreuende Altenpflegerin berichtet, dass sie sich nun wieder beruhigt habe. In der letzten Stunde sei sie jedoch sehr verängstigt und desorientiert gewesen. Sie habe weder gewusst, wo sie sei, noch habe sie die Altenpflegerin, von der sie schon seit 2 Jahren betreut werde, erkannt. Seit 2 Tagen habe ihr Zustand immer wieder zwischen Erregung und Schläfrigkeit gewechselt. Wiederholt habe sie versucht, aus dem Bett aufzustehen, was ihr jedoch wegen ihrer körperlichen Schwäche nicht gelungen sei. Ansonsten sei die Seniorin zwar manchmal etwas vergesslich, aber sonst im Kopf „völlig fit“.

Aufmerksamkeit, Denken und Gedächtnis erlauben uns normalerweise, uns in der Welt zurechtzufinden. Wir wissen, wer wir sind, wo wir uns befinden, können die aktuelle Situation einordnen und uns zeitlich orientieren. Eine Störung in diesem Bereich führt zu großer Verunsicherung und beeinträchtigt uns schwerwiegend.

Desorientierung kann in unterschiedlichen Zusammenhängen auftreten und das Zusammenspiel der für eine adäquate Orientierung notwendigen Domänen an verschiedenen Stellen gestört sein. **Demenz** und **Delire** sind die beiden häufigsten Störungen, die zu einer massiven kognitiven Beeinträchtigung mit Desorientierung führen. Beide Störungsbilder haben große Überschneidungsbereiche, was auch die Zuordnung zu einer gemeinsamen Kategorie (neurokognitive Störungen) im DSM-5 – und voraussichtlich auch in der ICD-11 – zeigt.

Im Rahmen der Krisenintervention sind die beiden Zustandsbilder mitunter schwer zu unterscheiden. Besonders wichtig für eine Abgrenzung sind **Beginn und Verlauf.** Während ein Delir in der Regel rasch mit einem klar benennbaren Beginn einsetzt, ist der Beginn einer Demenz aufgrund des schleichenden Verlaufs oft schwer auszumachen. Ein Delir weist außerdem häufig starke Fluktuationen auf, während die meisten Demenzformen einen kontinuierlichen Verlauf nehmen.

Bei einer Demenz ist in einem langsamen Prozess zu Beginn vor allem das Gedächtnis in Mitleidenschaft gezogen, bei einem Delir hingegen stehen Aufmerksamkeitsstörungen sowie qualitative und quantitative Bewusstseinsstörungen (➤ Kap. 8.2) im Vordergrund (➤ Tab. 4.1).

4.2.2 Delir

Bei einem Delir kommt es aufgrund von sehr unterschiedlichen Ursachen zu einer unspezifischen Funktionsstörung des Gehirns. Insbesondere bei älteren Menschen können z. B. akute Infektionen, eine Störung des Elektrolyt- und Wasserhaushalts, Immobilisierung oder auch eine Medikamentenumstellung ausreichen, um ein Delir auszulösen (Heppner und Zeeh 2018). Häufig entsteht ein Delir innerhalb von Stunden, manchmal aber auch langsamer (über mehrere Tage). Der Zustand ist in der Regel reversibel. Unbehandelt verstirbt jedoch ca. ein

Tab. 4.1 Differenzialdiagnostische Aspekte Delir – Demenz (Heppner und Zeeh 2018; Möller et al. 2009)

	Delir	Demenz
Beginn	akut (Stunden bis Wochen)	schleichend
Fluktuation	häufig und ausgeprägt	weniger ausgeprägt
Bewusstsein	gestört	nicht beeinträchtigt
Psychomotorik	Hyper- oder Hypoaktivität	erst spät im Verlauf beeinträchtigt
Orientierung	früh im Verlauf beeinträchtigt	erst spät im Verlauf beeinträchtigt

Drittel der Patienten. Zu den wichtigsten **Risikofaktoren** für ein Delir zählen (Heppner und Zeeh 2018):
- Höheres Alter
- Einschränkung des Sehens oder Hörens
- Vorbestehende neurokognitive Defizite
- Reduzierte zerebrale Durchblutung
- Reduzierter Ernährungszustand
- Suchtmittelabusus, Benzodiazepin-Gebrauch
- Depression
- Soziale Isolation
- Multimorbidität und schwerwiegende Vorerkrankungen (DGPPN 2019)

Nach der vorläufigen Version der **ICD-11** ist ein Delir durch folgende Aspekte charakterisiert:
- **Aufmerksamkeitsstörung,** d. h. eine verminderte Fähigkeit, die Aufmerksamkeit auszurichten, zu fokussieren oder aufrechtzuerhalten.
- **Bewusstseinsstörung,** die sich z. B. in einer reduzierten Umweltorientierung ausdrückt.
- Es entwickelt sich über eine **kurze Zeitspanne** und neigt zur **Fluktuation.**
- Es ist begleitet durch andere **kognitive Störungen** (z. B. Gedächtnisstörungen, Orientierungslosigkeit, Sprachstörungen, Störungen der visuell-räumlichen Wahrnehmung).
- Ebenso können **Schlafstörungen** bis hin zu einem aufgehobenen Schlaf-Wach-Rhythmus auftreten.
- Die Ursache ist eine **organische Pathologie** oder Erkrankung, Intoxikation, Entzug oder Medikation.

Je nach vorherrschender Symptomatik unterscheidet man zwischen hypo- und hyperaktivem Delir:
- Bei einem **hyperaktiven Delir** sind die Patienten psychomotorisch unruhig, getrieben, z. T. aggressiv. Es können Halluzinationen und eine vegetative Symptomatik sowie ausgeprägte Schlafstörungen auftreten.
- Das **hypoaktive Delir** hingegen ist durch ein eher apathisches Erscheinungsbild mit Verlangsamung und völligem Rückzug geprägt (Heppner und Zeeh 2018).

Beide Zustandsbilder können sich auch abwechseln.

Als zentrale diagnostische Kriterien für ein Delir haben sich die mithilfe der **Confusion Assessment Method** (CAM) erhobenen und in ➤ Abb. 4.2 dargestellten vier Dimensionen bewährt.

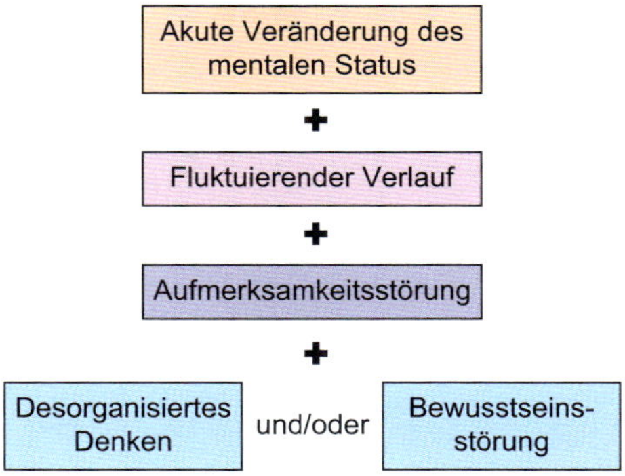

Abb. 4.2 Nach der *Confusion Assessment Method* (CAM) sprechen das gemeinsame Auftreten einer akuten Veränderung des mentalen Status, einer Aufmerksamkeitsstörung, desorganisiertes Denken und / oder Bewusstseinsstörungen und ein fluktuierender Verlauf für ein Delir.

Fallbeispiel

Forts.

Auf Ansprache reagiert die Seniorin ängstlich. Sie antwortet nicht adäquat auf die gestellten Fragen und äußert sich unverständlich. Nachdem die anamnestischen Angaben und der Eindruck aus der kurzen Kontaktaufnahme auf eine akute Veränderung des mentalen Zustands mit fluktuierendem Verlauf, Aufmerksamkeitsstörung und desorganisiertem Denken hindeuten, wird der Notarzt informiert.

Ein sog. **Alkoholentzugsdelir** (Delirium tremens) ist für die psychiatrische Krisenintervention besonders relevant. Etwa 5 % aller Alkoholkranken erleiden irgendwann ein Delir (Maschke et al. 2015). Dieses kann sehr unterschiedlich ausgeprägt sein. Neben den Kernsymptomen eines Delirs (➤ Abb. 4.2) können psychomotorische Unruhe, Schlafstörungen und affektive Störungen ebenso beobachtet werden wie Halluzinationen. Zudem kann es zu weiteren neurovegetativen Symptomen wie Hypertonie, Tachykardien, Tremor etc. kommen. Bezüglich der Halluzinationen ist besonders die **Suggestibilität** hervorzuheben: Hier halluziniert der Patient infolge von Anweisungen, z. B. liest er von einem leeren Blatt ab oder knotet einen imaginären Faden. Besonders bedrohlich sind epileptische Anfälle, die bei ca. 20 % der Patienten auftreten, vor allem im Anfangsstadium, dem sog. Prädelir (Maschke et al. 2015).

! MERKE

Ein Delir stellt einen **psychiatrischen Notfall** dar und muss umgehend medizinisch abgeklärt werden! Die Patienten müssen bzgl. der Vitalfunktionen überwacht werden. Im präklinischen Setting ist daher der Notarzt hinzuzuziehen.
Noch vor Ort sollten ggf. Angehörige, Freunde etc. nach fremdanamnestischen Angaben befragt werden:
- Körperliche und psychiatrische Vorerkrankungen
- Aktuelle Erkrankungen (auch anscheinend harmlose wie ein Harnwegsinfekt, gerade bei älteren Patienten)
- Frühere Delire
- Regelmäßige Medikation
- Drogen? Alkohol?
- Auslandsreisen?

Hinweise bzgl. einer möglichen Intoxikation sollten beachtet werden (Drogenkonsum, Medikamente, Alkohol etc.) (DGPPN 2019).

4.2.3 Demenz

Demenzen sind meist die Folge eines **chronisch fortschreitenden degenerativen Prozesses** im Gehirn. Sie können pathophysiologisch unterschiedliche Ursachen haben. Beeinträchtigt sind vor allem die **höheren kortikalen Funktionen** wie Gedächtnis, Denken, Orientierung, Auffassungsfähigkeit etc. Das Bewusstsein ist dabei nicht getrübt (Differenzialdiagnose: Delir!).

Im DSM-5 und voraussichtlich auch in der ICD-11 sind die Demenzen, auch wenn dieser Begriff im DSM-5 nicht mehr verwendet wird, den neurokognitiven Störungen zugeordnet. Darunter fällt in beiden Klassifikationssystemen auch das Delir. Die Demenzen werden in der vorläufigen Version der ICD-11 in folgende **Subkategorien** aufgeteilt:
- Alzheimer-Krankheit
- Vaskuläre Demenz
- Lewy-Körper-Demenz
- Frontotemporale Demenz
- Demenz durch die Einnahme psychoaktiver Substanzen
- Demenzen durch anderenorts klassifizierte Erkrankungen (z. B. Morbus Parkinson, Chorea Huntington, Prionen etc.)

Im DSM-5 wurden im Sinne eines dimensionalen Ansatzes sechs Domänen in den Blick genommen: Aufmerksamkeit, Exekutivfunktionen (Planung, Entscheidung, Inhibition), Gedächtnis, expressive und rezeptive Sprache, perzeptuell-motorische Fähigkeiten und soziale Kognition (Oedekoven und Dodel 2019).

INFOBOX

Uhrentest

Die Patienten werden gebeten, eine Uhr inkl. aller Ziffern zu zeichnen. Außerdem soll eine spezifische Uhrzeit eingezeichnet werden, z. B. Viertel nach acht. Damit werden visuokonstruktive, perzeptuell-motorische Fähigkeiten und exekutive Funktionen getestet.

Mini-Mental-Status-Test (MMST)

Der MMST besteht aus 11 Aufgaben, die in ca. 10 min durchgeführt werden können. Er testet Orientierung, Merkfähigkeit, Rechnen und Buchstabieren, exekutive Funktionen, visuokonstruktive und perzeptuell-motorische Fähigkeiten.
Beide Tests zusammengenommen haben eine **hohe Sensitivität,** sollten jedoch nicht als einzige Instrumente zur Diagnosestellung herangezogen werden. Der MMST zeigt vor allem bei beginnender Demenz eine geringe Sensitivität (Oedekoven und Dodel 2019).

Komorbiditäten

Demenzkranke Patienten leiden nicht selten auch an anderen psychischen Erkrankungen, die jedoch leicht übersehen werden. Besonders bedrohlich ist hier ein **Delir** (Deuschl und Maier 2016; ➤ Kap. 4.2.2). Eine akute Zustandsveränderung, die ggf. Anlass der Krisenintervention ist, muss unbedingt ärztlich abgeklärt werden. Aber auch **Depressionen** können im Rahmen einer Demenz auftreten und müssen entsprechend behandelt werden. **Angstsymptome** wie Unruhe, Anspannung oder Befürchtungen treten ebenfalls häufig auf und werden ggf. durch die kognitiven Einbußen bzw. die Desorientierung aggraviert. Besonders belastend für Pflegende und Angehörige können **Aggressivität und agitiertes Verhalten** sein, die ggf. eine medikamentöse Behandlung erforderlich machen. Diese Symptome stellen einen häufigen Grund für eine psychiatrische Krisenintervention dar (Johnson et al. 2012).

Wichtige Kriseninterventionsziele

Ein wesentliches Ziel der psychiatrischen Krisenintervention bei dementen Patienten wie auch bei anderen psychiatrischen Erkrankungen ist, **eine stationäre Behandlung nach Möglichkeit zu verhindern.** Aufgrund der Gedächtnisstörung und der anderen beeinträchtigten kognitiven Domänen reagieren demente Menschen auf einen Umgebungswechsel häufig mit einer Verschlechterung der Symptomatik und sollten daher so lange wie möglich in ihrem gewohnten Umfeld bleiben können. Gerade demente Patienten haben jedoch im Vergleich mit nichtdementen älteren Menschen ein erhöhtes Risiko für eine stationäre Krankenhausbehandlung, sei es aus psychiatrischen oder aber aus somatischen Gründen (Zhu et al. 2015).

! MERKE

Auch wenn die Datenlage dazu noch unzureichend für eine letztgültige Beurteilung ist, zeichnet sich ab, dass eine ambulante Krisenintervention insbesondere zur Vermeidung einer Rehospitalisierung dementer Menschen beiträgt (Johnson et al. 2012).

Angehörige im Blick

In jedem Fall ist es wichtig, sich im Rahmen einer Krisenintervention einen **Überblick über die Versorgungslage** der Patienten zu verschaffen und die Angehörigen ggf. darin zu unterstützen, weitere Hilfe wie z. B. den gerontopsychiatrischen Dienst in Anspruch zu nehmen. Eine Untersuchung in Deutschland zeigt außerdem, dass die **Einbeziehung eines Psychiaters bzw. Neurologen in die Behandlung die Notwendigkeit einer Heimeinweisung verzögert** (Riedel-Heller 2018). Eine Demenzerkrankung ist für die Pflegenden eine der herausforderndsten Erkrankungen. Aufgrund der demografischen Entwicklung wird angenommen, dass sich die geschätzte Zahl von 36 Mio. (2012) von Demenz betroffenen Menschen weltweit bis 2030 fast verdoppeln wird. **Rund 70 % der Demenzerkrankten werden vollständig oder teilweise von ihren Angehörigen gepflegt** (Zwingmann et al. 2018). Vor allem Patienten mit niedrigem Funktionsniveau, häufigen Verhaltensauffälligkeiten (z. B. psychomotorische Unruhe oder Umherirren) und ausgeprägten neuropsychiatrischen Defiziten sind für die pflegenden Angehörigen eine Heraus- oder manchmal auch eine Überforderung.

Defizite bestehen bei pflegenden Angehörigen vor allem in den Bereichen **Wissensvermittlung** zum Thema Demenz (z. B. im Hinblick auch auf Unterstützungsangebote, finanzielle und sozialrechtliche Fragestellungen), **soziale Integration** sowie im Bereich der **eigenen körperlichen und psychischen Gesundheit** (Zwingmann et al. 2018). Die pflegenden Angehörigen haben selbst ein erhöhtes Risiko, an einer psychischen Störung, insbesondere Depressionen und Schlafstörungen, zu erkranken (Chiao et al. 2015). In Deutschland werden für Menschen mit Demenz und deren Angehörige zunehmend **regionale Versorgungsnetzwerke** etabliert (z. B. https://demenznetzwerke.de), die Schnittstellenprobleme reduzieren sollen.

Umgebungsfaktoren

Neben pharmakologischen Interventionen kann auch eine **Optimierung der Versorgung und der Umgebungsfaktoren** zu einer Zustandsverbesserung beitragen. So können z. B. Gewichtsverlust aufgrund von reduzierter Nahrungszufuhr durch positiv gestaltete Essenssituationen oder Schlafstörungen durch eine angemessene soziale Aktivierung tagsüber günstig beeinflusst werden. In der Krisenintervention lohnt es sich daher, auch darauf ein Augenmerk zu legen und nach Möglichkeit Anregungen zur Verbesserung der Versorgung zu geben.

CAVE

- Demente Patienten, die zusätzlich eine **delirante Symptomatik** entwickeln. Hinweise sind u. a. durch fremdanamnestische Angaben zu erhalten.
- **Komorbiditäten** bei dementen Patienten werden oft übersehen.
- Ein **überfordertes** oder **unzureichendes Unterstützersystem.**

LITERATUR

Chiao CY, Wu HS, Hsiao CY. Caregiver burden for informal caregivers of patients with dementia: a systematic review. Int Nurs Rev 2015; 62(3): 340–350.

Heppner HJ, Zeeh J. Delir oder Demenz? MMW-Fortschritte der Medizin 2018; 160(14): 43–47.

Johnson DK, Niedens M, Wilson JR, Swartzendruber L, Yeager A, Jones K. Treatment outcomes of a crisis intervention program for dementia with severe psychiatric complications: the Kansas bridge project. Gerontologist 2012; 53(1): 102–112.

Möller H-J, Laux G, Deister A. Psychiatrie und Psychotherapie. Stuttgart: Thieme 2009.

Oedekoven C, Dodel R. Diagnostische Kriterien und Diagnose der Demenz vom Alzheimer-Typ. Neurologie up2date 2019; 2(1): 91–105.
Riedel-Heller S. Haben wir die pflegenden Angehörigen Demenzkranker im Blick? Nervenarzt 2018; 89(5): 493–494.
Zhu CW, Cosentino S, Ornstein K, Gu Y, Andrews H, Stern Y. Use and cost of hospitalization in dementia: longitudinal results from a community-based study. Int J Geriatr Psychiatry 2015; 30(8): 833–841.
Zwingmann I, Hoffmann W, Michalowsky B, Wucherer D, Eichler T, Teipel S et al. Offene Versorgungsbedarfe pflegender Angehöriger von Menschen mit Demenz. Nervenarzt 2018; 89(5): 495–499.

ZITIERTE LEITLINIEN

DGN – Deutsche Gesellschaft für Neurologie (Hrsg.). S3-Leitlinie Demenzen. AWMF-Registernummer 038–013; Stand: Januar 2016; www.awmf.org/leitlinien/detail/ll/038-013.html (letzter Zugriff: 14.3.2020).
DGN – Deutsche Gesellschaft für Neurologie (Hrsg.). S1-Leitlinie Alkoholdelir und Verwirrtheitszustände. AWMF-Registernummer 030–006; Stand: Mai 2015; www.dgn.org/leitlinien/3056-ll-85-ll-alkoholdelir-und-verwirrtheitszustaende (letzter Zugriff: 14.3.2020).
DGPPN – Deutsche Gesellschaft für Psychiatrie und Psychotherapie, Psychosomatik und Nervenheilkunde (Hsrg.). S2k-Leitlinie „Notfallpsychiatrie". Stand: 13.4.2019; www.awmf.org/uploads/tx_szleitlinien/038-023l_S2k_Notfallpsychiatrie_2019-05_1.pdf (letzter Zugriff: 14.3.2020).

4

4.3 Angst und Panik

Claudia Fischer

Zusammenfassung

- Das Erleben von Ängsten ist vielgestaltig und kann im Rahmen vieler psychischer Erkrankungen auftreten.
- Ziel der psychiatrischen Krisenintervention ist es, bei Menschen mit manifesten Angsterkrankungen eine Behandlungsmotivation für ein fachgerechtes, kontinuierliches Therapieangebot aufzubauen.
- In der Akutsituation geht es zunächst darum, Ruhe, Sicherheit und Zuversicht zu vermitteln, damit der Betroffene wieder die Kontrolle über das Erleben und die Situation gewinnen kann.

Angst und Panik sind sehr häufige (Begleit-)Affekte in akuten Krisen. Manchmal ist eine Unterscheidung, inwieweit einem passageren Ausnahmezustand auch eine manifeste Erkrankung zugrunde liegt, in der Momentaufnahme der Krisenintervention nicht einfach zu treffen.

„Angst kann als ein Affektzustand beschrieben werden, der durch die Wahrnehmung von Gefahr oder Bedrohung in der Umwelt oder im Individuum ausgelöst wird. Zu unterscheiden ist zwischen ‚normaler' und ‚pathologischer' Angst. Die pathologische Angst ist charakterisiert durch eine der Situation unangemessene und überdauernde Angstreaktion, für die der Patient keine Möglichkeit der Erklärung, der Reduktion und der Bewältigung hat und die zu einer Beeinträchtigung der Lebensqualität führt. Bei ausgeprägten Angststörungen bestehen klinisch in der Regel katastrophisierende Gedanken und Wahrnehmungsverzerrungen."

S2k-Leitlinie Notfallpsychiatrie (DGPPN 2019)

4.3.1 Leitsyndrom, diagnostische Kriterien

Fallbeispiel

Eine Frau kommt völlig außer Atem in ein Kriseninterventionszentrum. Sie ist extrem angespannt und kann kaum sprechen. Gerade habe sie etwas Furchtbares erlebt, wahrscheinlich sei jetzt alles aus. In der Straßenbahn habe sie plötzlich keine Luft mehr bekommen und alles um sie herum nur noch ganz komisch wahrgenommen. Sie habe Todesangst gehabt (wie noch nie in ihrem Leben), und bis zur nächsten Haltestelle sei es gefühlt eine Ewigkeit gewesen. Vielleicht sei sie jetzt auch völlig verrückt geworden. Ihr sei sofort schwindlig gewesen, und ihr Herz habe bis zum Hals geschlagen. Zum Glück habe sie einen Sitzplatz gehabt, sonst wäre sie sicher direkt umgekippt. Wie sie es schließlich geschafft habe, auszusteigen und hierherzukommen, wisse sie nicht mehr genau. Eine freundliche Passantin habe sie begleitet.
→ Wie ist diese Angstattacke einzuordnen?

In der ICD-11 wird es eine Trennung von Panikstörung und Agoraphobie geben. Die soziale Phobie wird in soziale Angststörung umbenannt. Zu den wichtigsten Kategorien der **klassischen Angststörungen,** die für die Diagnosestellung mindestens 6 Monate anhalten müssen, gehören:

- **Generalisierte Angststörung:** Die Patienten leiden unter den körperlichen Ausdrucksformen der Angst (Zittern, Herzrasen, Schwindel, Übelkeit, Muskelverspannungen usw.) sowie unter Konzentrationsstörungen, Nervosität, Schlafstörungen und anderen psychischen Symptomen. Im Gegensatz zur Panikstörung treten diese Symptome allerdings nicht gleichzeitig in Form eines Anfalls, sondern in wechselnder Kombination als unterschwelliger Dauerzustand auf. In der Regel können die Patienten nicht angeben, wovor sie eigentlich Angst haben. Sie werden aber durch ständige Sorge gequält, z. B., dass ihnen oder ihren Verwandten Unfälle zustoßen oder sie erkranken könnten. Zudem machen sich die Patienten meistens Sorgen über ihre permanente Besorgtheit („Metasorgen").
- **Panikstörung:** abrupt beginnende Episoden intensiver Angst, die innerhalb von 5–10 min ihr Maximum erreichen und 10–20 min andauern („Panikattacke"). Es bestehen vielfältige körperliche Symptome, z. B. Tachykardie, Hypertonie, Tremor, Schwitzen, Atemnot, Engegefühl in der Brust, Schwindel, Übelkeit, Erbrechen. Psychisch findet sich häufig die Überzeugung, zu sterben oder verrückt zu werden, oft auch ein Derealisations- und Depersonalisationserleben.
- **Agoraphobie:** Angstanfälle in Menschenmengen, öffentlichen Verkehrsmitteln oder in engen Räumen (z. B. Fahrstühlen). Als bedrohlich werden häufig Situationen erlebt, die eine Einschränkung der Bewegungsfreiheit (nicht entkommen können) oder eine (zu große) Entfernung von einem sicheren Ort (oft das Zuhause) bedeuten. Die Angst vor dem Alleinsein ist ebenfalls häufig. Die Anwesenheit von Begleitpersonen reduziert die Angst.
- **Spezifische Phobien** („gerichtete Angst"): Furcht vor bestimmten Objekten, Situationen und Orten mit Vermeidungsverhalten (z. B. vor dem Fliegen, Operationen, Anblick von Blut, Injektionen, Spinnen). Die Angst geht über das Ausmaß der tatsächlichen Gefahr / Bedrohung hinaus.
- **Soziale Angststörung:** Die Patienten haben Angst vor Situationen, in denen sie im Mittelpunkt der Aufmerksamkeit stehen – z. B. haben sie Angst vor dem Sprechen in der Öffentlichkeit, vor Vorgesetzten, Behördengängen, Kontakten mit dem anderen Geschlecht und anderen Situationen. Dabei befürchten sie, sich peinlich oder ungeschickt zu verhalten oder negativ bewertet zu werden.

Angstsymptome können auch **bei anderen psychischen Störungen** (Depression, Abhängigkeitserkrankungen, Psychosen) und auch als **Leit- oder Begleitsymptome von somatischen Krankheiten** auftreten (Lungen-, Herz-Kreislauf-, neurologische Erkrankungen oder endokrine Störungen).

4.3.2 Wichtige Kriseninterventionsziele

Angsterkrankungen sind die häufigsten psychischen Erkrankungen. Obwohl sie vielfach nicht spezifisch behandelt werden, führen sie zu einer starken Inanspruchnahme der Gesundheitsdienste. Erster Ansprechpartner bei Angststörungen ist häufig der Hausarzt. Da viele Betroffene das Vorliegen einer organischen Gesundheitsstörung vermuten (vor allem bei der Panikstörung), lassen sie sich entsprechend oft bei Haus- und Fachärzten verschiedener Disziplinen untersuchen. So stellen sich Patienten mit einer Panikstörung bei Hausärzten häufig mit somatischen Beschwerden wie kardialen (Tachykardie, Brustschmerz), gastrointestinalen (Oberbauchbeschwerden, Reizdarmsyndrom) oder neurologischen Symptomen (Kopfschmerzen, Schwindel, Ohnmachtsgefühl) vor. Durch zunehmendes Vermeidungsverhalten sind viele Betroffene im Alltag und in ihrer Lebensqualität sehr beeinträchtigt, suchen aber oft erst verzögert Behandlung auf. Nicht selten sind Angehörige als Begleitpersonen eingebunden.

Bei Angststörungen ist es das wesentliche Ziel in der Krisenintervention, bei Betroffenen die **Behandlungsmotivation für ein fachgerechtes, kontinuierliches Therapieangebot** zu fördern (um von punktuellen Behandlungen und Vorstellungen in Notanlaufstellen Abstand nehmen zu können).

INFOBOX

Ätiologische Modelle

Es wird davon ausgegangen, dass Angststörungen durch ein komplexes Wechselspiel verschiedener Faktoren verursacht werden, wobei zu einer genetisch bedingten Vulnerabilität, die sich auf neurobiologischer Ebene in Gehirnveränderungen manifestiert, psychosoziale Faktoren hinzutreten. Gemäß dem lerntheoretischen Prinzip der negativen Verstärkung (durch das Vermeidungsverhalten entstehen keine unangenehmen Gefühle) (➤ Kap. 3.2) wird die Angststörung aufrechterhalten.

4

4.3.3 Interventionen – einen Zugang finden

Fallbeispiel

Forts.

Der Mitarbeiter lässt sich in Ruhe berichten, wie es zu dieser Symptomatik gekommen ist. Die Betroffene schildert, dass sie schlecht geschlafen habe und schon den ganzen Tag im Stress gewesen sei. Sie habe so eine starke Angstattacke zum ersten Mal gehabt (früher einmal schwächer allein zu Hause, einmal mit ihrer Freundin beim Einkaufen, aber da sei es auch nicht ganz so schlimm gewesen). Sie habe Todesangst ausgestanden. Jetzt habe sie immer mehr Angst, dass so ein heftiger Anfall wiederkommen könne. Ihr Hausarzt habe sie damals beruhigt, dass es keine körperlichen Ursachen gebe, sie sei kerngesund. Deshalb verstehe sie das alles nicht, es komme aus heiterem Himmel. So könne es doch nicht weitergehen. Während des Kontakts beruhigt sich die Betroffene schon sichtlich. Ihre Atmung normalisiert sich, und ihre Körperhaltung entspannt sich. Im Vordergrund der Krisenintervention stehen psychoedukative Elemente. Diese beinhalten bereits eine Vielzahl von kognitiven Interventionen: Ein neuer Erklärungsrahmen wird geschaffen, das Erleben der Symptome normalisiert und eine alternative Erklärung für das Auftreten und die Bedeutung körperlicher Symptome angeboten. Die Einleitung einer Psychotherapie wird besprochen. Zur Überbrückung wird noch ein zweiter Termin für die nächste Woche vereinbart. Die Betroffene ist am Ende des Gesprächs sehr entlastet.
→ Es gibt viele Hinweise, die auf eine Panikstörung hindeuten!

Es ist wichtig, das Leiden der Betroffenen anzuerkennen und nicht zu bagatellisieren. Diskussionen und endlose Versuche, Betroffenen die Angst auszureden, sind erfahrungsgemäß nicht hilfreich. Angst kann man nicht ausreden, man muss ihr standhalten. Das Vermitteln von **Sicherheit** („Wir sind hier in Sicherheit") und **Ruhe** („Angstreaktionen sind zunächst nicht schädlich für Ihren Körper. Erzählen Sie mir in Ruhe, was passiert ist") ist zentral, um einen Kontakt mit dem Betroffenen herzustellen. In den meisten Fällen reduziert schon die Anwesenheit von Helfern die Angstsymptomatik („Jetzt, wo Sie da sind, ist es schon ein bisschen besser"). Im nächsten Interventionsschritt ist es oft möglich, **Informationen und psychoedukative Elemente** einzuführen („In der Angst sind Ihre Gedanken, Gefühle und Körperreaktionen eng miteinander verflochten"). Negative Bewertungen sollten **korrigiert** und kognitive Annahmen **entkatastrophisiert** werden („Glauben Sie, dass es Ihre Angst reduziert, wenn Sie das Ganze immer wieder vermeiden? Wie wahrscheinlich ist es, dass Sie in dieser Situation keine Luft mehr bekommen und tot umfallen?").

Manche Betroffene sind schon therapieerfahren und können auf Erlerntes zurückgreifen, bei anderen ist noch mehr Aufklärungs- und Motivationsarbeit erforderlich. Eine Pharmakotherapie soll nur im Rahmen einer multimodalen Behandlung eingesetzt werden. Bei primären Angsterkrankungen empfehlen Experten ein gestuftes Vorgehen (NICE 2019). Zunächst sollen psychoedukative Elemente und gesprächstherapeutische Interventionen bzw. Anleitung zur Selbstberuhigung angewendet werden. Reicht dies nicht aus, können entweder die psychotherapeutischen Interventionen intensiviert werden, oder es kommt eine Psychopharmakotherapie zum Einsatz. Die therapeutische Wirksamkeit von selektiven Serotonin-Wiederaufnahmehemmern (SSRIs) ist am besten belegt. Benzodiazepine sind nur dann indiziert, wenn eine sofortige Angstreduktion erforderlich ist – und wegen des Risikos einer Abhängigkeit ist ihre Verschreibung nur kurzfristig geeignet. Falls auch diese Behandlungseffekte noch unzureichend wären (und beispielsweise Suizidalität besteht), würde als letzte Stufe dann nach umfassender Auswertung bisheriger Strategien und Wirkungen eine komplexe und spezifische Kombinationsbehandlung eingeleitet werden.

Die **psychotherapeutische Basisbehandlung** von Angststörungen beinhaltet folgende Aspekte:
- Empathische Kontaktaufnahme, Aufbau einer vertrauensvollen Beziehung
- Aktives, flexibles und ggf. stützendes Vorgehen, Vermittlung von Ermutigung und Hoffnung
- Exploration des subjektiven Krankheitsmodells, Klärung aktueller Motivation und der Therapieerwartung des Patienten
- Vermittlung eines Verständnisses der Symptome, ihrer Behandelbarkeit und ihrer Prognose
- Vermittlung eines „biopsychosozialen Krankheitsmodells" zur Entlastung des Patienten von

Schuldgefühlen, Selbstvorwürfen und Versagensgefühlen
- Ermutigung zur Auseinandersetzung mit Auslösern der Angst statt Aufrechterhaltung von Vermeidung
- Klärung aktueller äußerer Problemsituationen, Entlastung von zurzeit überfordernden Pflichten und Ansprüchen (z. B. am Arbeitsplatz und in der familiären Situation)
- Unterstützung beim Formulieren und Erreichen konkreter, erreichbarer Ziele
- Vermittlung von Einsicht in die individuelle Notwendigkeit einer adäquaten Therapie (z. B. Medikamente, Psychotherapie)
- Einbezug von Angehörigen, Stärkung von Ressourcen

Für die meisten Angsterkrankungen liegt die beste Evidenz für kognitiv-verhaltenstherapeutische Verfahren vor (➤ Kap. 3.2).

CAVE

- Angstsyndrome als Leit- oder Begleitsymptome einer somatischen Erkrankung oder substanzinduziert → Angst als **Leitsymptom für einen somatischen Notfall!**
- Angstsymptomatik bei **Intoxikationen und Entzug** von psychotropen Substanzen und einer Reihe von Medikamenten!
- Bei Betroffenen mit einer Angststörung (vor allem Panikstörung) kann das **Suizidrisiko** erhöht sein!
- Angstzustände vermindern sich meist allein durch die Anwesenheit einer professionellen, haltgebenden Person, können aber nach Beendigung der Intervention **rasch wieder exazerbieren!**

LITERATUR

APA – American Psychiatric Association. Diagnostic and Statistical Manual of Mental Disorders (DSM-5®). Washington, DC: American Psychiatric Publishing 2013.

Falkai P, Wittchen H-U (Hrsg.). Diagnostisches und statistisches Manual psychischer Störungen DSM-5®. Göttingen: Hogrefe 2015.

ICD-11. International Classification of Diseases 11th Revision; https://icd.who.int/browse11/l-m/en (letzter Zugriff: 14.3.2020).

Jordan W. Notfall Psyche – Diagnostik und Krisenintervention in der Präklinik. Notarzt 2017; 33(5): 224–241.

Jordan W, Heinemann AM, Marx A. Notfallpsychiatrie und psychotherapeutische Krisenintervention. Stuttgart: Thieme 2016.

Margraf J, Schneider S. Panikstörung und Agoraphobie. In: Margraf J, Schneider S (Hrsg.). Lehrbuch der Verhaltenstherapie. Heidelberg: Springer 2018, S. 3–27.

Stein C. Spannungsfelder der Krisenintervention: ein Handbuch für die psychosoziale Praxis. Stuttgart: Kohlhammer 2009.

Voderholzer U, Rieger M, Favreau M. Psychotherapie der Angststörungen. Nervenheilkunde 2019; 38(8): 547–552.

ZITIERTE LEITLINIEN

AWMF. S3-Leitlinie Behandlung von Angststörungen. AWMF-Registernummer 051–028; Stand: 15.4.2014; www.awmf.org/uploads/tx_szleitlinien/038-009l_S3_Schizophrenie_2019-03.pdf. (letzter Zugriff: 14.3.2020).

DGPPN – Deutsche Gesellschaft für Psychiatrie und Psychotherapie, Psychosomatik und Nervenheilkunde (Hrsg.). S2k-Leitlinie „Notfallpsychiatrie". Stand: 13.4.2019; www.awmf.org/uploads/tx_szleitlinien/038-023l_S2k_Notfallpsychiatrie_2019-05_1.pdf (letzter Zugriff: 14.3.2020).

NICE – National Institute for Health and Care Excellence. Generalised anxiety disorder and panic disorder in adults: management; 2019; www.nice.org.uk/guidance/CG113 (letzter Zugriff: 14.3.2020).

4.4 Depression und Manie

Claudia Fischer

Zusammenfassung

- Bei Menschen, die vor allem eine Beeinträchtigung in ihrem Affekt erleben, werden unipolare und bipolare Erkrankungen unterschieden. Beide Störungen sind in der Regel durch einen phasenhaften Verlauf gekennzeichnet. Psychotische Symptome können damit einhergehen.
- Affektive Erkrankungen stellen einen Risikofaktor für Suizidalität dar. Daher ist eine Einschätzung der Selbstgefährdung ein wichtiges Ziel der Krisenintervention.
- Es geht darum, die Betroffenen zu einer fachgerechten Behandlung zu motivieren und entsprechende Angebote zu bahnen.
- Bei einer Manie ist zusätzlich noch eine mögliche Fremdgefährdung zu berücksichtigen und auf eine Reduktion von Folgeschäden (z. B. durch exzessives Ausgeben von Geld, Promiskuität) zu achten.

Affektive Störungen sind durch eine Veränderung der Stimmung gekennzeichnet. Depressionen sind häufig und haben zusätzlich eine hohe Komorbidität.

Sie beginnen oft schon im jungen Erwachsenenalter und verlaufen in der Regel **phasenhaft** in zeitlich umschriebenen Krankheitsepisoden (mindestens 2 Wochen) mit gesunden Intervallen. Das Risiko für Menschen, einmal im Leben an einer Depression zu erkranken, liegt – auch international – bei 16–20 %. Hier spricht man von einer **unipolaren Depression.** An einem bipolaren Verlauf mit zusätzlichen manischen und / oder hypomanischen Episoden erkranken nur ca. 3 % aller Menschen im Laufe ihres Lebens (Lebenszeitprävalenz). Davon sind 20 % „rapid cycler" oder sogar „ultrarapid cycler", besonders schwere Formen, die durch extrem rasche Wechsel der Phasen gekennzeichnet sind. Die Rezidivrate ist unterschiedlich, steigt aber mit jeder neu erlebten Phase. Unipolar Depressive erleben wahrscheinlich (weit über 50 % der Patienten) mindestens eine weitere depressive Episode. **15 % der depressiv Erkrankten suizidieren sich im weiteren Verlauf.** Bei Patienten mit bipolaren Störungen ist diese Quote sogar noch etwas höher (15–20 %, meist in depressiven oder gemischten Phasen). Bei bipolaren Störungen erleben immerhin 10 % mehr als 10 Krankheitsepisoden. Im Rahmen der Kriseninterventionsarbeit zeigen sich meist zugespitzte affektive Zustände: Depressionen mit dem Risiko der Suizidalität (➤ Kap. 7.1.1) und ausgeprägte maniforme Zustände (bei denen fast immer [nur] das Umfeld um Hilfe bittet) (S3-Leitlinie / NVL: AWMF 2015; S3-Leitlinie: AWMF 2019).

Fallbeispiel

Fall 1

Zur Krisenintervention kommt ein 36-jähriger Mann in Begleitung seines Freundes. Seit mehreren Wochen fühle er sich zunehmend niedergeschlagen und traurig. Nichts mache ihm mehr Freude. Er verlasse seine Wohnung kaum noch, liege fast nur noch im Bett und starre an die Decke. Alles sei ihm zu viel. 5 kg habe er bereits abgenommen. So könne es nicht weitergehen, er müsse in seiner Arbeit eigentlich ein Projekt leiten. Wahrscheinlich sei er eh schon auf der Abschussliste. Ständig müsse er daran denken und werde zunehmend verzweifelt. Er könne sich diesen Stimmungseinbruch nicht erklären, sei aber schon früher einmal in ambulant psychiatrischer Behandlung gewesen und habe auch Antidepressiva genommen.

Fall 2

Der Krisendienst wird zu einem Hausbesuch gerufen. In einer Wohngemeinschaft sei eine Studentin „völlig durchgedreht" – ihre Mitbewohner sind in großer Sorge und erhoffen sich, nachdem auch die Polizei und der Rettungsdienst schon vor Ort gewesen und unverrichteter Dinge wieder gegangen seien, nun endlich vom Krisendienst Hilfe. Die Betroffene schlafe kaum noch, sei nachts in der Stadt unterwegs und bringe täglich wechselnd männliche Begleiter mit nach Hause. Sie fühle sich grandios, sei die attraktivste Frau der Stadt und lebe das nun endlich intensiv aus. Gleichzeitig habe sie tausend Ideen für innovative Modeprojekte, schließe diverse Mietverträge für Verkaufsflächen ab und kaufe Mobiliar. Als die Mitarbeiter des Krisendienstes mit ihr ins Gespräch kommen wollen, werden sie von ihr ausgelacht. Sie brauche keine Spaßverderber, habe gerade die beste Phase ihres Lebens und fühle sich großartig. Sie habe so viel Energie wie noch nie. Bald werde sie mit ihrer eigenen Kleiderkollektion berühmt werden. Die Betroffene redet ohne Punkt und Komma und möchte dann die Wohnung verlassen.

4.4.1 Leitsyndrome, diagnostische Kriterien

Affektive Störungen sind äußerst vielgestaltig. Jeder fünfte Patient, der an einer depressiven Erkrankung leidet, hat auch hypomanische, manische oder gemischte Episoden. Eine isolierte manische Episode ist sehr selten. Diese bipolaren affektiven Störungen werden diagnostisch als eigenständige Störungsbilder von der unipolaren Depression abgegrenzt. Sowohl bei Depressionen als auch bei bipolaren Erkrankungen können zusätzlich noch psychotische Symptome auftreten. Diese **Wahninhalte** sind bei den affektiven Störungen meistens **synthym** (stimmungskongruent). Bei Depressiven sind dies häufig überwertige Ideen von Schuld, Verarmung und Hypochondrie (nach Kurt Schneider die Urängste aller Menschen), bei maniformen Patienten ist es oft ein Größenwahn und / oder auch zusätzlich akustische Halluzinationen (S2k-Leitlinie Notfallpsychiatrie, DGPPN 2019). Die Haupt- und Nebenkriterien der affektiven Er-

krankungen („mood disorders") in der ICD-10, die in der ICD-11 nicht wesentlich verändert werden, sind:
Depression:
Hauptkriterien:
- Gedrückte depressive Stimmung
- Interessenverlust / Freudlosigkeit
- Antriebsminderung / -mangel

Nebenkriterien:
- Verminderte Konzentrationsfähigkeit und Aufmerksamkeit
- Vermindertes Selbstwertgefühl / -vertrauen
- Schuld- und Wertlosigkeitsgefühle
- Negative / pessimistische Zukunftsperspektiven
- Suizidgedanken / -handlungen
- Schlafstörungen
- Verminderter Appetit

Manie:
- Gehobene oder gereizte Stimmung
- Übersteigertes Selbstwertgefühl
- Gesteigerte Betriebsamkeit
- Rededrang (Logorrhö)
- Ideenflucht
- Vermindertes Schlafbedürfnis
- Erhöhte Ablenkbarkeit
- Aktivitäten mit möglicherweise nachteiligen Konsequenzen

Diese Symptome werden syndromal in rein depressive Episoden oder bipolare Störungen eingeordnet. Abhängig von Anzahl, Schweregrad, Dauer und Verlauf können die Symptome sehr differenziert klassifiziert werden (z. B. ICD-11: 6A70.3: „Single episode depressive disorder, severe, without psychotic symptoms" oder 6A60.A: „Bipolar type I disorder, current episode mixed with psychotic symptoms").

4.4.2 Wichtige Kriseninterventionsziele

Als allgemeine **Behandlungsziele** gelten für Patienten mit **depressiven Störungen** (S3-Leitlinie / NVL AWMF 2015):
- Symptome der depressiven Störung vermindern und letztlich eine vollständige Remission erreichen
- Mortalität, insbesondere durch Suizid, verringern
- Berufliche und psychosoziale Leistungsfähigkeit und Teilhabe wiederherstellen
- Seelisches Gleichgewicht wiedererlangen
- Wahrscheinlichkeit für einen direkten Rückfall oder eine spätere Wiedererkrankung reduzieren

In der **Krisenintervention** steht häufig die **Abwendung einer Gefährdung** bzw. einer weiteren Zuspitzung im Fokus. So soll die depressive Krise nicht in eine suizidale Entwicklung münden. **Suizidalität ist daher immer sorgfältig zu explorieren!** Neben einer aktuellen Entlastung zielt Krisenintervention auf Aufklärung und die Behandlungsmotivation der Betroffenen für eine geeignete Therapie (Psychotherapie und / oder Psychopharmakotherapie) bzw. die Wiederaufnahme einer evtl. bereits bestehenden Behandlung.

Behandlungsziele bei bipolaren Störungen (gemäß S3-Leitlinie Bipolare Störungen: AWMF 2019):
- Kurzfristig: vermeiden, dass Betroffene sich schädigen (exzessives Geldausgeben, Promiskuität, Hochrisikoverhalten u. a.)
- Aufrechterhaltung eines möglichst hohen psychosozialen Funktionsniveaus
- Reduktion der depressiven bzw. (hypo-)manischen Symptome in der Akutbehandlung
- Reduktion bzw. Vermeidung weiterer affektiver Episoden (Phasenprophylaxe) als langfristige Ziele

In akut manischen Krisen erreichen auch professionelle Helfer Betroffene häufig nur eingeschränkt. Verweigert der Betroffene eine Behandlung, so muss der professionelle Helfer beurteilen, ob eine **akute Eigen- oder Fremdgefährdung** vorliegt, die nicht anders abgewendet werden kann als durch eine stationäre Unterbringung nach dem bundeslandspezifischen Unterbringungsgesetz (wenn Betroffene z. B. auf Hausdächern balancieren oder sich ohne entsprechende Umsicht im Straßenverkehr bewegen) (➤ Kap. 9.3). Wenn keine akute Gefährdungssituation vorliegt, der Betroffene aber seine Angelegenheiten nicht oder nur teilweise besorgen kann, ist die Einleitung einer Behandlung im Rahmen des Betreuungsgesetzes zu erwägen. In subakuten Fällen stehen oft die Beratung und Entlastung des Umfeldes im Vordergrund. **Angehörige** manischer Patienten sind oft extremen Belastungen ausgesetzt. Das erfordert ein sensibles Vorgehen, weil die erlebte Ohnmacht und Enttäuschung von Hilfsangeboten sehr ausgeprägt sein können („Warum macht niemand etwas?").

INFOBOX

Ätiologische Modelle

Auch bei den affektiven Störungen ist nach Expertenmeinung von einer multifaktoriellen Genese auszugehen. Neben einer relativ starken genetischen Komponente, die wohl Grundlage einer erhöhten Vulnerabilität für die Erkrankung ist, spielen Umwelteinflüsse (u. a. stressvermittelt) und Persönlichkeitscharakteristika vermutlich eine entscheidende Rolle. Es wird von einer komplexen Wechselwirkung biologischer und psychosozialer Faktoren ausgegangen.

4.4.3 Interventionen – einen Zugang finden

Fallbeispiel

Fall 1 (Forts.)

Der Betroffene bekommt viel Raum, um seine Not zu schildern. Dabei kommen ihm immer wieder fast die Tränen. Der professionelle Helfer hört zugewandt und aufmerksam zu. Gemeinsam ordnen sie das momentane Erleben als depressives Geschehen ein. Der Mann ist verzweifelt, dass er schon wieder in so einem Loch sei. Allmählich kann er sich aber auch erinnern, dass er es damals auch geschafft habe, die Depression zu bewältigen. Es sei aktuell auch viel zusammengekommen, u. a. habe seine Freundin ihn betrogen. Darüber sei er verzweifelt. Tag und Nacht habe er daran denken müssen, warum das nur so gekommen sei, was er vielleicht falsch gemacht habe. Auch sei er wütend auf den anderen Mann, irgendwie auch auf seine Freundin. Aber die liebe er auch noch. Zudem sei er in der Arbeit massiv unter Druck gewesen.
Entlastungsmöglichkeiten für die nächsten Tage werden erörtert: Gespräch mit seinem Chef über den Abgabetermin seines Projekts und vorübergehende Unterstützung durch seinen Freund, der ein paar Tage bei ihm wohnen kann. Er möchte auch versuchen, sich wieder bei einer Laufgruppe anzumelden. Außerdem wolle er seinen ehemaligen Psychotherapeuten kontaktieren.

Fall 2 (Forts.)

Der Betroffenen wird vorgeschlagen, das Gespräch im Garten weiterzuführen, damit sie zusammen noch einmal in einer ruhigen Umgebung sprechen könnten. Darauf kann sich die Betroffene einlassen, betont aber gleich, dass sie nicht viel Zeit habe. Vorsichtig versuchen die Helfer, auf sie einzugehen. Ob das alles nicht auch sehr anstrengend sei, dauernd unterwegs zu sein? Ob sie verstehen könne, warum ihre Mitbewohner, die sie ja schon lange und gut kennen würden, so in Sorge seien? Die Helfer spüren, dass die Betroffene alles abwehrt, aber ab und zu ein kleines bisschen nachdenken und innehalten kann. Um den aktuellen Druck nicht weiter zu erhöhen und den Kontakt nicht abreißen zu lassen, bieten sie ihr an, dass sie später zu einem Gespräch in den Krisendienst kommen könne, und lassen ihre Visitenkarte da. Die Betroffene verlässt den Garten. Die Krisendienstmitarbeiter gehen zurück ins Haus (berichten wegen der Schweigepflicht nichts über die Gesprächsinhalte), sprechen aber mit ihrem Umfeld noch einmal ausführlich das Notfallmanagement durch, falls sich die Situation nicht entschärft und die Betroffene nicht zum Termin erscheint.

Vorgehen bei depressiven Zuständen

Psychotherapeutische Basisbehandlung (S3-Leitlinie: AWMF 2015), vor allem auch für die Krisenintervention relevant:

- Empathische Kontaktaufnahme, Aufbau einer vertrauensvollen Beziehung
- Aktives, flexibles und stützendes Vorgehen, Vermittlung von Ermutigung und Hoffnung
- Exploration des subjektiven Krankheitsmodells, Klärung aktueller Motivationen und Therapieerwartungen des Patienten
- Vermittlung eines Verständnisses der Symptome, ihrer Behandelbarkeit und ihrer Prognose
- Vermittlung eines „biopsychosozialen Krankheitsmodells" zur Entlastung des Patienten von Schuldgefühlen, Selbstvorwürfen und Versagensgefühlen
- Klärung aktueller äußerer Problemsituationen, Entlastung von zurzeit überfordernden Pflichten und Ansprüchen am Arbeitsplatz und in der familiären Situation
- Verhinderung depressionsbedingter Wünsche nach überstürzter Veränderung der Lebenssituation sowie Unterstützung beim Formulieren und Erreichen konkreter, erreichbarer Ziele

zum Wiedergewinnen von Erfolgserlebnissen (positive Verstärker und Selbstwirksamkeitserleben)
- Vermittlung von Einsicht in die individuelle Notwendigkeit adäquater Therapien (z. B. Antidepressiva, Richtlinienpsychotherapie)
- Einbezug von Angehörigen, Stärkung der Ressourcen
- Ansprechen von Suizidgedanken und -impulsen, Erarbeitung eines Krisenmanagements

Zu Beginn einer Intervention verhalten sich **depressiv Betroffene oft hilflos und inaktiv,** sodass professionelle Helfer oft geneigt sind, eine besonders aktive Rolle zu übernehmen. Das kann manchmal notwendig und entlastend sein, u. U. kann dadurch aber auch das Problemverhalten der Betroffenen verstärkt werden. Dies gilt es gründlich abzuwägen: Wie viel Verantwortung kann der Betroffene im Moment übernehmen? Manche Betroffene sind ängstlicher und zurückhaltender als gewöhnlich und öffnen sich nur zögerlich, andere können in ihrer Hilflosigkeit dagegen eher klagsam, fordernd und einnehmend sein. Zudem leiden Betroffene in depressiven Zuständen oft unter **kognitiven Einschränkungen** (fühlen sich wie blockiert im Denken), die es ihnen erschweren, sich längere Zeit zu konzentrieren (darauf ist im Verlauf zu achten, Tempo und Komplexität des Gesprächs sind ggf. anzupassen!). Auch in der Krisenintervention hat der professionelle Helfer eine **empathisch-validierende und fördernde Funktion.** Er soll Betroffene darin unterstützen, wieder selbst eine aktivere Rolle zu übernehmen und Ressourcen zu aktivieren. Zusätzlich **vermittelt er Wissen, macht auf eigenverantwortliches und lösungsorientiertes Verhalten aufmerksam (spiegelt) und lobt (verstärkt).**

! MERKE

Diese Balance zwischen Einfühlung und Anerkennung des Leidens einerseits und Aktivierung und Vermittlung von Hoffnung andererseits immer wieder zu finden, ist die große Herausforderung im Umgang mit depressiven Krisen.

Der vorschnelle Versuch, Hoffnung und Problemlösung zu adressieren („Nur wenn Sie etwas ändern, wird es Ihnen von der Stimmung her besser gehen, da bin ich mir sicher“), kann dazu führen, dass Betroffene sich nicht ernst genommen fühlen, dies als Vorwurf verstehen und sich aus dem Kontakt zurückziehen. Günstig ist es, beide Aspekte gleichermaßen anzusprechen: „Ich spüre Ihre große Not und Verzweiflung. Gleichzeitig möchte ich Ihnen sagen, dass nach meiner Erfahrung auch in dieser belastenden Situation berechtigte Hoffnung besteht, wieder einen Ausweg zu finden.“

Vorgehen bei manischen Zuständen

Elemente, die vor allem für die Krisenintervention relevant sind (S3-Leitlinie: AWMF 2019):
- Aufbau einer therapeutischen Beziehung
- Einbeziehung von Angehörigen und Bezugspersonen im Einvernehmen mit den Betroffenen
- Aufklärung über Krankheits- und Behandlungskonzepte
- Verhinderung und Behandlung von Selbst- und Fremdgefährdung
- Zielvereinbarung, partizipative Entscheidungsfindung

Die Interaktionsgestaltung mit manischen Patienten gestaltet sich meist äußerst schwierig. Eine Reizreduktion bzw. -abschirmung, eine Veränderung des Settings kann manchmal der erste Interventionsschritt sein (wo wird gesprochen, wie viele Personen sind anwesend etc.). Professionelle Helfer sollten sich nicht provozieren lassen, trotz möglichen Widerspruchs im Ton nicht laut oder ruppig werden und bei Konfrontationen immer den gelassenen, besänftigenden, beruhigenden Teil übernehmen. Mitunter nehmen Betroffene jedoch trotz starker formaler Denkstörungen oder Gereiztheit eine **empathisch-wertschätzende, gelassene und freundliche Grundhaltung** ihres Gegenübers wahr und können **aufgrund dieser Haltung der Helfer zwischenmenschliches Vertrauen** entwickeln (und eine therapeutische Beziehung eingehen). Manchmal haben die Betroffenen eine **„doppelte Buchführung“** – während sie verbal jedes Krankheitsgefühl negieren und jedes Behandlungsangebot ablehnen, scheinen sie manchmal tief im Innern zu wissen, dass etwas mit ihnen nicht stimmt. Dann kann es während einer Krisenintervention gelingen, **belastende Begleitsymptome zu verbalisieren,** z. B. Schlafstörungen oder Konzentrationsstörungen, und für dieses Teilziel ein therapeutisches Bündnis zu knüpfen.

CAVE

- **Suizidalität** ist ein sehr häufiges Symptom bei **affektiven Erkrankungen**.
- **Bipolar Erkrankte haben in der Psychiatrie das höchste Suizidrisiko.**
- **Wahnhaft Depressive** haben ein **besonders hohes Suizidrisiko.**
- In **akut manischen Phasen besteht meistens kein Krankheitsgefühl** bei den Betroffenen.
- In **akut manischen Phasen ist ein plötzlicher Umschwung** von überschwänglich-euphorischer Stimmung in ärgerlich-gereizte Aufgebrachtheit möglich.
- **Symptome einer Manie** können sich aber **auch im Zusammenhang mit organischen Erkrankungen** manifestieren, z. B. bei Intoxikationen oder einer Hyperthyreose.

LITERATUR

APA – American Psychiatric Association. Diagnostic and Statistical Manual of Mental Disorders (DSM-5®). Washington, DC: American Psychiatric Publishing 2013.

Bijl RV, Ravelli A, van Zessen G. Prevalence of psychiatric disorder in the general population: results of The Netherlands Mental Health Survey and Incidence Study (NEMESIS). Soc Psychiatry Psychiatr Epidemiol 1998; 33(12): 587–595.

Bürgy M. Die wahnhafte Depression. Nervenarzt 2017; 88(5): 529–537.

Falkai P, Wittchen H-U (Hrsg.). Diagnostisches und statistisches Manual psychischer Störungen DSM-5®. Göttingen: Hogrefe 2015.

Hasler G, Preisig M, Müller TJ, Kawohl W, Aubry JM, Greil W. Bipolare Störungen: Update 2019. Swiss Medical Forum 2019; 19 (3334): 537–546

ICD-11. International Classification of Diseases 11th Revision; https://icd.who.int/browse11/l-m/en (letzter Zugriff: 14.3.2020)

Jordan W, Heinemann AM, Marx A. Notfallpsychiatrie und psychotherapeutische Krisenintervention. Stuttgart: Thieme 2016.

Kircher T. Kompendium der Psychotherapie: Für Ärzte und Psychologen. 2. A. Verlag: Ort 2018.

Mahnkopf A. Umgang mit depressiven Patienten. Köln: Psychiatrie-Verlag 2009.

ZITIERTE LEITLINIEN

AWMF. S3-Leitlinie / Nationale VersorgungsLeitlinie Unipolare Depression. AWMF-Registernummer nvl-005. Stand: 16.11.2015; www.awmf.org/leitlinien/detail/ll/nvl-005.html (letzter Zugriff: 14.3.2020).

AWMF. S3-Leitlinie zur Diagnostik und Therapie Bipolarer Störungen. Langversion 2.0. AWMF-Registernummer 038–019; Stand: Februar 2019; www.awmf.org/leitlinien/detail/ll/038-019.html (letzter Zugriff: 14.3.2020).

DGPPN – Deutsche Gesellschaft für Psychiatrie und Psychotherapie, Psychosomatik und Nervenheilkunde (Hsrg.). S2k-Leitlinie „Notfallpsychiatrie". Stand: 13.4.2019; www.awmf.org/uploads/tx_szleitlinien/038-023l_S2k_Notfallpsychiatrie_2019-05_1.pdf (letzter Zugriff: 14.3.2020).

4.5 Zwang und Horten

Claudia Fischer

Zusammenfassung

- Zwangserkrankungen und pathologisches Horten stellen in der Krisenintervention eher Begleitphänomene dar – sie sind selten das primäre Anliegen für die Kontaktaufnahme.
- Komorbiditäten und differenzialdiagnostische Überlegungen müssen daher berücksichtigt werden.
- Im Kontakt mit Betroffenen ist darauf zu achten, dass Schamgefühle und erlebte Stigmatisierung eine große Rolle spielen können.

Isolierte Zwangsstörungen sind in der praktischen Kriseninterventionsarbeit sehr selten. Im Rahmen einer Krisenintervention kann aber eine Abgrenzung zu anderen Erkrankungen (Psychose, Angst und Depression) sehr entscheidend sein, und ein komorbides Auftreten ist ebenfalls nicht selten. Insbesondere bei Hausbesuchen ist das pathologische Horten, das im DSM-5 und in der ICD-11 als eigenständiges Störungsbild betrachtet wird, durchaus relevant.

Fallbeispiel

Fall 1

Verzweifelt und besorgt ruft ein Mann im Krisendienst an. Seit der Geburt ihres Sohnes vor 2 Monaten habe seine Frau plötzlich Zwänge entwickelt. Ständig prüfe sie, ob alles keimfrei sei, vor allem bezogen auf das Essen. Lebensmittel dürften alle nur noch im Kühl- oder Gefrierschrank aufbewahrt werden, sonst würden sie alle krank werden und sterben – so die Befürchtung. Die Inhaltsstoffe kontrolliere sie immer wieder akribisch. Der Anrufer wirkt extrem unter Druck, er müsse ab nächster Woche wieder zur Arbeit und habe ein ganz schlechtes Gefühl, seine Frau und seinen Sohn allein zu lassen. Es wird ihm ein Hausbesuch eines Krisenteams angeboten.

→ Hypothese: Leitsyndrom Zwang?

Fall 2

Eine besorgte Nachbarin kontaktiert den Krisendienst. Bei ihrem Nachbarn sei es schon ganz lange so, dass er einfach nichts wegwerfe und die Wohnung mit Zeitungen, Büchern und allem Möglichen überlaufe. Aber jetzt stehe wieder mal der Stromableser an, und das sei dann immer eine Katastrophe für ihn, wenn er jemanden in seine Wohnung lassen müsse. Heute Morgen im Treppenhaus habe sie bemerkt, wie extrem angespannt er deshalb gewesen sei. Soweit sie wisse, habe er keinerlei Unterstützung (und wolle wohl auch keine?), er könne nach außen immer noch seine Fassade aufrechterhalten, arbeite ja auch noch. Nur dadurch, dass sie sich schon jahrzehntelang kennen würden, habe sie ab und zu einen kurzen Blick in seine Wohnung werfen können, auch kürzlich, als er krank gewesen sei. Ihr Eindruck sei, dass es immer schlimmer werde. Sie würde ihm gern helfen.

→ Braucht der Nachbar eine Krisenintervention? ▮▮

4.5.1 Leitsyndrom, diagnostische Kriterien

Im DSM-5 werden unter den Zwangsspektrumsstörungen die Zwangsstörungen und das pathologische Horten zusammengefasst. Beide werden hier in Bezug auf Kriseninterventionsarbeit vorgestellt. Auf andere Störungen aus dieser Gruppe wie Dysmorphophobie, Trichotillomanie, Exkoriationsstörung („skin picking“) sowie die substanz- / medikationsinduzierte Zwangsstörung wird hier nicht eingegangen, da sie insgesamt sehr selten und akut zugespitzte Krisen wenig wahrscheinlich sind.

Typische Merkmale einer Zwangsstörung (nach Fricke 2007; Goletz et al. 2018): Der Kern der Symptomatik bei Zwängen sind Zwangsgedanken oder Zwangshandlungen.

- **Zwangsgedanken** („obsessions“):
  - Sich wiederholende, sich aufdrängende Gedanken und Vorstellungen (meist mit peinlichen oder schambesetzten Inhalten).
  - Impulse erscheinen unsinnig, übertrieben oder persönlichkeitsfremd.
  - Diese Gedanken lösen Angst, Anspannung, Ekel oder Unbehagen aus.
- **Zwangshandlungen** („compulsions“):
  - Unsinnige oder übertriebene Verhaltensweisen, Rituale und Kontrollhandlungen, die offen oder verdeckt ablaufen können.
  - Starker innerer Druck, diese Handlungen immer wieder ausführen zu müssen.
  - Handlungen sollen Angst, Unruhe und Befürchtungen reduzieren, den Eintritt von Katastrophen verhindern.
  - Widerstand gegen diesen Handlungsdrang ist schwer oder nicht möglich.

Das Entscheidende ist, dass die Betroffenen zwar ihre Gedanken oder Handlungen selbst mit einer inneren Logik untermauern (und auch als ihre eigenen Gedanken identifizieren) können, sie aber in der Regel als **ich-dyston** (nicht zu sich gehörig) betrachten. Meistens besteht die Einsicht, dass diese Handlungen übertrieben und unvernünftig sind.

Kriterien für das pathologische Horten (Barocka 2017; Külz und Voderholzer 2018):

- Anhaltende Schwierigkeiten, persönliche Gegenstände fortzugeben oder wegzuwerfen, unabhängig von ihrem tatsächlichen Wert.
- Gefühl, Besitztümer aufbewahren zu müssen.
- Massive Anspannung beim Versuch, sich der Gegenstände zu entledigen, was zu einer Überfüllung oder gar Vermüllung der Wohnung führt, sodass die Nutzung der Wohnung – auch von Garagen, Hofeinfahrten, Arbeitsumfeld – und überhaupt der häusliche, soziale oder berufliche Alltag dadurch beeinträchtigt sind.

Gründe für das Horten sind die **emotionale Bedeutung** von Gegenständen (z. B. Erinnerungen) oder die **Identifizierung** mit Gegenständen (Wegwerfen fühlt sich an, wie wenn ein Teil des Selbst vernichtet würde). Auch der **vermeintliche Informationsgehalt** (z. B. Zeitschriften), die Vorstellung, die **Gegenstände noch gebrauchen zu können,** oder der **ästhetische Wert** (z. B. eine besondere Farbe, ein besonderer Schatz) hindern die Betroffenen am Wegwerfen. Die Störung wird teilweise ich-synton präsentiert.

4.5.2 Wichtige Kriseninterventionsziele

Im Durchschnitt dauert es 7 Jahre, bis ein Zwangserkrankter professionelle Hilfe in Anspruch nimmt.

4

Das Phänomen des pathologischen Hortens wird meist für professionelle Helfer eher zufällig deutlich (z. B. wenn Betroffene zu Hause aufgesucht werden). Gefährliche, krisenhafte oder ganz akute Zustände sind sowohl bei Zwangsstörungen als auch beim pathologischen Horten extrem selten. Meistens handelt es sich um lange, chronisch progrediente Krankheitsverläufe. Das Umfeld der Betroffenen leidet oftmals sehr. Sollten im Rahmen der Krisenintervention deutliche Hinweise auf eine Zwangsstörung oder pathologisches Horten vorliegen, ist es das wesentliche Ziel, **Behandlungsmotivation zu erarbeiten** und **spezialisierte Therapieangebote** einzuleiten.

INFOBOX

Ätiologie, Epidemiologie und therapeutische Implikation

Hinsichtlich der Entstehung von Erkrankungen aus dem Zwangsspektrum ist von einer multifaktoriellen Genese auszugehen, bei der biologische, psychologische und externe Faktoren individuell interagieren. In ➤ Abb. 4.3 wird das kognitiv-verhaltenstherapeutische Modell dargestellt, das vor allem auch die Chronifizierung der Zwangsstörung durch lerntheoretische Überlegungen erklärt (vgl. auch ➤ Kap. 3.2). Dass manche Menschen zu Zwängen neigen und andere nicht, erklärt dieses Modell jedoch nicht. Hier geht man davon aus, dass eine neurobiologische Prädisposition, die u. a. mit dem serotonergen System und frontostriatalen Regelkreisläufen zusammenhängt, einen Einfluss hat. In der Summe tragen die neurobiologischen Veränderungen wahrscheinlich dazu bei, dass Stimuli (z. B. Gedanken) eher als bedrohlich bewertet werden und dadurch mehr Aufmerksamkeit erhalten als bei nicht zwangserkrankten Menschen (Pauls et al. 2014). Die Erkrankung beginnt oft in der Kindheit oder Adoleszenz; das mittlere Erkrankungsalter beträgt 20 Jahre. Häufige Inhalte von Zwangsgedanken sind Ansteckung, Vergiftung, Verschmutzung, Krankheit, Streben nach Symmetrie, Ordnung, Aggression, Sexualität und Religion. Bei Zwangshandlungen finden sich meist Wasch-, Reinigungs- und Putzzwänge sowie Kontroll- und Ordnungszwänge. Hinzu kommen in selteneren Fällen Berührungs- und Sammelzwänge.
Es liegt eine hohe **Komorbiditätsrate** mit anderen psychischen Erkrankungen vor, was die ohnehin schwierige Behandlung erschwert. Generell gilt die Wirksamkeit von kognitiver Verhaltenstherapie (inkl. Exposition und Reaktionsmanagement) als gut belegt. Dennoch ist die **Rate an Vollremissionen relativ gering,** und es kommt zu einer unbefriedigend hohen Zahl von Therapieabbrüchen.

4.5.3 Differenzialdiagnostische Überlegungen

Sehr relevant für die praktische Arbeit ist die Abgrenzung der Zwangssymptomatik zu anderen Störungsbildern (Überblick ➤ Tab. 4.2).

4.5.4 Interventionen – einen Zugang finden

Fallbeispiel

Fall 1 (Forts.)

Zwei professionelle Helfer machen noch am selben Abend einen Hausbesuch bei der Familie. Die Mutter des Anrufers ist auch vor Ort. Schon bei der Begrüßung ist die junge Mutter äußerst skeptisch, wirkt sehr abgelenkt und betont, alles sei in Ordnung, sie wolle

Tab. 4.2 Abgrenzung der Zwangssymptomatik von anderen Störungsbildern

Depression	Keine neutralisierenden Rituale, Grübeln eher über Vergangenes, keine Intrusionen
Angst	Chronische Sorgen, die auf alltägliche Ereignisse gerichtet sind, fehlende Rituale, fehlender intrusiver Charakter der Sorgen
Schizophrenie	Einsicht in die Inadäquatheit nicht gegeben (ich-synton), parathymer Affekt, Gefühl der Beeinflussung und des Gemachten
Essstörung	Nicht realitätsbezogene Ideen sind auf Körpergewicht und Körperbild beschränkt
Autismus	Kommunikations- und Interaktionsstörungen, Stereotypien (Komorbidität mit Zwängen jedoch häufig)
Organische Mitbeteiligung	Somatische und neurologische Ausschlussdiagnostik (z. B. von Frontalhirnläsionen)
Ticstörung	Komplexe motorische Tics können wie Zwangshandlungen anmuten, verfolgen jedoch im Unterschied zu Zwängen keinen Zweck. Zwangshandlungen sind daher meist in ihrer Ausführung gezielter und werden oft langsamer ausgeführt.

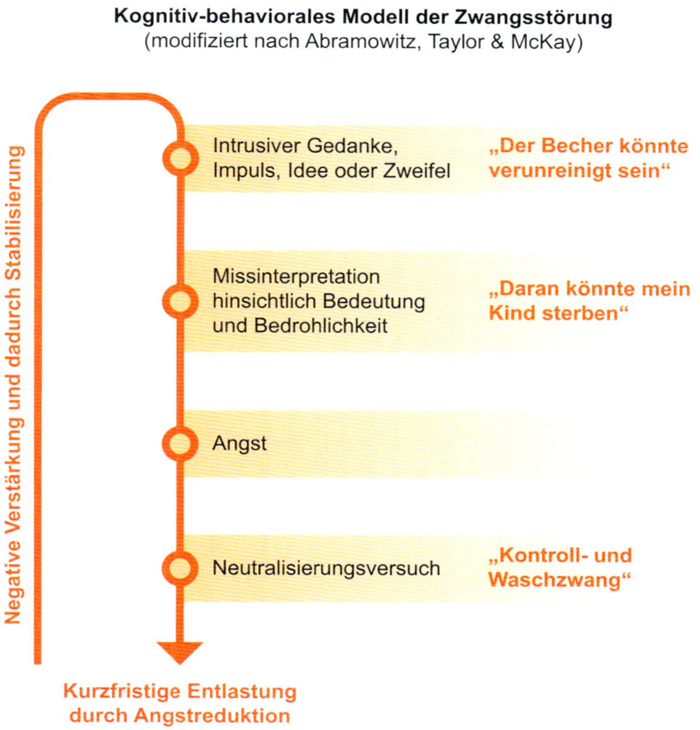

Abb. 4.3 Insbesondere die durch den Neutralisierungsversuch, also das Ausführen von Zwangshandlungen, erlebte Entlastung wirkt als negative Verstärkung und trägt zur Aufrechterhaltung der Zwangsstörung bei.

4

niemanden in der Wohnung haben. Ihr schreiendes Kind im Hintergrund scheint sie kaum wahrzunehmen. Sie wirkt extrem angespannt. Sehr behutsam und vorsichtig kommen die Helfer in Kontakt mit der Frau (als dem Wunsch der Betroffenen nachgegangen wird, allein mit den Helfern sprechen zu können). Sie vermute nämlich, dass ihr Mann und seine Mutter ihr nicht wohlgesinnt seien. Die beiden stünden wohl in Verbindung mit dem Teufel. Kurz nach der Geburt habe sich alles verändert. Sie vertraue niemandem mehr. Außerdem stehe sie in direkter Verbindung zur Engelwelt, von dort empfange sie ihre Befehle (auf Nachfrage räumt sie ein, dass es nicht nur ihre Gedanken seien, sondern sie diese Befehle tatsächlich hören könne). Das Zentrale sei im Moment die Reinheit der Nahrung, deshalb kontrolliere sie ständig, ob alles Essbare im Kühlschrank sei, um es vor gefährlichen Strahlen zu schützen. Nur so könne sie die Dinge noch zum Guten wenden. Das alles sei unglaublich anstrengend.

→ Im persönlichen Kontakt mit der Betroffenen wird durch die genaue Exploration schnell deutlich, dass ihre vermeintlichen „Zwänge“ sehr wahrscheinlich psychotisch motiviert sind. Sie empfängt Befehle (akustische Halluzinationen) und schildert Wahninhalte.

→ Darauf sollte das weitere Vorgehen abgestimmt sein (➤ Kap. 4.1)!

Fall 2 (Forts.)

Der Krisendienst berät die Nachbarin ausführlich am Telefon. Es wird deutlich, dass es sich um einen sehr chronifizierten Verlauf bei ihrem Nachbarn handelt. Außerdem sei der Betroffene sehr menschenscheu und sozial ängstlich. Er habe inzwischen auch viele andere Probleme mit Behörden und der Hausverwaltung. Sie wolle ihn auch nicht überrumpeln. Und jeder habe ja das Recht auf ein eigenes Leben. Es mache sie nur so hilflos. Und vielleicht wolle er ja doch auch etwas verändern.

→ Die Beratung zielt auf das Installieren längerfristiger Hilfen ab. Eine sofortige Krisenintervention vor Ort (durch ihm fremde Menschen) würde den Betroffenen vermutlich sehr beschämen und wenig entlastend sein. Da die Nachbarin engagiert und bereits im Kontakt mit dem Betroffenen ist, übernimmt sie nach gründlicher Vorbesprechung das Einleiten der nächsten Schritte: ein offenes Gespräch mit ihrem Nachbarn führen, ihre Sorge ausdrücken und mögliche Hilfen (Allgemeiner Sozialdienst [ASD], psychotherapeutische Spezialangebote) mit ihm besprechen. Das traue sie sich zu. Der Krisendienst bietet ihr an, dass sie sich jederzeit noch einmal melden könne, falls der Plan nicht wie angedacht funktionieren (oder die Situation eskalieren) sollte. Auch die Option, dem Nachbarn den Krisendienstkontakt mitzuteilen oder in seiner Gegenwart nochmals anzurufen, wird ausführlich erörtert. ▮

Es dauert im Schnitt 17 Jahre, bis vom Horten Betroffene adäquate professionelle Hilfe bekommen. Real erlebte, vor allem aber antizipierte Stigmatisierung bei Betroffenen und ihren Angehörigen sind oft Gründe, weshalb professionelle Hilfe erst so spät in Anspruch genommen wird. In der Begegnung mit Menschen, die unter Zwängen leiden, gibt es einige Hürden, welche die Kommunikation erschweren können. Die meisten Betroffenen neigen zur **Verheimlichung,** vieles ist extrem **schambesetzt** (weil die Zwangsinhalte häufig eigenen Normen und Werten völlig widersprechen).
Die Haltung der Helfer sollte unaufgeregt, nicht wertend und mitfühlend sein. Betroffene mit zwanghaftem Erleben brauchen vor allem Klarheit, Struktur und Zuversicht (Jordan et al. 2016). Zwangskranke sind manchmal in ihren Normen und Werten verunsichert. Fruchtlose Grundsatzdiskussionen (Ist das noch normal oder schon ein Zwang?) sollten vermieden werden: Der Betroffene sollte selbst entscheiden, was für ihn richtig ist und welche Ziele er verfolgen möchte! **Einsichtsfähigkeit und Bahnung des weiteren Vorgehens** sind die hilfreichsten (und realistischsten) Ergebnisse einer Krisenintervention bei Betroffenen mit zwanghaftem Erleben.

Hinsichtlich des Grundgedankens von therapeutischer Hilfe für Menschen mit Zwangserkrankungen besteht übergreifend Einigkeit – der Schwerpunkt ist die Vermittlung der Bereitschaft, für das Ziel der Veränderung Risiken einzugehen (**Motivation zur Konfrontation**).

CAVE

- Differenzialdiagnosen beachten!
- Bei Kindern an PANDAS (Pediatric Autoimmune Neuropsychiatric Disorders) denken: vor allem bei akut auftretenden Zwängen oder Tics.

LITERATUR

Abramowitz JS, Taylor S, McKay D. Obsessive-compulsive disorder. Lancet 2009; 374(9688): 491–499.
APA – American Psychiatric Association. Diagnostic and Statistical Manual of Mental Disorders (DSM-5®). Washington, DC: American Psychiatric Publishing 2013.
Barocka A. Pathologisches Horten. Psychiatrie 2017; 14(4): 245–249.
Falkai P, Wittchen H-U (Hrsg.). Diagnostisches und statistisches Manual psychischer Störungen DSM-5®. Göttingen: Hogrefe 2015.
Fricke S. Umgang mit zwangserkrankten Menschen. Köln: Psychiatrie-Verlag 2007.
Goletz H, Döpfner M, Roessner V. Zwangsstörungen. Göttingen: Hogrefe 2018.
Jordan W, Heinemann AM, Marx A. Notfallpsychiatrie und psychotherapeutische Krisenintervention. Stuttgart: Thieme 2016.
Kurlan R, Kaplan EL. The pediatric autoimmune neuropsychiatric disorders associated with streptococcal infection (PANDAS) etiology for tics and obsessive-compulsive symptoms: hypothesis or entity? Practical considerations for the clinician. Pediatrics 2004; 113(4): 883–886.
Pauls DL, Abramovitch A, Rauch SL, Geller DA. Obsessive-compulsive disorder: an integrative genetic and neurobiological perspective. Nature Reviews Neuroscience 2014; 15(6): 410–424.

ZITIERTE LEITLINIEN

DGPPN – Deutsche Gesellschaft für Psychiatrie und Psychotherapie, Psychosomatik und Nervenheilkunde (Hrsg.). S3-Leitlinie Zwangsstörungen. AWMF-Registernummer 038–017. Stand: 14.5.2013; www.awmf.org/leitlinien/detail/ll/038-017.html (letzter Zugriff: 14.3.2020).
DGPPN – Deutsche Gesellschaft für Psychiatrie und Psychotherapie, Psychosomatik und Nervenheilkunde (Hrsg.). S2k-Leitlinie Notfallpsychiatrie. AWMF-Registernummer 038–023. Stand: 31.8.2019; www.awmf.org/uploads/tx_szleitlinien/038-023l_S2k_Notfallpsychiatrie_2019-05_1.pdf (letzter Zugriff: 14.3.2020).

4.6 Essstörungen

Michael Frey

Zusammenfassung

- Essstörungen wie Magersucht, Bulimie oder Binge-Eating-Störung treten in der Krisenintervention vor allem als Komorbidität auf.
- Die meisten Essstörungen haben „Suchtcharakter" und / oder sind sehr schambesetzt und werden daher häufig bagatellisiert und verheimlicht. Eine ausreichende Krankheitseinsicht ist insbesondere bei der Magersucht nicht immer gegeben.
- Im Kontakt mit den Betroffenen sollte die Symptomatik thematisiert und eine Vermittlung in eine spezialisierte Behandlung angeboten werden.
- Eine ausgeprägte Magersucht kann aufgrund der körperlichen Verfassung die Indikation für eine stationäre Behandlung darstellen, was von den Betroffenen häufig abgelehnt wird und dann die ethisch und juristisch komplexe Frage nach einer Behandlung gegen den Willen des Patienten aufwirft.

4.6.1 Leitsyndrom, diagnostische Kriterien

Fallbeispiel

Frau N. stellt sich zur ambulanten Krisenintervention vor. Sie berichtet von Suizidgedanken und davon, sich in den letzten Tagen wieder vermehrt selbst verletzt zu haben. Sie habe den Eindruck, im Moment mit ihrem Leben nicht mehr zurechtzukommen. Aufgrund ihres offensichtlichen ausgeprägten Untergewichts wird sie darauf angesprochen, ob sie an einer Essstörung leide. Frau N. reagiert abweisend auf die Frage und betont, dass dies nicht der Grund sei, warum sie sich hier vorgestellt habe. Sie habe ihr Gewicht gut im Griff.

Essstörungen treten im Rahmen der Krisenintervention meist nicht als primäre Fragestellung, sondern als **Komorbidität** auf. Man unterscheidet im Wesentlichen die Anorexia nervosa, die Bulimia nervosa und im DSM-5 bzw. nun voraussichtlich auch in der ICD-11 die Binge-Eating-Störung. Frauen sind um ein Vielfaches häufiger betroffen als Männer.

Eine **Anorexie** ist definiert als eine Erkrankung mit einer selbst herbeigeführten Gewichtsabnahme. Die Gewichtsgrenzen unterscheiden sich in den unterschiedlichen Klassifikationssystemen etwas. In der ICD-11 wird ein BMI von < 18,5 kg / m² für Erwachsene und ein Gewicht unter der 5. alterskorrigierten BMI-Perzentile für Minderjährige angegeben. Die Betroffenen leiden an einer Körperschemastörung, erleben sich dadurch als „zu dick", haben Angst vor einer Gewichtszunahme und sind bemüht, diese in jedem Fall zu verhindern bzw. weiter an Gewicht abzunehmen. Dazu werden u. a. Nahrungsrestriktion, exzessive Bewegung oder auch Erbrechen bzw. Laxanzien eingesetzt.

! MERKE

Die Anorexia nervosa ist die psychiatrische Diagnose mit der höchsten Mortalität. Chronische Krankheitsverläufe mit einem sehr niedrigen Body-Mass-Index (BMI < 12 kg / m²) gehen mit einer Mortalität von bis zu 20 % einher.

Die **Bulimie** kennzeichnen häufige Essattacken, in deren Rahmen die Patienten subjektiv einen Kontrollverlust erleben und eine erheblich größere Menge an Kalorien zu sich nehmen als normalerweise. Außerdem setzen sie dysfunktionale Strategien ein, um einer Gewichtszunahme entgegenzuwirken, z. B. selbstinduziertes Erbrechen, Missbrauch von Abführmitteln, zeitweilige Hungerperioden, exzessiver Sport, Appetitzügler oder Schilddrüsenpräparate. Die Betroffenen sind nicht signifikant untergewichtig.

! MERKE

Allgemein wird Bulimie häufig mit Erbrechen assoziiert. Die Strategien, um einer Gewichtszunahme entgegenzuwirken, können jedoch unterschiedlich sein, und Erbrechen ist nur eine davon.

Auch die **Binge-Eating-Störung** ist durch die bei der Bulimie beschriebenen Essattacken gekennzeichnet. Diese sind häufig von negativen Gefühlen wie Schuld und Ekel begleitet. Im Unterschied zur Bulimie kommt es jedoch nicht zu den beschriebenen dysfunktionalen Gegenregulationsstrategien, um eine Gewichtszunahme zu verhindern. Im DSM-5 werden drei der folgenden Charakteristika für Essanfälle gefordert, um diese Diagnose vergeben zu können:

- Wesentlich schneller essen als normal
- Essen bis zu einem unangenehmen Völlegefühl
- Essen großer Nahrungsmengen, wenn man sich körperlich nicht hungrig fühlt
- Allein essen aus Scham über die verzehrte Menge
- Ekelgefühle gegenüber sich selbst, Deprimiertheit oder große Schuldgefühle nach dem übermäßigen Essen

Insgesamt besteht ein großer Leidensdruck aufgrund der Essanfälle. Die Binge-Eating-Störung geht, wie auch die anderen Essstörungen, häufig mit anderen psychiatrischen Störungen einher, u. a. mit affektiven, Angst- und Persönlichkeitsstörungen (S3-Leitlinie Diagnostik und Behandlung der Essstörungen: DGPM et al. 2019).

4.6.2 Wichtige Kriseninterventionsziele

Essstörungen sind in der Krisenintervention nicht leicht zu adressieren. Sie zeigen in gewisser Hinsicht einen **Suchtcharakter** und werden daher oft **bagatellisiert** oder **verheimlicht.** Bulimie und Binge-Eating-Störung sind häufig sehr schambesetzt. Auch Anorexie-Patientinnen neigen zur Bagatellisierung und Verleugnung. Häufig besteht keine oder nur eine bedingte Krankheitseinsicht.

In der Krisenintervention steht vor allem der **Motivationsaufbau** für ein spezifisches Behandlungsangebot im Vordergrund.

4.6.3 Interventionen – einen Zugang finden

Sollte der Verdacht auf eine Essstörung bestehen, ist es wichtig, dies anzusprechen. Gerade für Anorexie-Patientinnen können auch Elemente der **motivierenden Gesprächsführung** (➤ Kap. 3.4) hilfreich sein.

▌▌ Fallbeispiel

Forts.

Professioneller Helfer: Ich finde es sehr gut, dass Sie sich mit Ihren Anliegen an uns gewandt haben. Ich denke, das ist ein wichtiger erster Schritt, und sicher finden wir einen gemeinsamen Weg, damit es Ihnen wieder besser gehen kann. Jetzt muss ich jedoch, bevor wir über die anderen Themen sprechen, noch mal eine Sache ansprechen: So, wie ich Sie wahrnehme, scheint mir, dass Sie ein bedrohliches Untergewicht haben. Ich kann mir vorstellen, dass Sie das anders erleben, aber ich bin doch sehr in Sorge.
Frau N.: Wie gesagt, ich habe das gut im Griff!!
Helfer: Wie lange haben Sie schon Erfahrung mit der Magersucht?
Frau N.: Seit vielen, vielen Jahren.
Helfer: Das war sicher nicht leicht!
Frau N.: Nein, ganz und gar nicht! Ständig zu hören zu bekommen: „Du musst zunehmen!“ Es kann sich doch keiner vorstellen, was das für einen heißt! Das ist echt scheiße.
Helfer: Letztlich ist es ja auch Ihre Entscheidung. Ich frage mich nur, worauf Sie dafür verzichten müssen.
Frau N.: Auf vieles, aber ich komme damit gut klar. Besser so, als sich ständig schlecht zu fühlen.
Helfer: Wobei ich Sie am Anfang so verstanden hatte, dass es Ihnen im Moment auch nicht gut geht und Sie den Eindruck hatten, mit dem Leben im Augenblick nicht gut zurechtzukommen.
Frau N.: Das stimmt, es ist einfach alles zu viel … viel zu viel …
Helfer: Was würden Sie denn im Moment gerne verändern?
Frau N.: Ich habe das Gefühl, dass ich echt Hilfe brauch. Ich komme allein einfach nicht mehr klar.
Helfer: Könnten Sie sich vorstellen, für ein paar Tage in eine Klinik zu gehen?
Frau N.: Ich weiß nicht … Da geht es sicher wieder nur um mein Gewicht … darauf kann ich echt verzichten.
Helfer: Es mag sein, dass das Gewicht auch ein Thema sein wird, aber Sie haben mir auch von vielen anderen Themen erzählt, bei denen ich den Eindruck habe, dass Ihnen eine kurze Zeit stationärer Behandlung helfen könnte, um Ihr Leben wieder in den Griff zu bekommen und damit auch wieder mehr Freiheit in Ihrem Leben zu gewinnen. ▌▌

Manchmal geht es auch zunächst darum, einen Unterschied zwischen der Erkrankung und der Person zu machen. Viele an einer Magersucht leidende Patienten identifizieren sich sehr mit der Erkrankung. Je ausgeprägter das Untergewicht ist, desto mehr sind die Betroffenen oft in essstörungstypischen Kognitionen verfangen, die von der Angst vor einer Gewichtszunahme geprägt sind. Außerdem lässt sich oftmals beobachten, dass das Untergewicht einerseits mit einer depressiven Symptomatik einhergeht, andererseits jedoch auch Gefühle – positive wie negative – weniger wahrnehmbar werden lässt. So kann es durchaus sein, dass mit einer Gewichtszunahme Themen wie z. B. NSSV wieder präsenter werden oder es gar zu suizidalen Impulsen kommt. Meist erfüllt die Anorexie eine Vielzahl von Funktionen und scheint für die Betroffenen den augenblicklich besten „Kompromiss" darzustellen.

CAVE

- **Massives Erbrechen** kann zu einer lebensbedrohlichen Hypokaliämie führen. Betroffene sind zwar häufig an niedrige Kaliumspiegel adaptiert, ggf. muss jedoch bei exzessivem oder aktuell vermehrt auftretendem Erbrechen eine ärztliche Untersuchung erfolgen.
- Auch ein **exzessiver Laxanzienabusus** kann zu akuten Elektrolytstörungen (vor allem Natrium und Kalium) und damit zu lebensbedrohlichen Komplikationen führen.
- Die **Indikation für die stationäre Behandlung** einer Anorexia nervosa besteht bei bedrohlichem Gewichtsverlust oder Untergewicht oder wenn unter Berücksichtigung des Gesamtbildes eine somatische Gefährdung vorliegt (Beumont et al. 2004; DGPPN et al. 2018; Fumi et al. 2018):
  - **Körpergewicht:**
    - Körpergewicht < BMI 15 kg/m² bzw. < 3. BMI-Perzentile bei Kindern und Jugendlichen
    - Rascher Gewichtsverlust (> 20 % über 6 Monate)
    - Persistierender Gewichtsverlust trotz ambulanter oder teilstationärer Behandlung über 3 Monate
  - **Herz-Kreislauf-System:**
    - Herzfrequenz < 40 Schläge/min
    - Tachykardie > 110 Schläge/min
    - Blutdruck < 90/60 mmHg
    - Orthostasetest: RR-Abfall > 20 mmHg oder Herzfrequenzanstieg > 20 Schläge/min
  - **Laborwerte:**
    - Ausgeprägte Blutbildveränderungen
    - Kalium < 3,0 mmol/l
    - Blutglukose < 60 mg/dl
  - Körpertemperatur < 36 °C
  - Ausgeprägte psychische Komorbidität

Im obigen Fallbeispiel wurde eine stationäre Behandlung angestrebt, da das Gewicht und die körperliche Verfassung in der Kriseninterventionssituation nicht wirklich beurteilbar sind und die Patientin einen bagatellisierenden Umgang damit zu haben scheint. Eine medizinische Untersuchung ist daher empfehlenswert.

! MERKE

Quetelet-Index oder Body-Mass-Index (BMI) = Gewicht in kg/Körpergröße in m²: Ein sehr niedriger BMI (< 15 kg/m² bzw. < 3. BMI-Perzentile bei Kindern und Jugendlichen) stellt eine **Indikation für eine stationäre Behandlung** dar und erfordert eine medizinische Abklärung.

In die Entscheidung über eine möglicherweise notwendige geschlossene Unterbringung gegen den Willen des Patienten fließt der BMI mit ein, es ist jedoch keine klare Grenze im Gesetz formuliert, und die Entscheidung obliegt letztlich dem Gericht.

4.6.4 Rechtliche Aspekte

Da viele der Anorexie-Patientinnen keine ausreichende **Krankheitseinsicht bzw. Therapiemotivation** aufweisen, stellt sich nicht selten die Frage nach einer Behandlung gegen den Willen. Für ein Vorgehen entgegen dem Patientenwillen ist es erforderlich, dass die betroffene Person nicht in der Lage ist, die Tragweite ihrer Entscheidung zu erkennen und abzuschätzen, und damit **nicht einwilligungsfähig** ist. Ob dies vorliegt, muss ggf. gutachterlich geklärt und in der Folge eine Entscheidung durch das Betreuungsgericht angestrebt werden.

Bei **minderjährigen Patientinnen** können die **Personensorgeberechtigten** (meist die Eltern) eine geschlossene Unterbringung beantragen. Die Entscheidung darüber obliegt dann dem Familiengericht. Über eine **Zwangsernährung** im Rahmen einer stationären Behandlung entscheiden die Eltern, solange keine weiteren unterbringungsähnlichen Maßnahmen mit freiheitsentziehender Wirkung (z. B. Fixierung) regelmäßig notwendig sind. Darüber entscheidet seit dem 1.10.2017 ebenfalls auf Antrag der Eltern das zuständige Familiengericht (§ 1631b Abs. 2 BGB).

Sollte eine volljährige Anorexie-Patientin den Wunsch nach einer **palliativen Behandlung** äußern, ist dies eine komplexe Fragestellung mit ethischen und juristischen Implikationen. Letztlich ist hierfür eine **gutachterliche Klärung** notwendig. Aus medizinethischer Sicht können zur Beurteilung folgende Prinzipien nach Beauchamp und Childress herangezogen werden:

1. Respekt vor der **Autonomie und Selbstbestimmung** des Patienten

2. Prinzip der **Schadensvermeidung**
3. **Fürsorgeprinzip / Patientenwohl**
4. Prinzip der **Gerechtigkeit**

Besteht der Wunsch nach einer Palliativtherapie, konfligieren einzelne Prinzipien. So ist zum einen die Autonomie der Patientin zu wahren und damit ihrem Wunsch stattzugeben, andererseits legt das Fürsorgeprinzip nahe, dass eine Zwangsernährung das Leben der Patientin retten könnte (Brandl 2008; Müller et al. 2017).

LITERATUR

Brandl EJ, Opgen-Rhein C, Kraschewski A, Tuszewksi M, Neu P. Zwangsbehandlung bei schwerer Anorexia nervosa. Neurotransmitter 2008; 7–8: 60–61.
Dilling H, Mombour W, Schmidt MH. Internationale Klassifikation psychischer Störungen: ICD-10, Kapitel V (F) Klinisch-diagnostische Leitlinien. 9. A. Bern: Huber 2014.
Falkai P, Wittchen H-U (Hrsg.). Diagnostisches und statistisches Manual psychischer Störungen DSM-5®. Göttingen: Hogrefe 2015.
Föcker M, Knoll S, Hebebrand J. Essstörungen im DSM-5. In: Herpertz S, de Zwaan M, Zipfel S (Hrsg.). Handbuch Essstörungen und Adipositas. 2. A. Berlin, Heidelberg: Springer 2015, S. 27–33.
Fumi M, Naab S, Voderholzer U. Diagnostik und Therapie von Essstörungen. MMW-Fortschritte der Medizin 2018; 160(1): 62–70.
Herpertz-Dahlmann B. Adolescent eating disorders. Child Adolesc Psychiatr Clin 2015; 24(1): 177–196.
Keel PK, Forney KJ. Psychosocial risk factors for eating disorders. Int J Eating Disord 2013; 46(5): 433–439.
Müller S, Salgo L, Kölch M, Fegert JM. Zwangsmaßnahmen in der psychiatrischen Behandlung. Psychotherapeut 2017; 62(1): 3–11.
Remschmidt H. Multiaxiales Klassifikationsschema für psychische Störungen des Kindes-und Jugendalters nach ICD-10 der WHO: mit einem synoptischen Vergleich von ICD-10 mit DSM-IV. Bern: Huber 2001.
Watson H, Bulik C. Update on the treatment of anorexia nervosa: review of clinical trials, practice guidelines and emerging interventions. Psychol Med 2013; 43(12): 2477–2500.

ZITIERTE LEITLINIEN

Beumont P, Beumont R, Hay P, Beumont D, Birmingham L, Derham H, et al.; Royal Australian and New Zealand College of Psychiatrists Clinical Practice Guidelines Team for Anorexia Nervosa. Australian and New Zealand clinical practice guidelines for the treatment of anorexia nervosa. Aust N Z J Psychiatry 2004; 38(9): 659–670.
DGPM, DGESS, DGPPN et al. (Hrsg.). S3-Leitlinie Diagnostik und Behandlung der Essstörungen. AMWF-Registernummer 051–026; Stand: 10.7.2019; www.awmf.org/leitlinien/detail/ll/051-026.html (letzter Zugriff: 14.3.2020).

4.7 Emotionale Instabilität und narzisstische Verwundbarkeit

Claudia Fischer

Zusammenfassung

- Unter den sog. Persönlichkeitsstörungen können insbesondere emotionale Instabilität und narzisstische Kränkungen Anlass für eine akute Krisenintervention sein.
- Menschen mit Persönlichkeitsstörungen sind aufgrund von Beeinträchtigungen in der Emotionsregulation besonders anfällig für krisenhafte Zuspitzungen.
- Suizidalität spielt häufig eine Rolle und muss in ihrer Funktion erkannt werden (z. B. Angst vor dem Verlassenwerden).
- Ziele der Krisenintervention (neben der akuten Gefährdungseinschätzung) sind:
  - Bei emotionaler Instabilität: Fokussierung auf das Hier und Jetzt, eine Hierarchisierung der Themen und die Unterstützung in der Wiedererlangung der Kontrolle und der Selbstregulation
  - Bei narzisstischen Krisen: Selbstwertstabilisierung, um im Weiteren an längerfristige therapeutische Angebote zu vermitteln

Betrachtet man die Persönlichkeitsstörungen oder -akzentuierungen noch nach ICD-10, trifft man in der Kriseninterventionsarbeit meist auf krisenhafte Zuspitzungen bei emotionaler Instabilität oder narzisstischer Problematik – und dort sehr häufig, weil Krisen als Teil der Symptomatik zu betrachten sind (Linehan spricht sogar von einem „andauernden Krisenzustand"). Auch in der Forschung gibt es deutliche Hinweise dafür, dass Cluster-B- (histrionische, narzisstische, antisoziale und emotional instabile) Persönlichkeitsstörungen oft eine Vorgeschichte mit krisenhafter Zuspitzung bis hin zu suizidalem Verhalten haben. Das Suizidrisiko der Betroffenen ist deutlich erhöht (Pompili et al. 2004; Isometsä et al. 1996).

Fallbeispiel

Fall 1

Von Mitbewohnern einer therapeutischen Wohngruppe wird eine 22-jährige Frau am Samstagvormit-

tag in ein Kriseninterventionszentrum gebracht. Die Betroffene wirkt zunächst aufgewühlt und weint auch sehr heftig. Dann wird sie im Wartebereich plötzlich ganz ruhig, wirkt teilnahmslos und reagiert erst gar nicht, als sie von der Mitarbeiterin aufgerufen und ins Gesprächszimmer gebeten wird. Die Mitbewohner schildern, dass sie morgens eine Textnachricht von einer Freundin bekommen habe, die sie völlig verstört habe. Die Freundin sei heute Nacht nach einem Suizidversuch mit der Polizei in eine Klinik gekommen. Gestern Abend hätten sie sich noch auf einem Open-Air-Konzert getroffen. Die Betroffene kauert sich auf dem Stuhl zusammen und beginnt zu zittern. Sie halte es nicht mehr aus, habe eine extreme innere Anspannung und den Druck, sich selbst verletzen zu müssen.
→ Die Mitbewohner sind sehr besorgt; die Wohngruppe ist am Wochenende nicht betreut.

Fall 2

Bei der Krisenberatungsstelle ruft ein 44-jähriger Mann an. Er eröffnet das Telefonat damit, dass er in verantwortlicher Position in einem großen Unternehmen tätig sei. In einer Sitzung gestern habe ihn seine Chefin, als er sein neues Projekt präsentiert habe, bloßgestellt. Daraufhin sei alles in ihm zusammengebrochen. Seinen Bruder habe er bisher telefonisch nicht erreichen können, sonst könne ihm wohl auch niemand helfen. Er spüre nur noch Verzweiflung, habe massive Konzentrationsstörungen und Todeswünsche („Ich kann nicht mehr, das bringt mich um"). Die Gedanken würden nur noch um diese Demütigung kreisen. Nach einer gescheiterten Beziehung vor 2 Jahren sei er in eine andere Stadt gezogen, sein Lebensinhalt sei inzwischen ausschließlich die Arbeit – außerhalb habe er kaum soziale Kontakte. Bei einem Arbeitspensum von 70 Stunden in der Woche sei das auch gar nicht möglich. Er habe große Angst, bei Krankheit / Offenlegung der Krise seine Position zu verlieren, eine Krankschreibung sei deshalb absolut unmöglich. Diese Telefonnummer sei seine allerletzte Hoffnung (obwohl er eigentlich nicht glaube, dass ihm jemand helfen könne).
→ Als der Mitarbeiter am Telefon ihm nach 40 min mitteilt, dass sie jetzt bald zum Ende kommen müssten, aber ein persönlicher Kontakt mit einer Kollegin am Nachmittag möglich sei, wird der Anrufer wütend und droht aufzulegen. ■

Die auslösenden Faktoren treffen in beiden Fallbeispielen auf Persönlichkeitsstrukturen, die im Umgang mit aufkommenden Emotionen große Schwierigkeiten haben. Durch die **eingeschränkten Regulationsmöglichkeiten** spitzt sich die Situation – auch in der Intervention – jeweils krisenhaft zu.

4.7.1 Leitsyndrom, diagnostische Kriterien

In der ICD-11 werden Persönlichkeitsstörungen nach ihrem Ausprägungsgrad eingeordnet (leicht, mäßig, schwer). Sie werden zweidimensional klassifiziert: Neben den allgemeinen Kriterien für das Vorliegen einer Persönlichkeitsstörung (Beeinträchtigungen im Selbstfunktionsniveau und in interpersonellen Beziehungen) wird die Symptomatik auf fünf Trait-Domänen beschrieben (mit Mehrfachnennungen): negative Affektivität, Distanziertheit / Psychotizismus, Enthemmung, Anankasmus, Dissozialität. Das Borderline-Muster stellt eine eigene Dimension dar. Die Symptome müssen immer mindestens 2 Jahre vorliegen und Leiden / Einschränkungen im beruflichen und privaten Kontext mit sich bringen.

Emotionale Instabilität, Borderline-Persönlichkeitsstörung (nach DSM-5)

- **Affektivität:**
  - Unangemessen starke Wut oder Schwierigkeiten, Wut oder Ärger zu kontrollieren
  - Affektive Instabilität, die durch eine ausgeprägte Orientierung an der aktuellen Stimmung gekennzeichnet ist
  - Chronisches Gefühl der Leere
- **Impulsivität:**
  - Impulsivität in mindestens zwei potenziell selbstschädigenden Bereichen (Sexualität, Substanzmissbrauch, rücksichtsloses Fahren oder Essanfälle)
  - Wiederkehrende Suiziddrohungen, -andeutungen oder -versuche oder selbstschädigendes Verhalten
- **Kognition:**
  - Vorübergehende stressabhängige paranoide Vorstellungen oder schwere dissoziative Symptome
  - Identitätsstörungen: eine ausgeprägte Instabilität des Selbstbildes oder des Gefühls für sich selbst

4

- **Interpersoneller Bereich:**
  - Verzweifeltes Bemühen, reales oder imaginäres Verlassenwerden zu verhindern
  - Ein Muster von instabilen und intensiven zwischenmenschlichen Beziehungen

Nach Giernalczyk und Petersen (2007) entstehen Krisensituationen deshalb oft aus folgenden Gründen:

- Durch **Trennungen:** Einsamkeit und Alleinsein werden als äußerst bedrohlich erlebt
- Durch **impulsives Verhalten:** eingeschränkte Regulationsmöglichkeiten
- Wenn Orientierungen und Werte (wiederholt) zusammenbrechen und damit **Fragen nach der Identität** schmerzlich aufgeworfen werden: Identitätsstörung

Narzisstische Verwundbarkeit

Es gibt einen fließenden Übergang von gesunden, erfolgreichen Menschen mit einer erhöhten Ausprägung narzisstischer Persönlichkeitszüge über die subsyndromale Ausprägung einer narzisstischen Persönlichkeitsakzentuierung bis hin zur klinisch diagnostizierbaren Persönlichkeitsstörung. In der Literatur hat sich der Begriff „**narzisstische Krise**" unabhängig vom Vorliegen einer Persönlichkeitsstörung durchgesetzt. Solche Krisen treten vor allem in Schwellensituationen auf.

Die Kriterien nach DSM-5, in dem die **narzisstische Persönlichkeitsstörung** noch als eigene Kategorie geführt wird, sind:

- Übertriebenes Selbstwertgefühl (Grandiosität)
- Beschäftigung mit Fantasien von unbegrenzten Erfolgen, Einfluss, Macht, Intelligenz, Schönheit oder der vollkommenen Liebe
- Glaube, dass sie speziell und einzigartig sind und sich nur mit Menschen auf höchstem Niveau verbinden sollten
- Wunsch, bedingungslos bewundert zu werden
- Gefühl des Anspruchs
- Ausnutzung anderer, um die eigenen Ziele zu erreichen
- Mangel an Empathie
- Neid auf andere und der Glaube, dass andere sie beneiden
- Überheblichkeit und Arroganz

Neuere Forschungsbefunde betonen noch eine weitere vulnerable Form von Narzissmus. In der Literatur werden die Betroffenen als **„verdeckte"** oder **„hypervigilante" Narzissten** beschrieben. Sie haben ein geringes Selbstwertgefühl, sind unsicher, scheu, depressiv und übersensibel gegenüber Kritik. Sie vermeiden es, im Mittelpunkt zu stehen, lenken die Aufmerksamkeit primär auf andere und haben starke Schamgefühle und Bindungsangst. Dahinter verbergen sich Größenfantasien und Egozentrik, die auf den ersten Blick nicht sichtbar sind.

Die narzisstische Kränkbarkeit kann verschiedene Bereiche als **Quelle von Krisen** umfassen. Nach Henseler (2000) sind dies typischerweise: Nicht-Angenommensein (z. B. nicht auf eine Familienfeier eingeladen werden), Wert und Macht (z. B. kein gutes Zeugnis erhalten) oder psychosexuelle Identität (z. B. erektile Dysfunktion). Diese Verwundbarkeit kann sich bis hin zu aggressiven Durchbrüchen, schweren depressiven Verstimmungen oder suizidalen Krisen zuspitzen.

4.7.2 Wichtige Kriseninterventionsziele

Krisenintervention bei emotionaler Instabilität hat als oberstes Ziel, den Betroffenen wieder **Kontrolle über das aktuell krisenfördernde Verhalten** zu vermitteln (Suizidalität, schwere Selbstverletzungen, Hochrisikoverhalten und Drogenkonsum). Ein umfassendes Eingehen auf die meist komplexe Grundproblematik und Lebensgeschichte der Betroffenen ist nicht Gegenstand der Krisenintervention, das Leid der Betroffenen sollte aber validiert werden. Eine **Hierarchisierung der momentanen Ziele** ist hier sehr entscheidend!

Es gibt aktuell noch keine wissenschaftlich abgesicherten Empfehlungen über wirksame Kriseninterventionsstrategien bei Borderline-Patienten (Bolm 2015). Gleichzeitig sind Krisen (oft verbunden mit Suizidalität) im Rahmen dieser Persönlichkeitsproblematik in der Praxis sehr häufig und haben eine große Präsenz im Versorgungssystem – sie beschäftigen an vielen Stellen (Krisendienste, Notfallambulanzen, Rettungsdienste) diverse professionelle Helfer, die einen Umgang damit finden müssen. Oft findet die Krisenintervention zusätzlich (weil außerhalb der üblichen Zeiten) zu einem bestehenden Netz von Hilfen statt – und manchmal ist auch ein Konflikt mit anderen Helfern Teil der Krisendynamik. Innerhalb der Krisenintervention ist das **Klären** und ggf. **Rückverweisen auf eine bereits laufende Behandlung** essenziell. Es sollten auch ohne Abstimmung bzw. Koordination mit den anderen Helfern **keine Parallelstrukturen** angeboten werden („Sie können auch zusätzlich noch in unsere Beratungsstelle kommen, wenn Ihnen die Therapie aktuell nicht hilft"). Bei selbstverletzenden Verhaltensweisen und als Unterstützung zur Emotionsregulation kann auf **DBT-Elemente** zurückgegriffen werden (➤ Kap. 4.9).

Krisenintervention bei narzisstischer Verwundbarkeit fokussiert auf die **Selbstwertstabilisierung** in der momentanen Belastungssituation. Kommt es zu äußeren Belastungen wie Trennung oder Misserfolg, so stellen diese eine enorme Bedrohung für die Betroffenen dar. Ihre Abwehr von Gefühlen der Nichtigkeit und der Leere bricht in der Krise zusammen; es kommt zur narzisstischen Katastrophe. Im Rahmen einer Krisenintervention, wo mehr Aktivität vonseiten des professionellen Helfers gefordert ist, wird es zu einer besonderen Herausforderung, eine distanzierte, aber für den Betroffenen sichere Nähe immer wieder auszubalancieren. Wichtig ist außerdem, sich nicht durch **Gegenübertragungsphänomene** oder entwertende Äußerungen des Betroffenen zur Gegenaggression verleiten zu lassen, sondern auf eine empathisch-wertschätzende Art und einer möglichst sachlichen Ebene aktuelle **Möglichkeiten der Unterstützung** auszuloten. Die Behandlung der zugrunde liegenden strukturellen Problematik ist nicht Ziel einer Krisenintervention! Oft sind narzisstische Krisen und die Erfahrung in der Krisenintervention aber eine einmalige Chance, dass Betroffene einen **Einstieg in eine weiterführende Therapie** finden.

INFOBOX

Ätiologische Modelle

Die Entstehung von **emotionaler Instabilität** (mit der Schwere einer Persönlichkeitsstörung) ist multifaktoriell bedingt. Neben der genetischen Komponente von Persönlichkeit gilt die Abhängigkeit der Genexpression von frühen Lebenserfahrungen inzwischen als gesichert. Es gibt viele Gewalt- und Vernachlässigungserfahrungen in Kindheit und Jugend, die auch neurobiologische „Narben" hinterlassen und die sich dramatisch auf die Qualität von Bindungsbeziehungen und das strukturelle Wachstum im Sinne der Persönlichkeitsentwicklung auswirken können (Fonagy 2004).

Es gibt wenig Forschung zu biologischen Faktoren, die einer **narzisstischen Persönlichkeitsstörung** zugrunde liegen, obwohl eine signifikante genetische Komponente vorhanden zu sein scheint. Insbesondere psychodynamische Theorien postulieren, dass narzisstische Menschen ein negatives Selbstkonzept aufgrund von persönlichen Entwertungen und dem Fehlen von Anerkennung durch frühe Bezugspersonen in der Kindheit entwickelt haben. Ein selbstwertschwächender Erziehungsstil mit übermäßigem Verwöhnen und tiefem Fallenlassen bei Versagen, eine schlechte Konflikttoleranz der Eltern, hohe Bewertung von Leistung / Macht sowie ein hoher affektiver Tonus des ständigen Leistenmüssens und Nichtgenügens sind wesentliche Entstehungsfaktoren.

4.7.3 Interventionen – einen Zugang finden

Fallbeispiel

Fall 1 (Forts.)

Für das Gespräch mit der Betroffenen (die Mitbewohner warten draußen) wird ein ruhiges Zimmer aufgesucht. Sie ist zunächst sehr misstrauisch, will einfach nur in Ruhe gelassen werden. Kurz darauf wird sie laut: Man solle ihr jetzt endlich helfen, ihr gehe es total schlecht. Die Mitarbeiterin bleibt freundlich. Sie erklärt noch einmal den Gesprächsrahmen und lässt sich die Krisensituation genau schildern. Die aufgeregt erzählten Bruchstücke sortiert sie mit der Betroffenen in aller Ruhe: Ihre Freundin habe ganz sicher überlebt. Sie habe jedoch Schuldgefühle, weil sie sich gestern Abend auf dem Konzert gestritten hätten. Gleichzeitig ärgere sie sich über ihre Freundin (dafür schäme sie sich ein bisschen), weil diese ihr letzte Woche den Freund ausgespannt habe. Sie sei außer sich vor Angst gewesen bei der Vorstellung, die Freundin zu verlieren. Außerdem werde sie an ihren letzten Suizidversuch vor 4 Monaten erinnert, als ihr auch alles egal gewesen sei. Beim Lesen der Textnachricht habe sie sich ganz allein und verlassen gefühlt, sie habe eine schlechte Nacht voller Albträume gehabt, und es sei auch keine Betreuerin da gewesen.

Im Verlauf des Gesprächs beruhigt sich die junge Frau etwas. Sie kann sich aufrecht hinsetzen und sucht Blickkontakt. Gemeinsam wird besprochen, was jetzt hilfreich für die Betroffene wäre: Kann sie auf erprobte Skills zur Spannungsregulation zurückgreifen? Reicht ihr die Anwesenheit der Mitbewohner in der Wohngruppe, bis am Montag ihre Sozialpädagogin wieder vor Ort ist? Gibt es zusätzlich Hilfe von Freunden oder der Familie übers Wochenende? Was wäre eine gute Planung für die nächsten Stunden? Kann sie zusichern, sich bei erneuter Verschlechterung zu melden (bei wem)?

Neben der gründlichen Abklärung der akuten Gefährdung wird ein detaillierter Notfallplan mit verschiedenen Eventualitäten erarbeitet. Außerdem wird genau überlegt, was zu tun wäre (und was sich die Betroffene auch zutraut), wenn der Plan nicht funktionieren sollte: „Wenn ich trotz meiner Bedarfsmedikation nicht schlafen kann und der Selbstverletzungsdruck wiederkommt, werde ich beim Krisendienst anrufen und klären, ob ich kurz stationär aufgenommen werden kann."

→ Das Ziel (im Hier und Jetzt) ist, eine sichere Überbrückung für das Wochenende zu entwerfen, bis die Betroffene wieder Kontakt mit ihren vertrauten Helfern hat.

Fall 2 (Forts.)

Dies ist eine sehr kritische Stelle im Kriseninterventionsprozess. Reagiert der Helfer konfrontativ („Jetzt habe ich gerade 40 Minuten mit Ihnen telefoniert!"), beleidigt („Ich habe mir viel Mühe gegeben, selbst ein weiteres Gespräch organisiere ich Ihnen, und auch das ist nicht genug?") oder verunsichert („Vielleicht hätten wir gar nicht so lange telefonieren sollen?"), dann fühlt sich der Betroffene vermutlich unverstanden. Eine empathisch-annehmende Haltung wird die Situation eher entschärfen: „Ja, das kann ich mir vorstellen, dass Sie sich jetzt vielleicht von mir zur Kollegin abgeschoben fühlen. Das verletzt Sie? Wissen Sie, mir liegt wirklich etwas daran, dass Sie nicht allein gelassen werden in dieser belastenden Situation, deshalb habe ich Ihnen das angeboten. Was wäre denn Ihr Vorschlag, wie wir diesen Übergang gut gestalten? Ich würde der Kollegin schon einiges berichten, was wir besprochen haben, damit Sie nicht wieder von vorne anfangen müssen. Wäre das für Sie in Ordnung?"

→ Gelingt es, diese Sollbruchstelle zu meistern, macht der Betroffene zwei wichtige Erfahrungen: Er wird ernst genommen in seiner Verletzlichkeit, und es gibt Hilfe für ihn. Im weiteren Kriseninterventionsprozess wird es um das Verstehen und Klären der inneren und äußeren Auslösebedingungen, der Suche nach alternativen Verarbeitungsmöglichkeiten, Aktivierung von Ressourcen usw. gehen. ■

Emotionale Instabilität

Die Begegnung mit einer ausgeprägten **Ambivalenz** der Betroffenen ist eine der großen Herausforderungen, die professionelle Helfer erleben. Betroffene brauchen eigentlich verlässliche Erfahrungen – und bewirken durch ihre Verhaltensweisen jedoch oft genau das Gegenteil. Sie haben Schwierigkeiten, **Nähe und Distanz** zu regulieren. Das wird auch im interpersonellen Kontakt sichtbar. Kommt ihnen der Helfer innerlich zu nah, fühlen sie sich u. U. bedrängt; andererseits **fühlen sie sich auch schnell verlassen,** wenn die Distanz zu groß wird.

! MERKE

Für die Krisenintervention entscheidend ist es, den Betroffenen ein zuverlässiges, aber klar begrenztes Beziehungsangebot zu machen.

Der Gesprächsfokus sollte unbedingt auf dem **Hier und Jetzt** liegen: Auslöser der momentanen Krise, emotionale und kognitive Verarbeitung, eigene Lösungsversuche und aktuelle Lebenssituation. Was genau ist passiert? Wie ist es dazu gekommen? Wie sind Sie damit umgegangen? Welche Gefühle und Gedanken sind in Ihnen entstanden? Wie haben Sie versucht, die Situation in den Griff zu bekommen? Was war bis jetzt hilfreich für Sie? Können Sie kurz beschreiben, wie Ihre derzeitige Lebenssituation aussieht? Es ist wichtig, hierbei den Realitätsbezug der Betroffenen zu fördern (Unterscheidung von Fantasie und Wirklichkeit, Unterscheidung von Innen und Außen).

Helfer sollten sich nicht dazu verführen zu lassen, zum Retter werden zu wollen („Sie sind die Einzige, die mir richtig zuhört und meine schlimmen Erfahrungen in der Kindheit verstehen kann"). Das **Wiedererlangen der Steuerungsfähigkeit** beim Betroffenen, auch bei intensiven negativen Gefühlen, soll unterstützt werden. Einer aktiven Passivität von Betroffenen („Ich bin hilflos, Sie müssen mir helfen!") sollte mit einer Betonung der Eigenverantwortung begegnet werden („Lassen Sie uns gemeinsam überlegen, wie Sie sich jetzt beruhigen können"). Auch die Affektregulation zu zweit und das Containing (➤ Kap. 3.1) sind hier im Kriseninterventionsprozess zentrale Bausteine, damit die Betroffenen nicht immer mehr von ihren unangenehmen Gefühlen überschwemmt werden und sich die Situation nicht aufschaukelt.

Narzisstische Verwundbarkeit

Im Unterschied zu Borderline-Betroffenen haben Menschen mit narzisstischer Struktur kaum das Gefühl, dass die Krise etwas mit ihnen zu tun haben könnte. Sie verorten die Probleme unabhängig vom eigenen Verhalten weniger bei sich als vielmehr bei anderen (Ich-Syntonizität). Oft **erleben sie sich als Opfer** und haben wenig Bewusstsein für ihre eigenen dysfunktionalen Anteile bei Konflikten. Hier einen guten Zugang zu finden, ist für Helfer meist sehr herausfordernd.

! MERKE

Aufgrund der **hohen Kränkbarkeit,** des **labilen Selbstwertgefühls** und der **unzureichenden Regulationsmöglichkeiten** empfiehlt sich eine respektvolle, gleichberechtigte und wenig konfrontative therapeutische Haltung, um erneute Kränkungen zu vermeiden.

Kränkung ist oftmals der zentrale Affekt bei narzisstisch verwundeten Betroffenen und steht häufig im Fokus der Krisenintervention. Sie sollte sensibel und vorsichtig angesprochen werden. Stärker narzisstisch erlebende Menschen verzeihen nicht nur demjenigen nicht, der sie kränkt, „sondern vor allem sich selbst nicht die kränkende Wunde" (Kind 1997). **Sie haben kaum Toleranz für eigene Schwachstellen.** Initial geht es im Kontakt zum einen um das **empathische Einfühlen und Validieren der psychischen Not** („Da sind Sie an Ihre Grenzen gekommen"), andererseits sollten Helfer sich auch für die Stärken und Kompetenzen der Betroffenen interessieren („Das ist ganz schön mutig von Ihnen, sich mit der Problematik aktiv auseinanderzusetzen und sich hier zu melden").

Zentral ist, dass die Betroffenen sich **gesehen und ernst genommen fühlen,** sich durch eine komplementäre Beziehungsgestaltung „narzisstisch gefüttert" fühlen. Das Einräumen von Wahlmöglichkeiten und Kontrolle des Gegenübers ist konstruktiver, als sich in Rechthaberei zu verstricken („Das stimmt, ich habe nicht promoviert – ist es trotzdem in Ordnung für Sie, wenn wir miteinander sprechen?" ist sicher die günstigere Variante für den weiteren Verlauf als: „Sie müssen mir nicht vorschreiben, wie ich arbeiten soll, ich habe das im Gegensatz zu Ihnen studiert").

Aufkommende Ärger- und Ohnmachtsgefühle bei Helfern sind nicht selten und sollten gerade in der Krisenintervention, wenn die Situation zugespitzt und die Beziehung zum Helfer noch wenig tragfähig ist, reflektiert (und nicht ausagiert) werden (➤ Kap. 3.1). Grob entwertendes und grenzüberschreitendes Verhalten von Betroffenen darf begrenzt werden („Ich möchte nicht, dass Sie mich anschreien").

Viele professionelle Helfer haben großen Respekt oder auch Angst vor einer Krisenintervention mit diesen beiden Personengruppen – es können heftige Gefühle und Verwicklungen ausgelöst werden. Der Umgang mit den eigenen Gegenübertragungsgefühlen ist hier in besonderer Weise entscheidend. Neben dem Blick für die Betroffenen gilt es, auch die eigenen aufkommenden Emotionen zu reflektieren und zu regulieren.

Helfer sind oft mit starken **Idealisierungs- und Entwertungstendenzen** der Betroffenen konfrontiert. „Angriffe" sollten aufseiten der professionellen Helfer nicht mit einem Machtkampf („Wenn Sie mich so attackieren, werde ich richtig sauer – kein Wunder, dass Sie so viele Probleme haben") oder mit defensivem Rückzug („Wenn ich nicht gut genug für Sie bin, können wir das Gespräch auch beenden") oder innerem Ausstieg der Helfer beantwortet werden. Manchmal ist auch mit Impulsivität und überschießenden Affekten der Betroffenen während einer Krisenintervention umzugehen (Aufspringen, Türen knallen, Anschreien).

TIPP

Hilfreich in solchen Situationen ist es für Helfer, die Wucht der Emotionen nicht persönlich zu nehmen, sondern **das Verstandene mit der Innenwelt der Betroffenen in Verbindung zu bringen** und ggf. in Worte zu fassen („Es ist gut nachvollziehbar, dass Sie gerade rasend wütend und verletzt sind, weil Ihre Freundin Sie versetzt hat. Könnte es sein, dass sich diese schwierigen Gefühle gerade auch hier – zwischen uns – zeigen?").

4.7.4 Worauf muss man als professioneller Helfer achten?

- Häufig besteht die Tendenz, sich von der großen Not der Betroffenen zu unprofessionellem Handeln hinreißen zu lassen.
  → Es ist für Helfer ganz besonders wichtig, eigene Grenzen nicht zu überschreiten, sondern auf professionelle Distanz zu achten!
- Das narzisstische System dient der Aufrechterhaltung eines seelischen Gleichgewichts.
  → Diese Sichtweise konfrontierend anzusprechen kann die Identität der Betroffenen bedrohen!
- Nach der anfänglichen Idealisierung der Helfer folgt früher oder später die Entwertung!
  → Diese Prozesse müssen als Übertragungen erkannt werden!

CAVE

- Bei Betroffenen mit emotionaler Instabilität oder narzisstischer Verwundbarkeit ist das **Suizidrisiko** deutlich erhöht!
- Es liegt **keine Evidenz vor, dass es sich bei der Borderline-Störung primär um ein chronisches posttraumatisches Belastungssyndrom** handelt, obwohl es Überschneidungen gibt. Die Borderline-Störung kennzeichnet im Unterschied zur komplexen posttraumatischen Belastungsstörung (kPTBS) die Angst vor dem Verlassenwerden, die chronische Leere und die Instabilität des Selbstbildes. Außerdem liegen die PTBS-Kernsymptome nicht vor.

LITERATUR

APA – American Psychiatric Association. Diagnostic and Statistical Manual of Mental Disorders (DSM-5®). Washington, DC: American Psychiatric Publishing 2013.

Bohus M, Schmahl C. Psychopathologie und Therapie der Borderline-Persönlichkeitsstörung. Dtsch Arztebl 2006; 103(49): 3345–3352.

Bolm T. Therapie der Borderline-PS. Neurologe und Psychiater 2015; 16(6): 34–38.

Bronisch T, Frank M. Narzissmus – Depression – Suizidalität. Psychotherapie 2014; 19(1): 137–150.

Falkai P, Wittchen H-U (Hrsg.). Diagnostisches und statistisches Manual psychischer Störungen DSM-5®. Göttingen: Hogrefe 2015.

Fiedler P, Herpertz SC. Persönlichkeitsstörungen. 7. A. Weinheim: Beltz 2016.

Fonagy P, Jurist E, Gergely G, Target M. Affect Regulation, Mentalization, and the Development of the Self. New York: Other Press 2002 (dt. Übers.: Affektregulierung, Mentalisierung und die Entwicklung des Selbst. Stuttgart: Klett-Cotta 2004).

Giernalczyk T, Petersen GK. Krisenintervention bei Borderline-Persönlichkeitsstörungen. In: Sulz S, Bronisch T (Hrsg.). Krisenintervention und Notfall in Psychiatrie und Psychotherapie. München: CIP-Medien 2010, S. 288–296.

Henseler H. Narzisstische Krisen: Zur Psychodynamik des Selbstmords. 4., aktual. A. Wiesbaden: Westdeutscher Verlag 2000.

Herpertz SC. Neue Wege der Klassifikation von Persönlichkeitsstörungen in ICD-11. Fortschr Neurol Psychiatr 2018; 86(3): 150–155.

Isometsä ET, Henriksson MM, Heikkinen ME, Aro HM, Martunen MJ, Kuoppasalmi KI, Lönnqvist JK. Suicide among subjects with personality disorders. Am J Psychiatry 1996; 153: 667–673.

Jordan W, Heinemann AM, Marx A. Notfallpsychiatrie und psychotherapeutische Krisenintervention. Stuttgart: Thieme 2016.

Kind J. Psychodynamische Aspekte von Suizidalität bei narzisstischen und bei Borderline-Persönlichkeitsstörungen. In: Giernalczyk T (Hrsg.). Suizidgefahr: Verständnis und Hilfe. Tübingen: dgvt 1997, S. 93–104.

Linehan MM, Comtois KA, Murray AM, Brown MZ, Gallop RJ, Heard HL, et al. Two-year randomized controlled trial and follow-up of dialectical behaviour therapy vs. therapy by experts for suicidal behaviors and borderline personality disorder. Arch Gen Psychiatry 2006; 63(7): 757–766.

Neumann E. Offener und verdeckter Narzissmus. Psychotherapeut 2010; 55(1): 21–28.

Pompili M, Ruberto A, Girardi P, Tatarelli R. Suicidality in DSM-IV cluster B personality disorders. An overview. Ann Ist Super Sanità 2004; 40(4): 475–483.

Rahn E. Umgang mit Borderline-Patienten. Köln: Psychiatrie-Verlag 2010.

Ritter K, Lammers CH. Narzissmus-Persönlichkeitsvariable und Persönlichkeitsstörung. Psychother Psychosom Med Psychol 2007; 57(2): 53–60.

Schwald O, Dammann G. Krisenintervention bei narzisstischen Persönlichkeitsstörungen. Psychotherapie 2007; 12(2): 279–286.

ZITIERTE LEITLINIE

DGPPN – Deutsche Gesellschaft für Psychiatrie und Psychotherapie, Psychosomatik und Nervenheilkunde (Hrsg.). S2k-Leitlinie Notfallpsychiatrie. AWMF-Registernummer 038–023. Stand: 31.8.2019; www.awmf.org/uploads/tx_szleitlinien/038-023l_S2k_Notfallpsychiatrie_2019-05_1.pdf (letzter Zugriff: 14.3.2020).

4

4.8 Selbstschädigendes Verhalten

Michael Frey

Zusammenfassung

- Nichtsuizidales selbstverletzendes Verhalten (NSSV) tritt im Rahmen der Krisenintervention häufig als Begleitsymptomatik auf.
- Es dient meist als dysfunktionale Strategie zur Affektregulation.
- Ziel der Krisenintervention ist neben einer Gefährdungseinschätzung hinsichtlich Suizidalität eine Abklärung der Motive für die Selbstverletzung und, falls indiziert, eine Unterstützung in der Affektregulation. Falls noch keine therapeutische Anbindung besteht, sollte auf spezialisierte Therapieangebote verwiesen werden.
- Im Gespräch ist auf eine nicht wertende Grundhaltung zu achten.

4.8.1 Leitsyndrom, diagnostische Kriterien

Fallbeispiel

Frau M. sitzt mit gesenktem Kopf im Gespräch, sie gibt nur wortkarg Auskunft. Sie hatte sich zuvor selbst telefonisch gemeldet und um Unterstützung gebeten. Im Gespräch gibt sie nur wenig Auskunft über ihr aktuelles Befinden. Ihre Unterarme sind trotz der hochsommerlichen Temperaturen mit langen Ärmeln bedeckt. Auf Nachfrage berichtet sie, dass sie sich heute am Unterarm mit einer Rasierklinge mehrfach geritzt habe. Sie habe ihrer Therapeutin zwar versprochen, dies nicht mehr zu tun, sei jedoch mit der Anspannung nicht mehr klargekommen. Sie habe zuvor eine WhatsApp-Nachricht von einer Freundin erhalten, die sie sehr verletzt habe. Jetzt schäme sie sich, habe Schuldgefühle und sei sich nicht sicher, ob sie den nächsten Psychotherapietermin wahrnehmen wolle.

Selbstschädigende Verhaltensweisen können in vielfältiger Form auftreten. Häufig dienen sie als **dysfunktionale Strategien zur Affektregulation.** Neben der klassischen Form des nichtsuizidalen selbstverletzenden Verhaltens (NSSV) können auch andere Verhaltensweisen wie Symptome einer Essstörung oder auch Suchtmittelkonsum dazu dienen. NSSV ist jedoch davon abzugrenzen und definiert als „**absichtliche** und direkte **Zerstörung** oder Veränderung von **Körpergewebe** ohne bewusste suizidale Absicht, welche sozial inakzeptabel ist und wiederholt auftritt. Es führt zu geringem oder moderatem Schaden“ (Lloyd-Richardson et al. 2007).

In der ICD-11 wird NSSV unter „Symptomen, Zeichen und klinischen Befunden, welche anderenorts nicht klassifiziert sind“ aufgeführt. Es wird dort beschrieben als eine absichtliche Schädigung des Körpers mit der Erwartung des Ausführenden, dass kein massiver körperlicher Schaden entsteht. Am häufigsten tritt es als Verletzung der Haut, z. B. in Form von Ritzen oder Schneiden, auf (AWMF 2015).

4.8.2 Wichtige Kriseninterventionsziele

- **Abklärung von Suizidalität:** Auch wenn es sich definitionsgemäß um „nichtsuizidales“ Verhalten handelt, ist dies erst nach einer Exploration zu beurteilen. 50 % aller Patienten mit NSSV leiden komorbid an Suizidgedanken (Petermann und Winkel 2009).
- **Abklärung der Motive für die Selbstverletzung** (➤ Abb. 4.4).
- Wenn indiziert, **Unterstützung in der Affektregulation** und im Wiedererlangen der Kontrolle: Betroffene, die in emotionalen Ausnahme- oder Anspannungszuständen Hilfe suchen, können von Strategien zur Affektregulation profitieren.

4.8.3 Ätiologische Modelle

Zusammenfassend lässt sich sagen, dass es sich bei chronischem NSSV um eine **defiziente Stressantwort** mit multifaktoriellen neurobiologischen und psychologischen Ursachen handelt (Plener et al. 2015). Die bisherigen Befunde können aus unterschiedlichen Blickwinkeln Aspekte von NSSV erklären, es fehlt jedoch ein einheitliches ätiologisches Modell. Auf neurobiologischer Ebene gibt es Befunde vor allem zur Schmerzverarbeitung sowie zur Emotions- und Stressregulation.

INFOBOX

Als Beispiel mag zur Veranschaulichung ein interessantes Experiment von Hollin und Derbyshire (2009) dienen. Für ein experimentelles Setting wurden 30 junge Frauen mit zumindest moderater Aversion gegen Spinnen gewählt. Zunächst wurde ihnen eine Spinne gezeigt, und sie sollten auf einer Skala das Ausmaß der erlebten Angst angeben. In einem zweiten Schritt wurde die Spinne wieder entfernt und eine Hand in Eiswasser getaucht. Der dadurch erlebte Schmerzreiz sollte von den Probandinnen ebenfalls auf einer Skala angegeben werden. Als letzter Teil des Experiments wurden beide Reize kombiniert, den Probandinnen wurde erneut die Spinne gezeigt und zugleich der Schmerzreiz durch das Eintauchen einer Hand in Eiswasser ausgelöst. Das Ergebnis dabei war, dass das **Ausmaß der Angst bei gleichzeitigem Angst- und Schmerzreiz signifikant abnahm.** Eine mögliche Erklärung hierfür ist, dass körperliche Schmerzen und schmerzhafte emotionale Erfahrungen in überlappenden Hirnregionen verarbeitet werden (Bresin und Gordon 2013). Dies ist zwar nur ein Aspekt, der aber wegen seiner Anschaulichkeit zum Verständnis beitragen kann.

Im Hinblick auf die Neurobiologie der Emotionsregulation ist interessant, dass NSSV in der Regel erstmals ab der Pubertät und damit bei Mädchen etwas früher als bei Jungen auftritt. Einen **Häufigkeitsgipfel** erreicht die Symptomatik **in der Adoleszenz** (15–25 Jahre) und im jungen Erwachsenenalter und nimmt dann in der dritten Lebensdekade wieder ab (AWMF 2015; Petermann und Winkel 2009). Es ist bekannt, dass die Gehirnentwicklung in der Adoleszenz, u. a. ausgelöst durch die hormonelle Umstellung in der Pubertät, zu einem **Ungleichgewicht zwischen der Aktivität limbischer Strukturen** (Affekt und Impulsivität) und **kortikaler Regulationsvorgänge** führt. Damit ist eine Emotionsregulation in dieser Phase erschwert (Casey et al. 2010; Steinberg 2010). Stimmungsschwankungen, vermehrte Impulsivität und eine hohe Empfänglichkeit für Belohnungsreize sind damit Ausdruck der normalen adoleszenten Entwicklung und können einer psychiatrischen Symptomatik und ggf. auch NSSV in diesem Alter Vorschub leisten. NSSV tritt bei psychiatrisch erkrankten Adoleszenten damit deutlich häufiger (40–80 %) auf als bei (älteren) Erwachsenen (ca. 20 %) (Klonsky und Muehlenkamp 2007).

Klonsky (2007) hat in einer Übersichtsarbeit wesentliche ätiologische Gründe für selbstverletzendes Verhalten herausgearbeitet. Diese haben vor dem Hintergrund eines multifaktoriellen Modells (➤ Abb. 4.4) unterschiedliche Schwerpunkte hinsichtlich ihrer Ätiopathogenese. Während z. B. bei *Abgrenzung* und *Aufmerksamkeit* insbesondere der sozialen Interaktion eine besondere Bedeutung zukommt, spielen bei der *Affektregulation* vor allem neurobiologische und intrapsychische Prozesse eine große Rolle.

Neurobiologische Erklärungsmodelle spielen neben der Affektregulation auch gerade für die beiden in ➤ Abb. 4.4 aufgeführten Aspekte „Sensation Seeking“ und „Anti-Dissoziation“ eine wesentliche Rolle. Es gibt Überlegungen, dass eine interindividuell unterschiedliche neurobiologische (vor allem im Be-

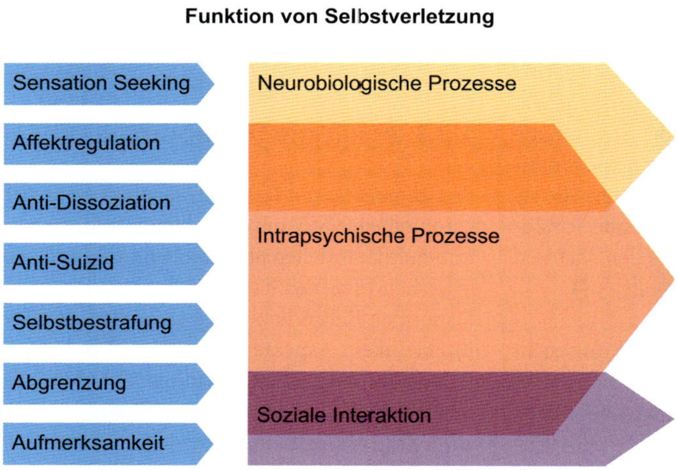

Abb. 4.4 Ätiologie nichtsuizidalen selbstverletzenden Verhaltens (NSSV)

lohnungssystem lokalisierte) Reizschwelle in manchen Fällen NSSV begünstigen kann. NSSV als Maßnahme, um dissoziativen Zuständen entgegenzuwirken, spielt vor allem bei Menschen mit posttraumatischen Symptomen eine wesentliche Rolle (➤ Kap. 4.9). Zum einen kann der gesetzte Schmerzreiz als Mittel gesehen werden, um die Aufmerksamkeit zu lenken, wieder ins Hier und Jetzt zu kommen und die Kontrolle wiederzuerlangen. Zum anderen gibt es Studien, die endogenen Opioiden (Neuropeptiden), die in Hypophyse und Hypothalamus produziert werden, eine Rolle beimessen. Während das Opioid Dysmorphin, vermittelt über den κ-Rezeptor, vor allem zu dysphoren Gefühlen und Depersonalisationserleben führt, fördern β-Endorphin und Enkephalin über den κ-Rezeptor den hedonistischen Anteil des Belohnungsempfindens und führen zu Schmerzreduktion. β-Endorphin und Enkephalin werden bei NSSV vermehrt ausgeschüttet. Bei Patienten mit NSSV wurde ein erniedrigter Basalspiegel an β-Endorphin und Enkephalin gefunden, was die Selbstverletzung als Versuch erscheinen lässt, das Belohnungssystem anzusprechen und dysphores bzw. ggf. Depersonalisationserleben zu vermindern. Einschränkend muss jedoch gesagt werden, dass die Befunde auf Probanden zurückgehen, die bereits NSSV gezeigt haben, und damit nicht klar ist, ob dies ein Risiko für oder eine Folge von NSSV ist (Bresin und Gordon 2013).

Auf **psychologischer Ebene** gibt es unterschiedliche Erklärungsansätze hinsichtlich der Genese, welche die ganze Bandbreite möglicher Motive einbeziehen, von denen die Affektregulation zwar das bei Weitem häufigste, aber eben nicht das einzige ist. Während das „**Lernen am Modell**" einen Erklärungsansatz für das erstmalige Auftreten bietet und vor dem Hintergrund von Internetforen und Peergroup sicherlich eine große Relevanz hat, sind lerntheoretische Ansätze ansonsten insbesondere sehr hilfreich für die Erklärung der Chronifizierung von NSSV. Dabei spielen **negative und positive Verstärkungsprozesse** eine entscheidende Rolle. Wenn eine selbstschädigende Handlung wie z. B. Ritzen dazu führt, dass negative Emotionen in ihrer Intensität abnehmen, ist dies als negative Verstärkung einzuordnen. Eine positive Verstärkung tritt auf, wenn selbstverletzendes Verhalten in der Folge zu vermehrter Aufmerksamkeit und Zuwendung führt. Beides erhöht die Wahrscheinlichkeit des Wiederauftretens (Petermann und Winkel 2009) (➤ Kap. 3.2).

Ein **psychodynamischer Ansatz** geht davon aus, dass unter gewissen Voraussetzungen in der frühen Kindheit, wenn durch Ausleben negativer oder insbesondere aggressiver Emotionen Ablehnung durch das primäre Beziehungsobjekt (z. B. die Mutter) zu befürchten ist, die Aggressionen gegen sich selbst gerichtet werden (Mentzos 2010; Petermann und Winkel 2009).

Ein weiteres Konzept, das insbesondere im Hinblick auf evidenzbasierte Interventionen von besonderem Interesse ist, ist das nach Marsha Linehan, das u. a. dem Aspekt der **Invalidierung** besondere Wichtigkeit beimisst. Hierbei wird davon ausgegangen, dass Menschen, die in der Kindheit durch ihre Bezugspersonen immer wieder negative Rückmeldungen bekommen, wenn sie aversiven Gefühlszuständen Ausdruck verleihen, diese im Verlauf internalisieren und Scham- sowie Schuldgefühle entwickeln, wenn negative Emotionen auftreten. Der daraus resultierende Impuls zur Selbstbestrafung mag dann in selbstschädigendem Verhalten münden.

Der in der Grafik aufgeführte Aspekt der „Abgrenzung" spielt u. a. bei Jugendlichen eine wichtige Rolle. In Anbetracht der angestrebten und altersgemäßen Autonomieentwicklung kann es manchmal der verzweifelte oder fehlgeleitete Versuch sein, Eltern deutlich zu machen, dass der Umgang mit dem eigenen Körper letztlich die Grenze ihres Einflussbereichs bedeutet. Auch Opfer von Missbrauch berichten davon, dass ihnen Selbstverletzung ein Gefühl von Kontrolle über den eigenen Körper zurückgeben kann.

Der zwar in der Chronifizierung relevante Aspekt der „**Suche nach Aufmerksamkeit**" wird in der allgemeinen Wahrnehmung hinsichtlich der Ätiologie oft falsch gewichtet. Die überwiegende Anzahl der Betroffenen verheimlicht das NSSV, vor allem zu Beginn (> 90 % verletzen sich nur allein, ca. 20 % vertrauen sich niemandem an) (Nixon et al. 2002). Daher fällt NSSV auch meist längere Zeit gar nicht auf.

NSSV wird oftmals, fast schon in einem Automatismus, mit der **Borderline-Störung** assoziiert. Es ist zwar richtig, dass ein großer Anteil an Borderline-Patienten sich selbst verletzt, es gilt jedoch nicht der Umkehrschluss, dass alle Patienten mit NSSV eine emotional instabile Persönlichkeitsstörung haben. Denn NSSV kann ebenso bei Depressionen, Suchterkrankungen etc. auftreten.

4.8.4 Interventionen – einen Zugang finden

Fallbeispiel

Forts.

Mit Frau M. wird die Situation, die zu Selbstverletzung geführt hat, noch einmal reflektiert. Gemeinsam wird dann der Blick darauf gerichtet, was notwendig wäre, um den nächsten Termin bei ihrer Psychotherapeutin, der für den Folgetag vereinbart ist, wahrnehmen zu können. Es kann gemeinsam reflektiert werden, dass sie sich eigentlich in der Therapie sehr wohl und verstanden fühlt. Sie habe Vertrauen zu ihrer Therapeutin. Außerdem sei das selbstverletzende Verhalten mit ein Grund für die psychotherapeutische Behandlung, und daher wolle sie ihrer Therapeutin gegenüber ehrlich sein. Frau M. kann sich dazu entschließen, den Termin am nächsten Tag wahrzunehmen und ihrer Therapeutin zu erzählen, was passiert ist.

Ausgehend von den ätiologischen Überlegungen besteht die Herausforderung darin, durch eine **nicht wertende empathische Zuwendung** die Betroffenen darin zu **unterstützen, auf funktionale Strategien in der Emotionsregulation zurückzugreifen.** Dabei sollten einerseits die oftmals mit NSSV einhergehenden Schuld- und Schamgefühle nicht durch eine vorwurfsvolle / konfrontierende Gesprächsführung verstärkt werden. Andererseits ist es jedoch auch wichtig, nicht den Eindruck zu vermitteln, dass man NSSV als Lösungsstrategie befürwortet, sondern dass man Unterstützung anbieten möchte, um Affekte auf funktionale Weise zu regulieren.

Es gibt einige therapeutische Ansätze für die Therapie von Borderline-Patienten, die auch das NSSV adressieren. Im klinischen Alltag werden häufig Elemente aus der **Dialektisch-behavioralen Therapie (DBT) nach Marsha Linehan** angewandt. Dabei wird oft von „Skills" gesprochen, welche die Patienten einsetzen, um ihre Anspannung, Dissoziationsbereitschaft oder andere negative Gefühle zu regulieren. Die Skills sind dabei ein Bestandteil eines komplexeren Therapieprogramms. Die Bandbreite der angewandten Methoden, die als Skills eingesetzt werden, ist dabei im Grunde unendlich groß; ihre Wirksamkeit muss individuell erprobt werden. Dies stellt eine hohe Anforderung an die Motivation der Patienten. Als Skills können bei einem niedrigen Anspannungsniveau Aufgaben zur Aufmerksamkeitslenkung eingesetzt werden. So reicht es manchmal, z. B. sich mit einem Kreuzworträtsel auf andere Gedanken zu bringen und so die Abwärtsspirale negativer Gedanken und Emotionen zu durchbrechen. In Zuständen größerer emotionaler Anspannung sind dann jedoch ggf. stärkere Reize notwendig, z. B. kalt duschen oder an Ammoniak riechen bis hin zu Methoden, die Schmerzreize setzen, ohne dabei jedoch Gewebe zu schädigen (z. B. Finalgon®-Salben-Verbände). Entscheidend ist dabei, dass die Skills möglichst frühzeitig eingesetzt werden, um einen weiteren Anstieg der Anspannung zu vermeiden, und dass die Intensität der Skills zur Intensität der Anspannung passt. Um dies zu erlernen, ist Übung erforderlich, und ein Skillstraining ist nur sinnvoll im Zusammenhang mit einer entsprechenden **Schulung der Achtsamkeit,** die dazu dient, eine bessere und frühzeitigere Einschätzung des aktuellen Anspannungsniveaus zu ermöglichen (Kaess 2012). Die Betroffenen haben im günstigsten Fall dann eine Art „**Skills-Kette**" zur Verfügung, um dem Anspannungsniveau angemessene Skills einsetzen zu können.

TIPP

In **akuten Krisensituationen kann auf diese Skills zurückgegriffen werden.** Für professionelle Helfer kann es hilfreich sein, nach Skills zu fragen und anhand der dem Betroffenen zur Verfügung stehenden Fertigkeiten ihn wieder in seiner Selbstständigkeit und Eigenverantwortung zu stärken.

Wenn man fragt: „Haben Sie schon Skills angewandt?", erhält man nicht selten die Antwort: „Das hat alles nichts geholfen." Eine mögliche Ursache dafür kann sein, dass die Intensität der Skills nicht dem Anspannungsniveau entsprach oder die Skills zu spät eingesetzt wurden, was beides auf die Wichtigkeit der begleitenden Achtsamkeitsschulung verweist, die Teil einer regulären DBT-„Skillsgruppen-Therapie" ist (vgl. auch ➤ Kap. 3.4).

Je nach Kontext kann es sinnvoll sein, weitere Aspekte in der Krisenintervention zu berücksichtigen. Handelt es sich um eine **längere therapeutische Beziehung,** in deren Verlauf immer wieder krisenhafte Zuspitzungen zu erwarten sind, ist es ratsam, einen Krisenplan zu vereinbaren (auf den auch professionelle Helfer in der akuten Krise dann ggf. zurückgreifen können). Außerdem sollten die Rahmenbedingungen für die therapeutische Zusammenarbeit abgesteckt und eine Verabredung hinsichtlich NSSV getroffen werden.

In **Einrichtungen** kann NSSV oftmals zu einer großen Gruppendynamik führen und die Suche nach Zuwendung und Aufmerksamkeit durch NSSV zu einem wichtigen Thema werden. Hierfür ist es notwendig, im Team ein möglichst einheitliches Vorgehen bzgl. des Umgangs mit NSSV zu vereinbaren. Stationen mit einem klaren DBT-Konzept sehen hierfür besondere Maßnahmen (Verhaltensanalysen, Therapiepausen, Wunden nach Inspektion selbst versorgen etc.) vor. Die Vereinbarungen unterscheiden sich je nach Zielsetzung und Setting der entsprechenden Einrichtung.

Für **Eltern** stellt der Umgang mit NSSV ihrer Kinder eine große Herausforderung dar. Getragen von der Sorge um die Kinder führt NSSV nicht selten zu Grenzüberschreitungen und Machtkämpfen. So beginnen Väter oder Mütter, regelmäßig das Zimmer ihres Kindes zu durchsuchen, um Rasierklingen o. Ä. zu entfernen – in der Hoffnung, dass dadurch das NSSV abnimmt. Während für die Suizidprophylaxe die Verfügbarkeit von Mitteln ein relevanter Risikofaktor ist (vgl. ➤ Kap. 7.1.1), führt das beschriebene Vorgehen bei NSSV meist eher zu einer Verhärtung der Fronten und zu einer weiteren Eskalation des Machtkampfes. Vielmehr geht es darum, das Signal, das durch die Selbstschädigung gesendet wird, zu validieren und den Jugendlichen zu vermitteln, dass man sieht, dass Probleme bestehen. In einem nächsten Schritt geht es darum, die Notwendigkeit, sich gemeinsam Unterstützung zu suchen, zu vermitteln.

! MERKE

Zentral für die Unterscheidung zwischen NSSV und einem Suizidversuch ist die Frage nach der **Intention während der Selbstschädigung.** Gibt der Betroffene an, den eigenen Tod intendiert oder ggf. in Kauf genommen zu haben, liegt ein Suizidversuch vor. Die weitere Abklärung bzw. Intervention sind in ➤ Kap. 7.1.1 beschrieben.

Vorgehen in der akuten Intervention (AWMF 2015):

- Neutrale, validierende Grundhaltung
- Inspektion der Verletzungen, um ggf. eine somatische Versorgung einzuleiten
- Abklärung von Suizidalität
- Exploration hinsichtlich des Auslösers für NSSV / Funktionalität von NSSV, Häufigkeit und Methoden von NSSV
- *Bei Minderjährigen:* getrennte Exploration der Jugendlichen und ihrer Sorgeberechtigten

CAVE

- **Suizidalität:** 50 % der Betroffenen sind komorbid suizidal (Petermann und Winkel 2009). Zugleich stellt NSSV durch die erworbene Fähigkeit zur Selbstschädigung einen Risikofaktor für Suizidalität dar (Plener et al. 2015).
- **Chirurgische Versorgung bei tiefen Schnittwunden:** Sollten die Verletzungen mehr als oberflächlich oder gar klaffende Wunden zu sehen sein, ist eine chirurgische Beurteilung und Versorgung notwendig.
- **Tetanusschutz:** Da insbesondere beim Ritzen die Verletzungen oftmals auch durch verunreinigte Klingen oder andere Gegenstände hervorgerufen werden, ist an einen ausreichenden Tetanusschutz zu denken.
- **Verletzungen an anderen Stellen als den Armen:** Ritzen sich Betroffene **nicht nur** an den Armen, weiß man aus Studien, dass dies vermehrt mit Suizidgedanken und Suizidversuchen in der Vorgeschichte einhergeht (AWMF 2015).

LITERATUR

Bresin K, Gordon KH. Endogenous opioids and nonsuicidal self-injury: a mechanism of affect regulation. Neurosci Biobehav Rev 2013; 37(3): 374–383.

Casey B, Duhoux S, Cohen MM. Adolescence: what do transmission, transition, and translation have to do with it? Neuron 2010; 67(5): 749–760.

Hollin GJ, Derbyshire SW. Cold pressor pain reduces phobic fear but fear does not reduce pain. J Pain 2009; 10(10): 1058–1064.

Kaess M. Selbstverletzendes Verhalten: Entwicklungsrisiken erkennen und behandeln. Weinheim: Beltz 2012.

Klonsky ED, Muehlenkamp JJ. Self-injury: a research review for the practitioner. J Clin Psychol 2007; 63(11): 1045–1056.

Mentzos S. Lehrbuch der Psychodynamik. 7. A. Göttingen: Vandenhoeck & Ruprecht 2010.

Nixon MK, Cloutier PF, Aggarwal S. Affect regulation and addictive aspects of repetitive self-injury in hospitalized adolescents. J Am Acad Child Adolesc Psychiatry 2002; 41(11): 1333–1341.

Petermann F, Winkel S. Selbstverletzendes Verhalten: Erscheinungsformen, Ursachen und Interventionsmöglichkeiten. Göttingen: Hogrefe 2009.

Plener PL, Fegert JM, Freyberger HJ. Nicht-suizidale Selbstverletzung (NSSV) und Suizidalität in der Adoleszenz. Zschr Psychiatr Psychol Psychother 2015; 60(1): 405–413.

Steinberg L. A dual systems model of adolescent risk-taking. Dev Psychobiol 2010; 52(3): 216–224.

ZITIERTE LEITLINIE

AWMF. S2k-Leitlinie Nicht-suizidales selbstverletzendes Verhalten (NSSV) im Kindes- und Jugendalter 2015. AWMF-Registernummer 028–029. Stand: Februar 2015; www.awmf.org/leitlinien/detail/ll/028-029.html (letzter Zugriff: 14.3.2020).

4.9 Belastung und Trauma

Claudia Fischer

Zusammenfassung

- Menschen mit und ohne psychische Vorbelastungen können in eine psychische Krise geraten. Dabei kann eine akute Folgesymptomatik von länger anhaltenden Symptomen, z. B. im Rahmen einer posttraumatischen Belastungsstörung (PTBS), unterschieden werden.
- In akuten Situationen geht es vor allem darum, Schutz und äußere Sicherheit zu vermitteln und die Betroffenen darin zu unterstützen, die Kontrolle über sich selbst und die Situation wiederzuerlangen (innere Sicherheit).
- In der Gesprächsführung ist es wichtig, sich ein Bild von der inneren Situation des Betroffenen zu machen, um den Hilfebedarf einzuschätzen.

Interventionen im Kontext traumatischer Ereignisse kommen in der Krisenarbeit durchaus häufig vor. Auch wenn nur rund 20 % aller Menschen, die einem traumatischen Ereignis ausgesetzt werden, in der Folge auch eine PTBS ausprägen, ist der Begriff „Trauma" in aller Munde. *„Neben dem traumatischen Ereignis ist der Kontext, in dem das Trauma sich ereignet, die vorbestehende Vulnerabilität sowie die nachfolgende psychische Verarbeitung entscheidend für die Entwicklung von psychischen Reaktionen"* (DeGPT et al. 2019). Analog zu Krisenkonzepten ist auch beim Trauma weniger die reale Gefährlichkeit des Ereignisses als vielmehr das subjektiv empfundene Ausmaß der Bedrohung für die Ausprägung einer Symptomatik ausschlaggebend. Für Deutschland zeigen neuere Studien ein Lebenszeitrisiko für eine PTBS von 2–4 % (Maercker 2019). Für die anhaltende Trauerstörung wurde eine bedeutsam hohe Prävalenzrate von fast 10 % ermittelt (Lundorff et al. 2017). Meist übernimmt die PSNV die peritraumatische Erstversorgung bei traumatisierten Menschen (➤ Kap. 1.2). Krisendienste und Kriseninterventionseinrichtungen arbeiten in der Regel nachrangig mit Betroffenen: Stunden, Tage oder Wochen nach dem traumatischen Ereignis.

❚❚ Fallbeispiel

In eine Krisenberatungsstelle kommen zwei junge Frauen. Beide weinen und sind sehr aufgelöst. Vor 4 Tagen hätten sie am S-Bahnhof einen Unfall miterlebt, bei dem ein Junge zwischen S-Bahn und Bahnsteig eingeklemmt worden sei (er sei schließlich gerettet worden). Es habe einen riesigen Tumult gegeben, die Mutter des Jungen habe nur noch geschrien. Seitdem würden sie ständig diese Bilder sehen. S- oder U-Bahnhöfe könnten sie nicht mehr betreten. Die eine der beiden Frauen berichtet, dass bei ihr schon manches deutlich schwächer sei, sie habe die Hoffnung, dass alles wieder normal werden würde. Bei ihrer Freundin nähmen die Schlafstörungen und das Weinen aber kaum ab, was diese bestätigt. Sie macht im Gespräch Andeutungen, dass sie durch dieses furchtbare Ereignis an frühere schlimme Erlebnisse erinnert worden sei. Deshalb hätten sie sich jetzt Hilfe gesucht. ❚❚

4.9.1 Leitsyndrom, diagnostische Kriterien

Das amerikanische DSM-5 und die ICD-11 der WHO schlagen unterschiedliche konzeptuelle Wege in der Diagnostik von trauma- und stressorbezogenen Störungen ein. Während sich im DSM-5 eine breitere Konzeptualisierung entwickelt hat (Aufgabe der strikten Gleichzeitigkeitsforderung von Symptomen zugunsten ihrer freien Kombinierbarkeit), stützt sich in der ICD-11 die Diagnose einer klassischen PTBS einerseits auf ein allgemein gehaltenes Trauma-A-Kriterium („an extremely threatening or horrific event"), andererseits wird eine relativ enge, als spezifisch erachtete klinische Phänomenologie definiert.

Im Vergleich zur ICD-10 gibt es in der ICD-11 wesentliche Änderungen. Die posttraumatischen Störungen werden in der Gruppe „Störungen, besonders assoziiert mit Stress" aufgeführt. Diese Störungen sind besonders und ursächlich auf traumatische Erfahrungen zurückzuführen. Die Anpassungsstörungen sind neu dieser Kategorie zugeordnet – durch die Anlehnung an das psychologische PTBS-Modell von Intrusion und Vermeidung gibt es hier eine stärkere Spezifizierung der Symptome (Kapfhammer 2014; Hecker und Maercker 2015):

- **Posttraumatische Belastungsstörung (PTBS):** *Traumakriterium:* ein extrem bedrohliches oder entsetzliches Ereignis oder eine Reihe von Ereignissen
  Hauptkriterien (Symptome müssen mindestens über mehrere Wochen auftreten und wesentliche Einbußen in verschiedenen Lebensbereichen beinhalten):
  - **Wiedererleben** des traumatischen Ereignisses in der Gegenwart: Intrusionen, Flashbacks oder Albträume; überflutende Emotionen und körperliche Empfindungen in gleicher Intensität wie während des Traumas
  - **Vermeidung** von Gedanken und Erinnerungen; Vermeidung von Aktivitäten, Menschen oder Situationen im Zusammenhang mit dem Ereignis
  - **Hypervigilanz:** erhöhte Wachsamkeit, andauernde Wahrnehmung erhöhter gegenwärtiger Bedrohung, verstärkte Schreckhaftigkeit auf Reize

INFOBOX

Retraumatisierung

Die Retraumatisierung beinhaltet eine signifikante Exazerbation der posttraumatischen Belastungssymptomatik nach einem erneuten traumatischen Ereignis oder einer belastenden Situation, in dessen Folge der Betroffene nicht mehr in der Lage ist, diesen Symptomanstieg zu bewältigen. Es handelt sich dann um eine Retraumatisierung, wenn die betroffene Person in der Vergangenheit bereits ein Trauma erlebt und daraufhin das Vollbild einer PTBS entwickelt hatte und sich der Inhalt der Intrusionen auf das Ursprungstrauma bezieht.
Die **Reaktualisierung** bzw. **Reaktivierung** eines Traumas beschreibt eine weniger schwerwiegende Form der Symptombelastung, die kurzfristig zu einem Symptomanstieg führt, aber vom Betroffenen selbst bewältigt werden kann (nach Schock et al. 2010).

- **Komplexe posttraumatische Belastungsstörung (kPTBS)**[1]:
  Traumakriterium: ein extrem bedrohliches oder entsetzliches Ereignis oder eine Reihe von Ereignissen, meistens *länger dauernde oder wiederholte* Ereignisse, bei denen Flucht schwierig oder unmöglich war
  Zusätzlich zu den PTBS-Hauptkriterien müssen bei der kPTBS vorliegen:
  - Anhaltende und tiefgreifende Probleme der Emotionsregulation (erhöhte emotionale Reaktivität, Affektverflachung / Betäubtsein, gewalttätige Ausbrüche, Neigung zu dissoziativen Zuständen, selbstgefährdendes oder selbstverletzendes Verhalten)
  - Negatives Selbstkonzept (Überzeugung, minderwertig, unterlegen, zerbrochen oder wertlos zu sein; Schuld- und Schamgefühle)
  - Probleme in zwischenmenschlichen Beziehungen (Schwierigkeiten, Beziehungen aufzubauen und aufrechtzuerhalten)

! MERKE

In das DSM-5 wurde die kPTBS nicht als eigenständige Diagnose aufgenommen!

- **Anhaltende Trauerstörung** (neu im Vergleich zur ICD-10): eine nach dem Tod einer nahen Person andauernde und tiefgreifende Trauerreaktion:
  - Starkes Verlangen, Sehnsucht und gedankliches Verhaftetsein (Präokkupation) in Bezug auf die verstorbene Person, verbunden mit intensivem emotionalem Schmerz (z. B. Traurigkeit, Schuld, Wut, Leugnen, Beschuldigen)
  - Schwierigkeiten mit dem Akzeptieren des Todes; Verbitterung; Gefühl, einen Teil von sich selbst verloren zu haben
  - Unfähigkeit zu positiven Gefühlen, emotionale Taubheit
  - Schwierigkeiten, sich in soziale oder andere Aktivitäten zu begeben

  Die Trauerreaktion dauert mindestens 6 Monate an und ist ausgeprägter, als nach den sozialen, kulturellen und religiösen Normen der Gesellschaft oder des Kontextes des Betroffenen zu erwarten wäre. Sie führt zu einer deutlichen Beeinträchtigung der persönlichen Funktionsfähigkeit.
- **Anpassungsstörung** (im Vergleich zur ICD-10 neu in dieser Kategorie): maladaptive Reaktionen auf einen identifizierbaren psychosozialen Stressor oder mehrere Stressoren (z. B. Scheidung, Krankheit, Behinderung, sozioökonomische Probleme, Konflikte), die normalerweise innerhalb eines Monats nach dem Stressor auftreten:

[1] In der ICD-10 noch unter den Persönlichkeitsstörungen eingeordnet: „andauernde Persönlichkeitsänderung nach Extrembelastung"

- Ausgeprägte Beschäftigung mit dem Stressor und seinen Konsequenzen, exzessive Sorgen, wiederholte und belastende Gedanken an den Stressor oder konstantes Gedankenkreisen über die Konsequenzen (Präokkupation)
- Scheitern beim Anpassen an den Stressor (Interessensverlust, Beziehungsprobleme, Rückzug, Schlafprobleme, Konzentrationsschwierigkeiten u. a.)

→ Die Stärke der Belastung ist nicht entscheidend: Eine Anpassungsstörung kann auch nach einem traumatischen Ereignis vorliegen, wenn die Symptome nicht ausreichend für eine PTBS-Diagnose sind.

→ Die Symptome sind nicht ausreichend spezifisch oder schwerwiegend für die Diagnose einer anderen psychischen Erkrankung und verschwinden typischerweise innerhalb von 6 Monaten – außer wenn der Stressor länger andauert.

! MERKE

Die akute Belastungsreaktion (ICD-10: F43.0) wird in der ICD-11 nicht mehr aufgeführt.

4.9.2 Wichtige Kriseninterventionsziele

Angepasst an die Schwere der Symptomatik und der Stressreaktion auf das Ereignis, sind die Ziele einer Krisenintervention individuell abzustimmen.

Frühinterventionen nach kritischen oder traumatischen Ereignissen zielen mittel- und langfristig auf die **Förderung einer Rückkehr zur Normalität** und die Prävention und / oder **Abmilderung psychosozialer Folgeschäden und die Vermeidung der Entwicklung einer PTBS** ab. **Kurzfristig** geht es um das **Wiederherstellen von Sicherheit und Schutz.**

Für Menschen mit einer **komplexen PTBS** ist **Stabilisierung** das oberste Ziel im Rahmen einer Krisenintervention: Förderung des **Gegenwartsbezugs,** des **Selbstmanagements,** der **inneren Kommunikation** sowie von **Bindung und Beziehungsfähigkeit.** Krisen entstehen bei Betroffenen oft im Zusammenhang mit traumaassoziierten Triggern, die ihre eingeschränkten Stressregulationsmöglichkeiten überfordern. Es kommt zur Zuspitzung: häufig zu Flashbacks, emotionalen Ausnahmezuständen, Dissoziationen oder selbstschädigendem Verhalten.

! MERKE

Im Kriseninterventionsprozess geht es darum, dass Betroffene wieder **Kontrolle gewinnen und handlungsfähig werden.**

Im Zentrum des **Umgangs mit einer Trauerstörung** stehen die Stärkung der Selbstregulation, das Wiederbeleben anderer sinnvoller persönlicher Kontakte, der Aufbau von hoffnungsvollen Zielen und Ambitionen, das Sondieren der sozialen Umgebung nach in der Trauer vermiedenen Situationen, die Erzählung über den Tod des geliebten Menschen, das Tolerieren des hiermit verknüpften seelischen Schmerzes (und Beenden der Trauer) und die intensive Erinnerungsarbeit hinsichtlich positiver und negativer Emotionen, die mit dem Verstorbenen assoziiert sind (Shear et al. 2015). Es geht dabei immer um die **(funktionalere) Anpassung an das Verlusterlebnis.** Im Rahmen der Krisenintervention wird an der Symptomatik gearbeitet mit einem Fokus auf den aktuellen Krisenanlass (z. B. ein Jahrestag oder die plötzliche massive Konfrontation mit Erinnerungen, z. B. Fotos).

INFOBOX

Ätiologische Modelle

Die Entstehung einer PTBS ist immer als ein Zusammenwirken von disponierenden Faktoren, Besonderheiten des einwirkenden Ereignisses und schützenden Faktoren zu begreifen (Frommberger et al. 2019). Die Reaktionen werden durch ein geringeres Hippokampusvolumen und die genetische Ausstattung mit Polymorphismen von Rezeptoren oder Neurotransmittertransportern moduliert. Durch die stressbedingte Blockade präfrontaler kortikaler Systeme und die gleichzeitige Hyperaktivität in der Amygdala kommt es zu einem Ungleichgewicht der Systeme und zu einer Störung der Emotionsregulation und Gedächtnisbildung. Traumatische Erinnerungen sind nicht in das biografische Gedächtnis integriert, mit exzessiver Emotionalität aufgeladen und verblassen nicht im Verlauf. Sie können meist auch nicht verbalisiert werden, da es sich um keine integrierten Gedächtnisinhalte handelt – es „fehlen die Worte". Auf neurobiologischer Ebene kommt es nicht nur zu funktionellen, sondern auch zu morphologischen Veränderungen. Epigenetische Veränderungen können als Traumafolge auftreten und bis in die nachfolgenden Generationen fortwirken.
Zentral ist, dass die posttraumatische Verarbeitung mit dissoziativen Prozessen verbunden ist, die auch die Gedächtnisbildung beeinflussen. **Dissoziative Symptome** sind einerseits das **Ergebnis einer desintegrierten**

Prozessierung von Informationen (traumabezogen), andererseits als Konsequenz eines evolutionär verankerten Schutzmechanismus zu verstehen. Dissoziative Prozesse während des Traumas können daher auch adaptiv, also ein innerpsychischer Schutzfaktor sein. Wichtige Aspekte und Details des traumatischen Erlebnisses werden oft gar nicht oder nur sehr verzerrt abgespeichert. Bereits auf dem Niveau des Thalamus („Tor zum Bewusstsein") können die Informationen aus der traumatischen Gesamtszene fragmentiert sein. So engt sich das Wahrnehmungsfeld nicht selten auf wenige zentrale Aspekte mit besonderer Gefahrenrelevanz ein und klammert wichtige periphere Kontextaspekte aus. Eine anhaltende Dissoziationsneigung nach dem Trauma ist eher ein Risikofaktor für die Entwicklung einer PTBS. Betroffene können kaum eine kohärente, umfassende Schilderung des traumatischen Geschehens geben – es entsteht eine narrative Desorganisation, abhängig vom Ausmaß der Dissoziation. Gleichzeitig gibt es unwillkürliche intrusive Wiedererinnerungen an das Trauma, die durch verschiedene Trigger von innen und außen angestoßen werden können. Meistens sind diese Erinnerungen emotional extrem heftig, bleiben aber fragmentarisch und können nachträglich nur schwer verbalisiert werden. In traumatisch veränderten Bewusstseinszuständen wird das Zeiterleben – etwa durch Flashbacks – aufgelöst und auf ein aktualisiertes traumatisches Ereignis verdichtet (wie wenn das Trauma im Moment wiedererlebt wird: „Damals ist jetzt.").
Unter Umständen werden auch Stimmen wahrgenommen. Auf körperlicher Ebene entstehen sowohl Zustände von Depersonalisation („out-of-body experiences") als auch ein Hyperarousal und die Angst vor Kontrollverlust. Emotional sind Betäubung, Angst, Panik und Scham zentrale Affekte.

4.9.3 Interventionen – einen Zugang finden

❚❚ Fallbeispiel

Forts.

In einem gemeinsamen Krisengespräch mit beiden Frauen wird versucht, das Erlebte und die Tage danach einzuordnen: Wie sind sie damit umgegangen? Hatten sie Unterstützung von ihrem Umfeld? Merken sie, dass sie langsam etwas Abstand zu dem Ganzen bekommen? Fassen sie allmählich wieder in ihrem Alltag Fuß? Wo gibt es noch Beeinträchtigungen? usw. Der Mitarbeiterin fällt währenddessen auf, dass sich die Betroffenen sehr unterschiedlich präsentieren, was sie auch offen anspricht (im Einverständnis mit beiden): „Frau B., ich habe den Eindruck, dass Sie trotz dieser schlimmen Erfahrung einen guten Weg für sich gefunden haben, nicht zu sehr unter den Folgen zu leiden. Unserer Erfahrung nach ist das ein normaler Verarbeitungsprozess, den Sie gerade durchmachen. Bei Ihnen, Frau D., scheint die Erfahrung am Bahnhof stärker nachzuwirken. Sie leiden immer noch stark unter heftigen Symptomen, können kaum schlafen und fühlen sich sehr labil und überfordert. Ist es für Sie in Ordnung, wenn wir das Gespräch ohne Ihre Freundin fortführen, damit ich mir ein noch genaueres Bild machen kann und wir gemeinsam überlegen können, welche Unterstützung Sie im Moment brauchen?" ❚❚

Bei sehr belasteten Menschen, die Schwierigkeiten im Umgang mit schwerwiegenden Stressoren haben, ist das sichere, geduldige Da-Sein eines Gegenübers enorm wichtig. Die Leiderfahrung sollte ernst genommen, aber nicht gleich pathologisiert werden. Eine professionelle Haltung sollte Respekt, Wertschätzung und Wahrung der Würde für Betroffene ausstrahlen – diese sollten einen maximalen Entscheidungsspielraum bekommen.

Bei **akut traumatisierten Menschen** ist ein Zuhören in ruhiger Atmosphäre, möglichst mit ausreichender Distanz zum Geschehen, der erste Schritt für eine sichere Bindungs- bzw. Beziehungserfahrung der Betroffenen (freundliche Ruhe). Die psychosoziale Erstversorgung (peritraumatisch oder kurz danach) wird in der Regel von der PSNV (➤ Kap. 1.2) nach folgenden Prinzipien übernommen:

- Sicherheit fördern, beruhigen und entlasten,
- Selbstwirksamkeit und Kontrolle fördern („Wie könnten Sie sich jetzt beruhigen?"),
- Kontakt und Anbindung fördern („Wer könnte Ihnen jetzt guttun?") und
- Hoffnung / Zukunftsorientierung stärken (Organisation weiterführender Hilfen).

Es ist wichtig, dass die professionellen Helfer sich ein **genaues Bild von der inneren und äußeren Situation des Betroffenen** machen (DGPPN 2019):

Innere Situation:

- Ist der Betroffene zur Kommunikation in der Lage? Ist ein hilfreicher Kontakt herstellbar?
- Sind gravierende Störungen zentraler psychischer Funktionen vorhanden? Liegen Störungen des

4

Bewusstseins (z. B. Dissoziation), der Orientierung, der Wahrnehmung, der psychovegetativen Reaktionen (z. B. nicht nachlassende starke Erregung), der Psychomotorik (z. B. Stupor), des Affekts (schwerer depressiver Zustand, fehlende emotionale Auslenkbarkeit) oder Auffälligkeiten in der Sprache vor?
- Besteht eine akute Eigen- und / oder Fremdgefährdung?
- Besteht ein erhöhtes Risiko für selbstschädigendes Verhalten oder Substanzmissbrauch?
- Sind im Verlauf der Krisenintervention oder bei Wiedervorstellung nachlassende vegetative Erregung, Dissoziationsneigung und emotionale Entlastung erkennbar?
- Wird die Distanzierungsfähigkeit bzgl. des Traumageschehens im Verlauf des ersten Gesprächs oder bei Wiedervorstellung erkennbar?

Äußere Situation:
- Vorliegen realer Sicherheit, vor allem bei Gewalt und Beziehungstraumatisierung: Sind polizeiliche Schutzmaßnahmen oder institutionelle Maßnahmen (z. B. bei Gefährdung des Kindeswohls, häuslicher Gewalt) zu erwägen?
- Abschätzung persönlicher Ressourcen und solcher des sozialen Umfelds; orientierende Informationen über die aktuellen Lebensbedingungen
- Zeitnahe Erreichbarkeit wichtiger Bezugspersonen oder unterstützender Personen?
- Identifikation weiterer Problembereiche und Versorgungsnotwendigkeiten (z. B. Beratung in sozialen und / oder juristischen Angelegenheiten, Trauerbegleitung)
- Berücksichtigung alters- und zielgruppenspezifischer Versorgungsnotwendigkeiten (z. B. Kinder, Migranten, behinderte Menschen)

Im weiteren Vorgehen bei akut traumatisierten Menschen sollen sich folgende Interventionen (supportive Beratung) anschließen (DGPPN 2019):
- Emotionale Entlastung:
  - Validierung des erlittenen Leids
  - Veränderung ungünstiger Einstellungen und Bewertungen (z. B. Schuld)
  - Unterstützung durch das soziale Umfeld der Betroffenen
- Normalisierung, Stressreduktion und Hilfestellung zur Distanzierung:
  - Psychoedukative Elemente
  - Förderung von Bewältigungs- und Problemlösestrategien
  - Ressourcenaktivierung
  - Unterstützung durch Institutionen (z. B. Weißer Ring)
- **„Watchful waiting“:** Bei anhaltender / zunehmender Symptomentwicklung können sich je nach Bedarf spezifische Interventionsstrategien anschließen (ausreichende Evidenz gibt es derzeit nur für die traumafokussierte kognitive Verhaltenstherapie) – meist sind diese nicht mehr Teil der Krisenintervention, sondern finden in spezialisierten Einrichtungen statt.

Die Begegnung mit **komplex traumatisierten Menschen** in Krisen kann auch bei professionellen Helfern heftige emotionale Reaktionen auslösen. Besonders in diesen Situationen gilt es, ruhig und gelassen zu bleiben. Nicht selten dissoziieren Betroffene auch während eines Gesprächs. Dann sollten Helfer die Betroffenen dabei unterstützen, diesen Zustand möglichst rasch zu beenden (z. B. Grounding-Übungen [➤ Kap. 3.4.2], Skills). Im Umgang mit Anspannungssituationen und Intrusionen können imaginative Stabilisierungstechniken (z. B. „der sichere Ort“ [➤ Kap. 3.4.2]) angewendet werden. Viele Betroffene kennen bereits hilfreiche Techniken, auf die sie in derartigen Ausnahmezuständen allerdings oft keinen Zugriff mehr haben. Die Aufgabe der Helfer ist es dann, den Zugang zu hilfreichen Fertigkeiten anzuregen und zu begleiten („Vielleicht können wir gemeinsam überlegen, welche Möglichkeiten Sie jetzt haben, um sich gut zu beruhigen? Was hat Ihnen denn die letzten Male in diesem Zustand am besten geholfen? Haben Sie einen Notfallkoffer?“[2]).

Inzwischen liegen empirische Berichte für die Bandbreite von schwerwiegenden Lebensereignissen bzw. Traumata vor, die als Katalysatoren für **posttraumatisches Wachstum** wirken können. Diese positiven persönlichen Entwicklungen können sich auf verschiedenen Ebenen zeigen: intensivierte Wertschätzung des Lebens, Intensivierung persönlicher Beziehungen, Bewusstwerden der eigenen Stärke, Entdeckung neuer Möglichkeiten im Leben und intensiviertes spirituelles Bewusstsein. In diesem Sinne sollte eine Intervention immer zum Ziel haben, die Gegenwarts- und Zukunftsorientiertheit zu stärken und auch diese Möglichkeiten im Blick zu haben!

[2] Diese Frage bezieht sich auf ein Sortiment an Skills.

! MERKE

„Gegengifte" bei akuten traumabedingten Zuständen (Everly und Mitchell 2002)

- Verlangsamung hilft gegen Übererregung.
- Struktur hilft gegen Chaos.
- Rationales Denken hilft gegen überschäumende Gefühle.
- Emotionale Entlastung hilft gegen Frustration und Anspannung.
- Information hilft gegen Kontrollverlust.
- Akzeptanz hilft gegen Entfremdung und Rückzug.
- Handeln hilft gegen Hilflosigkeit.
- Eigene Lösungsvorschläge helfen gegen Mutlosigkeit.

4.9.4 Worauf muss man als professioneller Helfer achten?

- Im Rahmen von Psychoedukation sollen professionelle Helfer nicht die Erwartung wecken, das Erleben eines Traumas führe zwangsläufig zu psychischen Symptomen.
  → Sich selbst erfüllende Wahrnehmung!
- Überidentifikation oder Rache- / Retterfantasien bei Helfern
  → Gefährdung von Interventionszielen durch fehlende professionelle Distanz, Überlastung von Helfern.
- Eigene Betroffenheit, Angst oder Ekel können professionelle Helfer daran hindern, sich ganz auf den Betroffenen einzulassen
  → Der Helfer wird evtl. Teil der „Verschwörung des Schweigens", die ein Trauma umgeben kann.
- Unsichere und unerfahrene Helfer umschiffen manchmal das konkrete Nachfragen.
  → Dadurch stärken sie u. U. das Tabu, das viele Traumata umgibt (es darf nichts ausgesprochen werden).

CAVE

- **Debriefing für Ersthelfer** als Frühintervention nach Traumatisierung ist nach heutiger Studienlage nicht zu empfehlen – eher **kontraindiziert!**
- Hohes **Suizidrisiko bei Betroffenen mit PTBS oder kPTBS!**
- Im Rahmen von Retraumatisierung oder Reaktualisierung können auch professionelle Helfer Betroffene triggern (**Berührungen im Kontakt** mit Betroffenen sollten daher eher vermieden werden)!
- **Benzodiazepine** können die normalen Prozesse der zerebralen Informationsverarbeitung hemmen und somit eine Chronifizierung einer Traumafolgestörung begünstigen!

LITERATUR

APA – American Psychiatric Association. Diagnostic and Statistical Manual of Mental Disorders (DSM-5®). Washington, DC: American Psychiatric Publishing 2013.

Ehring T, Maragkos M. Krisenintervention und Traumatherapie. In: Möller H-J, Laux G, Kapfhammer H-P (Hrsg.). Psychiatrie, Psychosomatik, Psychotherapie. Berlin, Heidelberg: Springer 2017, S. 1069–1082.

Everly GS, Mitchell JT. CISM – Stressmanagement nach kritischen Ereignissen. Wien: Facultas 2002.

Falkai P, Wittchen H-U (Hrsg.). Diagnostisches und statistisches Manual psychischer Störungen DSM-5®. Göttingen: Hogrefe 2015.

Frommberger U, Nyberg E, Angenendt J, Lieb K, Berger M. Posttraumatische Belastungsstörungen. In: Berger M (Hrsg.). Psychische Erkrankungen. München: Elsevier Urban & Fischer 2019, S. 501–524.

Hecker T, Maercker A. Komplexe posttraumatische Belastungsstörung nach ICD-11. Psychotherapeut 2015; 60(6): 547–562.

ICD-11. International Classification of Diseases 11th Revision; https://icd.who.int/browse11/l-m/en (letzter Zugriff: 14.3.2020).

Jordan W. Notfall Psyche – Diagnostik und Krisenintervention in der Präklinik. Notarzt 2017; 33(5): 224–241.

Jordan W, Heinemann AM, Marx A. Notfallpsychiatrie und psychotherapeutische Krisenintervention. Stuttgart: Thieme 2016.

Kapfhammer H-P. Trauma- und stressorbezogene Störungen. Nervenarzt 2014; 85(5): 553–563.

Kapfhammer H-P. Akute und posttraumatische Belastungsstörung. In: Möller H-J, Laux G, Kapfhammer H-P (Hrsg.). Psychiatrie, Psychosomatik, Psychotherapie. Berlin, Heidelberg: Springer 2017, S. 1965–2040.

Krüsmann M, Müller-Cyran A. Trauma und frühe Interventionen: Möglichkeiten und Grenzen von Krisenintervention und Notfallpsychologie. Stuttgart: Klett-Cotta 2005.

Lundorff M, Holmgren H, Zachariae R, Farver-Vestergaard I, O'Connor M. Prevalence of prolonged grief disorder in adult bereavement: a systematic review and meta-analysis. J Affect Disord 2017; 212: 138–149.

Maercker A, Augsburger M. Die posttraumatische Belastungsstörung. In: Maercker A (Hrsg.). Traumafolgestörungen. Berlin, Heidelberg: Springer 2019, S. 13–45.

Maercker A, Rosner R. Lindauer Psychotherapie-Module: Psychotherapie der posttraumatischen Belastungsstörungen. Stuttgart: Thieme 2006.

Menning H, Maercker A. Krisenintervention bei posttraumatischen Belastungsstörungen. Psychotherapie 2007; 12(2): 242–248.

Schock K, Rosner R, Wenk-Ansohn M, Knaevelsrud C. Retraumatisierung – Annäherung an eine Begriffsbestimmung. Psychother Psychosom Med Psychol 2010; 60(7): 243–249.

Shear MK. Complicated grief. New Engl J Med 2015; 372(2): 153–160.

Stein C. Spannungsfelder der Krisenintervention: ein Handbuch für die psychosoziale Praxis. Stuttgart: Kohlhammer 2009.

ZITIERTE LEITLINIEN

DeGPT, DGPPN, DGPs et al. S2k-Leitlinie: Diagnostik und Behandlung von akuten Folgen psychischer Traumatisierung. AWMF-Registernummer 051–027. Stand: 31.8.2019; www.awmf.org/leitlinien/detail/ll/051-027.html (letzter Zugriff: 14.3.2020).

DGPPN – Deutsche Gesellschaft für Psychiatrie und Psychotherapie, Psychosomatik und Nervenheilkunde (Hrsg.). S2k-Leitlinie Notfallpsychiatrie. AWMF-Registernummer 038–023. Stand: 31.8.2019; www.awmf.org/uploads/tx_szleitlinien/038-023l_S2k_Notfallpsychiatrie_2019-05_1.pdf (letzter Zugriff: 14.3.2020).

4

4.10 Impulsivität und Bedrohlichkeit

Michael Frey

Zusammenfassung

- Impulsivität reicht in ihrer Ausprägung von einem bereichernden Persönlichkeitsmerkmal bis hin zur pathologischen Impulskontrollstörung.
- Die Impulskontrolle kann auch in vorübergehenden Ausnahmesituationen (z. B. Substanzeinfluss, Psychose, Manie) deutlich vermindert sein und vor allem im Zusammenhang mit Erregungszuständen zu bedrohlichem Verhalten führen.
- Im Umgang mit bedrohlichem Verhalten in der Krisensituation spielen ein Verständnis für die Intention und Möglichkeiten zur Prävention (z. B. Behandlungsvereinbarungen) eine große Rolle.

Fallbeispiel

Herr K. (25) wird, begleitet von einem Freund, der ihn am Arm etwas stützt, in einer psychiatrischen Ambulanz vorstellig. Beim Betreten der Ambulanz reißt Herr K. sich mit einem Ausdruck von Widerwillen und den Worten „Lass mich endlich in Ruhe!!" los, taumelt in Richtung Sitzgelegenheiten und setzt sich im Warteraum auf einen Stuhl. Sein Begleiter schildert, dass er sich Sorgen mache, da Herr K. in letzter Zeit vermehrt wirre Befürchtungen äußere. Er fühle sich von seiner Familie bedroht. Inzwischen habe er seit ca. 3 Wochen keinen Kontakt mehr zur Familie, da es zu zwei körperlichen Auseinandersetzungen zwischen Herrn K. und seinem Vater gekommen sei. Heute habe er zudem erneut einiges an Alkohol getrunken und damit gedroht, sich etwas anzutun. Mit viel Überredungskunst sei es gelungen, ihn hierherzubringen. Als sich ein Mitarbeiter Herrn K. im Wartezimmer nähert, um ihn zu begrüßen, springt der Patient mit einer Drohgebärde auf und schreit: „Lass mich in Ruhe, du Nazi!"

4.10.1 Impulsivität

! MERKE

Impulsivität geht mit einer verminderten Fähigkeit zur Selbstregulation und der Tendenz einher, spontan auf unmittelbare Reize zu reagieren, ohne Risiken und Konsequenzen des Handelns zu berücksichtigen. Impulsives Verhalten ist durch den Wunsch nach sofortiger Belohnung und die Unfähigkeit, die Befriedigung hinauszuzögern, gekennzeichnet (vgl. Givon und Apter 2011).

Impulsivität ist sowohl eine **Persönlichkeitsdimension** als auch **Symptom verschiedener psychiatrischer Erkrankungen.** Es handelt sich um eine Art Überbegriff, der zahlreiche unterschiedliche Aspekte beinhaltet: Risikobereitschaft und Offenheit für Neues, Handeln ohne zu überlegen, Ungeduld beim Belohnungsaufschub etc. (Hamza et al. 2015).

In der ICD-11 ist eine Sektion **„Impulskontrollstörungen"** vorgesehen, worunter sowohl substanzinduzierte Impulskontrollstörungen, pathologisches Spielen („gambling disorder" und „gaming disorder"), aber auch körperbezogene repetitive Verhaltensstörungen (Lippenbeißen, Trichotillomanie) fallen. Impulsivität ist außerdem ein kennzeichnendes Symptom unterschiedlicher Erkrankungen, z. B. für ADHS oder Persönlichkeitsstörungen. Es gibt darüber hinaus Befunde, die nahelegen, dass eine stärker ausgeprägte Impulsivität einen Risikofaktor u. a. für selbstverletzendes Verhalten oder Suizidalität darstellt (Gvion und Apter 2011; Hamza et al. 2015).

4.10.2 Bedrohlichkeit

Eine besondere Herausforderung in der Krisenintervention stellt bedrohliches und aggressives Verhalten dar, das zur akuten Fremdgefährdung führen kann.

Fremdgefährdung im psychiatrischen Kontext geht meist von Erregungszuständen aus. Diese wiederum haben ihre Ursache in unterschiedlichen psychiatrischen Erkrankungen. Am häufigsten sind sie im Rahmen von akuten Psychosen, bipolaren Störungen oder Abhängigkeitserkrankungen anzutreffen (DGPPN 2018). Psychotische Patienten geraten aufgrund des Realitätsverlustes und des damit oftmals einhergehenden Gefühls von Bedrohung häufig in Erregungszustände, die dann ggf. auch fremdaggressives Verhalten mit sich bringen können. Bei manischen Patienten bieten u. a. ein gereizter Affekt und die damit einhergehende Impulsivität den Nährboden für aggressives Verhalten. Aber auch bei Demenzen oder Angststörungen treten Erregungszustände auf, die jedoch seltener in fremdgefährdende Verhaltensweisen münden.

Gern würde man die Wahrscheinlichkeit aggressiven Verhaltens vorhersagen. Hierzu gibt es Ansätze, die eine gewisse Vorhersagekraft für die nächsten 24 Stunden haben, sich jedoch gegenüber der intuitiven Einschätzung erfahrener Kliniker bisher nicht als überlegen erwiesen haben (DGPPN 2018). Ein Instrument ist die **Brøset Violence Checklist,** die sich in der Beurteilung auf die Aspekte Verwirrtheit, Irritabilität, Ausgelassenheit, verbale Drohungen, körperliche Androhungen und Gewalt gegen Gegenstände bezieht (Abderhalden et al. 2008). **Risikofaktoren,** welche die Auftretenswahrscheinlichkeit von Aggression und Gewalt erhöhen, sind (DGPPN 2019):

- Alkoholkonsum (vor allem in Zusammenhang mit Persönlichkeitsstörungen und Psychosen)
- Männliches Geschlecht
- Aggressive Verhaltensweisen und NSSV in der Vorgeschichte
- Realitätsverlust (Halluzinationen, Wahn)
- Persönlichkeitsstörungen (vor allem Cluster B: emotional instabil, antisozial und histrionisch)

4.10.3 Funktionalität bedrohlichen Verhaltens

Die Funktion von bedrohlichem Verhalten kann dabei unterschiedlich sein (Moyer 1968):

- Aggression kann instrumentalisiert werden, um **den eigenen Willen durchzusetzen.** Die subjektive Einschätzung auf Erfolg stellt bei aggressivem Verhalten dabei eine fördernde Komponente dar (Steinert und Whittington 2013).
- Aggression und bedrohliches Verhalten können durch **Angst** ausgelöst sein. Dabei spielen evolutionär frühe neurobiologische Prozesse eine Rolle („fight or flight“), die in als gefährlich erlebten Situationen ablaufen.
- Aggressionen können bei erlebten **Grenzüberschreitungen und Kränkungen** dazu dienen, den Selbstwert und die Integrität zu wahren bzw. wiederherzustellen.
- Manche Menschen zeigen auch ein überdauerndes Muster aggressiven Verhaltens. Oftmals „suchen“ sie vor dem Hintergrund ihrer Weltsicht und ihrer früheren Beziehungserfahrungen den Konflikt und nutzen die Aggression zur **Beziehungsgestaltung,** um sich dadurch z. B. im Selbstwert zu bestärken, ihre Weltsicht zu bestätigen etc.

4.10.4 Prävention von Fremdgefährdung

Im günstigsten Fall kommt es erst gar nicht zu Eskalation und Gewalt. Es gibt gute Belege dafür, dass **gut ausgebildetes Personal,** ein **partnerschaftlicher Kooperationsstil** – „Verhandeln statt Behandeln“ – wie auch Umgebungsbedingungen hierfür eine wesentliche Rolle spielen. Für stationäre Einrichtungen wurden hierfür z. B. auch **architektonische Aspekte** untersucht, wobei sich eine wohnliche Ausstattung mit ausreichend Licht, Möglichkeit zum Aufenthalt im Freien und genügend Privatsphäre für Patienten als förderlich herausgestellt hat (DGPPN 2018). In der Krisenintervention spielen vor allem die Erfahrung der Mitarbeiter im Umgang mit angespannten und eskalierten Situationen und ein Vorgehen, das dem Gegenüber hilft, wieder Kontrolle über sich zu gewinnen und die eigenen Impulse zu steuern, eine besondere Rolle (Health 2015) (➤ Kap. 7.1.2).

Für Betroffene mit einer psychischen Erkrankung, die sich episodisch zuspitzt und dann ggf. zu Erregungszuständen mit bedrohlichem Verhalten führt, haben sich bzgl. einer Senkung der Anzahl von Zwangseinweisungen **Krisenpläne** bewährt, die von Betroffenen und Behandlern gemeinsam erstellt werden (DGPPN 2018).

INFOBOX

Behandlungsvereinbarung (DGPPN 2018)

Behandlungsvereinbarungen werden zwischen Betroffenen und Behandlern „ausgehandelt" und legen Modalitäten für evtl. notwendige zukünftige Behandlungen fest. Inhalte können u. a. sein:

- Aufnahme auf eine bestimmte Station
- Medikation, die verabreicht oder nicht verabreicht werden soll
- Nahestehende Personen, die informiert werden sollen, und Festlegung einer Vertrauensperson, welche die Interessen des Betroffenen vertritt, falls dieser seinen Willen nicht mehr kundtun kann
- Vereinbarung über deeskalierende Maßnahmen, die vor einer ggf. notwendigen Zwangsmaßnahme versucht werden sollen

Es geht darum, die **Bedürfnisse und Wünsche** des Betroffenen so weit wie möglich auch in Situationen zu wahren, in denen er nicht ausreichend einsichts- bzw. steuerungsfähig ist. Behandlungsvereinbarungen können, wenn sie die formalen Voraussetzungen erfüllen (schriftlich in einwilligungsfähigem Zustand verfasst), den Status einer Patientenverfügung erhalten, die rechtlich bindend ist. Die wichtigsten Inhalte der Behandlungsvereinbarung können in einem **Krisenpass,** den der Betroffene immer bei sich trägt, zusammengefasst werden.

Zu Interventionsmöglichkeiten bei akuter Fremdgefährdung ➤ Kap. 7.1.2.

LITERATUR

Abderhalden C, Needham I, Dassen T, Halfens R, Haug H-J, Fischer JE. Structured risk assessment and violence in acute psychiatric wards: randomised controlled trial. Br J Psychiatry 2008; 193(1): 44–50.

Gvion Y, Apter A. Aggression, impulsivity, and suicide behavior: a review of the literature. Arch Suicide Res 2011; 15(2): 93–112.

Hamza CA, Willoughby T, Heffer T. Impulsivity and nonsuicidal self-injury: a review and meta-analysis. Clin Psychol Rev 2015; 38(13–24): 13–24.

Moyer KE. Kinds of aggression and their physiological basis. Commun Behav Biol 1968; 2(2): 65–87.

Steinert T, Whittington R. A bio-psycho-social model of violence related to mental health problems. Int J Law Psychiatry 2013; 36(2): 168–175.

ZITIERTE LEITLINIEN

DGPPN – Deutsche Gesellschaft für Psychiatrie und Psychotherapie, Psychosomatik und Nervenheilkunde (Hrsg.). S3-Leitlinie „Verhinderung von Zwang: Prävention und Therapie aggressiven Verhaltens bei Erwachsenen". AWMF-Registernummer 038–002. Stand: 10.9.2018; www.awmf.org/leitlinien/detail/ll/038-022.html (letzter Zugriff: 14.3.2020).

DGPPN – Deutsche Gesellschaft für Psychiatrie und Psychotherapie, Psychosomatik und Nervenheilkunde (Hrsg.). S2k-Leitlinie Notfallpsychiatrie. AWMF-Registernummer 038–023. Stand: 31.8.2019; www.awmf.org/uploads/tx_szleitlinien/038-023l_S2k_Notfallpsychiatrie_2019-05_1.pdf (letzter Zugriff: 14.3.2020).

NICE – National Institute for Health and Care Excellence. Violence and aggression: short-term management in mental health, health and community settings. NICE guideline [NG10]. May 2015; www.nice.org.uk/guidance/ng10 (letzter Zugriff: 14.3.2020).

4.11 Sucht

Ingrid Schäfer

Zusammenfassung

- Suchterkrankungen sind häufig und treten im Zusammenhang mit psychiatrischen Krisen meist komorbid oder als Auslöser einer weiteren psychiatrischen Störung auf. In der Krisenintervention kommt hinsichtlich der Häufigkeit die größte Relevanz Alkohol, Benzodiazepinen und Cannabis zu.
- Manifeste Abhängigkeitserkrankungen gehen häufig mit Scham- und Schuldgefühlen einher, und die Betroffenen neigen zu Bagatellisierung und Verheimlichung.
- Das Ziel der Krisenintervention unterscheidet sich nach dem Anlass: Bei bestehender Abstinenz und einem drohenden Rückfall geht es um akute Entlastung und Unterstützung, um einen erneuten Substanzkonsum zu verhindern. Bei fortgesetztem Substanzkonsum steht der Aufbau von Motivation für eine längerfristige spezialisierte Behandlung im Vordergrund.
- Komorbide psychische Erkrankungen und mögliche somatische Komplikationen (z. B. beim Alkoholentzug) müssen berücksichtigt und adressiert werden.

4.11.1 Grundlagen

Suchtmittel sind weltweit verbreitet. Ihnen allen gemeinsam ist eine Wirkung über das **Belohnungssystem im Gehirn,** das durch körpereigene Morphine (die Endorphine) moduliert wird. Die Aktivierung des Belohnungssystems unterhält den wiederholten Konsum der Substanz.

Inwieweit sich aus einem einmaligen Probierkonsum ein riskantes Konsumverhalten oder gar eine Abhängigkeit entwickelt, hängt von **individuellen Faktoren** (Genetik, Lern- und Konditionierungsprozesse, Modell im Elternhaus, Erfahrung angenehmer Auswirkungen auf Leistungsfähigkeit, Anspannung, Ängste, Depression, Impulskontrollstörung und Stress, Einsamkeit, Kontaktschwierigkeiten, Langeweile und Schmerzen) und **gesellschaftlichen Faktoren** (Kultur, aktuelle Trends, Verfügbarkeit, Kosten, gesellschaftliche Akzeptanz oder Ächtung, Gesetzgebung, suchtnaher Arbeitsplatz) und von der **Substanz und deren Einnahme** (oral, nasal, intravenös) ab.

Eine Substanz, die rasch ins Gehirn übertritt (intravenöser und nasaler Konsum) und dort ihre Wirkung entfalten kann, führt zu einer berauschenden Wirkung und einer schnelleren Abhängigkeitsentwicklung. Bei anderen Substanzen entsteht bei entsprechend längerer Einnahmezeit eine körperliche und / oder psychische Abhängigkeit.

Die Rezeptoren der Botenstoffe im zentralen Nervensystem gewöhnen sich an die Effekte der Suchtmittel, woraus eine **Toleranzentwicklung,** eine **Dosissteigerung** und bei Beendigung des Konsums **Entzugssymptome** folgen.

Menschen greifen aus unterschiedlichsten Gründen zu potenziell abhängig machenden Substanzen: aus fröhlichem gesellschaftlichem Anlass, um zusammen zu feiern, aus ganz persönlichen Gründen, um zu entspannen, sich etwas Gutes zu tun; bei Heranwachsenden insbesondere, um die Anerkennung Gleichaltriger zu erhalten, aber auch in Krisensituationen, um Erleichterung in unerträglich erscheinenden emotionalen Zuständen zu erlangen. Hierbei kann es sich um die Reduktion von Anspannung, Ängsten, Schlafstörungen oder Schmerzen handeln. Ebenso gehören auch Stress- und Angsterleben sowie eine geringe Emotions- und Impulskontrolle dazu. Mehr als die Hälfte der Personen mit Substanzmissbrauch weist eine weitere psychische Störung auf, bei Frauen sind dies vor allem Angststörungen, depressive Syndrome und Persönlichkeitsstörungen, bei Männern an erster Stelle depressive Störungen, aber auch Angst- und Persönlichkeitsstörungen.

4.11.2 Einteilung substanzbedingter Störungen

In der **ICD-10** sind Kategorien vorgesehen, um das Ausmaß des Missbrauchs bzw. der psychischen und körperlichen Beeinträchtigung durch Drogen zu beschreiben. Es wird zwischen akuten Intoxikationen, schädlichem Gebrauch, Abhängigkeit und Entzugssyndromen unterschieden. Bei Substanzen, die keine körperliche Abhängigkeit zur Folge haben können, ist nur ein Missbrauch möglich. Die **ICD-11** behält die Unterscheidung von Missbrauch und Abhängigkeit bei. Zusätzlich werden die spezifischen Schädigungsmuster durch Substanzmissbrauch weiter differenziert, vor allem hinsichtlich ihrer Frequenz (einmalig, episodisch, kontinuierlich) (Saunders et al. 2019). Auch Begleiterscheinungen wie z. B. eine psychotische Symptomatik, die während bzw. unmittelbar nach der Substanzeinnahme auftritt, können in der ICD-11 kodiert werden.

Eine **Abhängigkeit** ist anhand folgender Kriterien definiert; dabei müssen drei oder mehr Kriterien während der letzten 12 Monate gleichzeitig vorhanden gewesen sein:

- Starkes, als unwiderstehlich empfundenes **Verlangen** nach der Substanz (Craving)
- **Verminderte Kontrollfähigkeit** bzgl. Beginn, Beendigung und Menge des Konsums
- Körperliches Entzugssyndrom, nachgewiesen durch substanzspezifische **Entzugssymptome** oder die Aufnahme der gleichen oder einer nahe verwandten Substanz, um die Entzugssymptome zu mindern oder zu vermeiden
- **Toleranzentwicklung** (Wirkverlust) bzw. Dosissteigerung
- Fortschreitende **Vernachlässigung anderer Vergnügungen oder Interessen** zugunsten des Substanzkonsums; erhöhter Zeitaufwand, um die Substanz zu beschaffen, zu konsumieren oder sich von den Folgen zu erholen
- **Anhaltender Substanzkonsum** trotz Nachweises eindeutiger schädlicher Folgen

Als Substanzen, die zu einer Abhängigkeit führen können, sind in der ICD-10 aufgeführt:

- Alkohol
- Opioide
- Cannabinoide
- Sedativa und Hypnotika

- Kokain
- Sonstige Stimulanzien inkl. Koffein
- Halluzinogene
- Tabak
- Flüchtige Lösungsmittel

In der **ICD-11** werden die Substanzklassen erweitert (z. B. um synthetische Cannabinoide und Cathinone).

4.11.3 Krisen und Substanzkonsum

Der Suchtmittelkonsum kann ein Bewältigungsversuch sein, der jedoch keine Lösung bietet, sondern bei regelmäßigem Konsum oftmals zusätzlich zu vielfältigen Problemen führt. Im Zusammenhang mit Krisen sind **Alkohol, Benzodiazepine und** Tetrahydrocannabinol **(THC)** die relevantesten potenziell abhängig machenden Substanzen.

Alkohol ist allerorten verfügbar, für jeden Volljährigen (Bier und Wein bereits ab 16 Jahren) frei käuflich und mit überschaubaren Kosten verbunden. Erwerb und Konsum sind gesellschaftlich akzeptiert und werden häufig sogar begrüßt.

Die meisten Menschen haben aus gesellschaftlichen Anlässen bereits Alkohol konsumiert und vermutlich bei mäßigen Mengen dessen angenehm positive Wirkung verspürt: mit einer gewissen Anregung verbundene Entspannung, Kontaktaufnahme und Reden fallen leichter, die Stimmung bessert sich, und die letztlich müde machende Wirkung erleichtert häufig das Einschlafen.

Nachdem wir Menschen aufgrund unserer Fähigkeit, zu lernen und Wissen abzuspeichern, uns bei neu auftretenden Herausforderungen an frühere Erfahrungen erinnern und auf bereits erworbene Strategien zurückgreifen können, liegt in äußerst belastenden Krisensituationen ein Selbstberuhigungs- oder Selbstheilungsversuch mit Alkohol nahe. Der einer Krise immanente hohe Leidensdruck, verbunden mit der ebenfalls für Krisen typischen hohen Beeinflussbarkeit (man greift nach jedem Strohhalm), verleitet dazu, sich an im Gedächtnis abgespeicherte positive Strategien zu erinnern und diese als vermeintlich hilfreiche Taktik zu nutzen. Der dann durch z. B. Alkoholgenuss rasch eintretende subjektiv zunächst einmal positive Effekt öffnet die Tür zu einem potenziell schädlichen Kreislauf mit suchtcharakteristischer Toleranzentwicklung, Dosissteigerung etc.

Fallbeispiel

Fall 1

Mitarbeiter des Jobcenters rufen den Krisendienst zu Hilfe. Ein schon länger arbeitsloser Mann (42) mit Alkoholproblemen habe geäußert, dass „es jetzt ja eh keinen Sinn mehr" mache. Jetzt sei auch noch die Frau mit den beiden Kindern zu ihren Eltern gezogen. Bei Eintreffen der Krisendienstmitarbeiter im Jobcenter ist Herr S. sichtlich alkoholisiert (Fahne, lallende Sprache). Er brauche keine Hilfe, die „Maus vom Amt" übertreibe, Alkoholprobleme habe er keine, er brauche das Jobcenter nicht, finde selbst wieder eine Arbeit, auch die Familie werde wieder zurückkommen. Man solle ihn in Ruhe lassen, er gehe jetzt heim. Beim Aufstehen stürzt er, bleibt liegen, krümmt sich heulend: Er könne nicht mehr.

Auch die Einnahme von **Benzodiazepinen inkl. Benzodiazepin-Analoga (Z-Substanzen)** ist im Zusammenhang mit Krisen weit verbreitet. Es handelt sich zwar um verschreibungspflichtige Arzneimittel, aber die Verfügbarkeit auf dem Schwarzmarkt ist groß. Benzodiazepine gehören zu den meistverordneten Psychopharmaka. Der Segen der Benzodiazepine (rascher Wirkungseintritt, relativ wenige Nebenwirkungen, breite Anwendungsindikation, vergleichsweise wenige Verordnungseinschränkungen und Arzneimittelwechselwirkungen) ist gleichzeitig auch ihr Fluch.

In Notfallsituationen ist die Verabreichung recht sicher, die Wirkung in der Regel vorhersehbar. Auch wenn die große Mehrheit der verordnenden Ärzte das potenzielle Abhängigkeitsrisiko der Benzodiazepine sicher berücksichtigt, kommt es in der Alltagsrealität mit knapp bemessenen zeitlichen Ressourcen im Hinblick auf Gespräche für Motivationsarbeit, um qualifizierte Hilfe in Anspruch zu nehmen, und Schwierigkeiten, angemessene spezifische Behandlung zeitnah zu organisieren, häufig zu einer Verordnung über längere Zeiträume. Das führt zu zahlreichen **iatrogenen** (durch den Arzt verursachten) **Abhängigkeitserkrankungen.**

Cannabiskonsum ist gerade bei jungen Erwachsenen und Jugendlichen recht verbreitet. Rund 15 % der 18- bis 25-Jährigen haben in den letzten 12 Monaten Cannabis konsumiert, Männer (20 %) doppelt so häufig wie Frauen (10 %) (BzgA-Infoblatt Cannabis; Meier et al. 2012). Das Einstiegsalter für den Cannabiskonsum liegt meist zwischen dem 15. und 16. Lebensjahr.

THC zu legalisieren und damit zur weit verbreiteten individuellen Nutzung freizugeben, sollte sehr kritisch betrachtet werden. Im Kontext der Krisenintervention spielt Cannabis vor allem als Auslöser von psychotischen Störungen eine Rolle. Dabei ist eine sog. **Intoxikationspsychose,** die ca. 48 h andauert, von einer durch Cannabis ausgelösten anderweitigen psychotischen Störung zu unterscheiden. Durch regelmäßigen Cannabiskonsum ist das **Risiko, irgendeine Form einer psychotischen Störung zu entwickeln, um das 4-Fache erhöht** (Di Forti et al. 2019; Thomasisus 2017).

! MERKE

Zu den **Notfällen** im Zusammenhang mit Substanzkonsum zählen vor allem:
- **Intoxikationen und Rauschzustände**
- **Entzugserscheinungen, ggf. mit komplizierendem Delir**
- **Krisensituationen mit drohendem Rückfall**
- **Emotionale Ausnahme- und Erregungszustände** mit sozial unangemessenem Verhalten (Aggressivität, Straftaten) unter Substanzeinfluss

4.11.4 Intoxikationen und Rauschzustände

Dabei handelt es sich um vorübergehende Zustände, die durch die eingenommene Substanz ausgelöst werden. Es besteht meist eine Beeinträchtigung der kognitiven Fähigkeiten, der Wahrnehmung, des Affekts und Verhaltens bis hin zu Bewusstseinsstörungen. Intoxikationen können abhängig von Substanz, Dosis, individuellen Faktoren (z. B. Vorerkrankungen) oder Wechselwirkung mit anderen Substanzen zu lebensbedrohlichen Komplikationen (z. B. Delir, Koma, Aspiration etc.) führen. Bei Intoxikationen mit mehreren Substanzen können mehrgipfelige Verläufe auftreten. Eine medizinische Abklärung ist dann dringend erforderlich (s. auch ➤ Kap. 7.1.4, somatische Notfälle) (DGPPN 2019).

4.11.5 Entzugserscheinungen

Entzugserscheinungen können bei Reduktion der Substanz oder völligem Verzicht auf die Droge entstehen. Durch den regelmäßigen Substanzkonsum treten körperliche und psychische Gewöhnungseffekte ein, welche die Grundlage für die Entzugssymptome beim Wegfall der Substanz sind. Entsprechend treten körperliche und psychische Entzugssymptome auf. Entzüge werden von den Betroffenen als sehr unangenehm erlebt; die Symptomatik ist substanzabhängig. In der überwiegenden Zahl der Fälle sind Entzüge keine medizinischen Notfälle. Ein besonderes Risiko für lebensbedrohliche Komplikationen (Delire und Krampfanfälle) stellen jedoch Alkohol und Benzodiazepine dar (DGPPN 2019). Wichtige Symptome häufiger Drogen werden weiter unten aufgeführt.

4.11.6 Drohender Rückfall

Eine Suchterkrankung wird als chronisch verlaufende Erkrankung mit Rückfällen betrachtet. Im Erkrankungsverlauf geht es weniger um die vermeintlich „positiven“ Wirkungen (Euphorie, Stimmungsbesserung) der Substanz als um negative Verstärkungen (z. B. Reduktion von Anspannung). Rückfälle ereignen sich am ehesten **unter Stress** im Sinne einer **Selbstmedikation** zur Beendigung schwer aushaltbarer seelischer Zustände. Unter sich anhäufenden vielfältigen Belastungen (privat, beruflich, sozial) kann ein aktuell Abstinenter – auch nach erfolgreicher Entgiftung und Entwöhnung – derart unter Druck geraten, dass sich das „altvertraute“ Bewältigungsmuster (Substanzkonsum) wieder in den Vordergrund drängt. Meist liegt eine Kombination verschiedener Faktoren vor, die nicht aufmerksam wahrgenommen wurden. Einzelne innere und äußere Auslöser bewirken verschiedene Reaktionen auf gedanklicher, körperlicher und emotionaler Ebene und führen dann in den Konsum.

In einer Therapie erworbene konstruktive Bewältigungsstrategien greifen dann evtl. nicht mehr ausreichend oder nicht schnell genug. Ausgeprägter Stress führt zu dem großen Wunsch, die unerträgliche Situation möglichst schnell zu beendigen. Wenn mehrere Faktoren und widrige Umstände zusammenkommen, der Betroffene in eine Situation gerät, in der er mit suchtmitteltypischen Verknüpfungen konfrontiert ist und dann eine auch nur sehr geringe Menge zu sich nimmt, führt dies über (unbewusste, im Gehirn stattfindende) Bahnungseffekte in der Regel direkt in den Rückfall. Der ist dann meist mit Scham- und Schuldgefühlen verbunden, was das ohnehin krisenhafte Erleben noch mehr verstärkt. Die Einsicht, alkohol- und / oder drogenabhängig zu sein, und die Auseinandersetzung mit durch die Drogenproblematik verpassten Lebenschancen, ungelösten Konflikten und nicht mehr zu ändernden Ereignissen sind schwer auszuhalten. Sich die Abhängigkeit in dieser Situation offen und ehrlich einzugestehen fällt den Betroffenen extrem schwer.

Fallbeispiel

Fall 2

Die ehemals langjährig drogenabhängige alleinerziehende Mutter (31) eines 3-jährigen Sohnes wird im Kindergarten darauf hingewiesen, dass ihr Sohn sich immer wieder auffällig verhalte und oftmals ungepflegt wirke. Er zeige sehr aggressive Verhaltensweisen und wirke aber auch oft traurig. Sie solle ihn bei einem Kinder- und Jugendpsychiater vorstellen, sonst könne man ihn nicht in der Gruppe belassen und müsse evtl. auch das Jugendamt informieren. Man habe den Eindruck, sie sei mit der Erziehung derzeit überfordert. Daraufhin wendet sie sich verzweifelt an eine Freundin. Sie stehe massiv unter Druck, hetze morgens ihren Sohn, damit sie pünktlich zur Arbeit komme, abends habe sie vor Erschöpfung kaum mehr Geduld für ihn. Sie fühle sich tatsächlich überfordert und habe Angst, dass er ihr weggenommen werde.
Sie habe erstmals nach Jahren wieder massiven Suchtdruck verspürt. Sie habe gedacht, „es geschafft zu haben", aber offenbar sei alles sinnlos, sie „habe ja noch nie etwas zustande gebracht", sei „ja eh nichts wert". Sie habe sich einfach mal wieder „einen Joint und ein paar Pillen gegönnt".

In solch einer Situation benötigen Betroffene rasche Hilfe, um nicht in einen fatalen Teufelskreis „abzustürzen". Bei einem **Rückfall** ist eine sofortige Beendigung des Substanzkonsums erforderlich, im zweiten Schritt die Auseinandersetzung damit, was zum Rückfall geführt hat. Ziel ist, die Achtsamkeit gegenüber inneren und äußeren Auslösern zu schulen und damit eine Verbesserung der emotionalen Regulation zu erreichen.

! MERKE

Wichtig ist das Vermeiden von Schlüsselsituationen, die Identifizierung vertrauter Glaubenssätze („Wenn ich Substanz ABC konsumiere, dann gelingt mir XYZ besser"), deren Unwahrheit zu benennen und zu korrigieren.

4.11.7 Emotionale Ausnahme- und Erregungszustände

Je nach Wirkung der eingenommenen Substanz kann es zu psychischen Ausnahmezuständen kommen. Es können eher sedierende (z. B. Opioide) von aktivierend wirkenden Substanzen (z. B. Amphetaminen) unterschieden werden. Viele Drogen zeigen zudem noch eine halluzinogene Komponente (z. B. LSD). Solche Zustände können mit eigen- und fremdgefährdendem Verhalten einhergehen. Je nach Leitsyndrom entspricht das Prozedere zunächst den in den entsprechenden Kapiteln beschriebenen Vorgehensweisen (Erregungszustand und Fremdgefährdung ➤ Kap. 7.1.2, Realitätsverlust ➤ Kap. 4.1). Zudem besteht aufgrund der Intoxikation eine Indikation für eine somatische Abklärung (➤ Kap. 7.1.4).

4.11.8 Intervention – einen Zugang finden

Wichtig ist die Professionalität im Umgang mit dem Substanzkonsum. Die Betroffenen erleben nach dem Rausch meist **Schuld- und Schamgefühle,** die nicht noch durch Stigmatisierung verstärkt werden sollten. Dennoch bedarf es einer **klaren Haltung,** die einerseits die Not des Betroffenen anerkennt und andererseits andere Lösungsstrategien als den selbstschädigenden Suchtmittelkonsum betont. Es sollten **keine langen Gespräche** während des Rauschzustands geführt werden. Diese sind zum einen nicht zielführend und können zum anderen auch zur Verstärkung des Problemverhaltens beitragen. Es sollte ein **zeitnaher Folgetermin** bzw. **eine Vermittlung** an eine spezialisierte Beratungsstelle o. Ä. erfolgen. Der Betroffene muss in seiner Eigenverantwortung gesehen und gestärkt werden.

Ziel der Krisenintervention ist ein **Benennen der Suchtproblematik,** ein vorsichtiges Thematisieren, dass der aktuelle Suchtmittelkonsum als mögliche Lösungsstrategie nicht sinnvoll ist. Im günstigsten Fall kann eine **Motivation** für eine weiterführende Unterstützung, Entzugs- bzw. Entwöhnungsbehandlung etc. erarbeitet werden.

Fallbeispiel

Fall 1 (Forts.)

Im Gespräch am Folgetag berichtet Herr S., dass es ihm schon wieder besser gehe, es sei ihm alles zu viel geworden. Er freue sich, dass er mit jemand reden könne, dass man ihm zuhöre. Auf vorsichtige Nachfrage räumt er ein, dass er in letzter Zeit häufig deprimiert gewesen sei und immer wieder Alkohol getrunken habe – vielleicht doch mehr, als ihm guttue. Nachdem seine Frau mit den Kindern ausgezogen sei, habe er auch keinen Grund mehr gesehen, aufzupassen.
Herrn S. wird vermittelt, dass er eine schwierige Lebenssituation zu bewältigen habe. Man verstehe, dass er nach Möglichkeiten der Erleichterung suche, dass gerade Alkohol eine kurzfristige Lösung sei, die aber längerfristig immense Probleme mit sich bringe. Der vermehrte Alkoholkonsum wird als ein Bewältigungsversuch im Rahmen der Krise betrachtet. Herrn S. werden Adressen von Suchtberatungsstellen und Psychotherapieangeboten übergeben; auch auf Hilfe für Angehörige und die Möglichkeit der Paarberatung wird hingewiesen.
Vereinbart wird, dass er noch vorrätige Alkoholika zu Hause entsorgt, in der Wohnung Ordnung schafft, sauber macht und kleine Aktivitäten mit einem Freund unternimmt, und es wird ihm mitgeteilt, wohin er sich im Falle eines Stimmungseinbruchs und / oder eines erneuten Auftretens von Gedanken an Alkoholkonsum wenden kann.
Ihm wird empfohlen, sich vom Hausarzt untersuchen zu lassen, ob er körperlich gesund sei (insbesondere im Hinblick auf Alkoholfolgeschäden).
Sollte sich die Symptomatik als Abhängigkeit darstellen, wird bei einem Entgiftungswunsch konkrete Unterstützung zur stationären Aufnahme angeboten, bei Ambivalenz Kontaktaufnahme zu Suchtberatungsstellen, Selbsthilfegruppen etc.

Im Fallbeispiel wird versucht, Herrn S. Akzeptanz und Wertschätzung entgegenzubringen. Ein vorsichtiges Infragestellen des problematischen Problemlösungsverhaltens soll dazu beitragen, ihn für die angebotenen konkreten nächsten Schritte zu motivieren.

Fallbeispiel

Fall 2 (Forts.)

Die Freundin ruft einen Krisendienst hinzu. Zwei Mitarbeiter kommen zu Frau A. nach Hause, bedanken sich, dass sie gerufen wurden und dass Frau A. ihr bislang fremde Personen in ihre Wohnung lässt.
Ein Mitarbeiter beschäftigt sich mit dem Sohn, die zweite Mitarbeiterin kocht nach Einverständnis von Frau A. Tee, setzt sich zu Frau A. und lässt sie ausführlich berichten, was sie aktuell belaste, ihre Befürchtungen und Ängste. Sie erhält Anerkennung für ihre schöne Wohnung, für das, was sie als Alleinerziehende leistet, dass sie es geschafft habe, aus der Abhängigkeit herauszukommen. Frau A. wirkt sichtlich entlastet durch die Rückmeldung, dass es vielen bei diesen Belastungen zu viel werden würde. Sie berichtet, dass sie seit Jahren nur noch funktioniere; außer Kind, Haushalt und Arbeit gebe es nichts mehr. Die Krisendienst-Mitarbeiterin spricht offen darüber, dass Suchtdruck und Rückfälle zur Sucht gehören, keine Katastrophe sein müssen, der erfolgreiche Umgang mit dem Suchtdruck aber immer wieder herausfordert. Sie wird über die Möglichkeit der Unterstützung durch die Erziehungsberatungsstelle informiert – auch anonym. Betont wird der Auftrag der Jugendämter, Eltern zu unterstützen, nicht die Kinder wegzunehmen.
Das Angebot der anwesenden Freundin, den Sohn am Wochenende auch einmal bei ihr übernachten zu lassen, kann sie erstmals annehmen. Auch erinnert sie sich an eine sehr freundliche Sozialpädagogin in der Suchtberatungsstelle, die ihr vor Jahren sehr geholfen habe und zu der sie sich vorstellen könne, wieder Kontakt aufzunehmen.
Auf Wunsch von Frau A. und in ihrem Beisein informiert die Mitarbeiterin des Krisendienstes telefonisch den Kindergarten, dass Frau A. sich Unterstützung geholt habe.
Für die Folgewoche (im Notfall jederzeit) wird ein erneutes Telefonat vereinbart. Frau A. berichtet, dass sie Kontakt zu ihrer früheren Sozialarbeiterin aufgenommen und auch mit der Erziehungsberatungsstelle ein Gespräch vereinbart habe.

In diesem Fallbeispiel liegt einer der Schwerpunkte auf einer raschen Entlastung. Für Frau A. geht es darum, Belastungsfaktoren wahrzunehmen und sich die eigenen Bedürfnisse und Grenzen einzugestehen. Zugleich ist es wichtig, Selbstwirksamkeitserleben zu fördern (Suchtdruck gehört zur Sucht, man ist aber nicht ausgeliefert) und nach Möglichkeit positive Erfahrungen mit Unterstützungsangeboten (Freundin, Suchthilfe, Jugendamt) zu verstärken.

CAVE

Bei Rauschzuständen ist es essenziell, die **akute Gefährdung** abzuschätzen. Hier ist es relevant, sowohl die psychische als auch die somatische Seite in den Blick zu nehmen. Psychisch ist eine Einschätzung hinsichtlich akuter Selbst- bzw. Fremdgefährdung notwendig. Gerade im Zusammenhang mit Alkoholabusus und -abhängigkeit spielt Suizidalität eine wichtige Rolle. Die Suizidhäufigkeit bei Menschen mit einer Alkoholabhängigkeit liegt 60- bis 120-mal höher als bei Gesunden. Etwa jeder zehnte Alkoholiker verstirbt irgendwann durch Suizid. Außerdem wird auch unabhängig von einer Alkoholabhängigkeit ca. ein Drittel aller Suizide unter Alkoholeinfluss begangen (DGPPN 2019).
Zu berücksichtigen ist auch, dass unter Drogeneinfluss in der Regel die **Fahrtauglichkeit** beeinträchtigt ist!

Mögliche **somatische Komplikationen** hängen von der eingenommenen Substanz ab. Im Zweifelsfall sollte auf eine ärztliche Einschätzung hingewirkt werden.

4.11.9 Alkohol

„Es ist leider…ganz Deutschland mit Saufen geplagt. Wir predigen…und schreiben darüber, es hilft aber leider nicht viel."

Martin Luther (1541)

In Deutschland werden pro Kopf und Jahr 10,75 l reiner Alkohol konsumiert. Ein tendenzieller Rückgang zeichnet sich ab, dennoch besteht im internationalen Vergleich immer noch ein sehr hoher Konsum. Alkoholabhängigkeit und missbräuchlicher Alkoholkonsum gehören zu den am **häufigsten diagnostizierten psychischen Störungen.** Deutlich mehr Männer als Frauen sind betroffen. Angehörige Alkoholkranker haben ein drei- bis vierfach erhöhtes Risiko, selbst eine Alkoholstörung zu entwickeln.

Schätzungsweise sind in Deutschland ca. 1,6–1,8 Mio. Menschen alkoholabhängig; etwa 6–7 Mio. konsumieren Alkohol in riskanter Weise bzw. in gesundheitsschädlichem Ausmaß. Nur 1 % der Alkoholabhängigen unterzieht sich einer Behandlung. Rund. 74.000 Personen versterben jedes Jahr durch alkoholbedingte Erkrankungen.

Sowohl ein hoher kurz- als auch ein langfristiger Alkoholkonsum können grundsätzlich mit einem **erhöhten Risiko für die Entwicklung von akuten und chronischen psychischen und körperlichen Erkrankungen und sozialen Problemen** verbunden sein.

INFOBOX

Häufigste alkoholbedingte Krankheiten und Symptome

- Fettleber, Leberzirrhose
- Schädigung des Gehirns: Konzentrations- und Gedächtnisstörungen, Intelligenzminderung
- Herzmuskelerkrankungen
- Bluthochdruck
- Krebserkrankungen, insbesondere von Leber, Mundhöhle, Rachenraum und Speiseröhre, Enddarm und (weiblicher) Brustdrüse
- Impotenz
- Pankreatitis, Gastritis, Magen- und Duodenalulzera
- Übergewicht („Bierbauch"), aber auch Appetitverlust und Gewichtsabnahme
- Allgemeine Symptome:
  - Verschlechterung des Allgemeinzustands, beinbetonter Muskelverlust, Schwitzen
  - Gerötete Gesichtshaut, Spider naevi, Teleangieektasien
  - Magen-Darm-Beschwerden (Durchfall, Erbrechen)
- Psychische Symptome:
  - Ängste, dysphorische und depressive Stimmung, Stimmungsschwankungen
  - Reduziertes Selbstwertgefühl
  - Interessenminderung
  - Innere Unruhe, Schlafstörungen
  - Reizbarkeit, erniedrigte Frustrationstoleranz
  - Gleichgültigkeit, Kritikminderung
  - Alkoholische Wesensänderung (Stimmungslabilität, Egoismus, Rücksichtslosigkeit, intellektuelle Beeinträchtigungen)
- Typisches alkoholassoziiertes Verhalten:
  - Verheimlichen, Lügen, Bagatellisieren, Dissimulieren
  - Veränderung des Sozialverhaltens mit negativen Konsequenzen auf bestehende zwischenmenschliche Beziehungen

(➤ Abb. 4.5)

Leichter Rausch 0,2–0,8‰

- Enthemmung
- vermehrter Rededrang
- euphorische Stimmung sowie Stimmungslabilität
- Selbstüberschätzung: Man erlebt sich selbst leistungsfähiger, was jedoch mit einer objektiv reduzierten psychomotorischen und kognitiven Leistungsfähigkeit einhergeht.

Mittelgradiger Rausch 1,0–2,0‰

- Zunahme der Enthemmung und Euphorie
- Impulsivität, sprunghaftes und zielloses Handeln,
- Gereiztheit, Triebdurchbrüche bis hin zu gewalttätigen Verhaltensweisen
- Benommenheit
- Psychomotorische Unsicherheit. Gangunsicherheit (Ataxie), Intentionstremor und Sprachstörungen

Schwerer Rausch > 2,0‰

- Fehlender Situationsbezug, unbegründete Angst oder Erregung
- Desorientierung und Bewusstseinsstörungen
- Illusionäre Verkennungen
- Zunahme der psychomotorischen Auffälligkeiten
- Schläfrigkeit (Somnolenz) bis hin zum Koma

Akute Alkoholintoxikation mit potenzieller Lebensgefahr > 3,5‰.

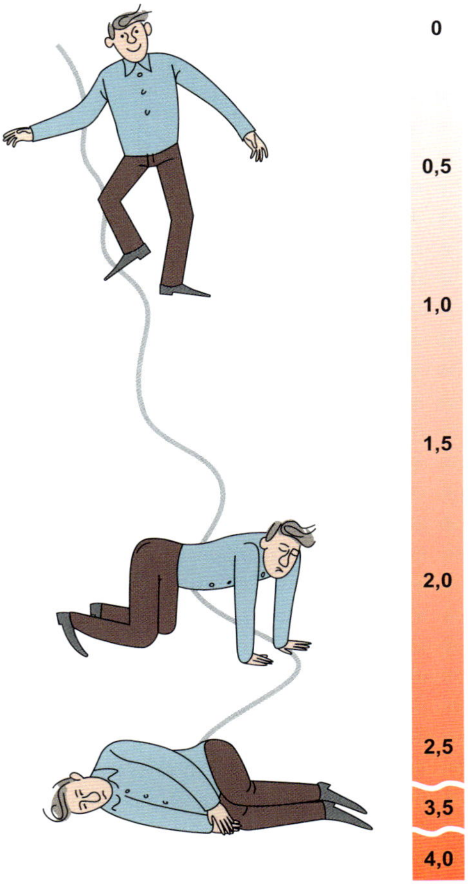

Abb. 4.5 Wirkung von Alkohol (nach Nedopil 2007)

Alkohol-Entzugssymptome nach Beendigung des Konsums

! MERKE
Alkohol gehört zu den Substanzen, die bei Beendigung des Konsums zu schweren Entzugssymptomen führen können.

Vegetative Symptome

- Übelkeit, Erbrechen, Durchfälle
- Tachykardie, Hypertonie
- Tachypnoe
- Schlafstörungen
- Krampfanfälle, Tremor, Dysarthrie, Ataxie, innere Unruhe, Antriebssteigerung, ängstlich-depressive-dysphorische Stimmung, optische Halluzinationen, Schreckhaftigkeit

Die Symptome klingen nach 3–7 Tagen ab; 50 % der Patienten benötigen Medikation.

Alkoholdelir

- Häufigste psychische Folgekrankheit (bei 15 %). Meist Entzugsdelir, Beginn meist mit Krampfanfall, Verwirrtheit, Orientierungs- und Aufmerksamkeitsstörungen, Bewusstseinsminderung,

optische Halluzinationen, Unruhe, Nesteln, Suggestibilität
- Häufige Auslöser: Erkrankungen, Operationen, Beginn ca. 3. – 4. Tag nach Beendigung des Konsums, Dauer meist 3–7 Tage
- Vital bedrohlicher Notfall

! MERKE

Ein **Alkoholentzug** kann zu einem **lebensbedrohlichen Entzugsdelir** führen. Bei lang anhaltendem hohem Konsum von Alkohol sollte daher auf keinen Fall dazu geraten werden, den Alkoholkonsum ohne ärztliche Hilfe sofort vollständig zu beenden.

Behandlungsansätze

Die **S3-Leitlinien zur Behandlung alkoholbezogener Störungen** empfehlen die Früherkennung und Frühintervention sowie die qualifizierte Entzugsbehandlung.
- **Früherkennung und Frühintervention** beziehen sich vor allem auf die primärmedizinische Versorgung. Die Früherkennung ist im persönlichen Kontakt durch direktes Erfragen und / oder Fragebogen bzw. indirekt mithilfe von Labor- und klinischen Tests möglich. Unbedingt vermieden werden sollte eine Konfrontation mit „Beweisen". Betroffene sollen ihr Trinkverhalten eigenständig einschätzen. Offene und konkrete Angaben sind häufig eher möglich, wenn keine Schuldzuweisungen erlebt werden, kein Gefühl des „Abgestempeltseins" auftritt und so zur Selbstwertrettung auch kein Widerstand aufgebracht werden muss.

  Kurzinterventionen umfassen den fachlich begründeten Ratschlag (bis 4 Termine à 60 min) mit dem Ziel der Konsumreduktion bei riskantem Konsum bis hin zur Überweisung zur Akutbehandlung bei schweren alkoholbedingten Störungen. Kurzinterventionen haben eher **beratenden Charakter** mit dem Ziel der Informationsvermittlung, der Thematisierung bereits eingetretener Folgen des Alkoholkonsums, Benennen der Diskrepanz zwischen den langfristigen Zielen und dem aktuellen Verhalten sowie der Vermittlung suchtspezifischer Hilfsangebote. Die Erfahrung zeigt, dass bereits vom Hausarzt durchgeführte Kurzinterventionen (Thematisierung des Alkoholkonsums, Information, Aufklärung, Ratschlag) bis 30 min bei der Hälfte der Betroffenen zu einer Reduktion des Alkoholkonsums führen.
- Eine **qualifizierte Entzugsbehandlung** umfasst die somatische Diagnostik und Behandlung der Entzugssymptomatik, der körperlichen Begleiterkrankungen und der Folgeerkrankungen plus Motivationsarbeit über gezielte psychoedukative und psychotherapeutische Ansätze.

Nahezu alle positiv evaluierten Suchttherapiekonzepte integrieren Elemente der **motivierenden Gesprächsführung** (Motivational Interviewing, MI; Miller und Rollnick 1991) (➤ Kap. 3.4.2). Es dient dem Aufbau von Änderungsmotivation und der Reduktion von Ambivalenz. Grundlagen sind eine empathische Grundhaltung mit Verzicht auf Konfrontation, die Förderung einer Veränderungsbereitschaft, der Aufbau von Vertrauen in die Selbstwirksamkeit und die Vereinbarung gemeinsam festgelegter Behandlungsziele.

Die Möglichkeit zum stationären Entzug sollte möglichst unkompliziert ohne lange Wartezeit, „Betteln" und abwertende Konfrontationen gestaltet sein. Die Entzugssituation sollte von professioneller Seite als Chance gesehen werden, dass die Betroffenen Krankheitseinsicht entwickeln. Ziel ist letztlich, ihre Bereitschaft und Fähigkeit zu fördern, eine weiterführende Behandlung anzutreten. Erfahrungen belegen: Je länger die Behandlung dauert, desto höher ist der Behandlungserfolg und desto länger die Abstinenz. Um stattgefundene Konditionierungsprozesse zu verändern, ist es erforderlich, typische Rückfallsituationen und suchtauslösende Hinweisreize zu identifizieren. Nur so können zukünftige Risikosituationen erfolgreich bewältigt werden.

Für die **Krisenintervention** wichtig ist der Aufbau einer therapeutischen Beziehung mit einer respektvollen, empathischen, nicht wertenden Haltung, die den Leidensdruck versteht und akzeptiert. Wichtig ist aber auch zu wissen, dass jede Form von medizinischer bzw. psychotherapeutischer Intervention nur unter Abstinenz sinnvoll ist: Tiefgehende Gespräche unter Alkohol sind nicht nur völlig sinnfrei, sondern schädlich, da problematisches Verhalten verstärkt wird. Bei lang anhaltendem hohem Konsum darf auf keinen Fall dazu geraten werden, den Alkoholkonsum abrupt und vollständig zu beenden.

! MERKE

Therapeutische Interventionen und Gespräche in alkoholisiertem Zustand sind kontraproduktiv. Dadurch wird schädliches Verhalten verstärkt. In der Krisenintervention geht es darum, eine akute Gefährdung auszuschließen und auf Hilfsangebote zu verweisen, die in nüchternem Zustand wahrgenommen werden können.

Pharmakologisch stehen sog. Anticraving-Substanzen zur Verfügung

- Acamprosat und Naltrexon zur Rückfallprophylaxe im Rahmen eines Gesamtbehandlungsplans
- Nalmefen zur Trinkmengenreduktion

4.11.10 Benzodiazepine

Benzodiazepine werden zum einen illegal beschafft und konsumiert (vor allem von jüngeren Menschen), zum anderen aber auch unter ärztlicher Verordnung über lange Zeiträume eingenommen (vor allem von älteren Menschen). Eine **Benzodiazepin-Abhängigkeit** gehört zu den häufigen iatrogenen, also durch Ärzte verursachten, Suchterkrankungen. Dies wird von den Betroffenen oftmals nicht erwähnt oder ggf. auch nicht als Abhängigkeit wahrgenommen, da die Medikamente vom Arzt verordnet sind. Die meistverordneten Benzodiazepine in Deutschland sind Lorazepam, Diazepam, Oxazepam und Bromazepam. Hinzu kommen Benzodiazepin-Analoga (die Z-Substanzen Zopiclon und Zolpidem), die als Schlafmittel Anwendung finden. In Deutschland sind schätzungsweise 1,1–1,2 Mio. Menschen von Benzodiazepinen abhängig, vor allem Frauen. Konkrete Zahlen sind schwer zu erheben, da die Verordnungen zunehmend auf Privatrezept erfolgen. Die Gesamtzahl scheint jedoch rückläufig zu sein.

CAVE

Mit zunehmendem Alter steigt die Wahrscheinlichkeit, Benzodiazepine verordnet zu bekommen. Vor allem Frauen sind betroffen.

Die erwünschten Wirkungen (Minderung von Anspannung, Angst und Verzweiflung, Sedierung, Muskelrelaxation, Behandlung von Entzugssymptomen) treten rasch ein, halten jedoch – abhängig von der Halbwertszeit der Substanz – nur kurz oder sehr kurz an. Wegen der typischen Toleranzentwicklung sind bei längerem und regelmäßigem Konsum höhere Dosierungen erforderlich, um dieselbe gewünschte Wirkung zu erzielen. Durch die körperliche und psychische Abhängigkeitsentwicklung nach längerer regelmäßiger Einnahme ist ein plötzlicher Verzicht auf die Substanz nicht möglich.

Wirkung des regelmäßigen Konsums:

- Körperlich: Muskelschwäche mit Gangunsicherheit, Abhängigkeitsentwicklung
- Psychisch: kognitive Beeinträchtigungen, Affektverflachung, Abhängigkeitsentwicklung

Wichtige Intoxikationssymptome Insgesamt haben Benzodiazepine eine große therapeutische Breite, jedoch kann die Kombination mit anderen Substanzen, gerade auch Alkohol, die unerwünschten Effekte verstärken. Besonders bedrohlich ist die **Atemdepression** bis hin zum Kreislaufversagen. Weitere Symptome sind Benommenheit und Schläfrigkeit, niedriger Blutdruck, Schwindel und Gangunsicherheit.

Wichtige Entzugssymptome Hier treten auf psychischer Ebene vor allem die der eigentlichen Benzodiazepin-Wirkung entgegengesetzten Symptome auf: Unruhe, Angst bis hin zu einem Entzugsdelir (Bewusstseinsstörungen, psychotische Symptome etc.). Körperlich können vegetative Entzugssymptome (Tremor, Schwitzen, Hypertonie, Tachykardie, Übelkeit und Erbrechen) auftreten. Besonders bedrohlich sind mögliche Krampfanfälle.

CAVE

Komplikationen im Rahmen eines Entzugs in Form von Krampfanfällen oder Deliren treten am häufigsten bei Benzodiapzepin- und Alkoholentzug auf.

4.11.11 Opioide

Das in Deutschland am häufigsten, vor allem intravenös konsumierte illegale Opioid ist Heroin. Die Zahl der Abhängigen wird auf ca. 170.000 (Kraus et al. 2018) geschätzt; die Zahlen sind rückläufig. In Europa stellt sich die Zahl der Abhängigen eher gleichbleibend dar, das Durchschnittsalter steigt, der intravenöse Konsum sinkt (EMCDDA 2019). Der Missbrauch von Opioidanalgetika ist in Deutschland deutlich geringer als in den USA. Laut Drogen- und

Suchtbericht der Drogenbeauftragten der Bundesregierung (2018) steigt bei Drogentoten der Anteil derer, bei denen Opioide in Form von opioidhaltigen Analgetika wie Fentanyl und illegalen Fentanyl-Derivaten nachweisbar sind, deutlich (aktuell 25 %).

Ohne adäquate, effektive Behandlung kann keine Suchtfreiheit erreicht werden, und der Rückfall ist vorprogrammiert. Jedweder psychischer und physischer Stress verstärken den Zwang, Drogen zu nehmen, und sind ein Auslöser für Rückfälle.

Die angemessenen Therapien sind die **abstinenzorientierte und die Substitutionsbehandlung.** Eine anhaltende Abstinenz erreicht nur eine Minderheit. Jedoch wird von den meisten Betroffenen im Rahmen der Substitutionsbehandlung eine Kontrolle der Symptome erreicht (insbesondere eine Reduktion des Heroinkonsums und des Cravings). Ergänzende psychotherapeutische Interventionen sind indiziert und wirksam.

INFOBOX

Die Mortalität bei unbehandelten Drogenabhängigen ist 13- bis 17-mal höher als in der Allgemeinbevölkerung. Die häufigsten Ursachen sind:
- Akzidentelle Überdosierungen
- Intoxikationen in suizidaler Absicht (erfolgreiche Suizide 14-mal häufiger als in der gleichaltrigen Allgemeinbevölkerung; 54 % unternehmen im Verlauf einen Suizidversuch; 6–10 % der Drogentoten sterben durch Suizid)
- Unfälle
- Tod durch Folgeerkrankungen (AIDS, Hepatitis)

Erfolgreiche **Krisenintervention** kann den Zugang zu einer effektiven, medikamentös begleiteten psychotherapeutischen Behandlung ebnen, wenn sich der Betroffene erstmals angenommen und würdig behandelt fühlt. Auch wenn Opioidabhängige mitunter ein sozial völlig unangemessenes Verhalten zeigen, kann man davon ausgehen, dass sie sich im Innersten miserabel und völlig wertlos fühlen.

Wichtige Intoxikationssymptome Lethargie, Somnolenz (Benommenheit / Schläfrigkeit), Ataxie (breitbeiniger, unsicherer Gang), Miosis (stecknadelkopfgroße Pupillen), respiratorische Insuffizienz (flache oder unregelmäßige Atmung).

Wichtige Entzugssymptome Dabei kommt es zu einer Hyperaktivität des sympathischen Nervensystems mit Mydriasis (erweiterten Pupillen), Schwitzen, Tachykardie. Außerdem treten Muskel- und Knochenschmerzen sowie gastrointestinale Beschwerden mit Durchfall, Erbrechen, Koliken etc. auf.

4.11.12 Kokain

Bei Kokain entwickelt sich vor allem eine psychische Abhängigkeit (Craving). Der Konsum führt zu einer Euphorie und einer zeitlich begrenzten Leistungssteigerung. Es können im darauf folgenden Rauschstadium u. a. Halluzinationen auftreten. Am Ende mündet der Kokainrausch meist in ein depressives Zustandsbild mit Erschöpfung und Niedergeschlagenheit.

Wichtige Intoxikationssymptome Zeichen der Kokainintoxikation sind Euphorie, Antriebssteigerung, Selbstüberschätzung, Libidosteigerung, vermindertes Schlafbedürfnis und körperlich eine sympathische Hyperaktivität (Tachykardie, Hypertonus, Mydriasis). Mögliche Komplikationen sind psychiatrisch Halluzinationen und neurologisch Koordinationsstörungen, Krampfanfälle und eine zerebrale Ischämie.

Wichtige Entzugssymptome Im Kokainentzug treten Dysphorie, Müdigkeit, Schlafstörung, Antriebsmangel, depressives Syndrom mit Suizidalität auf.

4.11.13 Cannabis

Cannabis gehört zu den Hanfgewächsen. Unter den darin enthaltenen Substanzen zeigt vor allem Tetrahydrocannabinol (THC) eine psychoaktive Wirkung. Der Konsum von Cannabis führt zu einer Anhebung der Stimmung, einem Gefühl der Entspannung und Heiterkeit, aber auch zu Konzentrationsstörungen und Ideenflucht bis hin zu wahnhaftem Erleben. Es kann sich eine psychische Abhängigkeit entwickeln. Längerfristiger Konsum kann sowohl körperliche Folgestörungen (kardiovaskulär, karzinogen) als auch neurokognitive Einbußen (vor allem im Bereich der Gedächtnisfunktion und Aufmerksamkeitsleistung) haben. Je früher und intensiver der Cannabiskonsum stattfindet, desto gravierender sind die Folgen. Neben THC enthält Cannabis auch noch Cannabidiol (CBD), das u. a. eine neuroprotektive, angstlösende und eher antipsychotische Wirkung zeigt. Der Anteil an THC gegenüber CBD im Cannabis hat in den letzten Jahrzehnten durch Züchtung deutlich zugenommen. Je nach Züchtung liegt der THC-Gehalt zwischen 1,5 und 20 %. Es gibt Hinweise, dass insbesondere der Konsum von Cannabis mit einem hohen THC-Gehalt das Psychoserisiko erhöht (Di Forti et al. 2019).

Wichtige Intoxikationssymptome Auf psychischer Ebene können Euphorie und Enthemmung, Angst und Unruhe bis hin zu psychotischen Symptomen mit paranoiden Ideen und ein verändertes Zeiterleben auftreten.

Wichtige Entzugssymptome Der Entzug führt in der Regel zu keinen lebensbedrohlichen Zuständen. Es kann zu Irritabilität, Reizbarkeit, Ängsten und depressiven Symptomen kommen. Oft treten auch Schlafstörungen, Appetitverlust und eine motorische Unruhe auf (Hoch et al. 2015).

INFOBOX

Neue psychoaktive Substanzen (NPS)

In den 1960er-Jahren wurden erstmals synthetische Cannabinoide erforscht, um deren medizinischen Nutzen zu prüfen. Anfang dieses Jahrtausends begann dann die Vermarktung über das Internet als sog. Legal Highs. Am bekanntesten sind Spice oder K2. Meist enthalten diese NPS zahlreiche nichtpsychoaktive pflanzliche Stoffe und ein synthetisches Cannabinoid. Nach Schätzungen ist das Risiko einer notwendigen medizinischen Notfallversorgung bei „Legal Highs" 14- bis 30-mal höher als bei herkömmlichem Cannabis. In Drogentests sind diese Substanzen häufig nicht nachweisbar (Tait et al. 2016).

LITERATUR

Atzendorf J, Rauschert C, Seitz NN, Lochbühler K, Kraus L. The use of alcohol, tobacco, illegal drugs and medicines – an estimate of consumption and substance-related disorders in Germany. Dtsch Arztebl Int 2019; 116: 577–584.

Backmund M. Krisenintervention bei Drogenabhängigkeit. Psychotherapie 2007; 12 (12): 262–268.

Bundesapothekerkammer (Hrsg.). Arzneimittelmissbrauch Leitfaden für die apothekerliche Praxis. Berlin: BAK 2018.

Buth S, Holzbach R, Rosenkranz M et al. Problematische Medikation von Benzodiazepinen, Z-Substanzen und Opioid-Analgetika. Dtsch Arztebl 2019; 116(37): 865–872.

BzgA-Infoblatt Cannabis; www.bzga.de/fileadmin/user_upload/PDF/pressemitteilungen/daten_und_fakten/info-blatt_cannabis_alkoholsurvey_180621_final20062018--1803439a6120ed3b66b040b94a53e351.pdf (letzter Zugriff: 14.3.2020).

DHS – Deutsche Hauptstelle für Suchtfragen e.V. DHS Jahrbuch Sucht 2019. Lengerich: Pabst 2019.

Di Forti M, Quattrone D, Freeman TP, Tripoli G, Gayer-Anderson C, Quigley H, et al. The contribution of cannabis use to variation in the incidence of psychotic disorder across Europe (EU-GEI): a multicentre case-control study. Lancet Psychiatry 2019; 6(5): 427–436.

Hoch E, Bonnet U, Thomasius R, Ganzer F, Havemann-Reinecke U, Preuss UW. Risiken bei nichtmedizinischem Gebrauch von Cannabis. Dtsch Arztebl 2015; 112(16): 271–278.

Hülshoff T. Psychosoziale Interventionen bei Krisen und Notfällen. München: UTB 2017.

Jordan W, Heinemann AM, Marx A. Notfallpsychiatrie und psychotherapeutische Krisenintervention. Stuttgart: Thieme 2016.

Kircher T (Hrsg.). Kompendium Psychotherapie. Berlin, Heidelberg: Springer 2019.

Kolitzus H. Krisenintervention bei Alkoholmissbrauch und -abhängigkeit. Psychotherapie 2007; 12(12): 256–261.

Lindenmeyer J. Alkoholabhängigkeit. 3. A. Göttingen: Hogrefe 2016.

Mann K, Hoch E, Batra A, Bonnet U, Günthner A, Reymann G, Soyka M, Wodarz N, Schäfer M. Leitlinienbezogene Behandlung alkoholbezogener Störungen. Nervenarzt 2016; 87: 13–25.

Meier MH, Caspi A, Ambler A, Harrington H, Houts R, Keefe RS, et al. Persistent cannabis users show neuropsychological decline from childhood to midlife. Proc Nat Acad Sci 2012; 109(40): E2657 – E2664.

Mundle G. Achtsamkeit in der Suchttherapie. Stuttgart: Kohlhammer 2017.

Nedopil N. Forensische Psychiatrie: Klinik, Begutachtung und Behandlung zwischen Psychiatrie und Recht. Stuttgart: Thieme 2007, S. 117.

Preuss UW, Gouzoulis-Mayfrank E, Havemann-Reinecke U, Schäfer I, Beutel Mann KF, Hoch E. Psychische Komorbiditäten bei alkoholbedingten Störungen. Nervenarzt 2016; 87: 26–34.

Rentrop M, Müller R, Wallner H. Klinikleitfaden Psychiatrie Psychotherapie. 7. A. München: Elsevier Urban & Fischer 2020.

Reuter J, Frey M. FAQ Psychiatrie und Psychotherapie. München: Elsevier Urban & Fischer 2018.

Saunders JB, Degenhardt L, Reed GM, Poznyak V. Alcohol use disorders in ICD-11: past, present, and future. Alcohol Clin Exp Res 2019; 43(8): 1617–1631.

Schneider B, Roland T, Grebner K, Wetterling T. Suizidalität bei Patienten mit Suchterkrankung. Sucht 2011; 57(5): 393–401.

Schneider F, Weber-Papen S. Notfälle aufgrund psychischer Störungen. Nervenarzt 2017; 88: 819–833.

Tait RJ, Caldicott D, Mountain D, Hill SL, Lenton S. A systematic review of adverse events arising from the use of synthetic cannabinoids and their associated treatment. Clin Toxicol 2016; 54(1): 1–13.

Thomasisus R. Gesundheitliche Auswirkungen von Cannabismissbrauch bei Jugendlichen und jungen Erwachsenen. Göttingen: Universitätsverlag 2017.
Voderholzer U, Hohagen F (Hrsg.). Therapie psychischer Erkrankungen. 15. A. München: Elsevier Urban & Fischer 2019.
WHO – Weltgesundheitsorganisation. Internationale Klassifikation psychischer Störungen ICD-10, Kapitel V (F): klinisch-diagnostische Leitlinien. Übers. und hrsg. von H. Dilling unter Mitarbeit von E. Schulte-Markwort. 9., akt. Auflage entsprechend ICD-10 GM 2019. Bern, Göttingen: Huber 2019.

ZITIERTE LEITLINIEN

DGPPN – Deutsche Gesellschaft für Psychiatrie und Psychotherapie, Psychosomatik und Nervenheilkunde (Hrsg.). S2k-Leitlinie Notfallpsychiatrie. AWMF-Registernummer 038–023. Stand: 31.8.2019; www.awmf.org/uploads/tx_szleitlinien/038-023l_S2k_Notfallpsychiatrie_2019-05_1.pdf (letzter Zugriff: 14.3.2020).
Mann K, Hoch E, Batra A (Hrsg.). S3-Leitlinie Screening, Diagnose und Behandlung alkoholbezogener Störungen. Heidelberg: Springer 2015.

4

4.12 Der körperlich Kranke

Ingrid Schäfer

Zusammenfassung

- Bei schweren und chronischen Erkrankungen treten gehäuft Angststörungen und Depressionen auf. Dabei können sich psychiatrische und körperliche Erkrankungen gegenseitig ungünstig beeinflussen.
- Krisenanlässe sind vielfältig, stehen aber oft im Zusammenhang mit einer nicht gelingenden Bewältigung der mit der körperlichen Krankheit einhergehenden Belastungen, Einschränkungen, Verluste und ungünstigen Prognosen.
- Die psychiatrische Krisenintervention hat gerade in diesem Bereich häufig eine vermittelnde Funktion – zwischen Angehörigen und Patienten ebenso wie zwischen dem psychiatrisch-psychotherapeutischen Versorgungssystem und den somatischen Behandlern. Es geht um Vernetzung und Vermittlung, um den Patienten in möglichst allen seinen Belangen und Bedarfen zu unterstützen.

Schwere oder chronische körperliche Erkrankungen sind mit vielfältigen körperlichen, sozialen und psychischen Belastungen verbunden, sodass **psychische Störungen hier gehäuft auftreten.** Wenn die körperliche Erkrankung sehr gravierend ist, führt dies zu Gefühlen existenzieller Bedrohung. Insbesondere bei prognostisch schwer einschätzbaren Verläufen mit plötzlich und unerwartet eintretenden Verschlechterungen dominiert Angst das Krankheitserleben. Die Bewältigung von **Angst, Trauer und Depression** sind die zentralen Aufgaben der psychischen Verarbeitung von Krankheit. Die durch Krankheit bedingten Lebenskrisen können aber auch als Chance für Veränderungen genutzt werden.

Fallbeispiel

Telefonisch meldet sich eine verzweifelte ältere Dame im Beratungszentrum. Sie mache sich Sorgen um ihren Lebensgefährten. Er habe gestern seinen Hausarzt besucht, der ihn sofort in die Klink überwiesen habe. Dort sei er im MRT gewesen. Der Befund sei nicht eindeutig. Man habe ihn allein gelassen. Übermorgen erst sei die Besprechung mit den Ärzten. Er vermute, dass sich weitere Metastasen entwickelt haben. Das halte er nicht aus. Seitdem liege er apathisch auf dem Sofa. Beim Hausbesuch treffen die Helfer im Wohnzimmer auf den Betroffenen. Er erhebt sich mühsam, nickt den Helfern zu, schaut ins Leere. Der Fernseher läuft. Die Lebensgefährtin geht weinend in die Küche.

Menschen mit schwerwiegenden, oft chronischen körperlichen Erkrankungen leiden zum einen unter der Erkrankung und den hiermit verbundenen diagnostischen und therapeutischen Maßnahmen, zum anderen aber auch unter den Veränderungen in ihrem Lebensalltag, welche die Erkrankung mit sich bringt (➤ Abb. 4.6). Die körperliche Erkrankung kann erheblichen Einfluss auf die bisherige Lebensgestaltung nehmen.

Die Patienten müssen nicht nur die Erkrankung, sondern auch die Behandlung und deren Folgen bewältigen, z. B. bei einer Chemotherapie. Die psychischen Reaktionen auf die Belastungen können auf einem Kontinuum von einzelnen psychischen Beschwerden bis hin zu manifesten psychischen Erkrankungen reichen.

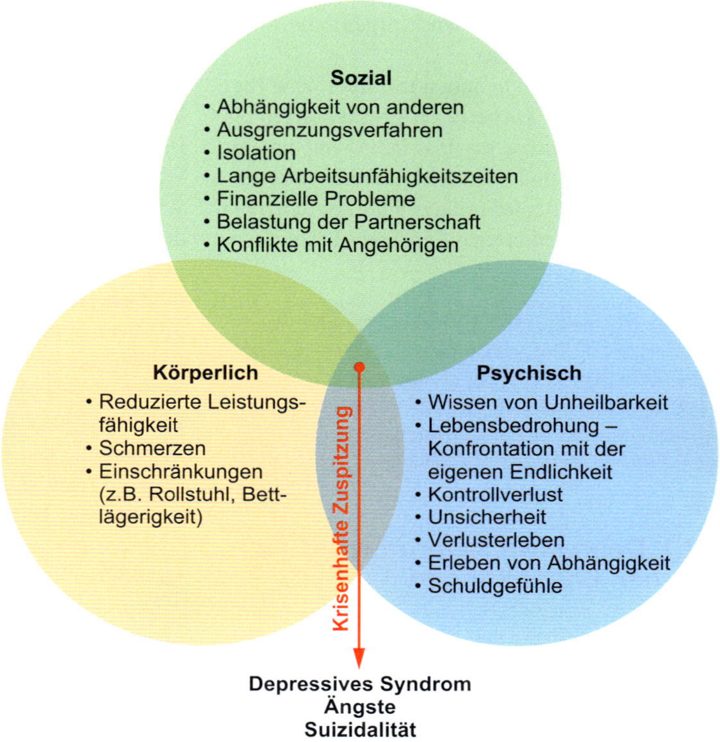

Abb. 4.6 Auswahl an Belastungsfaktoren und daraus resultierenden psychiatrischen Störungen bei körperlichen Erkrankungen: Die einzelnen Bereiche, in denen Belastungen auftreten, können nicht voneinander getrennt werden, sondern beeinflussen sich gegenseitig und können ggf. zu einer krisenhaften Zuspitzung führen. Besonders häufig treten dabei depressive und ängstliche Syndrome bis hin zu Suizidalität auf.

! MERKE

Die **Krankheitsbewältigung** hängt vom Ausmaß der Belastungen durch die Erkrankung und von den persönlichen Bewältigungskapazitäten des Betroffenen ab: Die Art und Weise, wie mit den krankheitsbedingten Belastungen umgegangen wird, beeinflusst die Art der entstehenden Belastungsfolgen.

In einzelnen Fällen führt die Auseinandersetzung mit der körperlichen Erkrankung zu einer persönlichen Weiterentwicklung; Leben an sich in seiner Vielfalt kann ganz neu wertgeschätzt werden. Im persönlichen Umfeld kann die Qualität sozialer Beziehungen ganz neu erlebt werden. Ein Infragestellen und eine Umorientierung eigener Werte und Interessen sind möglich. Durch die unumgängliche Auseinandersetzung mit der eigenen Verwundbarkeit und Endlichkeit können bislang nicht bekannte persönliche Stärken zutage treten. Durch eine mögliche Zuwendung zum Glauben und die Konfrontation mit existenziellen Fragen kann eine religiöse und spirituelle Veränderung eintreten.

Wenn neben der körperlichen Erkrankung eine eigenständige psychische Störung diagnostiziert wird, besteht eine Komorbidität von somatischer und psychischer Erkrankung.

Der **Zusammenhang zwischen körperlichen und psychischen Erkrankungen** kann vielgestaltig sein, z. B.

- Die körperliche Erkrankung selbst oder deren medikamentöse Behandlung verursacht die psychische Komorbidität (Angststörung bei Schilddrüsenunterfunktion, Depression unter Interferon-Behandlung einer multiplen Sklerose [MS] oder Hepatitis).
- Die psychische Störung oder ihre medikamentöse Behandlung fördert die Entwicklung der körperlichen Erkrankung (über ungünstiges Gesundheitsverhalten, Rauchen, Gewichtszunahme durch Medikamente) bzw. verschlechtert deren Prognose.
- Die psychische Störung entwickelt sich als Reaktion auf die körperliche Erkrankung (Depression oder Anpassungsstörung).

Auf jeden Fall stehen an erster Stelle eine sorgfältige Anamnese und eine umfassende organische sowie psychiatrische Diagnostik.

Körperlich Erkrankte haben mit über 40 % (bei Vorliegen mehrerer körperlicher Erkrankungen bis 50 %) ein höheres Risiko, psychiatrische Symptome zu entwickeln, als Gesunde mit 25 %. Am meisten betroffen sind hierbei Patienten mit muskuloskelettalen Erkrankungen, am wenigsten die an Krebs Erkrankten.

CAVE

Komorbidität somatischer und psychischer Erkrankung verschlechtert die Behandlungsergebnisse und den Verlauf sowohl der somatischen als auch der psychischen Erkrankung. Eine indizierte psychopharmakologische Behandlung erfordert eine äußerst sorgfältige Beachtung von Kontraindikationen und Interaktionen.

4.12.1 Depressive Syndrome bei körperlichen Erkrankungen

Zahlreiche körperliche Erkrankungen sind mit dem Auftreten von **depressiven Syndromen** verbunden:

- **Internistisch:** Infektionskrankheiten (Tuberkulose, Borrelien, Syphilis, AIDS), chronische Nierenerkrankungen
- **Kardiovaskulär:** Herzerkrankungen, Bluthochdruck, Herzinfarkt
- **Hormonell:** Schilddrüsenunterfunktion, Unterzucker, prämenstruelles Syndrom
- **Neurologisch:** Epilepsie, Morbus Parkinson, Hirntumoren, MS, Demenz, Chorea Huntington

Die nachfolgend beschriebenen Krankheiten treten gehäuft zusammen auf.

Depression und koronare Herzkrankheit

Depressionen und koronare Herzkrankheit (KHK) gehören zu den weltweit häufigsten Erkrankungen. Häufig treten sie gemeinsam auf und beeinflussen sich wechselseitig. Eine Depression ist ein unabhängiger Risikofaktor für einen ungünstigen Krankheitsverlauf der KHK, wie auch umgekehrt eine Depression bei KHK-Patienten häufig chronisch verläuft. Eine komorbide Depression erhöht das Mortalitätsrisiko bei KHK-Patienten um das 1,2- bis 2,2-Fache (in Abhängigkeit von der Schwere der Depression). Eine adäquate Depressionsbehandlung reduziert das Risiko eines späteren kardiovaskulären Ereignisses. Die Prävalenz von Depressionen ist mit 18–45 % bei KHK-Patienten im Vergleich zur Allgemeinbevölkerung deutlich erhöht. Dabei ist das Risiko insbesondere für die betroffenen Frauen signifikant höher als für Männer. Depressive Störungen treten bei Patienten nach Myokardinfarkt dreimal häufiger auf als in der Allgemeinbevölkerung.

Es gibt zahlreiche Befunde, die zu einer **pathophysiologischen Erklärung** der Auswirkung der depressiven Symptomatik auf die KHK herangezogen werden, denn eine Depression ist assoziiert mit:

- erhöhter Herzfrequenz, reduzierter Herzratenvariabilität, vermehrten Herzratenturbulenzen,
- metabolischen Veränderungen mit negativen kardialen Auswirkungen auf Kortisolwerte, Glukoseintoleranz, Insulinresistenz, Dyslipidämie, BMI-Steigerung und
- erhöhten Entzündungswerten (zusammen mit Depression erhöhtes KHK-Risiko).

Aber auch **psychosoziale Faktoren** spielen bei beiden Erkrankungen für den Verlauf und die Prognose eine wichtige Rolle. Sowohl bei der Depression als auch bei der KHK sind geringe soziale Unterstützung, niedriger sozialer Status, soziale Isolation und wenig gesundheitsförderliche Verhaltensweisen (Rauchen, Alkohol, körperliche Inaktivität, ungesunde Ernährung) mit einem schlechteren Outcome verbunden.

Ziele der Depressionsbehandlung bei KHK sind die Reduktion der depressiven Symptomatik, die Verbesserung der Lebensqualität und des Funktionsniveaus sowie eine Reduktion des kardialen Risikos.

MERKE

Patienten, die neben der depressiven Symptomatik zusätzlich an einer KHK leiden, haben ein erhöhtes Risiko für einen schlechten Verlauf beider Erkrankungen. Deshalb ist es besonders wichtig, die Betroffenen für eine adäquate Behandlung zu motivieren!

Als **Therapiestrategien** bieten sich an:

- **Psychotherapie (cave:** reduzierte kognitive Leistungsfähigkeit bei meist älterer Klientel)
- **Psychoedukation** (Selbstmanagementstrategien)
- Bei schwereren Depressionen: **Antidepressiva**

Die Datenlage ist zu SSRIs am günstigsten. Therapie der 1. Wahl ist Sertralin (Einfluss auf kardiale Funktion, Interaktionsprofil, Sicherheit). Vom Einsatz von

TZA wird bei depressiven KHK-Patienten abgeraten. Andere Antidepressiva (Mirtazapin, Bupropion) sind nicht ausreichend untersucht.

Depression und Diabetes

Psychische Gesundheit gilt als protektiver Faktor bei Diabetikern. Eine komorbide Depression kann die antidiabetische Therapie erheblich beeinträchtigen. Die Therapieadhärenz bei depressiven Diabetikern ist deutlich reduziert (Einhalten von Terminen, Diät). Patienten mit Diabetes mellitus und komorbider Depression zeigen eine reduzierte Lebensqualität und vermehrt funktionelle Einschränkungen. Dadurch entstehen im Gesundheitssystem erhöhte Kosten.

Depression und neurologische Erkrankungen

Bei vielen neurologischen Erkrankungen liegen psychische Beeinträchtigungen (insbesondere depressive Syndrome) vor, sie treten aber auch komorbid auf. Depression ist zudem ein Risikofaktor für einige neurologische Erkrankungen, z. B. Schlaganfälle. Eine zusätzlich vorliegende Depression bei neurologischen Erkrankungen ist mit einem ungünstigeren Verlauf und damit einer ungünstigeren Prognose verbunden.

- **Poststroke-Depression** (depressive Symptome nach ischämischem Hirninfarkt): 30–40 % der Schlaganfallpatienten entwickeln in der Folge eine Depression. Diese verschlechtert die Prognose und den Rehabilitationserfolg.
- **Morbus Parkinson:** Ein Drittel der Parkinson-Patienten leidet an Depressionen. Hieraus resultieren ein reduziertes Funktionsniveau und kognitive Leistungseinschränkungen.
- **Multiple Sklerose:** 25–50 % der MS-Patienten leiden unter Depressionen. Dies hat negative Auswirkungen auf die kognitiven Funktionen und die Lebensqualität. Eine komorbide Depression ist mit reduzierter Behandlungsadhärenz verbunden und der stärkste Prädiktor suizidaler Gedanken in dieser Patientengruppe.
- **Epilepsie:** Die Häufigkeit depressiver Erkrankungen ist mit 13–20 % bei stationär behandelten Epilepsiepatienten deutlich erhöht. Es besteht ein hohes Suizidrisiko! Das Risiko ist allein durch die Epilepsie schon erhöht und steigt bei einer hinzutretenden Depression nochmals an.
- **Demenz:** 20–50 % der Demenzpatienten entwickeln im Verlauf eine Depression, bei 40 % liegt bereits zu Beginn der Erkrankung auch eine Depression vor.

INFOBOX

Eine Krankheitsentität, an die man vielleicht sonst nicht so häufig im Zusammenhang mit Depressionen denkt, sind Hauterkrankungen. Hier besteht eine häufige Komorbidität von Akne, Psoriasis und Urtikaria mit Depressionen. Daneben ist zu bedenken, dass manche Akne-Medikamente (Tretinoin, Vitamin-A-Säure) als Nebenwirkung eine Depression auslösen können (Deuschle und Schweiger 2012).

4.12.2 Angstsymptome bei körperlichen Erkrankungen

Zahlreiche körperliche Erkrankungen sind mit einem gehäuften Auftreten von Ängsten verbunden (Agorastos et al. 2015):

- **Internistisch:** Infektionen, Magen-Darm-Erkrankungen, Fieber, Vergiftungen
- **Kardiovaskulär:** Herzinfarkt, Herzinsuffizienz, Lungenarterienembolie
- **Pulmonal:** Asthma, COPD
- **Hormonell:** Schilddrüsenüberfunktion, Hypoglykämien
- **Neurologisch:** Epilepsie, Hirnhautentzündung, Hirntumor

Bei den o. g. Erkrankungen muss unterschieden werden zwischen akuten Angstzuständen, die auch ein Symptom einer akut bedrohlichen körperlichen Erkrankung (z. B. Herzinfarkt) (➤ Kap. 7.1.4) sein können, und Ängsten, die chronische Krankheitsverläufe begleiten. Ängste können eine ganz normale Reaktion auf die Bedrohlichkeit einer Erkrankung sein. Es gibt jedoch auch eine direkte Beeinflussung des psychischen Erlebens durch physiologische Einflussfaktoren, z. B. eine hormonelle Entgleisung im Rahmen einer Schilddrüsenüberfunktion. Insbesondere eine Beeinträchtigung der Atmung sowie dem Herzen zugeordnete Symptome können Angstgefühle auslösen. Auch die zur Behandlung einer Erkrankung eingesetzten Medikamente verursachen als unerwünschte Arzneimittelwirkung gelegentlich Ängste.

! MERKE

Unfallverletzte zeigen posttraumatisch eine deutlich erhöhte Affektlabilität. Im traditionellen Rahmen der unfallchirurgischen Versorgung stößt dieses Bedürfnis Betroffener nach psychosozialer bzw. psychiatrisch-psychotherapeutischer Unterstützung manchmal auf Schwierigkeiten, sodass sich psychische Krisen zuspitzen können.

4.12.3 Wichtige Kriseninterventionsziele

In einer Krisenintervention ist insbesondere die **doppelte Belastungssituation** der Betroffenen (körperliche und psychische Symptomatik) zu berücksichtigen. Bei körperlich Kranken stehen professionelle Helfer vor der großen Herausforderung, vor dem Hintergrund bestehender Zusammenhänge beide Bereiche gleichermaßen im Blick zu haben. Bei der Krisenintervention (und ggf. anschließenden Psychotherapie) bei körperlich Kranken ist daher oft eine **besonders enge Zusammenarbeit mit den medizinischen Behandlern** sinnvoll und erforderlich. Auch die **Einbeziehung von Angehörigen** ist meist zentral, zumal zahlreiche Erkrankungen eine Einschränkung in der Alltagsbewältigung und veränderte Rollen bedeuten können, die ggf. durch Angehörige kompensiert, aber auch ausgelöst werden. Außerdem sind gute soziale Beziehungen potenziell als Ressource und protektiver Faktor zu betrachten. Durch Krisenintervention erfolgte Unterstützung zur Klärung entstandener Konflikte kann sich nachhaltig positiv auf die Gesamtsituation auswirken.

Typische Auslöser für eine Krisenintervention bei körperlich Kranken (je nach Bewältigungsstil der Betroffenen):

- Warten auf Untersuchungsergebnisse
- Psychische Dekompensation nach Diagnosestellung
- Probleme in der Krankheitsverarbeitung
- Beeinflussung der Therapieadhärenz durch psychische Faktoren
- Konflikte mit Angehörigen (z. B. divergierende Bedürfnisse, Rollenwechsel)
- Zunahme von Beschwerden (körperlich und / oder psychisch)
- Verlusterleben: Körper, Identität, Selbstkontrolle, Mitmenschen
- Konfrontation mit der Endlichkeit
- Schwer kontrollierbare Schmerzsymptomatik
- Suizidale Entwicklung bei schlechter Prognose

In der **Krisenintervention** steht die **Abwendung einer Gefährdung** bzw. einer weiteren Zuspitzung im Fokus. So soll die Krise nicht in eine suizidale Entwicklung münden. Neben einer aktuellen Entlastung zielt Krisenintervention in diesem Bereich häufig auf die **Aufklärung und die Behandlungsmotivation** der Betroffenen oder auch die Wiederaufnahme einer bereits bestehenden Behandlung.

! MERKE

Hier sind die professionellen Helfer oft in einer Vermittlungsposition, bauen Brücken oder klären Konflikte und ermutigen zur selbstbewussten Auseinandersetzung mit dem (notwendigen) somatischen Versorgungssystem.

4.12.4 Interventionen – einen Zugang finden

Fallbeispiel

Forts.

Die professionellen Helfer entscheiden, dass sie sich aufteilen. Sie fragen den Betroffenen, ob es in Ordnung sei, wenn ein Kollege zur Lebensgefährtin in die Küche gehe. Er nickt. Der andere Kollege setzt sich auf einen Sessel im Wohnzimmer. An beiden Orten geht es darum zuzuhören und zu verstehen, worin die aktuelle Not besteht. Die Frau scheint primär Angst zu haben, dass ihr Partner aufgibt und alle weiteren Behandlungen ablehnt. Im Gespräch mit dem Betroffenen hingegen entsteht der Eindruck, dass seine größte Not die Sorge um seine Frau ist. Er wolle ihr nicht noch mehr zumuten. Seit seiner Krankheit habe sie so viele Opfer bringen müssen. Die Helfer sprechen sich kurz ab und fragen dann beide, ob sie nochmal alle zusammenkommen möchten. So gelingt es, dass die beiden – mit Unterstützung der professionellen Helfer – sich vor dem jeweils anderen öffnen können. Dadurch wird die Gesamtsituation etwas entlastet, das Paar kann sich anschauen, und sie fassen sich an den Händen. Beide haben Tränen in den Augen. Gemeinsam wird überlegt, was jetzt hilfreich wäre. Der Mann verspricht seiner Partnerin, sie zur Befundbesprechung mitzunehmen. Es wird ein verbindlicher Folgetermin (Hausbesuch) nach der Besprechung mit dem Sozialpsychiatrischen Dienst vereinbart. Der Frau wird ein Kontakt zu einer örtlichen Angehörigengruppe angeboten. ▮

Je nach spezifischer Symptomatik (Depression, Angst usw.) ist das Vorgehen im Rahmen der Krisensituation anzupassen. Besonders wichtig im Umgang mit körperlich Kranken in psychischen Krisen ist eine **empathische Kontaktaufnahme** und **ausreichend offener Raum für die subjektive Problemschilderung.** Viele Betroffene fühlen sich nicht in ihrer Gesamtsituation gesehen. Gerade auch psychisch vorbelastete Betroffene fühlen sich vom somatischen Versorgungssystem nicht selten stigmatisiert und nicht ernst genommen (→ Infobox). Und körperlich Erkrankte finden manchmal bei Ärzten aufgrund struktureller Begrenzungen wenig Platz für die Berücksichtigung ihrer psychischen Begleitsymptomatik bzw. Komorbidität.

CAVE

- Ein häufiges Phänomen und ein möglicher Notfall bei körperlich Kranken mit psychischen Störungen ist das **Delir** (➤ Kap. 4.2.2 und ➤ Kap. 7.1.4). Es handelt sich um einen potenziell **lebensbedrohlichen Zustand mit hoher Mortalität** (unbehandelt bei ca. 30 %, behandelt bei 1–2 %), der in der Regel intensivmedizinisch behandlungsbedürftig ist!
- Bei Betroffenen mit einem depressiven Syndrom, die zugleich an einem **Diabetes** leiden, ist besonders auf die lückenlose und **adäquate Blutzuckerbehandlung** zu achten. Besteht eine Anbindung an einen Hausarzt oder Internisten? Wann war der letzte Termin? Eine Vernachlässigung der Therapie kann zu akut lebensbedrohlichen Zuständen führen.

Allgemein ist bei Menschen, die aufgrund einer **chronischen Erkrankung** auf die regelmäßige Einnahme von Medikamenten angewiesen sind (z. B. HIV-Patienten, bei Autoimmunerkrankungen etc.), darauf zu achten, dass die aktuelle psychische Krise zum einen nicht dazu führt, dass die **Medikamente abgesetzt oder vergessen** werden, und zum anderen, dass die **Grunderkrankung oder Medikation nicht Ursache der psychischen Symptomatik** ist.

Das Geschilderte verweist auf Sollbruchstellen in unserem Gesundheitssystem und Krankheitsverständnis, die leider oftmals eine relativ strikte Trennung zwischen körperlichen und psychischen Erkrankungen vornehmen. Für die Betroffenen kann dies eine Hürde oder gar ein Risiko darstellen.

INFOBOX

Körperliche Erkrankungen bei psychiatrischen Patienten

Psychisch Kranke haben ein **erhöhtes somatisches Risiko.** Und umgekehrt wirkt sich bei ca. 20 % aller Betroffenen die körperliche Erkrankung auf den Verlauf ihrer psychischen Störung aus. Gerade in den letzten Jahren sind die in vielen Studien untersuchten metabolischen Wirkungen von Psychopharmaka, insbesondere der atypischen Antipsychotika der 2. Generation, zunehmend von Interesse. Viele **somatische Beschwerden bleiben lange undiagnostiziert** – sowohl im psychiatrischen als auch im somatischen Kontext. Psychisch Erkrankte erhalten eine qualitativ weniger gute Gesundheitsversorgung (Hewer et al. 2011). Das Erkennen von Erkrankungen kann durch die psychopathologisch veränderte Wahrnehmung und Präsentation der Symptome behindert sein (**„diagnostic overshadowing"**). So kann z. B. bei einem Patienten mit Schizophrenie und zönästhetischem Wahn die Diagnosestellung eines Bandscheibenvorfalls erheblich erschwert sein. Ein weiterer Aspekt ist, dass bei schizophren Erkrankten mitunter eine **reduzierte Schmerzexpression** vorkommt, d. h., diese Patienten äußern weniger Schmerzen. Bei Menschen mit Schizophrenie und bei bipolar erkrankten Personen sind vor allem eine **erhöhte Morbidität und Mortalität an kardiovaskulären Erkrankungen** nachgewiesen. Durch eine oft jahrelange Einnahme von Psychopharmaka und ein eingeschränktes Gesundheitsverhalten entstehen nicht selten assoziierte Beeinträchtigungen, die z. T. gravierende Auswirkungen auf verschiedene Organsysteme haben. Eine individuelle Nutzen-Risiko-Abwägung muss kontinuierlich getroffen werden.

Da eigentlich notwendige, integrierte Behandlungsansätze verschiedener Fachdisziplinen noch weitgehend fehlen, sind Psychiater oft die Hauptbehandler dieser Patientengruppe – sie sollten wachsam sein und für die erforderlichen Kontrolluntersuchungen (z. B. Laborkontrollen, EKG-Ableitung) unbedingt Sorge tragen.

LITERATUR

Agorastos A, Lederbogen F, Otte C. Behandlung der Depression bei koronarer Herzerkrankung. Nervenarzt 2015; 86(3): 375–387.

Baumeister H. Diagnostik und Indikationsstellung bei psychischen Belastungen und Störungen. In: Bengel J, Mittag O (Hrsg.). Psychologie in der medizinischen Rehabilitation. Berlin, Heidelberg: Springer 2016.

Benkert O, Hippius H (Hrsg.). Kompendium der Psychiatrischen Pharmakotherapie. 12., vollst. überarb. u. akt. A. Berlin, Heidelberg: Springer 2019.

Deuschle M, Schweiger U. Depression und Diabetes mellitus Typ 2. Nervenarzt 2012; 83(11): 1410–1422.

Hausmann C, Bogyi G. Krisenintervention im Krankenhaus. In: Lehrner J, Stolba K, Traun-Vogt G, Völkl-Kernstock S (Hrsg.). Klinische Psychologie im Krankenhaus. Wien: Springer 2011, S. 59–66.

Helmes A, Schumacher M, Bengel J. Interventionen bei psychischen Belastungen und Störungen bei körperlichen Erkrankungen. In: Härter M, Baumeister H, Bengel J (Hrsg.). Psychische Störungen bei körperlichen Erkrankungen. Berlin, Heidelberg: Springer 2007, S. 83–95.
Hewer W, Füeßl HS. Körperliche Erkrankungen bei psychiatrischen Patienten – Teil I. Fortschr Neurol Psychiatr 2009; 77(12): 720–737.
Hewer W, Schneider F. Somatische Morbidität psychisch Kranker. In: Schneider F (Hrsg.). Psychiatrie, Psychosomatik und Psychotherapie. Berlin, Heidelberg: Springer 2017, S. 571–581.
Hewer W, Füeßl H, Hermle L. Körperliche Erkrankungen bei psychiatrischen Patienten – Teil II. Fortschr Neurol Psychiatr 2011; 79(6): 358–372.
Jordan W, Heinemann A, Marx A. Notfallpsychiatrie und psychotherapeutische Krisenintervention. Stuttgart: Thieme 2016.
Krämer L, Bengel J. Chronische körperliche Krankheit und Krankheitsbewältigung. In: Bengel J, Mittag O (Hrsg.). Psychologie in der medizinischen Rehabilitation. Berlin, Heidelberg: Springer 2016, S. 25–36.
Mittag O, Kampling H, Baumeister H. Epidemiologie psychischer Störungen bei chronisch körperlich Kranken. PiD 2016; 17(1): 34–37.
Söllner W. Beginn einer Psychotherapie mit körperlich Kranken: Motive – Indikation – Setting. In: Söllner W (Hrsg.). Kranker Körper – kranke Seele. Berlin, Heidelberg: Springer 2018, S. 19–38.
Wedler H. Krisenintervention im Allgemeinkrankenhaus. Psychotherapie 2007; 12(12): 2.

4

4.13 Geistige Behinderung

Jeannette Hofmann

Zusammenfassung

- Menschen mit einer geistigen Behinderung haben eine erhöhte Vulnerabilität, durch Belastungsfaktoren und Stressoren in eine psychische Krise zu geraten, und verfügen über weniger Möglichkeiten, diese aus eigener Kraft zu bewältigen.
- Die Begleitung der Betroffenen in der Krise hat zum Ziel, die akute Symptomatik zu lindern, Gefährdung zu vermeiden und eine ggf. notwendige Veränderung (z. B. der Umgebungsfaktoren) zu bahnen.
- In der Interaktion und Kommunikation sind die besonderen Bedarfe der Betroffenen zu berücksichtigen. So erfordert ein Verständnis für das Erleben des Gegenübers meist eine genaue und einfühlsame Beobachtung. Im Gespräch ist auf eine leichte und eindeutige Sprache zu achten.

Die intellektuelle Behinderung ist ein hochkomplexer, individueller, psychologischer und sozialer Prozess auf der Basis eines entwicklungsverzögerten oder unreifen ZNS (Sarimski 2003).

Krisen bei Menschen mit Behinderungen unterscheiden sich nicht in Aufbau und Ablauf von Krisen bei Menschen ohne Behinderung. Sie stellen einen Ausnahmezustand dar, in dem die bisherigen Kompensationsmechanismen nicht mehr greifen. Die Beeinträchtigungen durch die Behinderung können jedoch die Krisenanfälligkeit erhöhen, die Krisensymptomatik verstärken und damit auch die erforderlichen Interventionsmaßnahmen beeinflussen.

CAVE

Menschen mit Behinderungen leben sehr oft in Einrichtungen. Krisen entwickeln sich meist rasch und ohne erkennbare Vorankündigung. Deshalb sind sofortige Interventionen vor Ort und nur selten im klassischen ambulanten Setting erforderlich.

Eskalierendes Problemverhalten mit **Auto- und Fremdaggression** sowie Verweigerungshaltung treten häufiger auf. Menschen mit Behinderungen sind nicht von sich aus aggressiv. Aufgrund der Schwierigkeiten, Informationen und Reize mitzuteilen und zu verarbeiten, entstehen Situationen kommunikativer und interaktiver Missverständnisse. So kommt es in Krisen rascher zu verbalen oder tätlichen Aggressionen gegen die eigene Person, gegen andere Personen oder gegen Gegenstände. Auch Suizidalität tritt auf, wobei die Gefahr besteht, dass diesbezügliche Äußerungen wie erlernt wirken und nicht ernst genommen werden.

Die **Faktoren für eine erhöhte Krisenanfälligkeit** bilden ein breites Spektrum:

- Das **entwicklungsverzögerte oder unreife ZNS** beeinträchtigt bei den Betroffenen selbst nicht nur die Sprachentwicklung, Reiz- und Informationsverarbeitung, Auffassung, Lernfähigkeit, Handlungsplanung und Handlungsflexibilität, sondern auch die emotionale und soziale Entwicklung.
- Die **Kommunikationsfähigkeit** ist sowohl expressiv als auch rezeptiv eingeschränkt. Ebenso erleben sich viele Betroffene als weniger selbstwirksam und sind weniger selbstbewusst. Die Fähigkeit, eigene Emotionen zu erkennen und zu benennen, ist beeinträchtigt. Deshalb können die Betroffenen Gefühle und Impulse schwer oder

nicht kontrollieren oder müssen zu extremen Ausdrucksmitteln greifen.
- Sie sind aber auch **schnell verunsichert,** da sie die Emotionen oder Reaktionen des Gegenübers nicht ausreichend einschätzen können. Veränderte Informations- und Reizverarbeitungsmechanismen führen zu Fehlinterpretationen von Situationen bzw. auch zu entsprechendem, für die Umwelt nicht nachvollziehbarem Verhalten. Insgesamt können Menschen mit intellektuellen Entwicklungsstörungen deutlich schwerer Copingstrategien erlernen und einsetzen.

Hinzu kommen **soziale Belastungen in Form des Lebens in Institutionen,** in „nicht gewählter" Gemeinschaft mit zahlreichen allgemeinen, wenig individuellen Regeln und häufigem Wechsel der Bezugspersonen oder – trotz Erwachsenenalters – in Form von behütender Obhut der Eltern mit eingeschränkter Möglichkeit, die eigenen Autonomiewünsche auszuleben.

Zudem ist die **Biografie behinderter Menschen** oft bereits in früher Kindheit von Beziehungsabbrüchen (durch stationäre Behandlungen oder Unterbringung in Institutionen) geprägt. Nicht zu vergessen sind traumatisierende Erlebnisse in Form von körperlicher, psychischer und / oder sexueller Gewalt. Dafür besteht bei Menschen mit Behinderungen ein gegenüber der Allgemeinbevölkerung um das 1,5-Fache erhöhtes Risiko.

Auch das **Risiko, an einer psychischen Störung zu erkranken,** ist bei diesen Menschen im Vergleich zur Allgemeinbevölkerung erhöht. Dabei ist die Diagnostik infolge der Behinderung erschwert, was die Einbeziehung von eventuell zusätzlichen Krisenauslösern (z. B. depressive Verstimmungen oder Wahninhalte) oft erst im weiteren Verlauf zulässt.

Bei **Mehrfachbehinderung** stellen körperliche und sensorische Beeinträchtigungen eine zusätzliche Belastung dar. Darüber hinaus besteht eine erhöhte Anfälligkeit für körperliche Beschwerden (z. B. Störungen des Verdauungstrakts, kardiale Erkrankungen, Fehlstellungen des Bewegungsapparats), die oft nicht differenziert wahrgenommen oder beschrieben werden können.

! MERKE

Somit besteht eine **erhöhte Vulnerabilität** in Verbindung mit einem hohen Ausmaß an Stressoren, sodass die Grenzen der Kontrollfunktionen bei dieser Klientel rascher erreicht oder überschritten werden.

Krisen bei Menschen mit leichter intellektueller Entwicklungsstörung oder Lernbehinderung gleichen in ihrer allmählichen Entwicklung sehr den Krisen bei Menschen ohne Behinderung. Die komplexen Auslöser sind meist mit mangelnder Berücksichtigung der Bedürfnisse des Betroffenen verbunden und häufig von widerstreitendem Autonomiebestreben und Zuwendungsbedarf geprägt.

Je schwerer die mentale Beeinträchtigung ist, umso häufiger werden Vorankündigungen übersehen, und die Eskalation scheint sehr rasch aufzutreten. Die Auslöser sind oft eine unzureichende Befriedigung basaler Bedürfnisse oder Schmerzen.

4.13.1 Intelligenzminderung

Fallbeispiel

Herr A. (29), der eine leichte Intelligenzminderung aufweist und wegen einer Zerebralparese rollstuhlpflichtig ist, wird zur Krisenintervention zur stationär-psychiatrischen Behandlung in einer beschützenden Station für Menschen mit intellektuellen Entwicklungsstörungen aufgenommen. Der Patient lebt seit mehreren Jahren in einer offenen Wohngruppe einer großen Einrichtung für Menschen mit Behinderungen und besucht die angegliederte Werkstätte. Vor der Aufnahme kam es vor allem in der Werkstatt wiederholt zu psychischen Dekompensationen, die sich durch bedrohliches Verhalten äußerten und in Fremdaggressivität gegenüber einem Betreuer gipfelten.

Die Aufnahme in Begleitung von Betreuungspersonal der Wohngruppe geschieht gegen den Willen des Patienten, der eine große Anspannung zeigt, schreit und auch dem Pflegepersonal mit Schlägen droht. Um zu deeskalieren, geht eine Mitarbeiterin des Pflegepersonals auf Herrn A. zu, stellt sich ihm vor und schlägt ihm vor, ihr in Ruhe zu berichten, was denn los sei. Nachdem er sein Einverständnis gegeben hat, fährt sie mit ihm aus dem vollen Stationszimmer in einen ruhigeren Stationsbereich. Zu Beginn validiert die Mitarbeiterin in ruhiger Atmosphäre kurz die Anspannung und aktuelle emotionale Verfassung des Patienten. Bald bespricht sie jedoch die konkret anstehenden Stationsabläufe (Bett beziehen, Schrank einräumen, wann Mittagessen ansteht etc.), und es gelingt Herrn A. allmählich, sich zu beruhigen. Er kann zunehmend klarer und geordneter sprechen und seine Aufmerksamkeit länger fokussieren. Von den Konfliktthemen wird Herr A. vorerst abgelenkt; zu deren Bearbeitung wird auf Einzelgespräche verwiesen. Im Fokus stehen die Beruhigung sowie die Integration in den stationären Ablauf und die Patientengruppe. ∎

Leitsyndrom, diagnostische Kriterien

4

In der **ICD-10** wird Intelligenzminderung (IM) als ein Zustand von verzögerter oder unvollständiger Entwicklung der geistigen Fähigkeiten definiert. Besonders beeinträchtigt sind Fertigkeiten, die sich in der Entwicklungsperiode manifestieren und zum Intelligenzniveau beitragen, z. B. Kognition, Sprache, motorische und soziale Fähigkeiten. Kategorisierend werden unterschieden: leichte IM (IQ 69–50), mittlere IM (IQ 49–35), schwere IM (IQ 34–25) und schwerste IM (IQ < 25), die mit dem Ergebnis aus gängigen Intelligenztests erhoben werden. Dabei ist anzumerken, dass die Genauigkeit der Messung mit dem Grad der IM abnimmt. Ergänzend werden Intelligenzminderungen ohne oder mit Verhaltensstörungen, die eine Behandlung erfordern, differenziert.

Die zusätzliche Anwendung der Internationalen Klassifikation der Funktionsfähigkeit, Behinderung und Gesundheit (ICF) kann die Aspekte der Aktivitäten und Partizipation näher beschreiben und damit ein differenzierteres Bild liefern.

In der (von der WHO 2019 verabschiedeten, aber noch nicht in deutscher Sprache veröffentlichten) **ICD-11** wird von „Mental, behavioural or neurodevelopmental disorders" gesprochen; damit können die Einschränkungen im kognitiven, emotionalen, neurologischen und sozialen Bereich sowie im Verhalten differenzierter betrachtet werden. Zu erwarten ist auch eine weniger defizit- und mehr ressourcenorientierte Betrachtungsweise mit Aspekten der Teilhabe.

INFOBOX

Ätiologische Modelle

Bestimmte **genetische Syndrome** (z. B. Cornelia-de-Lange-Syndrom, Fragiles-X-Syndrom, Prader-Willi-Syndrom, Angelman-Syndrom) sind durch neuropsychologische Merkmale gekennzeichnet, welche die Schwere und Häufigkeit des Auftretens von Problemverhalten erhöhen. Diese Merkmale sind z. B. ausgeprägte Hyperaktivität, Impulsivität, übersteigerte Reaktionen auf kleinste Stimuli, Schlafstörungen und emotionale Labilität.

Ein weiterer wichtiger Aspekt bei der Analyse von Krisen / Problemverhalten ist die **emotionale Entwicklungsverzögerung,** die mit einer intellektuellen Entwicklungsstörung einhergeht. Sie ist entscheidend an der Entstehung von Verhaltensauffälligkeiten und Krisen beteiligt.

Jedes Kind durchläuft eine Entwicklung, in deren Rahmen es emotionale und soziale Fertigkeiten erwirbt. Diese stehen in engem Zusammenhang mit sensomotorischen und kognitiven Fähigkeiten und laufen nach einem relativ einheitlichen Schema in Form bestimmter Meilensteine ab. Menschen mit Behinderungen durchlaufen dieses Schema ebenso, die Entwicklung stagniert jedoch häufig in einem frühen Stadium. Der individuelle **Entwicklungsstand** kann mithilfe der *Skala der emotionalen Entwicklung – Diagnostik* (SEED; Sappock et al. 2018) erhoben werden, einem strukturierten Interview, das auf dem Phasenmodell der emotionalen Entwicklung von Anton Dosen basiert. Die Kenntnis des emotionalen Entwicklungsstandes erleichtert das Verständnis der Verhaltensauffälligkeiten und gibt wichtige Hinweise über die emotionalen Grundbedürfnisse, die Steuerungsfähigkeit und damit auch über Verbesserungsmöglichkeiten des Betreuungsangebots.

Typische Verhaltensauffälligkeiten der frühen emotionalen Entwicklungsstadien sind:

Phase 1 – erste Adaptation (Alter: 0–6 Monate): Störungen in dieser Phase führen zu einer **Kontaktstörung mit:**

- stereotypem Verhalten, vor allem auf den Körper bezogen,
- ungerichteten Wutausbrüchen,
- selbstverletzendem Verhalten,
- Ablehnung von Körperkontakt,
- hoher Irritierbarkeit.

Kontaktstörungen können die Anfälligkeit für eine katatone Schizophrenie oder ausgeprägte Stereotypien erhöhen. Auch Menschen mit einer schweren Autismus-Spektrum-Störung zeigen häufig derartige Verhaltensstörungen.

Phase 2 – erste Sozialisation (Alter: 6–18 Monate): Störungen in dieser Phase führen zu einer **desintegrierten Verhaltensstörung mit:**

- übersensiblen Reaktionen auf Stress,
- Schreien in unangemessenen Situationen,
- Affektlabilität,
- Fremdaggressivität,
- Sachaggressivität,
- Wutanfällen (vor allem bei Trennung von vertrauten Personen),
- stereotypem Verhalten mit Dingen.

Eine desintegrierte Verhaltensstörung kann die Anfälligkeit für eine Bindungsstörung, eine paranoid-halluzinatorische Schizophrenie und eine dissoziative Störung erhöhen.

Phase 3 – erste Individuation (Alter: 18–36 Monate): Störungen in dieser Phase führen zu einer **desorganisierten Verhaltensstörung mit:**
- Hyperaktivität,
- Bedürfnis nach Aufmerksamkeit,
- Impulsivität,
- unkooperativem Verhalten,
- verbaler Aggressivität,
- Trotz.

Eine desorganisierte Verhaltensstörung kann die Entwicklung einer Angst- und depressiven Störung begünstigen. Störungen in allen Phasen sollten gegenüber einer PTBS abgegrenzt werden.

Wichtige Kriseninterventionsziele

Der Begriff Krisenintervention bei Menschen mit Intelligenzminderung und / oder Mehrfachbehinderung sollte treffender durch den Begriff **Krisenbegleitung** ersetzt werden. Ein erfolgreicher Verlauf erfordert neben der akuten Deeskalation eine engmaschig begleitete mittelfristige Bearbeitung.

Nach dem **biopsychosozialen Modell** sind die körperlichen, die evtl. vorhandenen genetisch bedingten Syndrome oder psychischen Erkrankungen, die kognitiven und sensorischen Fähigkeiten, aber auch das emotionale Entwicklungsniveau des sich in der Krise befindenden Menschen zu berücksichtigen. Gleichzeitig sollten Störungen der bestehenden Umgebungsfaktoren identifiziert werden.

Ziele der akuten Krisenbegleitung sind: Verringerung der akuten Symptomatik bei dem Betreuten (Unruhe, Erregung, Angst etc.) und Gefahrenabwendung / Vermeidung psychischer und physischer Verletzungen des Betreuten oder der Menschen in seiner direkten Umgebung.

Interventionen – einen Zugang finden

Akute/kurzfristige Krisenbegleitung

Die besondere Situation erfordert bei der akuten Krisenbegleitung das Einhalten wichtiger Regeln:

- Kommunikation in **leichter Sprache** spielt eine große Rolle, um in der Krisensituation die noch zusätzlich erschwerte Kommunikation zu erleichtern. Leichte Sprache folgt grundlegenden Regeln, z. B.:
  - Benutze einfache Wörter, keine Fremdwörter; Wörter, die etwas genau beschreiben (z. B. anstelle von „öffentlicher Nahverkehr“: Bus und Bahn).
  - Erkläre schwere Wörter.
  - Benutze positive Sprache (das Wort „nicht“ wird oft überhört).
  - Vermeide Genitiv und Konjunktiv.
  - Vermeide Redewendungen und Metaphern (werden oft wörtlich verstanden).
  - Verwende kurze Sätze mit einfachem Satzbau und nur einer Aussage.
  - Kurz: Kommuniziere klar, wahr, rar.

! MERKE

Leichte Sprache muss von krisenbegleitenden Personen geübt werden, da in Stresssituationen die eigenen kommunikativen Gewohnheiten in den Vordergrund rücken können (www.leichte-sprache.org).

- **Genaue Beobachtung der Situation,** um die Person, ihr Anliegen und ihr Empfinden zu verstehen. Annehmende und validierende Beschreibung der zu beobachtenden Emotionen (z. B. „Du bist / Sie sind jetzt sehr verärgert …“), um einen guten Zugang aufzubauen.
- **6-Sekunden-Regel:** Der betroffenen Person Zeit lassen, die an sie gerichteten Fragen aufzunehmen, zu verstehen und zu beantworten.
- **Ruhig und nicht zu direktiv** kommunizieren.
- Die Person **nicht zu lange direkt fixieren;** das kann als Bedrohung empfunden werden.
- **Abstand halten** (ca. 2 Armlängen), um nicht zu bedrängen und Angriffen auszuweichen. Fluchtweg freihalten, um einen Deeskalationsversuch zu ermöglichen.

Bei Versagen der verbalen Deeskalation sind zum Schutz des Betroffenen und aller Beteiligten **körperliche Deeskalationstechniken** erforderlich (§§ 32, 34 StGB). Diese Maßnahmen sollen ausschließlich der Situationskontrolle dienen.

4

CAVE

- Bei Anwendung körperlicher Deeskalationsmaßnahmen besteht die Gefahr einer **(Re-)Traumatisierung** oder Aktivierung negativer biografischer Erinnerungen und entsprechender Verhaltensmuster sowie die Gefahr einer Beeinträchtigung der Beziehung zwischen den betroffenen Personen. Deshalb ist eine weitergehende **Nachbearbeitung** unverzichtbar.
- Aber auch bei den professionellen Krisenbegleitern können solche Maßnahmen ein traumatisierendes Ausmaß annehmen. Deshalb müssen die Einrichtungen Möglichkeiten der Nachbearbeitung schaffen (fachliche Beratung, Teamgespräche, Teamsupervision ...).

Dafür werden personelle, räumliche, zeitliche und fachkundige Ressourcen benötigt. Die angewandten Techniken müssen den besonderen Gegebenheiten bei Menschen mit geistiger bzw. Mehrfachbehinderung angepasst sein (z. B. DEKIM, ProDeMa)[3].

4

Fallbeispiel

Forts.

Die Erhebung einer Fremdanamnese mit Betreuungspersonal, Angehörigen und dem gesetzlichen Betreuer trägt zur genauen Erfassung der auslösenden Faktoren der problematischen Situation bei. Dabei werden einzelne, oft divergierende Hypothesen gesammelt. Durch Verhaltensbeobachtungen und Interaktionen mit dem Patienten werden Entwicklungsstadien seiner Grundfertigkeiten erfasst: u. a. Sprachverständnis und Ausdrucksfähigkeit, Lesen, Zeitgefühl und Uhrablesen, Introspektionsfähigkeit, Emotionsverständnis. Es wird deutlich, dass die Fähigkeit des Bedürfnisaufschubs defizitär entwickelt ist. Folglich ist die Frustrationstoleranz sehr gering ausgeprägt und die eigenständige Emotionsregulation nicht möglich. Im stationären Alltag wird dies durch Missachtung von allgemeingültigen Regeln aufgrund selbstbezogener Anliegen wie z. B. Vordrängeln ersichtlich. Darüber hinaus ist ein erhöhtes Kontaktbedürfnis festzustellen. Herr A. versucht permanent, sowohl mit dem Personal als auch mit den Mitpatienten mit wechselnden Anliegen verbal oder sogar körperlich in Kontakt zu treten. Um sein Kontaktbedürfnis zu strukturieren und dessen Regulierung zu unterstützen, erfolgt der Einsatz eines Bezugspflegesystems mit einem Ansprechpartner aus dem Pflegepersonal pro Schicht. Dabei profitiert Herr A. von konkreten Hilfestellungen.
In Einzelgesprächen wird gemeinsam ein Krisenplan erstellt. Um eine Unter- und Überforderung zu verhindern, werden die individuellen Ressourcen und Defizite der Fertigkeiten des Patienten berücksichtigt. Zunächst wird eine Verhaltensanalyse der Krisensituation mit Fokussierung auf wesentliche Bestandteile erstellt. Die Therapeutin führt zielgerichtet durch die Analyse, da die Aufmerksamkeitsspanne von Herrn A. herabgesetzt ist. Zur Verständnisförderung werden die Ergebnisse für den Patienten schriftlich und visuell festgehalten und fungieren gleichzeitig als Merkhilfe. Herr A. wird im Erkennen und Benennen seiner Emotionen (in Konfliktsituationen vorherrschend Ärger, aber auch Angst) unterstützt. Nun kann das individuelle Emotionsmodell des Patienten erfasst und ggf. erweitert werden. Gemeinsam wird der emotionale Zustand, bei dem eine Regulation notwendig ist, erarbeitet.
Anschließend werden hilfreiche Verhaltensweisen exploriert. Die bisherigen stressregulierenden Handlungen des Patienten, bestehend aus Gruppenausflügen oder Fernsehen, sind in der Werkstatt nicht anwendbar. Deshalb wird eine geeignete Maßnahme erarbeitet, die seiner emotionalen und kognitiven Entwicklung entspricht. Herr A. erlernt z. B. die Achtsamkeitsübung „3 × 5", bei der je fünf Dinge im aktuellen Moment aus den Sinneswahrnehmungen Sehen, Hören und am Körper Spüren benannt werden. (Eine wiederholte Reflexion der erzielten Wirkung wird gemeinsam durchgeführt, wobei verbale Verstärkungen der erwünschten Verhaltensweisen angewandt werden.) Die Anwendbarkeit dieser Maßnahme wird mit Herrn A. gemeinsam eingeübt. Sollte in einer Konfliktsituation – wie während des stationären Aufenthalts einmal geschehen – die Anspannung des Patienten so hoch sein, dass ihm die Anwendung der 3 × 5-Methode nicht möglich und er für eine verbale Intervention nicht zugänglich ist, wird die Gabe einer Bedarfsmedikation und / oder eine **Isolierungsmaßnahme**[4] vereinbart.

[3] DEKIM: Deeskalationstraining und Krisenmanagement bei Menschen mit Intelligenzminderung, Autismus-Spektrum-Störungen und/oder körperlichen und/oder sensorischen Einschränkungen. Entwickelt von Dr. med. Christian Schanze (Facharzt für Psychiatrie und Psychotherapie und MA Pädagogik, Psychologie, Soziologie), Petra Rauch (Heilerziehungspflegerin, Fachweiterbildung Autismus) und Dipl.-Psych. Stefan Koch (Kampfkunsttrainer KI-Ka-Do)
ProDeMa: Institut für professionelles Deeskalationsmanagement, gegründet 2006 von Dipl.-Psych. Ralf Welsus

Für eine erfolgreiche Implementierung des individuellen Krisenplans ist eine Zusammenarbeit aller an der Betreuung des Patienten beteiligten Personen unerlässlich. Hierfür sind mehrere Fallgespräche während des stationären Aufenthalts erforderlich, die zur Anpassung des Krisenplans auch im ambulanten Setting fortgesetzt werden sollten.

[4] Eine Isolierungsmaßnahme dient der Deeskalation, indem sie den meist massiv erregten Betroffenen aus der angespannten Situation bringt, um ihn zu beruhigen und sowohl ihn als auch die Umgebung zu schützen. Geeignete Orte sind entweder das eigene Zimmer oder der Time-out-Raum (weiches Zimmer, maximale Reizreduktion). ▮▮

Mittelfristige Krisenbegleitung

Ziele der mittelfristigen Krisenbegleitung sind für den Betreuten: Rückgewinnung der Handlungskompetenz und Entscheidungsfähigkeit, Besserung des Selbstwertgefühls, Bearbeitung der auslösenden Faktoren, Klärung der Bedürfnislage und Erlernen von Bewältigungsstrategien zur Prävention weiterer Krisen. Sie dient der Aufrechterhaltung oder Rückgewinnung der (guten) Beziehung zwischen Betroffenem und Krisenbegleiter, aber auch der Optimierung des Milieus unter Berücksichtigung der individuellen Bedürfnisse und Fähigkeiten des Betreuten.

CAVE

- Zur Krisenintervention bei Menschen mit geistiger Behinderung gehört immer eine ausführliche körperliche Untersuchung zum **Ausschluss einer somatischen Ursache,** ggf. auch eine Bildgebung. Im ambulanten Setting muss diesbezüglich die Kooperation mit der in der Regel vorhandenen ärztlichen Anbindung gesucht werden. Eine gute Kooperation zwischen Psychiatrie und somatischen Fachbereichen ist sehr hilfreich. Insgesamt ist aufgrund der Komplexität oft von einem hohen Zeitaufwand auszugehen.
- Bei **Erregungszuständen** auf Eigenschutz achten (➤ Kap. 7.1.2, Fremdgefährdung und Deeskalation).

4.13.2 Autismus-Spektrum-Störungen

▮▮ Fallbeispiel

Herr M. (19) lebt seit 7 Monaten in einer beschützend geführten Wohngruppe einer Einrichtung für Menschen mit intellektuellen Entwicklungsstörungen. Zuvor war für 10 Jahre eine Jugendwohngruppe eines anderen Trägers sein Zuhause. Herr M. ist ein großer junger Mann ohne körperliche Einschränkungen mit einer leicht- bis mittelgradigen Intelligenzminderung, bei dem bereits im Kindesalter ein frühkindlicher Autismus diagnostiziert worden war. Er ist ein freundlicher, offen wirkender junger Mann, der zu vertrauten Bezugspersonen gerne Kontakt aufnimmt. Seine Kommunikation ist auf Zwei- bis Dreiwortsätze beschränkt. Davon besitzt er ein begrenztes Repertoire, das er stereotyp, auch situationsunangemessen benutzt. Des Öfteren wiederholt er Worte oder Satzteile, die sein Gegenüber gesagt hat. Zu weniger vertrauten Personen nimmt Herr M. von sich aus keinen Kontakt auf. In ruhigen und gewohnten Situationen gelingt es ihm mitunter, Bedürfnisse zu äußern oder zwischen zwei Angeboten zu wählen. Er besitzt ein hervorragendes Gedächtnis für Namen und Zahlen; rechnen, lesen oder schreiben kann er nicht.

Die ersten Monate in der neuen Wohngruppe verliefen ruhig und ohne Konflikte. Nur sein grundlegendes Bedürfnis nach gleichförmigem Tagesablauf führte beim Eingewöhnungsprozess und Eintritt in die Werkstatt für Menschen mit Autismus-Spektrum-Störung zu Anspannungszuständen, die jedoch gut ausgelenkt werden konnten.

Am Wochenende feiert die Gruppe das jährliche Sommerfest, zu dem auch die Angehörigen der Bewohner eingeladen sind. Das Fest ist bereits im Gange; es sind die meisten Eltern, Geschwister oder anderen Angehörigen der insgesamt 10 Bewohner und die Mitarbeiter der Wohngruppe gekommen. Der Vater von Herrn M. fehlt noch. Alle machen sich bereit zum Kaffeetrinken und setzen sich an die im Garten aufgebauten Tische. Es herrscht eine fröhliche, leicht ausgelassene Stimmung, nur Herr M. geht ratlos wirkend umher. Die Mutter eines Mitbewohners fordert ihn mehrfach freundlich auf, sich doch auch zu setzen. Das gelingt Herrn M. aber erst mit Unterstützung einer Gruppenmitarbeiterin. Als er gefragt wird, welchen Kuchen er gerne hätte, setzt eine massive Unruhe bei ihm ein. Er fängt zu schreien an und wirft mit Geschirr. Von einer Gruppenbetreuerin angesprochen, was denn los sei, kann Herr M. nicht antworten und reagiert auch nicht auf die Aufforderung, den Tisch zu verlassen. Auch dem Vater, der mittlerweile angekommen ist, gelingt es nicht, Herrn M. zu beruhigen, und es entsteht eine peinlich berührte Stimmung. Erst mithilfe mehrerer

Mitarbeiter und durch Festhalten gelingt es, Herrn M. aus der angespannten Situation zu entfernen und in sein Zimmer zu bringen. Er wehrt sich weiterhin und versucht, sich selbst zu verletzen, indem er mit dem Kopf gegen die Wand schlägt.
Zum Schutz vor Selbst-, aber auch Fremdverletzungen wird Herr M. in das weiche Zimmer einer benachbarten Intensivgruppe gebracht. Dort kann er sich unter Beobachtung nach etwa ½ Stunde beruhigen und ist jetzt einer verbalen Intervention zugänglich. Eine ihm vertraute Person aus dem Betreuungsteam fragt ihn, ob er wieder in der Lage sei, den Isolierraum zu verlassen, was er mit deutlichem Nicken beantwortet. Auf die Frage, ob er nun mit seinem Vater in den Garten zu den anderen gehen oder mit ihm allein sein wolle, entscheidet er sich für die zweite Möglichkeit und geht mit dem Vater auf sein Zimmer. Nach kurzer Zeit möchte er den Kontakt zu seinem Vater beenden, verabschiedet sich im Beisein der vertrauten WG-Mitarbeiterin von ihm und bleibt unter regelmäßigen Kontakten mit seiner Bezugsperson auf seinem Zimmer mit der Option, jederzeit wieder am Fest teilnehmen zu können. ▮▮

Leitsyndrom, diagnostische Kriterien

Nach der **ICD-10** handelt es sich bei Autismus-Spektrum-Störungen (ASS) um tiefgreifende Entwicklungsstörungen mit Auffälligkeiten in den Bereichen Interaktion, Kommunikation und stereotypen, ritualisierten Interessen. Die Störung muss vor dem 3. Lebensjahr auftreten (Ausnahme: atypischer Autismus, der zeitlich oder hinsichtlich der Schwere der Symptomatik abweichen kann). Grob werden die Kategorien frühkindlicher Autismus, atypischer Autismus und Asperger-Syndrom unterschieden.

INFOBOX

Ätiologische Modelle

Nach derzeitigem Wissensstand (aufgrund poly- und epigenetischer Phänomene) geht man bei ca. 60 % der Autismuserkrankungen von einer genetischen Ursache aus. Als weitere Ursachen sind Infektionen, perinatale Hypoxie, metabolische und toxische Störungen beschrieben. Der Anteil von ASS in Verbindung mit genetischen Syndromen (z. B. Cohen-Syndrom, tuberöse Sklerose, Angelman-Syndrom, Fragiles-X-Syndrom) als sog. syndromaler Autismus bildet mit ca. 3,4 % einen geringen Anteil (de la Torre-Ubieta et al. 2016).
Funktionelle Bildgebung und neurobiologische Untersuchungen weisen bei ASS auf zahlreiche strukturelle und funktionelle Störungen im ZNS hin:

- **Dendritenarchitektur** in vielen Bereichen des ZNS verändert (Konnektivität der Nervenzellen), womit eine gestörte Reiz- und Informationsverarbeitung erklärt werden könnte.
- Eine gestörte **Hippokampusfunktion** könnte zu gestörter Integration von Sinneseindrücken führen.
- Abnorme **Amygdalafunktion** zu gestörter Zuordnung der affektiven Bedeutung von Stimuli (Gefühlsassoziation / -zuschreibung).
- Gestörtes **Vasopressin-Oxytocin-Verhältnis** könnte das mangelnde Interesse an sozialer Interaktion erklären.

Aus neuropsychologischer Sicht ist bei Menschen mit ASS die Entwicklung der **Theory of Mind** (Fähigkeit, sich in die Gedanken anderer hineinzuversetzen und damit deren Handlung vorherzusagen), der **zentralen Kohärenz** (Fähigkeit, Reize und Informationen korrekt in einen Zusammenhang zu bringen und als Gesamtbild zu erfassen) und der **Exekutivfunktionen** gestört (Fähigkeit, das eigene Handeln / Verhalten unter Berücksichtigung der Umweltbedingungen zu steuern, umfasst damit Handlungsplanung und -flexibilität, Prioritätensetzung und Aufmerksamkeitssteuerung sowie Impulskontrolle und Emotionsregulation).

Das **DSM-5** verfolgt mit den Autismus-Spektrum-Störungen statt des kategorialen Ansatzes der ICD-10 einen dimensionalen Ansatz. Zudem werden die Bereiche Interaktion und Kommunikation in „soziale Kommunikation" zusammengefasst. Die zeitlichen Kriterien sind nicht mehr so rigide (Symptome sind in der frühen Kindheit vorhanden, können sich aber auch erst dann voll manifestieren, wenn die sozialen Anforderungen entsprechend hoch sind), und sensorische Besonderheiten (Hyper- und Hyporeagibilität und eigene sensorische Interessen) werden ergänzt. Zusätzlich werden die Symptome nach ihrem klinischen Schweregrad differenziert. Die **ICD-11** wird diese Änderungen weitgehend übernehmen.

EXKURS

Wie sieht ein Autist die Welt?

Die oben beschriebenen komplexen Beeinträchtigungen bei Menschen mit ASS führen zu zahlreichen Schwierigkeiten im Alltag und erklären viele Verhaltenseigenheiten, die kompensatorisch aufgebaut werden:

- Die Reizverarbeitungsproblematik birgt die Gefahr von rascher Reizüberflutung. Rückzugsverhalten (äußerlich und innerlich), aber auch Fixierung auf Stimulation einer bevorzugten Sinnesqualität (z. B. Hören lauter Musik, haptische Reizung durch Klopfen, Betrachten von vorbeifahrenden Zügen) können Kompensationsversuche sein.
- Die Schwierigkeit, die Emotionen und Motivationslage anderer zu erkennen, kann rasch zur Entwicklung von starker Verunsicherung und Ängsten führen, die durch das Festhalten an vertrauten Situationen und Personen verhindert werden.
- Der mangelnden Fähigkeit, zu priorisieren und sich an Umgebungsveränderungen rasch anzupassen, kann mit der Fixierung auf feste Tagesstruktur, Rituale und Stereotypien begegnet werden.

Angewandt auf unser Fallbeispiel (Herr M.) können folgende Hypothesen hinsichtlich der Ursache der Krise in Erwägung gezogen werden.

Fallbeispiel

Forts.

Herr M. nimmt zum ersten Mal an dieser großen Gruppenveranstaltung teil, die Situation ist für ihn ungewohnt. Die Stimmung ist aufgeregt, und er kommt mit vielen, teilweise fremden Personen in Kontakt. Darüber hinaus ist der Vater verhindert, sich an die vereinbarte und mit seinem Sohn im Voraus besprochene Besuchszeit zu halten. In dieser aufgeregten Situation versagt Herrn M.s Kommunikationsfähigkeit, und er kann nicht äußern, dass er z. B. seinen Vater vermisst, sich vielleicht Sorgen macht. Zudem wird er noch von einer ihm fremden Person mehrfach angesprochen, fühlt sich vielleicht bedrängt. Am Tisch sitzend könnte der Kontakt zu den anderen für Herrn M. zu nah sein; die vielen verschiedenen Reize könnten ihn überfordern, sodass die Anforderung, sich zwischen mehreren Möglichkeiten zu entscheiden, die Anspannung eskalieren lässt. Jetzt ist Herr M. außer sich und einer verbalen Intervention nicht mehr zugänglich. Er muss aus dieser Situation gebracht werden, was nur mit körperlichem Einsatz erfolgen kann. Der Verbleib im eigenen Zimmer ist zur Beruhigung nicht ausreichend, da das Erregungsniveau bereits so erhöht ist, dass die vernehmbaren Geräusche aus dem Garten eine Beruhigung verhindern. Erst durch eine komplette Reizabschirmung im weichen Zimmer / Time-out-Raum gelingt es, das Erregungsniveau zu senken, sodass Herr M. wieder in der Lage ist, zu kommunizieren, seine Impulse zu kontrollieren und Selbstfürsorge auszuüben.

Wichtige Kriseninterventionsziele

Die Ziele der akuten Krisenintervention / -begleitung bei Menschen mit ASS unterscheiden sich kaum von denen bei Menschen mit intellektueller Entwicklungsstörung. Aufgrund der ausgeprägten Informationsverarbeitungsstörung sollte ein verstärkter Fokus auf **Reizminimierung** gelegt werden.

Interventionen – einen Zugang finden

In der weiteren Krisenbearbeitung sollte ein Schwerpunkt auf **Verhaltensbeobachtung** unter folgenden Aspekten liegen:

- Welche **Sinnesqualität** wird bevorzugt?
- Können **Spezialinteressen** zur Entspannung genutzt werden?
- Haben kleine oder in Außenwahrnehmung längst vergangene **Umgebungsveränderungen** zur Krisenentstehung beigetragen?
- Muss die **Tagesstruktur** angepasst werden?
- Kann die **Kommunikation** verbessert werden?

Diese Maßnahmen sollten primär im Einzelkontakt mit einer vertrauten Person erarbeitet werden. Darüber hinaus sind Beratung und Absprachen mit den Angehörigen / Betreuern sehr wichtig, um die **Vorausssehbarkeit von Ereignissen und damit das Erleben von Sicherheit** für den Menschen mit Autismus zu erhöhen. Nicht zu vermeidende Veränderungen sollten frühzeitig, kontinuierlich und dem individuellen Verarbeitungsmuster angepasst vorbereitet werden.

Hierbei unterstützen Verfahren wie z. B. TEACCH *(Treatment and Education of Autistic and related Communication handicapped Children)* durch Strukturierung und Visualisierung die selbstständige Bewältigung des Alltags, das Lernen und die Weiterentwicklung von Menschen mit ASS.

CAVE

Da Menschen mit ASS zur Kommunikationsstörung häufig auch Schwierigkeiten bei der Wahrnehmung von Schmerzen haben, ist bei anhaltenden Verhaltensauffälligkeiten mit Autoaggression unbedingt auf den Ausschluss einer **körperlichen Erkrankung und/oder von Schmerzen** zu achten.

LITERATUR

de la Torre-Ubieta L, Won H, Stein JL, Geschwind DH. Advancing the understanding of autism disease mechanisms through genetics. Nature Medicine 2016; 22(4): 345.

Došen A, Gardner WI, Griffiths DM, King R, Lapointe A, Seidel M. Praxisleitlinien und Prinzipien. Assessment, Diagnostik, Behandlung und Unterstützung für Menschen mit geistiger Behinderung und Problemverhalten – Europäische Edition – Berlin: DGSGB 2010.

Gaese F, Häßler F, Menzel M. Intelligenzminderung. Fortschr Neurol Psychiatr 2019; 87(11): 642–644.

Sappok T (Hrsg.). Psychische Gesundheit bei intellektueller Entwicklungsstörung: ein Lehrbuch für die Praxis. Stuttgart: Kohlhammer 2019.

Sappok T, Zepperitz S. Das Alter der Gefühle: Über die Bedeutung der emotionalen Entwicklung bei geistiger Behinderung. Bern: Hogrefe 2016.

Sarimski K. Psychologische Diagnostik. In: Neuhäuser G, Steinhausen HC (Hrsg.). Intelligenzminderung. Stuttgart: Kohlhammer 2003, S. 55–70.

Schanze C (Hrsg.). Psychiatrische Diagnostik und Therapie bei Menschen mit Intelligenzminderung: Ein Arbeits- und Praxisbuch für Ärzte, Psychologen, Heilerziehungspfleger und -pädagogen. Mit Online-Lehrfilmen. Stuttgart: Klett-Cotta 2018.

ZITIERTE LEITLINIEN

AWMF. S2k Praxisleitlinie Intelligenzminderung. AWMF-Registernummer 028–042. Stand: Dezember 2014; www.awmf.org/leitlinien/detail/ll/028-042.html (letzter Zugriff: 15.3.2020).

AWMF. Autismus-Spektrum-Störungen im Kindes-, Jugend- und Erwachsenenalter, Teil 1: Diagnostik. Interdisziplinäre S3-Leitlinie der DGKJP und der DGPPN sowie der beteiligten Fachgesellschaften, Berufsverbände und Patientenorganisationen; AWMF-Registernummer 028–018. Stand: 23.2.2016; www.awmf.org/leitlinien/detail/ll/028-018.html (letzter Zugriff: 15.3.2020).

4.14 Schlafstörungen

Michael Frey

Zusammenfassung

- Schlafstörungen sind ein häufiges Begleitsymptom psychischer Krisen. Sie stellen aber auch einen eigenen Risikofaktor für psychische Erkrankungen dar.
- Im Zusammenhang mit einer Krisenintervention geht es vor allem um eine Einschätzung der Bedeutung der Schlafstörung. Ist diese nur ein Begleitphänomen der akuten Krise, oder handelt es sich um einen chronischen Verlauf, der ggf. (Mit-)Ursache für die aktuelle Krise ist?
- Bei akuten Schlafstörungen können Schlafhygienemaßnahmen und eine medikamentöse Unterstützung Entlastung schaffen und zur Krisenbewältigung beitragen.
- Chronische Schlafstörungen bedürfen einer spezialisierten psychotherapeutischen Behandlung.

Der Bedarf einer Krisenintervention wird nur in den seltensten Fällen aufgrund einer alleinigen Störung des Schlafes geäußert werden. **Schlafstörungen sind jedoch eine häufige Begleiterscheinung psychiatrischer Erkrankungen und können sehr quälend sein.** Psychiatrisch erkrankte Menschen und chronische Schmerzpatienten leiden zu 50–75 % an Schlafstörungen. Dabei besteht ein reziprokes Verhältnis zwischen den Schlafstörungen und den anderen psychiatrischen Symptomen. Chronische Schlafstörungen sind u. a. ein Risikofaktor für Depressionen, Rückfall bei Abhängigkeitserkrankungen und eine erhöhte Suizidrate. Eine norwegische Studie konnte bei Jugendlichen mit Schlafstörungen ein um das 4- bis 5-Fache erhöhtes Risiko für die Entwicklung einer Depression feststellen (Sivertsen et al. 2014).

Fallbeispiel

Mit erschöpftem Blick sitzt Herr L. der Psychologin in der Notfallambulanz gegenüber. Er berichtet, dass seine Stimmung schlecht sei, da er sich um seine Zukunft sorge. Er schaffe seine Arbeit kaum mehr, an manchen Tagen lasse er sich krankschreiben. Er könne nachts nicht schlafen und sei tagsüber so müde, dass er sich am liebsten ständig hinlegen würde. Er leide häufig unter Albträumen, und in manchen Nächten habe er auch unabhängig von Albträumen den Eindruck, ständig wach zu liegen. Es beginne schon damit, dass er nicht einschlafen könne. Früher sei er gerne ins Bett gegangen, inzwischen sei es zur Qual für ihn geworden. Wenn er endlich einschlafe, dann wache er nach kurzer Zeit wieder auf und könne nicht weiterschlafen. Er habe auch schon Schlafmittel probiert, aber auch Angst, davon abhängig zu werden, und sie daher nur ab und zu genommen. Richtig erholsam sei der Schlaf aber auch mit den Medikamenten nicht gewesen. ▌▌

4.14.1 Leitsyndrom, diagnostische Kriterien

Die Definition und Einteilung von Schlafstörungen unterscheidet sich in den unterschiedlichen Klassifikationssystemen. Die häufigste Form der Schlafstörung ist die **Insomnie,** die sich durch persistierende Ein- und Durchschlafstörungen auszeichnet, welche mehrmals die Woche über Monate (laut ICD-10: über 1 Monat mindestens dreimal pro Woche) hinweg auftreten. Die Betroffenen haben einen hohen Leidensdruck und leiden tagsüber unter Symptomen wie Tagesmüdigkeit, Niedergestimmtheit, Reizbarkeit und kognitive Einbußen. Im DSM-5 wurde die Unterscheidung zwischen primärer und sekundärer Insomnie, d. h. die Unterscheidung, ob die Insomnie im Rahmen einer anderen psychiatrischen Erkrankung auftritt, aufgehoben. Laut ICD-10 entscheidet der behandelnde Arzt anhand von klinischem Erscheinungsbild, Verlauf und therapeutischen Erwägungen, ob es sich zum Zeitpunkt der Konsultation um eine eigenständige Diagnose handelt. Das wird aller Voraussicht nach auch in der ICD-11 so beibehalten werden.

INFOBOX

Warum sind Schlafstörungen ein Risikofaktor für psychiatrische Erkrankungen?

Derzeit gibt es kein übergreifendes Erklärungskonzept, jedoch einzelne Aspekte, welche die **Bedeutung des Schlafes für unser psychisches Befinden** näher beleuchten. Man weiß, dass Schlafstörungen zu einer Beeinträchtigung der Emotions- und Verhaltensregulation führen können. Die klinische Erfahrung zeigt, dass eine Stimmungsverschlechterung und Gereiztheit die Folge von Schlafstörungen sein können. Eine mögliche Erklärung dafür ist, dass insbesondere dem **REM-Schlaf große Bedeutung in der Emotionsverarbeitung** beikommt. Befunde legen nahe, dass im REM-Schlaf emotionale Erlebnisse des Vortages verarbeitet werden und eine Rekalibrierung der Noradrenalin-Aktivität hin zu einer optimalen Sensitivität und Spezifität in der emotionalen Reaktion auf Reize stattfindet. Ein andauerndes Schlafdefizit kann somit die emotionale Verarbeitung beeinträchtigen, und eine Störung der Affektivität ist eine mögliche Folge.

4.14.2 Wichtige Kriseninterventionsziele

Im Rahmen der Krisenintervention sind Schlafstörungen häufig eine Begleitsymptomatik, deren Behandlung zu einer Verbesserung der Gesamtsituation beitragen kann. **In akuten Situationen wird dabei häufig auf medikamentöse Unterstützung zurückgegriffen.** Dabei gelten **Benzodiazepin-Rezeptor-Agonisten** als Medikamente der ersten Wahl; sie sind jedoch nur für die Kurzzeitbehandlung (3–4 Wochen) bei Erwachsenen zugelassen und haben ein **hohes Abhängigkeitspotenzial.** Dabei haben vor allem Benzodiazepin-Rezeptor-Agonisten mit einer kurzen Halbwertszeit ein erhöhtes Risiko für eine raschere Toleranz- und eine Abhängigkeitsentwicklung. Zur akuten Entlastung mag eine medikamentöse Intervention durchaus gerechtfertigt sein. Ein Monitoring des Verlaufs ist jedoch dringend erforderlich, um nicht einer iatrogenen Medikamentenabhängigkeit Vorschub zu leisten. (Eine erhöhte Mortalität nicht für die Insomnie allein, jedoch für Insomnie bei gleichzeitiger Einnahme von Hypnotika ist belegt [Riemann et al. 2017]). Erste Wahl für die Behandlung der Insomnie ist die **kognitive Verhaltenstherapie bei Insomnie (KVT-I),** die auch in Katamnesestudien bis zu 3 Jahre gute Langzeiteffekte zeigen konnte. Manche Elemente davon sind auch in der Beratung während einer Krisenintervention einsetzbar.

4.14.3 Kognitive Verhaltenstherapie bei Insomnie (KVT-I)

Die KVT-I ist eine Form der kognitiven Verhaltenstherapie (vgl. ➤ Kap. 3.2); dabei handelt es sich um eine multimodale Therapie, die neben kognitiver

Umstrukturierung auch Stimuluskontrolle, Entspannungsverfahren, Psychoedukation, Methoden der Schlaf-Wach-Strukturierung und Schlafrestriktion anwendet. Ein wesentliches Ziel ist es, wieder **adäquate Erwartungen in Bezug auf den Schlaf** zu erreichen. Dafür werden Psychoedukation und kognitive Umstrukturierung eingesetzt. Schlafstörungen werden oftmals durch inadäquate Vorstellungen und Erwartungen gefördert oder aufrechterhalten. So kann die Annahme „Nur wenn ich durchschlafe, ist das ein gesunder Schlaf“ oder „Wenn ich nicht ausreichend schlafe, wird es mir noch schlechter gehen“ zu Stress und damit zu noch größeren Ein- und Durchschlafstörungen führen. Den Circulus vitiosus des Nicht-schlafen-Könnens versucht die KVT-I u. a. mit Stimuluskontrolle zu durchbrechen.

Eine chronifizierte Schlafstörung geht meist mit **dysfunktionalen Konditionierungen** einher. Menschen mit chronischen Schlafstörungen haben bereits vor dem Zubettgehen Sorge, dass sie nicht ein- oder durchschlafen können; bereits der Anblick des Bettes führt zu negativen Erwartungen.

! MERKE

Subjektives Erleben der Insomnie

Die Schlafdauer wird von Menschen mit Schlafstörungen meist deutlich kürzer erlebt, als dies objektiv der Fall ist. Dies verstärkt die Sorge, zu wenig Schlaf zu bekommen, und reduziert aufgrund von Anspannung und negativer Erwartung die Wahrscheinlichkeit eines erholsamen Schlafes.

Es geht darum, wieder eine positive Assoziation mit dem Zubettgehen herzustellen. Dazu gehören ggf. neben einer Veränderung des Schlafplatzes (z. B. Bett umstellen) auch Maßnahmen, welche die Wahrscheinlichkeit des Einschlafens erhöhen:

- Nur ins Bett gehen, wenn man müde ist.
- Regelmäßige Schlafenszeiten einhalten.
- Nickerchen tagsüber vermeiden.
- Wenn man nach ca. 15 min noch nicht eingeschlafen ist, wieder aufstehen, sich entspannenden oder langweiligen Tätigkeiten aussetzen und dann erneut ins Bett gehen und ggf. das Prozedere wiederholen.

Außerdem sollten Maßnahmen ergriffen werden, um eine Konditionierung, d. h. eine Assoziation des Schlafplatzes mit „Schlaf“, zu fördern. Hierzu gehört die Empfehlung, dass man das Bett nur zum Schlafen (und zum Sex) aufsucht und es vermeidet, sich tagsüber zum Lesen oder Fernsehen etc. ins Bett zu legen. Auch ein persönliches Einschlafritual kann dazu beitragen, diese Assoziation zu verstärken. Vor dem Zubettgehen sollten zudem die geistigen und körperlichen Anstrengungen sukzessive reduziert werden, um Körper und Geist auf den Schlaf vorzubereiten.

Weitere allgemeine **Schlafhygienemaßnahmen,** die in der Leitlinie „Nicht erholsamer Schlaf / Schlafstörungen“ (Riemann et al. 2017) empfohlen werden, umfassen:

- Keine koffeinhaltigen Getränke mehr nach dem Mittagessen
- Weitestgehender Verzicht auf Alkohol. Kein Einsatz von Alkohol als schlafförderndes Mittel
- Üppige Mahlzeiten am Abend vermeiden
- Regelmäßige körperliche Aktivität
- Im Schlafzimmer für eine angenehme Atmosphäre sorgen (ruhig, verdunkelt)
- In der Nacht nicht auf den Wecker oder die Armbanduhr schauen

4.14.4 Medikation als Ursache für Schlafstörungen

Eine Vielzahl von Medikamenten weist Schlafstörungen als eine mögliche Nebenwirkung auf: So können z. B. Antibiotika (z. B. Gyrasehemmer), Antidementiva (z. B. Piracetam), Blutdruckmittel (z. B. Betablocker) und Asthmamedikamente (z. B. Theophyllin, Beta-Sympathomimetika), aber auch Hormonpräparate (z. B. Thyroxin, Steroide) oder Diuretika den Schlaf beeinträchtigen. Antidepressiva, die antriebssteigernd wirken, können ebenfalls zu Ein- und Durchschlafproblemen führen.

Auch **Albträume** als eine Form von Schlafstörungen können durch Medikamente verursacht werden (Siebenand 2015):

- Mefloquin (Malariamittel)
- Vareniclin (Raucherentwöhnung)
- Efavirenz (HIV-Therapie)
- Mirtazapin (Antidepressivum)
- Bisoprolol oder Metoprolol (Betablocker)

Im Rahmen der Krisenintervention lohnt es sich daher, bei ausgeprägten Schlafstörungen nach eingenommenen Medikamenten zu fragen und ggf. eine ärztliche Abklärung zu empfehlen.

LITERATUR

Baglioni C, Battagliese G, Feige B, Spiegelhalder K, Nissen C, Voderholzer U, et al. Insomnia as a predictor of depression: a meta-analytic evaluation of longitudinal epidemiological studies. J Affect Disord 2011; 135(1): 10–19.

Crönlein T, Galetke W, Young P. Schlafmedizin 1 × 1. Berlin, Heidelberg: Springer 2017.

Johnson EO, Roth T, Breslau N. The association of insomnia with anxiety disorders and depression: exploration of the direction of risk. J Psychiatr Res 2006; 40(8): 700–708.

Levenson JC, Kay DB, Buysse DJ. The pathophysiology of insomnia. Chest J 2015; 147(4): 1179–1192.

Mai E, Buysse DJ. Insomnia: prevalence, impact, pathogenesis, differential diagnosis, and evaluation. Sleep Med Clin 2008; 3(2): 167–174.

Mayer G, Rodenbeck A, Geisler P, Schulz H. Internationale Klassifikation der Schlafstörungen: Übersicht über die Änderungen in der ICSD-3. Somnologie-Schlafforschung und Schlafmedizin 2015; 19(2): 116–125.

Pagel J, Helfter P. Drug induced nightmares – an etiology based review. Hum Psychopharmacol 2003; 18(1): 59–67.

Palmer CA, Alfano CA. Sleep and emotion regulation: an organizing, integrative review. Sleep Med Rev 2017; 31: 6–16.

Riemann D, Nissen C, Palagini L, Otte A, Perlis ML, Spiegelhalder K. The neurobiology, investigation, and treatment of chronic insomnia. Lancet Neurol 2015; 14(5): 547–558.

Sachs G. Sleep disorder associated with psychiatric diseases. Psychiatr Danub 2013; 25(4): 435–440.

Schlack R, Hapke U, Maske U, Busch M, Cohrs S. Häufigkeit und Verteilung von Schlafproblemen und Insomnie in der deutschen Erwachsenenbevölkerung. Bundesgesundheitsblatt-Gesundheitsforschung-Gesundheitsschutz 2013; 56(5-6): 740–748.

Schutte-Rodin S, Broch L, Buysse D, Dorsey C, Sateia M. Clinical guideline for the evaluation and management of chronic insomnia in adults. J Clin Sleep Med 2008; 4(5): 487.

Siebenand S. Nebenwirkungen: Erwarte das Unerwartete. Pharmazeutische Zeitung 2015; 14; www.pharmazeutische-zeitung.de/ausgabe-142015/erwarte-das-unerwartete/ (letzter Zugriff: 15.3.2020).

Sivertsen B, Harvey AG, Lundervold AJ, Hysing M. Sleep problems and depression in adolescence: results from a large population-based study of Norwegian adolescents aged 16-18 years. Eur Child Adolesc Psychiatry 2014; 23(8): 681–689.

Stuck BA, Maurer JT, Schredl M, Weeß H-G. Praxis der Schlafmedizin. Berlin, Heidelberg: Springer 2009.

Wu JQ, Appleman ER, Salazar RD, Ong JC. Cognitive behavioral therapy for insomnia comorbid with psychiatric and medical conditions: a meta-analysis. JAMA Intern Med 2015; 175(9): 1461–1472.

ZITIERTE LEITLINIE

Riemann D, Baum E, Cohrs S, Crönlein T, Hajak G, Hertenstein E, et al. S3-Leitlinie Nicht erholsamer Schlaf / Schlafstörungen. Somnologie 2017; 21(1): 2–44.

KAPITEL

5

Claudia Fischer, Michael Frey, Annette Graf und Jan Reuter

Spezielle Kriseninterventionsfelder

5.1 Kinder und Jugendliche

Michael Frey

Zusammenfassung

- Krisenintervention bei Kindern und Jugendlichen stellt besondere Anforderungen: Es müssen entwicklungspsychologische, -psychopathologische und rechtliche (u. a. Schweigepflicht und Unterbringung) Besonderheiten berücksichtigt werden.
- Die Einbeziehung der Eltern ist in der Regel Bestandteil der Krisenintervention. Zielsetzung und Intervention hängen dabei u. a. vom Alter und Entwicklungsstand der Kinder bzw. Jugendlichen ab.
- Kinder psychisch kranker Eltern stellen eine besonders vulnerable Gruppe dar, deren Bedürfnisse im Rahmen von Kriseninterventionen bei den Eltern besondere Beachtung finden sollten.
- Im Jugendalter spielen im Zusammenhang mit Suizidalität spezielle Dynamiken und Risikofaktoren eine Rolle.

5

5.1.1 Psychische Erkrankungen im Kindes- und Jugendalter

II Fallbeispiel

Die Eltern stellen sich mit ihrer 15-jährigen Tochter vor; sie gehen voran, ermuntern ihre Tochter mehrmals, jetzt auch in das Büro zu kommen. Das ganz in Schwarz gekleidete Mädchen macht durch Mimik und Gestik deutlich, dass sie in Ruhe gelassen werden will, und wirkt wenig motiviert für ein gemeinsames Gespräch. Als nach einiger Zeit alle sitzen, beginnt die Mutter: Sie mache sich große Sorgen um ihre Tochter, die sich schon seit einigen Monaten immer mehr zurückziehe. Sie habe einen neuen Freundeskreis und kleide sich seither im Gothic-Stil. Heute Morgen habe sie einen Abschiedsbrief auf dem Schreibtisch ihrer Tochter gefunden und sie darauf angesprochen, jedoch nur zur Antwort erhalten: „Lass mich in Ruhe, das verstehst du doch eh nicht!" **II**

Krisen im Kindes- und Jugendalter unterscheiden sich vom Erwachsenenalter sowohl durch die Inzidenz und Prävalenz psychiatrischer Erkrankungen als auch durch Aspekte der psychosozialen Entwicklung und die Einbeziehung der Eltern. Während im Erwachsenenalter z. B. psychotische Erkrankungen häufig Anlass für eine Krisenintervention darstellen, ist dies im Kindes- und Jugendalter die Ausnahme. Depressive Erkrankungen und Suizidalität hingegen spielen auch bei Jugendlichen eine große Rolle. Bei jüngeren Kindern sind häufig externalisierende Verhaltensweisen (hyperkinetische Störungen, Störung des Sozialverhaltens) Anlass für krisenhafte Zuspitzungen.

Mit 14 Jahren ist ungefähr die Hälfte aller psychischen Lebenszeiterkrankungen bereits manifest (Lambert et al. 2013; ➤ Abb. 5.1):

- Ein hoher Anteil der *Angststörungen* beginnt bereits im frühen Kindesalter.
- Ebenso typisch für das Kindesalter sind *Impulskontrollstörungen, ADHS* und *Störungen des Sozialverhaltens.*

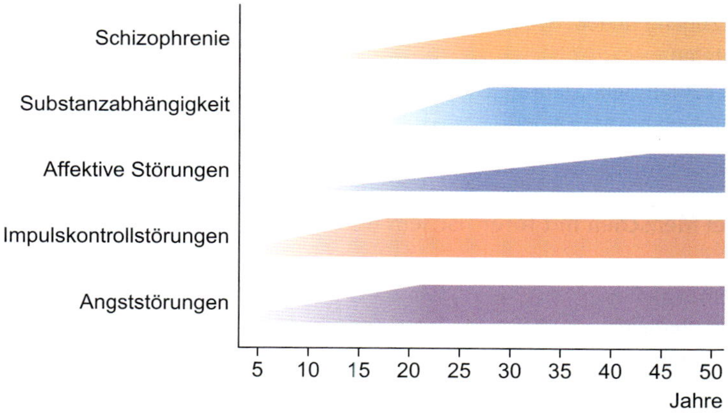

Abb. 5.1 Erkrankungsalter: Die Grafik zeigt, dass sich das Ersterkrankungsalter (X-Achse) je nach Krankheit unterscheidet (Jones 2013). So beginnen Impulskontrollstörungen und Angststörungen z. B. früh, und das Zeitfenster für die Entwicklung einer Substanzabhängigkeit ist sehr eng und entspricht ziemlich genau der Adoleszenz (15–25 Jahre). Ungefähr die Hälfte aller Lebenszeiterkrankungen beginnt im mittleren Teenageralter (Kessler et al. 2007).

- Affektive Störungen nehmen ab dem frühen Jugendalter zu. *Depressionen* zeigen dabei eine ausgeprägte Geschlechterdifferenz ab dem 13. Lebensjahr. Hier kommt es zu einem steilen Anstieg der Inzidenz bei Mädchen, was letztlich auch im Erwachsenenalter zur deutlichen Prädominanz der Frauen hinsichtlich der Prävalenz führt.
- Erstmanifestationen von *Schizophrenien* treten ab dem frühen Jugendalter sukzessive häufiger auf und erreichen bei Männern einen Gipfel im Alter zwischen 20 und 24 Jahren und bei Frauen zwischen 25 und 29 Jahren. Frauen haben noch einen zweiten Häufigkeitsgipfel im Alter von ca. 45–49 Jahren (Jones 2013).

Ein Grund für eine Häufung des ersten Auftretens psychischer Erkrankungen im Jugend- und frühen Erwachsenenalter, der sog. Adoleszenz, sind u. a. vermutlich ausgeprägte Hirnreifungsprozesse (→ Infobox).

INFOBOX

Gehirnreifung in der Adoleszenz

Während der Adoleszenz finden im Gehirn **komplexe Reifungsprozesse** statt, die sich bis in die 3. Lebensdekade (ca. 25. Lebensjahr) erstrecken. Durch vermehrte Myelinisierung nimmt die weiße Substanz ab der Kindheit bis zum Erwachsenenalter kontinuierlich an Volumen zu, während die graue Substanz in der Kindheit zunächst zu- und während der Adoleszenz dann wieder abnimmt, was u. a. auf „Pruning" zurückgeführt wird, d. h. eine Abnahme der Synapsendichte. Dieser Reifungsprozess nimmt eine grobe Richtung von okzipital nach frontal, wobei die an Sensorik und Motorik beteiligten Regionen und subkortikale Strukturen vor denen für die höheren kognitiven Funktionen reifen (➤ Abb. 5.2).
Im Laufe des Reifungsprozesses kommt es dabei zu einem Ungleichgewicht zwischen hormonal stimulierter Entwicklung der limbischen Gehirnregionen und regulierenden kortikalen Regionen wie dem präfrontalen Kortex, der erst in der 3. Lebensdekade ausgereift ist (Casey et al. 2010; Konrad et al. 2013; Paus et al. 2008).

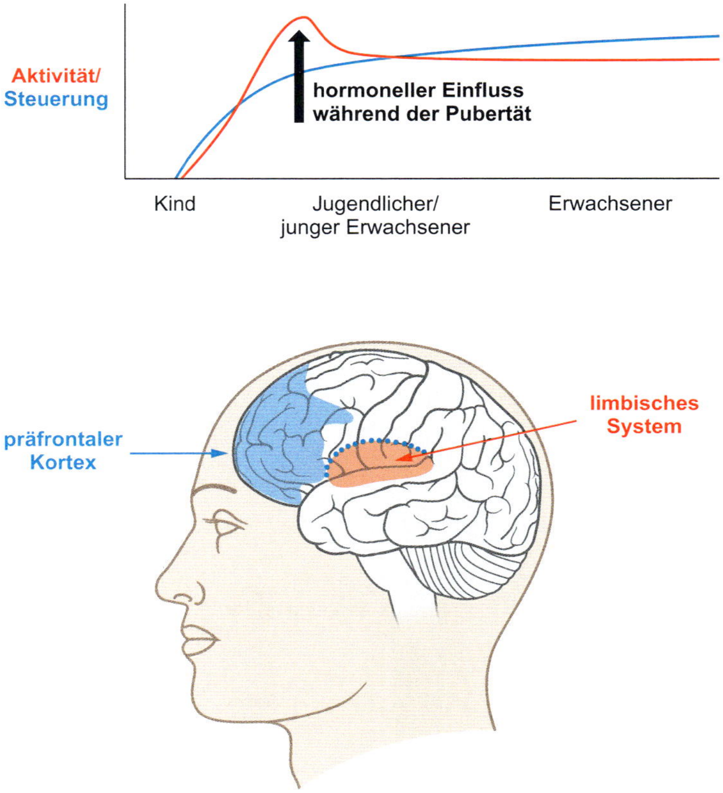

Abb. 5.2 Gehirnentwicklung in der Adoleszenz

INFOBOX

Der **präfrontale Kortex** ist neben der Emotionsregulation auch an Risikoabschätzung, Anpassung von kurzfristigen gegenüber langfristigen Zielen und Justierung von Impulsen an soziale Erfordernisse beteiligt.
Vor diesem Hintergrund mag man mehr Verständnis für so manche jugendliche Verhaltensweise entwickeln. Es stellt sich jedoch die Frage, warum die zerebralen Reifungsprozesse in dieser Form ablaufen. Es gibt Überlegungen, dass die Anpassungsprozesse des Gehirns während der Adoleszenz spezielle entwicklungsfördernde Eigenschaften mit sich bringen. So scheint eine ausgeprägte **Flexibilität** durch die verzögerte Reifung des präfrontalen Kortex begünstigt zu sein. Auch ist das adoleszente Gehirn besonders empfänglich für **sozial-affektive Reize** und damit verbundene Formen des Lernens.
Dieses Stadium der Gehirnentwicklung geht jedoch auch mit einer erhöhten **Vulnerabilität für psychiatrische Erkrankungen** einher, denn insbesondere die noch nicht ausgereifte affektive Regulationsfähigkeit kann in eine affektive Störung oder Angststörung münden. Aber auch Suchterkrankungen werden durch das Zusammenspiel einer ausgeprägten Empfänglichkeit für Belohnungsreize, der Suche nach neuen Erfahrungen und einer verminderten Risikoeinschätzung begünstigt (Casey et al. 2010; Konrad et al. 2013; Paus et al. 2008).

5.1.2 Kinder und ihre Eltern

In der Krisenintervention bei Kindern und Jugendlichen sind die Eltern immer einzubeziehen: zum einen aufgrund rechtlicher Vorgaben und Erfordernisse, zum anderen als wesentlicher Teil der Krisenintervention selbst. Je nach Konstellation und Auslöser der Krise können Eltern eine zentrale Ressource oder aber auch Teil des Konflikts sein. Die Beziehung der Kinder zu den Eltern ist dabei von vielen Faktoren abhängig, u. a. auch vom Alter und Entwicklungsstand der Kinder bzw. Jugendlichen. Stehen bei Kindern vor allem ihre Abhängigkeit von den Eltern und ihr Angewiesensein auf Fürsorge im Vordergrund, so geht es bei Jugendlichen vor allem um die Autonomieentwicklung – darum, sich von den Eltern zu lösen, hin zu einem eigenständigen Leben mit all den Konflikten und Herausforderungen, die damit einhergehen.

Im Laufe dieser Entwicklung müssen sich die Eltern auf immer neue Situationen einstellen und einen Umgang mit den sich verändernden Bedürfnissen ihrer Kinder finden. Dass dies nicht immer gelingt, ist gut vorstellbar, zumal Eltern ihre eigenen biografischen Erlebnisse mitbringen und auch Temperament und Bedürfnisse der Kinder sich nicht immer günstig mit den Stärken und Schwächen der Eltern treffen (➤ Abb. 5.3):

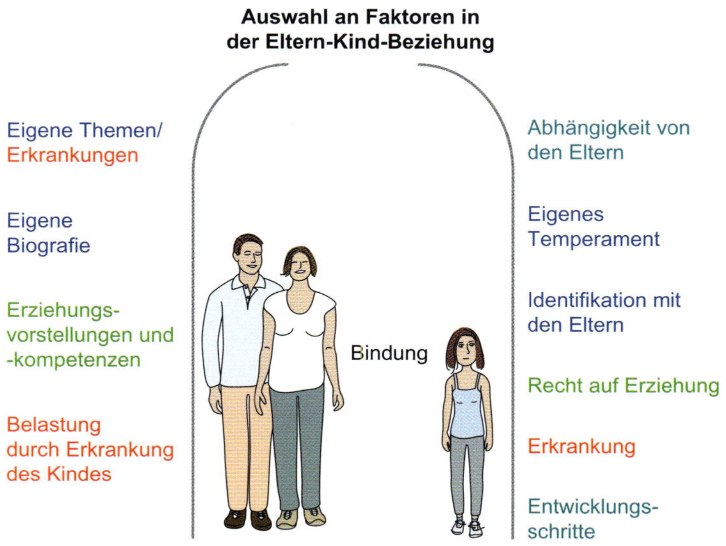

Abb. 5.3 Eltern-Kind-Beziehung: Sowohl die Eltern als auch die Kinder bringen eigene Veranlagungen und Themen mit, welche die **Eltern-Kind-Beziehung** beeinflussen. Zwischen Eltern und Kindern entwickelt sich im günstigsten Fall eine stabile Bindung, die einen wesentlichen Einfluss auf die Entwicklung des Kindes nimmt.

- So mag ein ängstlich veranlagtes Kind durch einen Elternteil, der Zuversicht und Selbstbewusstsein ausstrahlt, profitieren, durch einen selbst mit Ängsten und Unsicherheiten kämpfenden Elternteil jedoch zusätzlich verunsichert werden.
- Eltern, die aufgrund ihrer eigenen Biografie schlecht mit Zurückweisung und Ablehnung umgehen können, greifen vielleicht auf ungünstige Strategien zurück, wenn ihre Kinder in der Pubertät den Konflikt suchen und ihre Ablehnung ihnen gegenüber offen kundtun.

! MERKE

Besonders vulnerabel sind Familien, in denen die Eltern selbst an einer psychischen Erkrankung leiden und ihren Kindern daher nicht immer den notwendigen Halt bieten können (➤ Kap. 5.1.6).

Nicht selten kommt es dann bei Kindern psychisch kranker Eltern im Entwicklungsverlauf auch zu einer Umkehr der Rollen, sodass Kinder und Jugendliche Verantwortung für ihre Eltern übernehmen und damit in eine Überforderungssituation geraten bzw. wichtige Schritte im Ablösungsprozess nicht gehen können. Umgekehrt kann aber auch eine psychische Erkrankung der Kinder den Autonomieprozess erheblich beeinträchtigen.

5.1.3 Eltern-Kind-Beziehung im Entwicklungsverlauf

Um für die Krisenintervention wesentliche Aspekte in der Entwicklung der Eltern-Kind-Beziehung herauszuarbeiten, erscheint es sinnvoll, dies vor dem Hintergrund des Kontinuums zwischen **Abhängigkeit und Autonomie** zu tun.

Als **Neugeborene und Säuglinge** befinden wir uns zunächst in einem Zustand völliger Abhängigkeit. Wir sind angewiesen auf Nahrung, Fürsorge, menschliche Zuwendung und Wärme. Die Bindung an Bezugspersonen spielt dabei eine wesentliche Rolle. **Bindungserfahrungen** in dieser Zeit sind prägend und nehmen mit Einfluss auf unsere Erwartungen an die Welt sowie den Zugang zu anderen Menschen. In der Interaktion mit unseren primären Bezugspersonen, meist den Eltern, erlernen wir Grundlegendes für das weitere Leben: Krabbeln, Sprechen, Gehen, zwischenmenschliche Kommunikation, aber auch Wahrnehmung, Einordnung und Umgang mit Gefühlen und Gedanken.

Eine für uns als verlässlich erlebte Bindung bietet dann auch die Grundlage für erste Schritte in der Erforschung der Welt. Wenn man **Kleinkinder** beobachtet, kann man sehen, dass diese sich mit zunehmendem Alter in der **Exploration ihrer Umwelt** immer weiter vorwagen. Sie bewegen sich weg von ihren Eltern, erkunden und erforschen, was ihnen begegnet. Erschrecken sie, so suchen sie augenblicklich den Schutz ihrer Bezugsperson, wo sie Sicherheit, Geborgenheit und Unterstützung erwarten.

Mit zunehmendem Alter nehmen **Selbstständigkeit und Unabhängigkeit** sukzessive zu. Die Kinder besuchen Kindertagesstätten, Kindergärten und Schulen und erweitern ihren Radius der sozialen Interaktion. Einen deutlichen Impuls erlebt diese Autonomieentwicklung dann mit Einsetzen der **Pubertät** und der damit beginnenden Zeit der Adoleszenz. Mit der Entwicklung der Geschlechtsreife treten ganz neue Themen in das Leben der Jugendlichen, und es stehen zahlreiche herausfordernde Entwicklungsaufgaben an. Diese erfassen im Grunde alle Lebensbereiche und gehen mit neurobiologischen Reifungsprozessen einher (➤ Abb. 5.2).

Die Entwicklungsaufgaben betreffen sowohl den Zugang zu sich selbst als auch den Zugang und Umgang mit anderen. Dabei spielt der **Ablösungsprozess** von den Eltern eine zentrale Rolle. Die Gruppe Gleichaltriger (sog. Peers) gewinnt zunehmend an Bedeutung, und Abgrenzungsversuche zu den Eltern und deren Generation manifestieren sich in Konflikten und in der Suche nach der eigenen Identität, der neuen sozialen Rolle. Dieser Prozess geht deutlich über das 18. Lebensjahr hinaus.

5.1.4 Entwicklungspsychopathologie

Eine Einschätzung der als „auffällig" einzuordnenden Erlebens- und Verhaltensweisen muss bei Kindern und Jugendlichen **vor dem Hintergrund der psychosozialen Entwicklung** getroffen werden. Ist es für einen 4-Jährigen z. B. normal, eine kurze Aufmerksamkeitsspanne und einen relativ hohen Bewegungsdrang zu haben, so ist dies bei einem 13-Jährigen ggf. als auffällig zu werten. Auch die Ausprägung von Symptomen ist abhängig vom Entwicklungsalter. So zeigen sich z. B. depressive Symptome bei jüngeren Kindern nicht in der gleichen Form wie bei Jugendlichen. Da jüngere Kinder über weniger Reflexionsvermögen und Ausdrucksmöglichkeiten hinsichtlich des eigenen Befindens verfügen, können Symptome vor allem durch Beobachtung und **Fremdbeurteilung** (z. B. Spielverhalten, Mimik, Essverhalten etc.) erhoben werden. Ein Jugendlicher hingegen kann sein Erleben im Regelfall bereits gut darstellen und kommunizieren. Im Vergleich zu Erwachsenen berichten Jugendliche entwicklungsbedingt jedoch z. B. deutlich häufiger von Stimmungsschwankungen, unter denen sie leiden. Die Einordnung der Symptomatik ist daher immer nur mit Blick auf Alter und Entwicklungsstand des Kindes bzw. Jugendlichen möglich.

5.1.5 Gestaltung der Gesprächssituation

Vorgehensweise

In vielen Fällen trifft man in der Krisenintervention auf Eltern und Kinder gemeinsam. Da die Konstellationen und Situationen naturgemäß sehr unterschiedlich sein können, lässt sich nur schwer eine allgemeingültige Vorgehensweise für die Gesprächsgestaltung aufstellen. Folgende Vorgehensweise ist jedoch in vielen Fällen anwendbar und sinnvoll:

1. Schilderung des Anliegens durch Eltern und Kind / Jugendlichen **gemeinsam**
2. Gespräch mit dem **Betroffenen allein**
3. Gespräch mit den **Eltern allein**
4. **Gemeinsamer** Abschluss

A. Gemeinsame Schilderung des Anliegens durch Eltern und Kind / Jugendlichen

Werden Eltern und Kind gemeinsam angetroffen, ist es sinnvoll, zunächst den Rahmen des Gesprächs abzustecken und das Anliegen zu erfragen:

- **Rahmen abstecken:** „Wir handhaben das meist so, dass wir zunächst Sie alle fragen, was Ihr bzw. dein Anliegen ist, und in einem nächsten Schritt dann mit dir (gerichtet an das Kind / den Jugendlichen) und dann mit Ihnen (gerichtet an die Eltern) allein sprechen, um am Ende gemeinsam die nächsten Schritte zusammenzutragen."
- Es ist in der Regel sinnvoll, die **Frage nach dem Anliegen** zunächst an das Kind / den Jugendlichen zu richten. Dies soll unterstreichen, dass man dem Anliegen des Kindes eine besondere Wichtigkeit zuspricht.

Nicht selten sind die Kinder / Jugendlichen in Anwesenheit der Eltern nicht bereit, sich zu äußern, sei es aus Protest, Unsicherheit oder Scham heraus. Ist dem Kind ausreichend Gelegenheit gegeben worden, sich zu äußern, kann ein **nächster Schritt** sein: „Wäre es denn in Ordnung, wenn ich deine Eltern danach frage, was ihr Anliegen ist?" Als Frage nach dem Einverständnis formuliert, betont auch dies noch mal die Bedeutung der Interessen des Kindes / Jugendlichen. Lautet die Antwort des Kindes / Jugendlichen darauf „nein", so kann dies bereits ein Anknüpfungspunkt im Sinne einer Kooperation sein, denn nun ist es ggf. möglich, über die Vorstellungen hinsichtlich des weiteren Vorgehens zu sprechen. Sollte mit dem Kind / Jugendlichen auch dadurch zunächst keine Kooperation hergestellt werden können, kann ein direktives Vorgehen notwendig sein, z. B.: „Da es im Moment schwierig erscheint, dass wir gemeinsam mit dir und deinen Eltern reden, würden wir nun deine Eltern bitten, uns die Gelegenheit zu geben, mit dir allein zu sprechen."

Im günstigsten Fall ist es möglich, ein **gemeinsames Anliegen herauszuarbeiten,** häufig unterscheiden sich diese jedoch. So mag der Jugendliche sich von seinen Eltern unverstanden und zum gemeinsamen Gespräch „gezwungen" fühlen, während die Eltern sich wegen der fehlenden Regeleinhaltung und des schlechten Einflusses seines Freundeskreises Sorgen machen.

In jedem Fall bietet dieses erste gemeinsame Gespräch eine Möglichkeit, sich auch einen Eindruck von der **Interaktion und Kommunikation unter den Beteiligten** zu verschaffen. Gelegentlich schildern Eltern in diesem Teil die von ihnen wahrgenommenen Auffälligkeiten ihres Kindes sehr schonungslos, und es kommt zu Schuldzuweisungen. Dies ist unbedingt zu vermeiden und muss ggf. aktiv durch die professionellen Helfer unterbunden werden.

Ziele:

- Rahmenbedingungen besprechen
- Anliegen erfassen
- Auftragsklärung
- Eindruck bzgl. Interaktion und Kommunikation

CAVE
Entwertende und zur Eskalation beitragende Äußerungen, Schuldzuweisungen der Eltern gegenüber den Kindern sind zu vermeiden.

B. Gespräch mit dem Kind/Jugendlichen allein

Das gemeinsame Gespräch mit dem Kind / Jugendlichen allein bietet zunächst die Möglichkeit, die Unterschiede in der Interaktion in Anwesenheit der Eltern und ohne Eltern zu beobachten. Dabei lassen sich oft erhebliche Veränderungen beobachten. So kann ein in Anwesenheit der Eltern in sich versunkener und wortkarger Jugendlicher im alleinigen Gespräch viel zugänglicher sein oder ein zuvor aufmüpfiges und lautes Kind ohne Eltern eingeschüchtert, ruhig und ängstlich wirken. In jedem Fall ist es noch einmal ein deutliches Signal an das Kind bzw. den Jugendlichen, dass man sich explizit auch für seine Sicht der Dinge und seine Bedürfnisse interessiert. Dabei stellt sich oft die Frage, welcher Teil dieses Gesprächs danach den Eltern zur Kenntnis gebracht werden soll oder muss (➤ Kap. 5.1.7) Ob und wann dies im Gespräch thematisiert wird, ist situationsbedingt sehr unterschiedlich. Man selbst sollte sich über den grundsätzlichen Rahmen jedoch von Beginn an im Klaren sein, um sich nicht in ein später kaum zu lösendes Dilemma zu bringen. Als Faustregel bleibt festzuhalten:

MERKE
Je jünger das Kind ist, desto mehr Anrecht und Bedarf haben die Eltern, Informationen über den Inhalt des Gesprächs und die professionelle Einschätzung zu erhalten.

Nichtsdestotrotz muss auch z. B. ein Schulkind das Gefühl haben können, dass das Gespräch ihm einen Rahmen bietet, in dem es über Dinge sprechen kann, die eben nicht ungefiltert an die Eltern weitergegeben werden. Es ist sinnvoll, dies auch dem Kind zu vermitteln und ggf. am Ende noch einmal gemeinsam zu besprechen, was im Folgenden mit den Eltern besprochen werden soll und kann.

Im Rahmen des Einzelkontakts wird die **psychopathologische Einschätzung** erhoben. Viele Fragen können in diesem geschützten Rahmen besser gestellt und von den Betroffenen meist offener beantwortet werden. So lässt sich z. B. die wichtige **Frage nach der Suizidalität** von Kindern / Jugendlichen in Anwesenheit der Eltern oftmals nicht verlässlich beurteilen, weil der Interaktionsaspekt mit berücksichtigt werden muss. Wenn sich die Kinder z. B. für diese Gedanken gegenüber ihren Eltern schämen, wird die Frage vielleicht fälschlich verneint oder aber auch unzutreffend bejaht, wenn die Eltern dadurch z. B. provoziert werden sollen. Deshalb sollten die Eckpunkte des psychopathologischen Befunds möglichst im Einzelkontakt erhoben werden. Unterschiede zwischen dem gemeinsamen Gespräch mit den Eltern und im alleinigen Gespräch tragen zum Gesamtbild bei.

Am Ende ist es sinnvoll, nach Möglichkeit ein **gemeinsames Ziel** zu definieren, auf das dann auch im folgenden Gespräch mit den Eltern hingearbeitet werden kann.

Ziele:
- Beziehungsangebot
- Anliegen erfassen
- Psychopathologische Einschätzung
- Zieldefinition

CAVE
Schweige- / Mitteilungspflicht gegenüber den Eltern!

C. Gespräch mit den Eltern allein

Im Gespräch mit den Eltern allein haben diese nun auch die Möglichkeit, ihre Sicht der Dinge zu schildern, und es können weitere **fremdanamnestische Informationen** erhoben werden. Hier können die Eltern auch Dinge schildern, die ggf. im gemeinsamen Gespräch zuvor aufgrund des schuldzuweisenden oder kränkenden Aspekts gegenüber den Kindern unterbunden wurden. Sollten beide Eltern anwesend sein, bietet sich hier auch die Möglichkeit, Beziehungsaspekte auf Elternebene bzw. unterschiedliche Ansichten hinsichtlich des Anliegens aufzugreifen. Außerdem können den Eltern in diesem Rahmen jetzt die zuvor mit dem Kind / Jugendlichen besprochenen Inhalte (unter Berücksichtigung der Absprachen / Rechte, wie unter B dargelegt) mitgeteilt und ihre Haltung zu einem im besten Fall zuvor mit dem Kind / Jugendlichen erarbeiteten Ziel besprochen werden. Im günstigsten Fall gelingt es so, ein **gemeinsames Ziel** vorzubereiten, das dann im letzten Teil in konkrete nächste Schritte umgesetzt werden kann.

Ziele:
- Fremdanamnestische Angaben erheben
- Eindruck über Haltung der Eltern und Beziehung der Eltern untereinander
- Zieldefinition

CAVE
Schweigepflicht! (➤ Kap. 5.1.7)

D. Gemeinsamer Abschluss

Im abschließenden **gemeinsamen Gespräch** sollte den Kindern bzw. Jugendlichen nach Möglichkeit noch einmal in einem groben Überblick geschildert werden, was mit den Eltern besprochen wurde, um dann die einzelnen **besprochenen Ziele zusammenzutragen und nächste Schritte zu vereinbaren.** Es geht darum, möglichst **konkrete Vereinbarungen** zur treffen. Im Allgemeinen ist dabei grundsätzlich eine neutrale Haltung wichtig. Es gibt jedoch Situationen, in denen es hilfreich oder erforderlich sein kann, den einen oder den anderen Teil aktiv zu unterstützen. So können Forderungen von Kindern hinsichtlich der zu Hause geltenden Regeln unangemessen und Eltern nicht in der Lage sein, dem Wunsch ihres Kindes ausreichend Grenzen zu setzen. In diesem Fall ist es sinnvoll, den Eltern in diesem Punkt stärkend zur Seite zu stehen, an anderer Stelle dann jedoch auch das Kind in seinen gerechtfertigten Anliegen und Bedürfnissen zu unterstützen. Alle Beteiligten sollten sich nach Möglichkeit **in ihren Anliegen ausreichend gesehen fühlen** und zu Vereinbarungen kommen, die einer erneuten Eskalation vorbeugen.

Ziele:
- Das bisher Besprochene zusammentragen
- Möglichst konkrete Absprachen treffen und nächste Schritte vereinbaren

CAVE
Parteilichkeit.

Eskalierte Situationen

Sollte man eine eskalierte Situation vorfinden, ist selbstverständlich entsprechend den allgemeinen Prinzipien der Krisenintervention ein anderes Vorgehen notwendig (➤ Kap. 2), um zunächst eine **Basis für ein Gespräch** zu schaffen. In Situationen, in denen sich z. B. die Eltern melden und der Jugendliche sich dem Kontakt entzieht, indem er sich z. B. im Zimmer einsperrt o. Ä., ist die Vorgehensweise entsprechend anzupassen.

Förderung der Adhärenz

Eine zentrale Herausforderung ist es, Familien auch nach einer Krisenintervention zu sekundärpräventiven oder therapeutischen Angeboten zu motivieren. Da Kinder und Jugendliche diesbezüglich nicht oder nur begrenzt für sich selbst Verantwortung übernehmen können, ist es besonders wichtig, die Eltern für unterstützende Angebote zu motivieren. Nicht selten ist die Inanspruchnahme von Hilfen schambesetzt, da Eltern eine psychische Erkrankung ihres Kindes mitunter als eigenes Versagen in der elterlichen Rolle wahrnehmen.

Eine Übersichtsarbeit von Ingoldsby (2010) zeigt, wie wichtig und auch erfolgreich es sein kann, den Familien intensiv und **wiederholt die Vorteile und den Nutzen möglicher Maßnahmen und Interventionen** darzulegen. Es reicht daher oftmals nicht aus, nur auf Unterstützungsmaßnahmen hinzuweisen, sondern im besten Fall kann ein Setting geschaffen werden, in dem eine **kontinuierliche Motivationsarbeit** möglich ist. Hier kann ein niederschwelliger Zugang, z. B. zu einer Erziehungsberatungsstelle, ein erster Schritt sein. Außerdem arbeitet Ingoldsby heraus, dass sich für eine erfolgreiche weitere Anbindung ein sehr **konkretes Befassen mit praktischen Erfordernissen** (z. B. Integration der Termine in den Familienalltag) als erfolgreich erwiesen hat. Auch auf mögliche Hindernisse (z. B. Familienmitglieder, die eine Unterstützung ablehnen) ist einzugehen.

5.1.6 Kinder psychisch kranker Eltern

Familien mit einem oder zwei psychisch erkrankten Elternteilen haben besondere Herausforderungen zu bewältigen. Zum einen kann die psychische Erkrankung eines Elternteils einen Risikofaktor für die psychische Gesundheit der Kinder darstellen, aber auch die Eltern sind häufig aufgrund von Schuldgefühlen und Insuffizienzerleben zusätzlich belastet. Man schätzt, dass **in Deutschland ca. 2–3 Mio. Kinder mit mindestens einem psychisch kranken Elternteil** aufwachsen. Je nach Erkrankung gibt es unterschiedliche Angaben für das Risiko der Kinder, selbst an einer psychischen Störung zu erkranken:

- Für **Suchterkrankungen** geht man davon aus, dass ca. 30 % der Kinder aus Familien mit Suchterkrankungen später selbst suchtkrank werden oder eine andere psychische Erkrankung entwickeln.
- Bei einer **depressiven Erkrankung** der Eltern haben Kinder Studien zufolge im Vergleich zu diesbezüglich unbelasteten Familien ein um den Faktor 2–6 erhöhtes Risiko, selbst eine affektive Störung zu entwickeln (DGPPN 2018). Sind beide Eltern depressiv, ist das Risiko noch höher.

Vor dem Hintergrund eines multifaktoriellen Ätiologiemodells psychischer Erkrankungen sind hier sowohl genetische als auch psychosoziale Aspekte zu berücksichtigen. Neben Art und Schwere der Erkrankung des Elternteils spielen das Temperament des Kindes, die Verfügbarkeit und Beziehung zu weiteren Bezugspersonen, das Vorhandenseins eines gesunden Elternteils und die Beziehung der Eltern untereinander ebenso eine Rolle wie sozioökonomische Faktoren (Arbeitslosigkeit, Armut, schlechte Wohngegend etc.), um nur einige Aspekte zu nennen.

Eine Übersichtsarbeit von Mattejat und Remschmidt (2008) führt aus qualitativen Studien Aspekte zusammen, die von betroffenen Kindern, meist später aus der Erwachsenenperspektive, häufig als **belastende Faktoren** genannt wurden:

- **Orientierungslosigkeit:** Kinder können das von den Eltern gezeigte Verhalten und deren Probleme nicht einordnen.
- **Schuldgefühle:** Kinder fühlen sich für die psychischen Probleme der Eltern verantwortlich.
- **Verpflichtung zum Schweigen:** Kinder haben oft den Eindruck, meist nicht zu Unrecht, dass sie nicht mit Menschen außerhalb der Familie über die Schwierigkeiten zu Hause sprechen dürfen.
- **Isolation:** Die betroffenen Kinder sind auf sich selbst zurückgeworfen, da sie nicht wissen, an wen sie sich mit ihren Problemen wenden können.

Die psychosoziale Entwicklung eines Kindes stellt in unterschiedlichen Lebensphasen jeweils andere Anforderungen an die Eltern, was bereits für psychisch gesunde Eltern durchaus eine Herausforderung darstellen kann. Wenn spezifische Bedürfnisse des Kindes in dieser Zeit nicht erfüllt werden können, so kann dies die weitere Entwicklung bzw. die **Bewältigung von Entwicklungsaufgaben** beeinträchtigen. In der **Säuglingszeit** und frühen Kindheit weiß man, dass je nach Erkrankung der Eltern oftmals eine verringerte emotionale Verfügbarkeit sowie eine Störung in der (non-)verbalen Interaktion mit dem Kind vorliegen. Dies liegt sowohl an einer Beeinträchtigung der Wahrnehmung und Interpretation der Signale der Kinder als auch an vermindertem (non-)verbalem Ausdruck (Augenkontakt, Lächeln, Imitation des Babys etc.).

Im **Kindergarten- und Grundschulalter** stehen dann u. a. auch pädagogische Schwierigkeiten im Vordergrund. So nehmen z. B. depressive Mütter ihre Kinder häufig als übermäßig schwierig wahr und setzen entweder zu wenig Grenzen oder reagieren überängstlich und zu stark einschränkend. Außerdem kann es einen Mangel an positiver Rückmeldung an das Kind geben, was letztlich die Selbstwertentwicklung beeinträchtigt.

In der **späteren Kindheit und Jugend** haben die Kinder ggf. Probleme damit, sich mit den Eltern im Sinne eines Rollenmodells zu identifizieren. Außerdem kann es den Eltern schwerfallen, ihren Kindern in altersentsprechenden Entwicklungsaufgaben (z. B. Autonomieentwicklung, erste Partnerschaften etc.) die notwendige Unterstützung zu geben (Mattejat und Remschmidt 2008).

Ein in der klinischen Praxis häufig beobachtetes Phänomen ist das der **Parentifizierung.** Kinder übernehmen in Anbetracht der dauerhaft oder zeitweise vorliegenden und von ihnen wahrgenommenen elterlichen Hilfsbedürftigkeit Aufgaben, die nicht altersadäquat sind und in manchen Bereichen zu einer **Rollenumkehr** führen. Dies kann sich manchmal auch in nicht gleich verständlichem Verhalten ausdrücken, wie man an dem folgenden Fallbeispiel sieht.

Fallbeispiel

Die Mutter berichtet, dass die 11-jährige Lisa die Schule seit 5 Monaten nicht mehr besuche. Sie könne morgens auch trotz intensiver Bemühungen der Mutter erst um 10 oder 11 Uhr zum Aufstehen bewogen werden. Lisa verbringe den Tag dann die meiste Zeit zu Hause.

Die Mutter leide seit vielen Jahren an einer immer wieder auftretenden Depression. Sie lebe allein mit ihrer Tochter in einer kleinen Wohnung und verbringe viel Zeit im Bett. Kurz vor Beginn des Schulabsentismus der Tochter sei die Badewanne übergelaufen, da die Mutter vergessen habe, das Wasser abzustellen. Der entstandene Schaden habe die Familie in große finanzielle Bedrängnis gebracht.

Früher sei das Mädchen selbstständig aufgestanden und allein zur Schule gegangen. Die Mutter sei dann meist liegen geblieben und erst gegen Mittag aufgestanden, um etwas für ihre Tochter zu kochen. Seit es der Mutter wieder schlechter gehe und nach dem Vorfall mit der Badewanne sei Lisa zu Hause geblieben. Ihre Mutter stehe nun morgens auf, da sie versuche, sie zu wecken. Im Gespräch äußert Lisa die Befürchtung, dass sie ihre Mutter nicht allein zu Hause lassen könne, damit nicht wieder etwas passiere.

Lisas Schulverweigerung hat zahlreiche Effekte: Zum einen kann Lisa zu Hause bei der Mutter bleiben und muss sich daher weniger Sorgen machen, ob zu Hause in ihrer Abwesenheit etwas passiert. Außerdem aktiviert sie ihre Mutter, indem diese morgens aufsteht, um Lisa zu wecken.

Aufgrund der Sorge der Mutter um ihre Tochter stellt sie diese bei einem niedergelassenen Kinder- und Jugendpsychiater vor. Zuvor gab es bereits Kontakt zur Schule und zum Jugendamt aufgrund des Schulabsentismus, womit die häusliche Situation „öffentlich" geworden ist.

Es stellt sich heraus, dass die Mutter trotz Trennung ein gutes Verhältnis zu Lisas Vater hat. In gemeinsamen Gesprächen konnte herausgearbeitet werden, dass der Vater mehr Verantwortung übernimmt, u. a. durch vermehrte Unterstützung der Mutter in Erziehungsbelangen. Außerdem wird durch das Jugendamt eine ambulante Jugendhilfemaßnahme installiert, welche die Mutter und Lisa im Alltag unterstützen soll und ein besonderes Augenmerk darauf hat, dass Lisa nicht zu viel Verantwortung übernimmt.

Durch die beschriebenen Interventionen gelingt es, Lisa zu entlasten und wieder den Schulbesuch zu ermöglichen. Sowohl die Einbeziehung des Vaters als auch die Unterstützung durch die Jugendhilfe konnte die Verantwortung, die bisher allein auf der Tochter lastete, auf mehrere Schultern verteilen. ▮

Neben den Risikofaktoren bestehen jedoch auch **protektive Faktoren** in allen Bereichen: beim Kind, in der Familie und im sozialen Umfeld. Kinder, die z. B. aufgrund ihres Temperaments eine hohe Anpassungsfähigkeit, Soziabilität und positive Selbstwertkonzepte mitbringen und über eine gute Selbstwirksamkeitsüberzeugung sowie effektive Problemlösestrategien verfügen, haben eine größere Chance, nicht selbst an einer psychischen Störung zu erkranken. Im familiären Umfeld wirken sich vor allem die Verfügbarkeit einer emotional sicheren Beziehung zu mindestens einer Bezugsperson, eine von positiver Emotionalität getragene, adäquate Erziehung, eine gute Paarbeziehung auf Elternebene sowie die Anpassungsfähigkeit der Familie an neue Gegebenheiten günstig auf die Entwicklung der Kinder aus. Zudem wirken eine gute soziale Einbindung der Familie mit Rückhalt im Umfeld und eine stabile Peergroup protektiv (DGPPN 2018).

INFOBOX

Auf der Internetseite der Bundesarbeitsgemeinschaft Kinder psychisch erkrankter Eltern (www.bag-kipe.de) sind Informationen zu Einrichtungen, Projekten, Empfehlungen für Bücher etc. abrufbar.

Konsequenzen für die Krisenintervention

Ausgehend vom Erleben der betroffenen Kinder sowie den Risiko- und Schutzfaktoren können Aspekte für die Krisenintervention abgeleitet werden. Krisen können dabei ihren Ausgangspunkt bei den betroffenen Elternteilen, den Kindern oder der Dekompensation des familiären Systems haben. Im Folgenden soll vor allem auf die Bedarfe der Kinder eingegangen werden, die aufgrund der Krise eines Elternteils Mitbetroffene sind.

Eine besondere Bedeutung kommt der **ambulanten Krisenintervention** zu, zumal man weiß, dass die Klinikeinweisung eines Elternteils für Kinder oftmals ein traumatisches Ausmaß hat. Daher kommt hier dem Grundsatz **ambulant vor stationär** besondere Bedeutung zu, wenngleich dies auch gegen eine mögliche Belastung der Kinder durch die krankheitsbedingten Verhaltensweisen des Elternteils abgewogen werden muss.

Während einer Krisenintervention sind insbesondere zwei Faktoren zu beachten (Dyregrov und Yule 2006):

1. dass sich das Kind möglichst bald in **Sicherheit** fühlt und

2. dass dem Kind **altersgemäß erklärt** wird, was passiert.

Eine krisenhafte Zuspitzung einer psychischen Erkrankung eines Elternteils kann bei Kindern große Verunsicherung auslösen: einerseits aus Sorge um den betroffenen Elternteil, andererseits durch ein Unverständnis darüber, was vor sich geht. Für Kinder ist es wichtig, nach Möglichkeit ein **Gefühl von Kontrolle** über das, was geschieht, zu erhalten. Teil dessen ist, dass ihnen die Möglichkeit gegeben wird, zu verstehen, was passiert.

! MERKE

Erklärende und begleitende Zuwendung durch den anderen Elternteil, sonstige Bezugspersonen oder die professionellen Helfer kann hier **Orientierung** bieten und zu einem besseren Verständnis beitragen.

Häufig haben Kinder auch von sich aus Fragen zum Geschehen. Dies kann einen guten Einstieg für ein Gespräch darstellen. Ob und inwieweit Angehörige zu diesem Zweck eingebunden werden, muss abgewogen werden. Dafür spricht ein Vertrauensverhältnis des Kindes, was den Zugang erleichtert; problematisch könnte jedoch sein, wenn z. B. der andere Elternteil selbst durch die Krise so belastet ist, dass er dem Kind in dem Moment nicht den notwendigen Halt vermitteln kann. Im Gespräch berücksichtigt und ggf. erfragt werden sollten auch **Schuldgefühle,** welche die Kinder oftmals im Hinblick auf die psychischen Probleme der Eltern haben.

Sollte sich während der Krisenintervention herausstellen, dass das Kindeswohl gefährdet ist, muss **ggf. eine Inobhutnahme** veranlasst werden (➤ Kap. 7.1.3).

5.1.7 Schweigepflicht bei Jugendlichen: Recht auf Geheimnisschutz versus Recht auf Erziehung

Fallbeispiel

Ein 17-jähriger Junge meldet sich beim Krisendienst. Er habe die Nummer von Freunden, die sich um ihn Sorgen machen würden. Er wisse nicht mehr weiter. Am Vortag habe er versucht, sich mit Alkohol und Tabletten das Leben zu nehmen. Er habe sich jedoch übergeben müssen, und daher sei nichts passiert. Niemand habe davon etwas mitbekommen. Auf das Angebot eines persönlichen Gesprächs kann er sich einlassen, unter der Voraussetzung, dass seine Eltern nichts davon erfahren.

Das im Fallbeispiel geschilderte Dilemma stellt sich in der Praxis nicht selten: Jugendliche, die z. B. aus Scham, Autonomiebestreben oder Konflikten mit den Eltern keine Einbeziehung der Sorgeberechtigten wünschen. Zwei **Rechtsgüter** spielen eine Rolle:

! MERKE

1. Auch Minderjährige haben ein Recht auf **Geheimnisschutz** (§ 203 StGB).
2. Die Eltern haben das **Recht auf Erziehung** (Art. 6 Abs. 2 S. 1 GG) und **die Pflicht zur Personensorge** (§§ 1626 ff. BGB).

Sowohl aus therapeutischen Überlegungen heraus als auch aufgrund juristischer Vorgaben ist auch minderjährigen ebenso wie volljährigen Patienten ein ärztlicher Geheimnisschutz zuzusichern. Für ein Vertrauensverhältnis muss der Patient die Sicherheit haben können, dass der professionelle Helfer ohne das Einverständnis des Patienten keine Informationen weitergibt.

Dem steht gegenüber, dass die Sorgeberechtigten im Rahmen ihres Rechtes auf Erziehung auf manche Informationen angewiesen sind, gerade wenn es sich um eine Gefährdung des Jugendlichen handelt oder aus der Konsultation Konsequenzen erwachsen, z. B. eine stationäre jugendpsychiatrische Behandlung. Von Juristen wird jedoch auch betont, dass das Recht auf Erziehung, die **„elterliche Sorge"** (§ 1626 ff. BGB), „fremdnützig" angelegt ist und sich gemäß § 1626 Abs. 2 BGB an den **entwicklungsbedingten Bedürfnissen des Jugendlichen** orientiert:

„Bei der Pflege und Erziehung berücksichtigen die Eltern die wachsende Fähigkeit und das wachsende Bedürfnis des Kindes zu selbstständigem verantwortungsbewusstem Handeln."

Leider bestehen keine klaren Altersgrenzen oder auf spezifische Indikationen bezogene Leitlinien. In der jeweiligen Situation ist die Beurteilung, ob der Jugendliche über die notwendige **Urteils- und Einsichtsfähigkeit** bzgl. des jeweiligen Sachverhalts verfügt, entscheidend. Kann ein Jugendlicher aufgrund seiner geistigen Reife die Konsequenzen seiner Entscheidung bzw. seines Handelns überblicken und die Folgen seiner **„informationellen Selbstbestimmung"** in diesem Kontext abschätzen, ist ihm laut Gesetz der Schutz der Schweigepflicht auch gegenüber den Eltern zu gewähren. Altersangaben in Merkblättern zur Schweigepflicht der Landesärztekammern in Deutschland, ab wann die entsprechende Einsichtsfähigkeit angenommen werden kann, sind dabei nicht einheitlich. Sie bewegen sich aber häufig um das 15. Lebensjahr. Es wird jedoch auch betont, dass stets die Umstände des Einzelfalls zu berücksichtigen seien.

Vor dem **Hintergrund einer Gefährdung spielt zudem § 4** *Beratung und Übermittlung von Informationen durch Geheimnisträger bei Kindeswohlgefährdung des Gesetzes zur Kooperation und Information im Kinderschutz* (KKG) eine Rolle. Danach sollen bestimmte Berufsgruppen (u. a. Ärzte, Berufspsychologen, Sozialpädagogen wie auch Ehe-, Familien-, Erziehungsberater), wenn ihnen im Rahmen ihrer beruflichen Tätigkeit gewichtige Anhaltspunkte für eine Gefährdung des Kindeswohls bzw. des Jugendlichen bekannt werden, diese mit den Jugendlichen und den Personensorgeberechtigten erörtern. Dabei handelt es sich um eine „Soll-Vorschrift", die keine Einschränkung bzgl. des Selbstbestimmungsrechts einwilligungsfähiger minderjähriger Patienten vorsieht.

Aus **juristischer Sicht** könnte sich daher im oben geschilderten Fallbeispiel eine Person der in § 4 KKG aufgeführten Berufsgruppen mit der Begründung einer bestehenden Gefährdung des geistigen und körperlichen Wohls des Jugendlichen unter Berufung auf § 4 KKG über den Willen des Jugendlichen hinwegsetzen und die Eltern informieren (Weber et al. 2014).

Aus **therapeutischen Überlegungen** sollte zunächst nach Möglichkeit ein persönlicher Kontakt zum Jugendlichen hergestellt werden. Ein Teil der Krisenintervention sollte darin bestehen zu verstehen, warum die Informationsweitergabe an die Eltern nicht gewünscht wird. Häufig lässt sich dann im Gespräch ein gemeinsamer Weg erarbeiten. Falls dies nicht möglich ist und der Jugendliche weiter auf seinem Standpunkt beharrt, jedoch eine deutliche Gefährdung besteht, sollten die Personensorgeberechtigten auch gegen den Willen des Jugendlichen informiert werden, es sei denn, daraus würde eine Gefährdung resultieren. Das nächste Fallbeispiel soll dies verdeutlichen.

Fallbeispiel

Eine 15-jährige Jugendliche, die mit ihren Eltern aus Afghanistan geflüchtet war, berichtet von einer Vergewaltigung. Sie kenne den Täter, und es bestehe die Gefahr, dass sie ihm wieder begegne. Sie wolle nicht, dass ihre Eltern von der Vergewaltigung erfahren, da sie Angst habe, dann verstoßen zu werden. Der Asylantrag der Familie wurde abgelehnt, und es droht eine Abschiebung.

Die in diesem Fallbeispiel dargestellte Konstellation birgt bei Weitergabe der Information an die Eltern das Risiko einer zusätzlichen Gefährdung des Wohles der Jugendlichen. Gerade vor dem Hintergrund der drohenden Abschiebung könnten mögliche Konsequenzen daraus nicht abgefangen werden.

INFOBOX

Hilfesuchverhalten von Jugendlichen

Ein weiterer, im ersten Fallbeispiel aufscheinender Aspekt sei hier noch am Rande erwähnt. Für Jugendliche steht häufig die Peergroup als erste Anlaufstelle im Vordergrund. Eine britische Studie zeigte am Beispiel von nichtsuizidalem selbstverletzendem Verhalten (NSSV), dass Jugendliche zu fast 50 % zunächst Unterstützung bei Freunden suchen. Die Familie lag zwar an zweiter Stelle, aber mit nur 10 % vor NSSV und etwas über 20 % nach NSSV (Fortune et al. 2008). Problematisch ist dabei, dass der Freundeskreis oftmals mit der Situation überfordert ist und der Zugang zu professioneller Hilfe dadurch ggf. nicht gebahnt werden kann. Insbesondere Jugendliche mit internalisierenden Störungen (Ängsten, Depressionen) erhalten häufig keine professionelle Hilfe (in einer Studie von Merikangas et al. 2011 nur ein Fünftel der betroffenen Jugendlichen).

5.1.8 Suizidalität bei Kindern und Jugendlichen

Für die Einschätzung von Suizidalität bei Kindern und Jugendlichen sind einige Besonderheiten zu berücksichtigen. In Deutschland nehmen sich laut statistischem Bundesamt ca. 200 Minderjährige jedes Jahr das Leben. Die Zahlen sind in den letzten Jahrzehnten eher rückläufig (DGJKP 2016). In der überwiegenden Zahl der westlichen Länder steht Suizid als

Todesursache im Jugendalter an zweiter oder dritter Stelle (DGJKP 2016). In den meisten Ländern ist die Anzahl der vollendeten Suizide unter männlichen Jugendlichen höher. Mädchen weisen hingegen mehr Suizidversuche auf. Besonders hohe Suizidraten unter männlichen Jugendlichen findet man in Finnland, in der Ukraine, Litauen und Russland (Hawton et al. 2012). Eine Risikogruppe in Deutschland mit einer höheren Suizidrate sind türkischstämmige Mädchen.

In einer deutschen Schulstudie berichteten 14,4 % der 14- bis 15-jährigen Schüler von Suizidgedanken, wobei die Anzahl der Mädchen (19,8 %) doppelt so hoch ist wie die der Jungen (9,3 %) (Brunner et al. 2007; Kaess et al. 2011). Dies entspricht in etwa auch den Zahlen einer amerikanischen Studie (Miller und Mazza 2018).

INFOBOX

Laut einer vergleichenden Studie über die **Suizidmethoden bei Jugendlichen** und jungen Erwachsenen in Europa wurde sowohl von Mädchen als auch Jungen in fast allen Ländern am häufigsten das **Erhängen** gewählt. Die Annahme, dass Männer eher zu „harten Methoden" tendierten, ist daher nicht für alle Altersgruppen haltbar. In der Schweiz stand mit 43,6 % bei männlichen Jugendlichen und jungen Erwachsenen an erster Stelle die Nutzung von Schusswaffen, was noch einmal das von der **Verfügbarkeit der Mittel** ausgehende Risiko unterstreicht. Mädchen in der Schweiz nutzten häufiger das Erhängen (23,6 %) oder Sich-vor-bewegende-Objekte-Werfen (22,7 %).

Altersunterschiede

Fallbeispiel

Die Mutter wendet sich aufgrund von lebensmüden Äußerungen ihres 6-jährigen Sohnes an eine kinder- und jugendpsychiatrische Ambulanz. Der Junge habe heute in einem Streit der Mutter gegenüber geäußert, dass er nicht mehr leben wolle. Er habe damit gedroht, einfach abzuhauen. Im Einzelgespräch berichtet der Junge, dass er sich „immer" ungerecht von seiner Mutter behandelt fühle und deshalb überlegt habe, von zu Hause wegzulaufen, um sich am Waldrand in der Nähe hinzulegen und zu warten, bis er sterbe.

Lebensmüde Gedanken können, wie im Fallbeispiel, durchaus auch schon von jüngeren Kindern geäußert werden. Die Motivation für die Suizidäußerungen ist dabei unterschiedlich. Im obigen Beispiel scheint eine gewisse Verzweiflung, vielleicht aufgrund fehlender anderer Lösungsstrategien, über die erlebte Ungerechtigkeit und ein appellativer Aspekt gegenüber der Mutter eine Rolle zu spielen. Es wird auch deutlich, dass der Junge bzgl. des Vorgehens, um zu sterben, keine sehr konkreten Vorstellungen hat.

Für einen Suizid ist es definitionsgemäß notwendig, sich der Konsequenzen und damit des **Konzepts von Tod** vollständig im Klaren zu sein. Dazu gehören die Aspekte:

- **Nonfunktionalität** (vollständiges Erliegen der Körperfunktionen),
- **Irreversibilität** (Unumkehrbarkeit dieses Geschehens),
- **Universalität** (alle Lebewesen sind davon betroffen) und
- **Kausalität** (Ursache des Todes ist biologisch).

Kinder entwickeln im Laufe der ersten Jahre dieses Verständnis. So ist Kindern unter 3 oder 4 Jahren die Irreversibilität in der Regel nicht bewusst. Sie gehen davon aus, dass Tod ein reversibler Zustand ist, der dem Schlaf gleicht. Kinder ab ca. 5–6 Jahren sind sich der Irreversibilität hingegen schon bewusst, jedoch oftmals noch nicht der Universalität. Den meisten Studien zufolge ist die Kausalität, d. h. das Verständnis für den biologischen Zusammenhang, dass mit dem Sistieren der Körperfunktionen der Tod eintritt, derjenige Aspekt, der als letzter verstanden wird. Studien zeigen, dass mit **ca. 7–9 Jahren die wesentlichen Komponenten des Todeskonzepts verstanden werden,** wobei hier große kulturelle und interindividuelle Schwankungen bestehen (Krepia et al. 2017).

Suizidversuche bei Kindern unter 10 Jahren sind sehr selten, wohingegen Suizidgedanken durchaus auch in diesem Alter schon auftreten können (DGJKP 2016) und manche Patienten auch retrospektiv davon berichten, dass sie bereits in diesem Alter lebensmüde Gedanken hatten. Gründe für die kaum vorkommenden Suizide in dieser Altersgruppe können sein, dass das **Todeskonzept** noch nicht vollständig ausgereift ist, aber auch dass die **Handlungsplanung** und die **Abschätzung von Handlungskonsequenzen** unreif sind. Auch die notwendige Selbstreflexion für eine Selbstentwertung, die zuletzt bis zur Selbstaufgabe im Suizid führt, ist etwas, das sich erst im Laufe der Kindheit entwickelt. Die Studienlage hierzu ist jedoch unzureichend, um verlässliche Aussagen zu den Ursachen zu treffen.

! MERKE

Auch wenn Suizide bei jüngeren Kindern sehr selten sind, so können doch Unfälle mit Todesfolge auftreten, wenngleich nicht suizidal intendiert.

Risikofaktoren im Jugendalter

Die drei wichtigsten **Risikofaktoren** im Jugendalter sind:

- **Psychiatrische Erkrankung** (vor allem Depressionen, Angststörungen, Substanzabusus; 3- bis 12-fach erhöhtes Suizidrisiko) (Kasper et al. 2011)
- **Suizidversuche in der Vorgeschichte** (37–50 % Wiederholungsrate, höchstes Risiko in den ersten 12 Monaten) (Schmidtke et al. 1996)
- **Nichtsuizidales selbstverletzendes Verhalten (NSSV)** (Ribeiro et al. 2016)

Für ein weiteres Verständnis der speziellen Bedeutung mancher Risikofaktoren im Kindes- und Jugendalter bedarf es einer Betrachtung vor dem Hintergrund der speziellen **Entwicklungsaufgaben** in diesem Lebensabschnitt (➤ Abb. 5.4). Die Adoleszenz (15–25 Jahre) ist davon geprägt, dass sich der Jugendliche sukzessive von der engen Bindung an die Eltern löst und ein **eigenständiges Leben** sowie eine eigene **Identität** aufbaut. Hinzu kommt, dass mit der Pubertät auch **Sexualität** in sein Leben tritt und der Jugendliche zunächst lernen muss, mit diesen Gefühlen und Bedürfnissen umzugehen sowie erste Erfahrungen in diesem Bereich zu sammeln. **Neurobiologisch** ist dieser Prozess mit einer Reifung des Gehirns und damit einhergehenden massiven Umbauprozessen verbunden (→ Infobox „Gehirnentwicklung in der Adoleszenz", ➤ Kap. 5.1.1).

Damit stellt die Adoleszenz einen Lebensabschnitt dar, der aufgrund der hohen Anforderungen im Sinne von Anpassungsprozessen durchaus krisenanfällig ist. Im Jugend- und jungen Erwachsenenalter erfahren spezielle Aspekte eine besondere Gewichtung, die im Zusammenhang mit den Entwicklungsaufgaben stehen, z. B. das **soziale Zugehörigkeitsgefühl** oder das

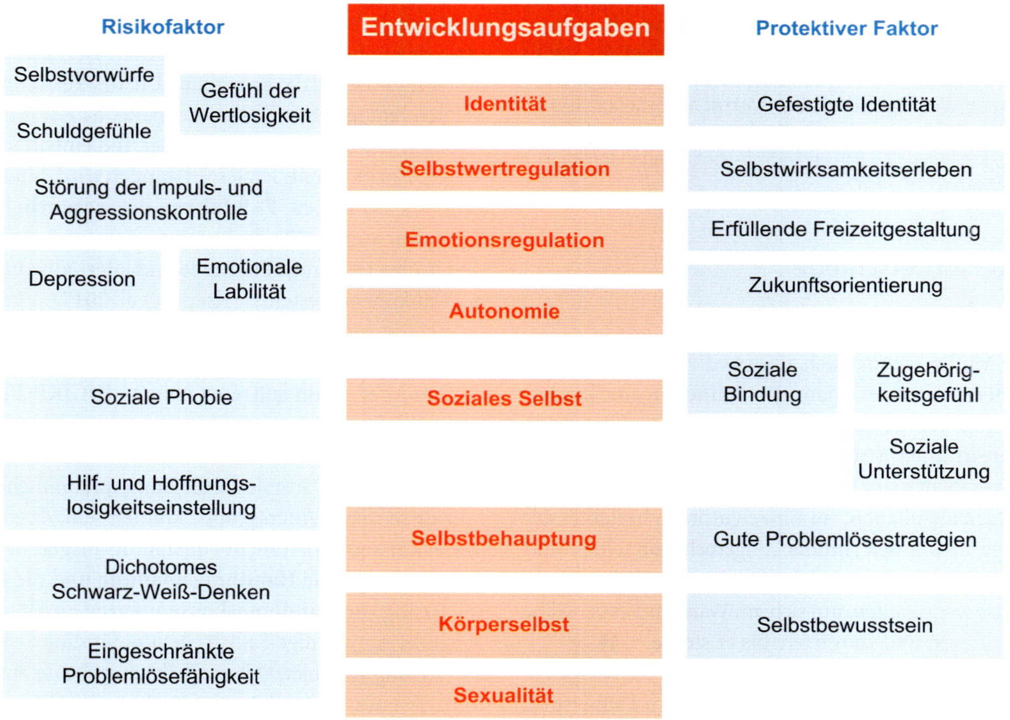

Abb. 5.4 Auswahl an Risiko- und protektiven Faktoren bei Kindern und Jugendlichen in Bezug auf die Entwicklungsaufgaben in der Adoleszenz

Selbstwertgefühl. Aus Erwachsenenperspektive muss zudem noch berücksichtigt werden, dass die subjektive Bedeutung von Ereignissen, z. B. von schlechten ersten Beziehungserfahrungen, für Jugendliche oftmals ein existenzielles Ausmaß annimmt. Frühere Erfahrungen, die in der Bewertung des Ereignisses als biografischer Erfahrungshorizont herangezogen werden könnten, um den erlebten Schmerz oder das Scheitern zu relativieren, fehlen. Viele Erfahrungen sind die ersten dieser Art. „**Das erste Mal**" ist daher in der subjektiven Erlebenswelt der Jugendlichen ungleich bedeutungsvoller und kann daher auch zu größerer Verzweiflung und Hoffnungslosigkeit führen.

EXKURS

Cybermobbing (Cyberbullying)

Cybermobbing bezieht sich auf aggressive Akte, die von Einzelnen oder von einer Gruppe wiederholt gegen ein Opfer, das sich nicht selbst verteidigen kann, unter Nutzung elektronischer Medien ausgeführt werden. Es tritt normalerweise ca. um das 14. Lebensjahr auf, wenn Jugendliche beginnen, mehr Zeit mit sozialen Medien und Mobiltelefonen zu verbringen. Häufigkeitsschätzungen zufolge werden 15–35 % der Jugendlichen im Laufe ihres Lebens Opfer von Cybermobbing. 10–20 % der Jugendlichen geben an, schon als Täter an Cybermobbing beteiligt gewesen zu sein. Metaanalysen zeigen, dass Cybermobbing mit einer erheblichen Risikoerhöhung vor allem für Depressionen, Suizidalität, NSSV und Angststörungen einhergeht (John et al. 2018).

Die interpersonelle Theorie nach Joiner, Brown und Wingate

In Anbetracht der Fülle an Risiko- und protektiven Faktoren, die durch Studien belegt sind, stellt sich die Frage des inneren Zusammenhangs und welche Aspekte besonders wichtig für die Einschätzung des Suizidrisikos sind. Hierfür haben Joiner et al. (2005) ein inzwischen sehr einflussreiches (Miller und Mazza 2018) und tragfähiges Konzept entwickelt, das u. a. van Orden et al. (2018) vor dem Hintergrund der aktuellen Datenlage aufgegriffen und ergänzt haben.

Joiner et al. (2005) betonen die besondere Bedeutung **interpersoneller Faktoren** im Zusammenhang mit Suizidalität. Dabei sind vor allem das Gefühl der **Isolation** bzw. der **fehlenden Zugehörigkeit** und das **Gefühl, für andere eine Last** zu sein, wesentliche Faktoren, die synergistisch wirken und als Quintessenz anderer nachgewiesener Risikofaktoren gesehen werden können. Die interpersonelle Theorie ist altersübergreifend konzipiert, soll aber im Folgenden mit einem speziellen Blick auf die Adoleszenz betrachtet werden.

Das **Gefühl, eine Last zu sein,** beinhaltet zwei Aspekte: 1.) **Selbsthass** und 2.) **Schuldgefühle** – mit dem Ergebnis, dass die Betroffenen den Eindruck haben, es wäre besser, wenn sie nicht mehr existierten. Gerade in der Adoleszenz ist der Selbstwert oft fragil, und es besteht hinsichtlich eigener Identität und Selbstwert eine große Abhängigkeit von sozialen Beziehungen, die sich im Umbruch befinden. Die Ablösung vom Elternhaus ist zudem meist konfliktbelastet. Zumal die Jugendlichen im Fokus der Konflikte stehen, ist es nicht unwahrscheinlich, dass sie sich auch als Ursache des Konflikts sehen, was Schuldgefühle hervorrufen kann. Aber auch in anderen Situationen, z. B. bei Schwierigkeiten mit Gleichaltrigen, kann es passieren, dass Jugendliche, vor allem diejenigen mit internalisierenden Tendenzen, die Verantwortung bei sich suchen.

TIPP

Es ist empfehlenswert, Jugendliche mit Suizidgedanken nach ihren **Fantasien** zu fragen, was nach ihrem Tod passieren würde. Nicht selten werden dadurch wichtige Aspekte sichtbar. Viele fantasieren ihre eigene Beerdigung, wer kommen würde, wer traurig, aber auch wer erleichtert wäre, wer Schuldgefühle empfände etc. Es wird deutlich, dass es bei vielen dieser Fantasien in erster Linie um die „anderen", das soziale Umfeld, geht.

Das **Gefühl der Isolation bzw. „fehlenden Zugehörigkeit"** ist einer der stärksten und verlässlichsten Prädiktoren für Suizidgedanken, suizidales Verhalten und zuletzt auch vollendeten Suizid über alle Altersgruppen und Nationen hinweg (van Orden et al. 2010). Dies kann sich in vielen Facetten manifestieren: alleinstehend, sozialer Rückzug, wenige soziale Kontakte etc. Dabei sind zwei Aspekte wichtig: zum einen das **Gefühl der Einsamkeit,** das u. a. auch von der individuellen Interpretation abhängt, und zum anderen das **Fehlen von gegenseitig fürsorglichen Beziehungen,** denn es geht nicht nur um bloßen Kontakt, sondern auch darum, dass dieser affektiv positiv besetzt ist (van Orden et al. 2010). Dies erklärt auch, warum ein im Grunde vorhandenes familiäres Umfeld mit ständigen „kleinen" Konflikten einen Risikofaktor darstellt. In einem solchen Umfeld fehlt der positive Beziehungsaspekt. Bei Jugendlichen, die ihre soziale Rolle erst neu definieren müssen und dabei im Ablösungsprozess vom Elternhaus Halt in einer Gruppe Gleichaltriger suchen, kann dieser Übergangsprozess viele Schwierigkeiten mit sich bringen und im Falle des Scheiterns zu einem Gefühl der fehlenden Zugehörigkeit führen.

Die beiden beschriebenen Faktoren erhöhen das Suizidrisiko. Als entscheidend für suizidale Handlungen wird jedoch zudem angesehen, die „**Fähigkeit zum Suizid**" erworben zu haben. Ein Akt der Selbsttötung erfordert die Überwindung eines evolutionär bedingten Selbsterhaltungstriebs und die Toleranz der mit autoaggressiven Akten einhergehenden Schmerzen. Dazu gehören laut Joiner et al. zum einen eine **verminderte Angst vor dem Tod** und zum anderen die erwähnte **erhöhte körperliche Schmerztoleranz.**

CAVE

Daher haben Menschen mit Suizidversuchen in der Vorgeschichte und Menschen, die sich regelmäßig selbst verletzen, ein erhöhtes Risiko. Auch der regelmäßige Umgang mit Waffen kann dazu beitragen, die Hemmschwelle zu senken.

Warnzeichen im Jugendalter

Im Unterschied zu den Risikofaktoren, die einen prädiktiven Wert hinsichtlich des Suizidrisikos haben, sind Warnzeichen Konstellationen, Symptome und Beobachtungen, die **Hinweise auf akute Suizidalität** geben und ggf. eine unmittelbare Intervention erfordern.

Warnzeichen:

- Plötzliche Verhaltensänderung, Apathie, Rückzug
- Verschenken persönlicher Gegenstände
- Unübliche Beschäftigung mit dem Tod
- Äußerung von konkreten Todes- oder Ruhewünschen bzw. von „altruistischen" Suizid- und Opferideen
- Subjektive Ausweglosigkeit
- Tiefe Hoffnungslosigkeit, die auch im Gespräch nicht beeinflusst werden kann
- Konkrete Suizidhandlungen sind geplant, ggf. Zeitpunkt schon festgelegt
- Wenn keine Gründe für ein Weiterleben genannt werden können
- Autoaggression und reduzierte Steuerungsfähigkeit
- Keine glaubhafte Distanzierung von Suizidalität auf Nachfrage

Bei der Einschätzung des Suizidrisikos bzw. der Absprachefähigkeit sind spezielle Konstellationen mit zu berücksichtigen.

Riskante Begleitfaktoren:

- Zugang zu letalen Mitteln
- Alkoholeinfluss
- Agitiertheit, reduzierte Impulskontrolle
- Psychotisches Erleben
- Sozial ängstliche Persönlichkeit, welche die Wahrscheinlichkeit, sich im Akutfall Hilfe zu holen, reduziert

Ein weiterer Aspekt, dem bei Jugendlichen eine besondere Bedeutung zukommt, ist der sog. **Werther-Effekt**. Dieser Effekt ist bei Jugendlichen stärker ausgeprägt; Vorbilder oder Idole aus Musik, Film, YouTube etc. können einen starken Einfluss ausüben. Auch Internetforen und Chats können suizidales Verhalten in dieser Altersgruppe fördern (DGJKP 2016).

Dynamik von Suizidalität und Prävention

Wie eine Studie von Nock et al. (2013) zeigt, setzen mehr als 50 % der Jugendlichen mit einem **konkreten Suizidplan** diesen Plan innerhalb eines Jahres in die Tat um. Bestanden lediglich **Suizidgedanken** ohne konkrete Planung, waren es nach 1 Jahr weniger als 20 %. Außerdem ist bekannt, dass insbesondere im **ersten Monat nach Entlassung** aus einer stationären Behandlung bei Jugendlichen ein besonderes Risiko für einen Suizidversuch besteht (Olfson et al. 2014). In der Tendenz ist die Dynamik in der Entwicklung von Suizidalität bei Jugendlichen **schneller und von mehr Impulsivität** gekennzeichnet als bei Erwachsenen. Etwa 70–80 % der Suizidversuche bei Jugendlichen sind jedoch angekündigt, was eine Chance zur Intervention darstellt (Remschmidt und Becker 2011).

! MERKE

In einer systematischen Übersichtsarbeit, die auch in der Leitlinie zitiert wird, arbeiten Mann et al. (2005) heraus, dass **Impulsivität, Hoffnungslosigkeit/Pessimismus, Zugang zu letalen Waffen und Imitationseffekte** spezielle Einflussfaktoren hinsichtlich des Übergangs von Suizidgedanken zu einem Suizidversuch sind. Diese sind daher auch im Rahmen der Prävention zu berücksichtigen, wobei die Bedeutung des Zugangs zu letalen Mitteln wissenschaftlich am besten belegt ist (s. auch ➤ Kap. 7.1.1).

Einschätzung der aktuellen Suizidgefährdung

Die Leitlinie zu Suizidalität im Kindes- und Jugendalter (DGJKP 2016) empfiehlt, zur **Einschätzung der kurzfristigen Gefährdung** folgende Punkte abzuklären:

- **Soziale Situation:**
  - Familiäre Situation
  - Peergroup
  - Schulische Situation (Leistungsstand, Mobbingerfahrungen)
  - Belastende Lebenserfahrungen (inkl. Missbrauchserfahrungen)
  - Psychische Störungen oder suizidale Handlungen in der näheren Umgebung
- **Psychische Situation:** Hier sind insbesondere die o. g. **Warnzeichen** und ein Teil der **begleitenden Risikofaktoren** zu erfragen.
- **Frühere Suizidversuche:**
  - Anzahl
  - Methode (Schweregradeinteilung s. Suizidalität bei Erwachsenen, ➤ Kap. 7.1.1)
  - Anlass und Reaktion der Umwelt (Wie haben Bezugspersonen reagiert? Was hat der Jugendliche erwartet? etc.)

! MERKE

Suizidalität kann nicht anhand eines Fragebogenergebnisses beurteilt werden, sondern ist das Ergebnis einer **umfassenden Exploration im persönlichen Gespräch.**

Zur Unterstützung können Checklisten bzw. Fragebögen eingesetzt werden. Für Kinder und Jugendliche wird in der Leitlinie das *Self-Injurious Thoughts and Behavior Interview* (SITBI, Nock et al. 2007) empfohlen, das unter http://nocklab.fas.harvard.edu/files/nocklab/files/sitbi_shortform_german.pdf?m=1435 in deutscher Übersetzung (P. Plener) heruntergeladen werden kann.

Suizidalität und Schule

Präventionsprojekte

Da alle Kinder und Jugendlichen eines bestimmten Alters schulpflichtig sind und ggf. auch darüber hinaus die Schule besuchen, bietet Schule die Möglichkeit, mit Präventionsprojekten fast die gesamte Zielgruppe zu erreichen. Es können verschiedene Herangehensweisen unterschieden werden:

- Zum einen existieren in das Schulcurriculum integrierte Programme, die vor allem auf **Informationsvermittlung und Aufklärung** abzielen. Hier konnte eine Metaanalyse nachweisen, dass vor allem die Wissensvermittlung hinsichtlich Warnzeichen und Risikofaktoren effektiv ist. In vielen Studien kam es zu einer Reduktion von Suizidgedanken und Suizidversuchen (Zalsman et al. 2016). Hinsichtlich einer Veränderung des Hilfesuchverhaltens, d. h. sich weniger primär Unterstützung durch Gleichaltrige, sondern mehr durch erwachsene Vertrauenspersonen zu suchen, konnte nicht in allen Studien eine Veränderung beobachtet werden. Einmalige Interventionen haben sich als eher unzureichend herausgestellt, da das vermittelte Wissen dadurch wahrscheinlich nicht ausreichend gefestigt werden kann (Miller und Mazza 2018). Hinsichtlich möglicher negativer Wirkungen auf vulnerable Schüler ist die Studienlage unzureichend.
- Eine andere Herangehensweise, die sich als zielführend herausgestellt hat, ist die Schulung von sog. **Gatekeepern,** z. B. Schulsozialarbeitern oder Lehrern, hinsichtlich der Risikofaktoren, dem Umgang mit Suizid etc.
- Es gibt weitere Ansätze, die vor allem auf der oben beschriebenen interpersonellen Theorie von Joiner (2005) basieren. Ausgehend von der Überlegung, dass insbesondere fehlendes Zugehörigkeitsgefühl und das Gefühl, für andere eine Last zu sein, Risikofaktoren für Suizidalität darstellen, kann an Schulen hier präventiv angesetzt werden. So zeigt eine Metaanalyse, dass ein höheres **Ver-**

bundenheitsgefühl an der Schule, definiert als *„die Überzeugung der Schüler, dass Erwachsene in der Schulgemeinschaft sich um das Lernen der Schüler und um sie als Einzelpersonen kümmern"*, zu einem verminderten Auftreten von Suizidgedanken und Suizidversuchen führt (Marraccini und Brier 2017). Da das soziale Miteinander für Adoleszente so wesentlich ist und vieles in diesem Kontext erst erlernt werden muss, erscheint es auch sinnvoll und hinsichtlich Suizidalität präventiv, ein **Training sozialer Kompetenz** und die **Vermittlung von Emotionsregulationsstrategien** in den Unterricht an Schulen zu integrieren. Hier könnte man z. B. an Achtsamkeitspraktiken denken (Miller und Mazza 2018; Weare 2013).

Studien über **Screeningverfahren** zeigen zwar, dass die Identifizierung von Risikoschülern möglich ist, es stellen sich neben der meist niedrigen Spezifität der Instrumente jedoch auch ethische Fragen und beim standardisierten Einsatz dieses Vorgehens im Schulalltag als sekundäre Präventionsmaßnahme auch einige praktische Probleme (DGJKP 2016). Zum einen benötigt ein solches Vorgehen Zeit- und Personalressourcen, und es stellt sich die Frage, mit welcher Frequenz ein solches Screening stattfinden sollte, zumal es sich bei Suizidalität nicht um einen stabilen Zustand handelt. Insgesamt ist für eine **sekundäre Prävention** bei „Risiko"-Schülern die Datenlage für eine abschließende Beurteilung nicht ausreichend, und es scheint sich eher eine Tendenz abzuzeichnen, dass dies im Schulsetting nicht zielführend ist.

Postvention

Ein nicht zu unterschätzender Aspekt für die Prävention ist die **Postvention.** Denn der sog. Werther-Effekt tritt gerade bei Jugendlichen auf. Untersuchungen zeigen, dass die Wahrscheinlichkeit eines gehäuften Auftretens von Suiziden unter Jugendlichen und jungen Erwachsenen (bis 24 Jahre) zwei- bis viermal so hoch ist wie in anderen Altersgruppen (Gould et al. 1990). Eine wichtige Fragestellung ist daher der **Umgang mit Suiziden an Schulen.** Auch hierzu ist die Evidenz aus Studien unzureichend. Es gibt jedoch eine Leitlinie, die im Rahmen eines Delphi-Prozesses entstanden ist und somit Expertenmeinung widerspiegelt (Cox et al. 2016; Robinson et al. 2013).

Für eine **erfolgreiche Postvention** wird vor allem empfohlen, dass die jeweiligen Schulen bereits im Vorfeld Vorbereitungen für einen solchen Fall treffen. Es sollte ein **Krisenplan** (Emergency Response Plan, ER-Plan) entworfen werden, und die Schule sollte ein **schulinternes ER-Team** zusammenstellen. Die Leitung eines solchen Teams sollte in den Händen einer Person liegen, die durch ihre Persönlichkeit und ihr Fachwissen, insbesondere auch im Umgang mit Suizidalität im Jugendalter und in Krisensituationen, dafür geeignet ist (z. B. Schulpsychologen). Das **Team** sollte dann hinsichtlich Suizidalität und Folgen von Suiziden an Schulen **geschult** werden. Eine im Vorfeld festgelegte klare Aufgabenverteilung erhöht die Wahrscheinlichkeit, dass diese Aufgaben in der Akutsituation verlässlich ausgeführt werden und die **Zuständigkeiten** klar sind. Dass Schulen über ein solches standardisiertes Vorgehen verfügen, ist jedoch keinesfalls selbstverständlich, sodass im Rahmen der psychiatrischen Krisenintervention Fragen zu Empfehlungen hinsichtlich des richtigen Vorgehens an die professionellen Helfer herangetragen werden können. Im Folgenden sollen daher die wichtigsten Empfehlungen der Leitlinie zusammengefasst werden.

Fallbeispiel

Der 15-jährige J. ist ein ruhiger Schüler. Er spricht nur das Nötigste und zieht sich viel zurück. In der Pause steht er allein auf dem Schulhof und beschäftigt sich mit seinem Handy. Man weiß nicht viel über ihn, nur dass er meist einen bedrückten Eindruck macht. In letzter Zeit hat er im Unterricht häufiger gefehlt, so auch heute. In der Pause finden Mitschüler ihn auf der Schultoilette mit einem Strick um den Hals, der an den an der Decke verlaufenden Rohren befestigt ist.

Leitlinienempfehlungen zur Krisenintervention

Vorgehen in der akuten Situation

- Nach erfolgtem Suizid eines Schülers sollten die weiteren Maßnahmen so rasch wie möglich erfolgen.
- Ist der Suizid an der Schule erfolgt: Information an Rettungsdienst und Polizei.
- Ist der Suizid außerhalb der Schule erfolgt: Überprüfung des Wahrheitsgehalts einer Suizidmeldung.

- Informationen darüber, ob Mitarbeiter oder Schüler den Suizid direkt miterlebt haben. Hier berücksichtigen, dass ggf. die Polizei Fragen an die Zeugen haben könnte. Ansonsten sich direkt um die Betroffenen kümmern, ein Gespräch anbieten, bei Schülern die Eltern kontaktieren und ggf. weitere fachspezifische Hilfe hinzuziehen
- Ggf. externe psychologische Fachkräfte hinzuziehen

Kontakt zu den Eltern des verstorbenen Schülers

Das Vorgehen muss hier angepasst werden, je nachdem, ob die Eltern schon von dem Suizid wissen oder erst darüber informiert werden. Bei einem Suizid an der Schule muss das Vorgehen mit der Polizei abgesprochen werden. Vor einem Gespräch mit den Eltern sollten Informationen über mögliche Vorfälle an der Schule (Mobbing o. Ä.) eingeholt werden. Die Eltern sollten, falls möglich, über den geplanten Umgang der Schule mit dem Thema informiert werden. In diesem Zusammenhang ist auch abzuklären, ob die Eltern mit einer Information der Schüler, deren Eltern und des gesamten Kollegiums einverstanden sind und was ggf. erwähnt werden darf und was nicht. Es sollte betont werden, dass ein offener und zeitnaher Informationsfluss als förderlich angesehen wird, um den schädlichen Folgen von Gerüchten und Fehlinformationen vorzubeugen. Zudem sollten zu einem passenden Zeitpunkt die Wünsche der Eltern hinsichtlich des Umgangs mit den Trauerfeierlichkeiten erfragt werden, z. B. ob die Anwesenheit von Mitschülern und / oder Lehrern erwünscht ist. Die persönlichen Dinge des verstorbenen Schülers sollten zusammengetragen und den Eltern übergeben werden.

Informationspolitik

Eltern und Schüler sind möglichst **zeitnah zu informieren,** u. a. auch über die Möglichkeit, sich Unterstützung und Beratung zu holen. Als hilfreich hat sich ein **vorgefasster Text** erwiesen, der von den Lehrkräften verlesen werden kann, um die Information einheitlich zu gestalten. Folgende Inhalte werden empfohlen:

- Altersangepasste Sprache mit klarer Information.
- Bemerkung, dass die Situation eine emotionale Belastung für Familie, Freunde und die Schulgemeinschaft darstellt.
- Information darüber, dass es für psychische Probleme und Suizidgedanken professionelle Hilfe gibt.
- Information über die Verfügbarkeit von Hilfe und Ansprechpartnern an der Schule bzw. an externen Stellen.
- Die Schüler darauf hinweisen, dass sie keine ihnen anvertrauten Geheimnisse über die Suizidalität anderer Schüler für sich behalten, sondern Unterstützung bei Lehrkräften oder anderen erwachsenen Vertrauenspersonen suchen sollten.
- Betonung der Wichtigkeit, in dieser Situation auf das eigene Wohl zu achten und sich gegenseitig zu unterstützen.
- Hinweis, keine Information über soziale Medien zu verbreiten.
- Die Suizidmethode sollte nicht beschrieben werden.
- Keine Weitergabe von Inhalten eines etwaigen Abschiedsbriefes.
- Eine möglichst neutrale Darstellung des Vorkommnisses, keine Verurteilung von Verhalten oder Intentionen.
- Keine Details über die Lebensumstände des Verstorbenen, die zum Suizid beigetragen haben.
- Keine implizite Befürwortung des Suizids im Hinblick auf die Lebensumstände.
- Keine Glorifizierung des Verstorbenen. Darauf achten, dem Suizid und dem Verstorbenen nicht zu viel Aufmerksamkeit zukommen zu lassen. Die Gruppe von Schülern, denen die Information mitgeteilt wird, sollte überschaubar sein, um auf Fragen und Reaktionen eingehen zu können. Also nicht vor der gesamten versammelten Schule. Zudem sollte die Information persönlich und nicht schriftlich übermittelt werden.
- Empfehlung an die Eltern, mit ihren Kindern offen über die Vorkommnisse zu sprechen (wobei der Fokus auf den Bedürfnissen des Kindes und nicht auf Informationen bzgl. des Verstorbenen liegen sollte), in der nächsten Zeit auf das Verhalten des Kindes zu achten und sich ggf. Unterstützung zu holen.

Eine besondere Herausforderung kann auch der Umgang mit **Gerüchten und Fehlinformationen** darstellen:

- Gerüchte sollten nach Möglichkeit aus der Welt geschafft und ihre Quellen identifiziert werden. Im persönlichen Gespräch sollte auf die schädlichen Folgen hingewiesen werden. Schüler sollten aufgefordert werden, in sozialen Medien kursie-

rende Gerüchte und inadäquate Äußerungen zu melden.
- Den Freunden des Verstorbenen sollte verdeutlicht werden, welche Konsequenzen die Weitergabe sensibler Informationen und die Verbreitung von Gerüchten haben können.
- Berücksichtigung von Informationen in Medien (Radio, Zeitung etc.) und digitalen Social-Media-Foren, um ggf. darauf reagieren zu können. Die Mitarbeiter und Schüler sollten angewiesen werden, nicht mit den Medien (Reportern) zu kommunizieren.

INFOBOX

Es gibt einen Pressekodex als Richtlinie für ethische Standards im Journalismus, der zum Thema Suizidalität besagt: „Die Berichterstattung über Selbsttötung gebietet Zurückhaltung. Dies gilt insbesondere für die Nennung von Namen, die Veröffentlichung von Fotos und die Schilderung näherer Begleitumstände."

Deutscher Presserat

5

Krisenintervention und sekundäre Prävention

Eine vorrangige Aufgabe ist die **Identifizierung von Hochrisikoschülern.** Falls verfügbar, empfiehlt sich hier die Zusammenarbeit mit Schulsozialarbeitern und Schulpsychologen.

Als **Kriterien für „Hochrisikoschüler"** sollen herangezogen werden:
- Enge Freunde des Verstorbenen
- Schüler, die Konflikte mit dem Verstorbenen hatten
- Schüler, die Anzeichen von ernsthafter emotionaler Beeinträchtigung zeigen
- Zeugen des Suizids
- Schüler, die Risikofaktoren oder Warnzeichen hinsichtlich Suizidalität (➤ Kap. 7.1.1 und ➤ Kap. 5.1.8) aufweisen

Dieses Vorgehen erfordert einen engen Kontakt und Austausch zwischen Lehrkräften, Schülern und Eltern. Es ist wichtig, **Beratungs- und Unterstützungsangebote** für Schüler und Mitarbeiter zu organisieren. Hierzu müssen ggf. externe Fachkräfte hinzugezogen werden, und es muss dafür gesorgt werden, dass **Räumlichkeiten** zur Verfügung stehen. Außerdem sollte eine vermehrte und verlässliche **Kontrolle bzgl. der Anwesenheiten in den Klassen** stattfinden, um schulabsente Kinder und Jugendliche zu identifizieren und mit den Eltern Kontakt aufzunehmen.

Abschiedsrituale

In Absprache mit den Eltern des verstorbenen Schülers ist es wichtig, sowohl die Möglichkeit und die Wünsche hinsichtlich einer Teilnahme von Schülern und Lehrkräften an der Beerdigung bzw. Trauerfeier als auch die Möglichkeiten eines Abschiedsrituals an der Schule zu besprechen. Hier ist zu berücksichtigen, dass vor allem die **Schulgemeinschaft im Vordergrund** steht und nicht der Verstorbene in glorifizierter Form, die andere Schüler ggf. dazu verleiten könnte, sich mit ihm zu identifizieren und damit einem Werther-Effekt Vorschub zu leisten.

5.1.9 Für das Kindes- und Jugendalter typische psychische Erkrankungen

Aktivitäts- und Aufmerksamkeitsstörung

Fallbeispiel

Der Vater des 12-jährigen Jonathan berichtet, dass sein Sohn in einem Wutanfall eine Glastür in der Wohnung eingetreten habe. Auslöser sei ein Konflikt wegen der Hausaufgaben gewesen. Jonathan habe sich, wie so oft, keine 5 Minuten ruhig hinsetzen können und sei ständig durch seine Geschwister oder jede andere sich bietende Gelegenheit abgelenkt gewesen. Der Vater kenne diese Situation schon und sei daher auch selbst schon immer angespannt, wenn es um die Hausaufgaben gehe. Aber auch sonst gerate Jonathan häufig sowohl mit Gleichaltrigen als auch mit Erwachsenen in Konflikt.

Die wohl bekannteste kinder- und jugendpsychiatrische Diagnose ist die der einfachen Aktivitäts- und Aufmerksamkeitsstörung, derzeit noch eine Unterform der hyperkinetischen Störungen. In der ICD-11 wird die übergeordnete Kategorie voraussichtlich Aufmerksamkeitsdefizit-/Hyperaktivitätsstörungen heißen. Die **Kernsymptome** sind **Unaufmerksamkeit, Hyperaktivität und Impulsivität,** die persistierend und situationsübergreifend über mindestens 6 Monate lang auftreten. Der Beginn der Störung muss laut ICD-10 vor dem 7. Lebensjahr liegen. Im DSM-5 wird die Altersgrenze mit 12 Jahren angegeben; in der ICD-11 wird voraussichtlich das frühe bis mittlere Kindesalter als etwas unspezifische Angabe vorgegeben sein.

Was kategorial als ADHS gefasst wird, ist im Grunde eine **heterogene Gruppe von Symptomen** mit interindividuell sehr unterschiedlicher Ausprägung. Zahlreiche Befunde sprechen dafür, dass es sich bei ADHS letztlich um ein Zusammentreffen von Extremausprägungen normaler Verhaltens- und Erlebensweisen handelt. Bezüglich der Ursachen wird von einem multifaktoriellen Modell mit biologischen und Umweltfaktoren ausgegangen. Die Zuordnung zu den „Neurodevelopmental disorders", die auch für die ICD-11 vorgesehen ist, betont jedoch die **Bedeutung der neurobiologischen Faktoren** (Wankerl et al. 2014; Thapar et al. 2013; Renner et al. 2008).

ADHS tritt bei Kindern mit einer Häufigkeit von ca. 5 % und bei Erwachsenen mit 2,5 % auf. Die Prävalenz ist dabei im westlichen Kulturkreis recht einheitlich und über die letzten Jahrzehnte stabil (Polanczyk et al. 2015; Merikangas et al. 2010). Bei Mädchen und Erwachsenen ist die Diagnose oft schwerer zu stellen, da häufig weniger externalisierende Symptome vorliegen und die Erkrankung daher leicht übersehen wird. Während z. B. vor allem bei Jungen im Kindesalter häufig die Hyperaktivität besonders ins Auge fällt, äußert sich dies ab dem Jugendalter nicht selten als innere Unruhe und muss explizit erfragt werden.

Kinder mit ADHS erleben meist einen **Teufelskreis, der von Konflikten und negativen Rückmeldungen geprägt ist.** Ihre ausgeprägte Hyperaktivität, Impulsivität und reduzierte Konzentrationsfähigkeit lassen sie in Konflikte mit Gleichaltrigen sowie Erwachsenen geraten und führen zu Problemen in der Schule und im familiären Umfeld. Der daraus resultierende schlechte Selbstwert kann dann wiederum Ausgangspunkt für eine fehlgeleitete Copingstrategie sein, z. B. die Flucht in die Rolle des „Klassenclowns".

In der Folge erzielen Menschen mit ADHS im Durchschnitt einen **niedrigeren Schulabschluss** und haben alle daraus resultierenden Folgen zu tragen. Zudem besteht ein **erhöhtes Risiko für Verkehrsunfälle, Suchterkrankungen** und **psychiatrische Komorbiditäten** (➤ Abb. 5.5).

Eine frühzeitige multimodale Therapie ist daher dringend erforderlich. Neben pädagogischen Interventionen, Elterntraining und Psychotherapie ist ggf. bei entsprechendem Schweregrad auch eine Pharmakotherapie indiziert.

EXKURS

Psychopharmaka bei Kindern und Jugendlichen

Der Einsatz von Psychopharmaka bei Minderjährigen wird gesellschaftlich immer wieder kontrovers diskutiert. Insbesondere Stimulanzien zur Behandlung von ADHS stehen dabei in der Kritik. Im internationalen Vergleich ist die Verordnung von Psychopharmaka bei Minderjährigen in Deutschland als zurückhaltend zu beurteilen. Eine Untersuchung von Zito et al. (2008) ergab, dass in den USA 6,7 % der Kinder und Jugendlichen innerhalb eines Jahres mit

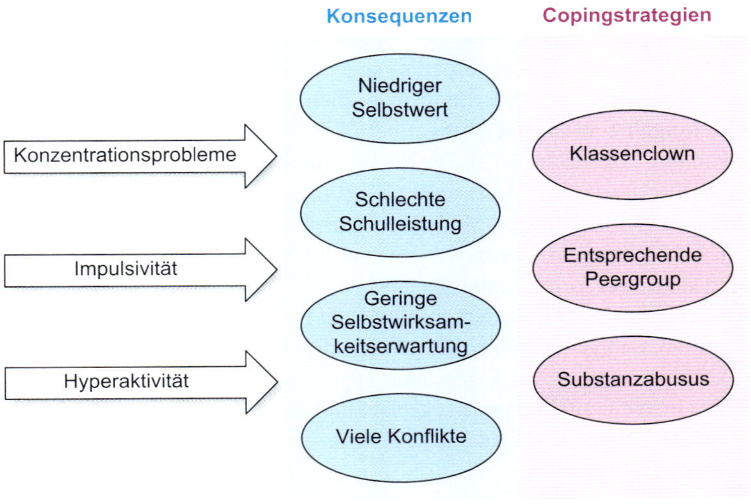

Abb. 5.5 Konsequenzen von ADHS

5

einem Psychopharmakon behandelt wurden, in den Niederlanden 2,9 % und in Deutschland 2,0 %. Dabei ist an erster Stelle die Stimulanzientherapie (darunter fallen u. a. Präparate wie Ritalin® oder Medikinet®) zu nennen (Jungen: 1,14 % und Mädchen: 0,24 %), wobei umgekehrt auch berücksichtigt werden muss, dass Zahlen aus dem Jahr 2005 zeigen, dass lediglich 35 % aller Kinder / Jugendlichen mit der Diagnose ADHS eine Stimulanzientherapie erhielten (Lindemann et al. 2012; Zito et al. 2008).

Wesentliche Aspekte für die Krisenintervention

- Häufige Gründe für eine Krisenintervention stellen vor allem **eskalierte Konfliktsituationen im familiären Rahmen** dar. Dabei ist ein besonderes Augenmerk auf die Umgebungsfaktoren und das ggf. verfügbare Helfersystem (Jugendhilfe etc.) zu legen.
- **Psychiatrische Komorbiditäten** wie Substanzabusus oder eine Störung des Sozialverhaltens können bei krisenhaften Zuspitzungen eine Rolle spielen und sollten mit bedacht werden.

Störung des Sozialverhaltens

Eine weitere im Krisenkontext relevante kinder- und jugendpsychiatrische Diagnose ist die der Störung des Sozialverhaltens. Sie beschreibt Verhaltensweisen, die eine **Verletzung grundlegender Rechte anderer und wichtiger gesellschaftlicher Normen und Regeln** beinhalten. Dies kann von lediglich oppositionellem Verhalten über verbal und körperlich aggressive Verhaltensweisen bis hin zu Delinquenz reichen. Dabei sind **Jungen 2- bis 4-mal häufiger** betroffen (Petermann und Petermann 2013). Die KiGGS-Studie gibt für Deutschland eine Prävalenz von 7,6 % (Unterstichprobe von KiGGS, BELLA-Modul) im Altersbereich von 7–17 Jahren an (Ravens-Sieberer et al. 2008). Man kann zwei Formen unterscheiden:

- Der **impulsive Typ** reagiert aufgrund von Frustration, wahrgenommener Bedrohung oder Provokation impulsiv mit ungeplanten Aggressionen.
- Der **instrumentelle Typ** setzt geplant und kontrolliert Aggressionen ein und zeigt kaum emotionale Betroffenheit.

Die zweite Erscheinungsform hat eine deutlich schlechtere Prognose (Petermann und Petermann 2013).

Eine häufige **Komorbidität** besteht zwischen ADHS und einer Störung des Sozialverhaltens, wofür die hyperkinetische Störung des Sozialverhaltens (ICD-10) als eigene Diagnosekategorie vorgesehen ist.

Alle Formen von Sozialverhaltensstörungen berühren in der Behandlung die Schnittstelle zwischen Jugendhilfe und Kinder- und Jugendpsychiatrie. Aufgrund der pädagogischen Bedarfe sind häufig neben der kinder- und jugendpsychiatrischen Versorgung auch ambulante oder stationäre Jugendhilfemaßnahmen indiziert.

Wesentliche Aspekte für die Krisenintervention

- Im Rahmen der psychiatrischen Krisenintervention wird man häufig auf **eskalierte Konfliktsituationen** stoßen.
- Auch hier spielen **Komorbiditäten** wie Substanzabusus eine Rolle.
- Bezüglich der Beurteilung spielt in manchen Fällen der Aspekt einer möglichen **Fremdgefährdung** eine Rolle. Bei eskalierten familiären Konflikten kann eine räumliche Entzerrung im Akutfall manchmal Entlastung schaffen (s. hierzu auch ➤ Kap. 7.1.3, Inobhutnahme).

5.1.10 Geschlossene Unterbringung Minderjähriger

▮▮ Fallbeispiel

Lukas (13) hat einen ausgeprägten Wasch- und Kontrollzwang. Jeden Tag wasche er sich ca. 50 × die Hände, nachts könne er kaum schlafen, da er die Lichtschalter, Fenster und Türen alle 2 Stunden kontrollieren müsse. Er besuche noch regelmäßig die Schule, seine Leistungen hätten sich jedoch verschlechtert, da er meist sehr müde sei. Einen ambulanten Behandlungsversuch habe Lukas abgebrochen. Die Eltern möchten ihn jetzt in einer kinder- und jugendpsychiatrischen Klinik vollstationär aufnehmen und behandeln lassen.
→ **Dürfen die Eltern über eine Behandlung in der Kinder- und Jugendpsychiatrie entscheiden?** ▮▮

Die **Personensorge,** die im Regelfall bei den Eltern liegt, umfasst u. a. die Gesundheitsfürsorge und das

Aufenthaltsbestimmungsrecht (vgl. §§ 1626, 1631 BGB). Damit haben die Eltern das Recht, Lukas in einer Klinik behandeln zu lassen.

Fallbeispiel

Forts.

Lukas möchte auf keinen Fall einen stationären Aufenthalt. Er weint und kündigt an, dann niemals mehr mit seinen Eltern zu sprechen.
→ **Dürfen seine Eltern ihn trotzdem in eine kinder- und jugendpsychiatrische Klinik bringen?**

Auch für Minderjährige gilt das im Grundgesetz zugesicherte Recht auf „**Freiheit der Person**" (Art. 2 GG). Somit gilt: Wenn Lukas von seinen Eltern von einem stationären Aufenthalt überzeugt werden kann, freiwillig mit in die Klinik kommt und ebenfalls bereit ist, auf einer offenen Station zu bleiben, dürfen die Eltern dies im Rahmen ihres Aufenthaltsbestimmungsrechts und der Gesundheitsfürsorge entscheiden. Sollte Lukas sich jedoch weigern, darf er nicht dazu gezwungen werden (durch Festhalten, Abschließen der Tür o. Ä.).

Fallbeispiel

Forts.

Lukas war nicht bereit, sich stationär behandeln zu lassen. Ein erneuter ambulanter Behandlungsversuch habe keine Besserung erzielen können. Zudem habe sich Lukas' Essverhalten in den letzten 2 Monaten drastisch verändert; er nehme nur noch Rohkost und nur eine Mahlzeit am Tag zu sich. Darunter habe er 10 kg an Gewicht verloren und sei nun bedrohlich untergewichtig. Alle Versuche der Eltern und des Kinderarztes, Lukas von einer Änderung seines Essverhaltens bzw. von einer stationären kinder- und jugendpsychiatrischen Behandlung zu überzeugen, seien gescheitert. Er habe selbst den Eindruck, zu dick zu sein, und könne einfach nicht mehr Nahrung zu sich nehmen.
→ **Darf Lukas nun auch gegen seinen Willen behandelt werden?**

In § 1631b BGB ist geregelt:

„Eine Unterbringung des Kindes, die mit Freiheitsentziehung verbunden ist, bedarf der Genehmigung des Familiengerichts. Die Unterbringung ist zulässig, wenn sie zum Wohl des Kindes, insbesondere zur Abwendung einer erheblichen Selbst- oder Fremdgefährdung, erforderlich ist und der Gefahr nicht auf andere Weise, auch nicht durch andere öffentliche Hilfen, begegnet werden kann. Ohne die Genehmigung ist die Unterbringung nur zulässig, wenn mit dem Aufschub Gefahr verbunden ist; die Genehmigung ist unverzüglich nachzuholen."

Wie bei Erwachsenen bestehen für die **geschlossene Unterbringung** auch bei Minderjährigen der zivilrechtliche und der öffentlich-rechtliche Weg (➤ Abb. 5.6).

Aufgrund der Gefährdung durch das vital bedrohliche Untergewicht und Lukas' Weigerung, mehr Nahrung zu sich zu nehmen, können die Sorgeberechtigten einen **Antrag an das Familiengericht auf eine geschlossene stationäre Unterbringung** und somit eine stationäre Behandlung gegen den Willen ihres Kindes stellen.

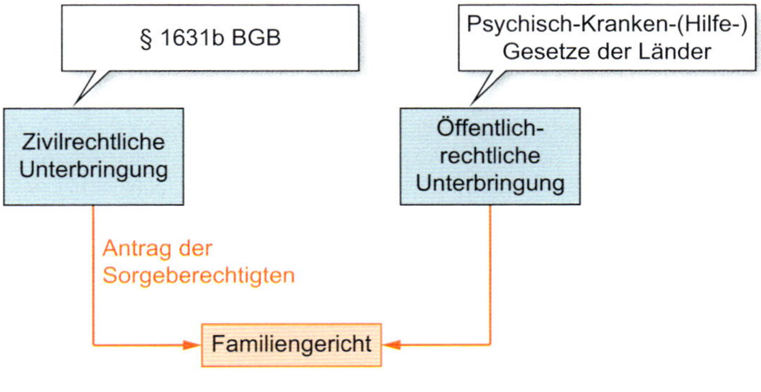

Abb. 5.6 Unterbringung Minderjähriger: Die zivilrechtliche Unterbringung erfolgt nach § 1631b BGB auf Antrag der Sorgeberechtigten. Die öffentlich-rechtliche Unterbringung ist in den Psychisch-Kranken-(Hilfe)-Gesetzen der jeweiligen Bundesländer geregelt. Für die Unterbringung bei Minderjährigen ist das Familiengericht zuständig.

Prozedere:
- Die Eltern stellen einen formlosen Antrag beim Familiengericht.
- Zur Begründung der Notwendigkeit wird eine ärztliche Stellungnahme erstellt.
- Das Kind / der Jugendliche wird durch den Richter angehört.
- Es wird in der Regel ein vorläufiger Beschluss (z. B. für 6 Wochen) erlassen.

Bei bestehender **Kindeswohlgefährdung** kann ggf. eine **Inobhutnahme** erforderlich werden, wenn die sorgeberechtigten Eltern trotz einer z. B. aufgrund von Untergewicht lebensbedrohlichen körperlichen Verfassung des Patienten nicht im Sinne des Kindeswohls handeln (➤ Kap. 7.1.3).

5

LITERATUR

Cox GR, Bailey E, Jorm AF, Reavley NJ, Templer K, Parker A, et al. Development of suicide postvention guidelines for secondary schools: a Delphi study. BMC Public Health 2016; 16(1): 180.

Deutscher Presserat. Pressekodex; www.presserat.de/pressekodex.html (letzter Zugriff 16.3.2020).

Falkai P, Wittchen H-U (Hrsg.). Diagnostisches und Statistisches Manual Psychischer Störungen DSM-5®. Hogrefe 2015.

Gould MS, Wallenstein S, Kleinman MH, O'Carroll P, Mercy J. Suicide clusters: an examination of age-specific effects. Am J Public Health 1990; 80(2): 211–212.

Hawton K, Saunders KE, O'Connor RC. Self-harm and suicide in adolescents. Lancet 2012; 379(9834): 2373–2382.

Ingoldsby EM. Review of interventions to improve family engagement and retention in parent and child mental health programs. J Child Fam Stud 2010; 19(5): 629–645.

John A, Glendenning AC, Marchant A, Montgomery P, Stewart A, Wood S, et al. Self-harm, suicidal behaviours, and cyberbullying in children and young people: systematic review. J Med Internet Res 2018; 20(4): e129.

Joiner Jr TE, Brown JS, Wingate LR. The psychology and neurobiology of suicidal behavior. Annu Rev Psychol 2005; 56: 287–314.

Jones PB. Adult mental health disorders and their age at onset. Br J Psychiatry 2013; 202(s54): s5-s10.

Kaess M, Parzer P, Haffner J, Steen R, Roos J, Klett M, et al. Explaining gender differences in non-fatal suicidal behaviour among adolescents: a population-based study. BMC Public Health 2011; 11(1): 597.

Kasper S, Kalousek M, Kapfhammer H, Aichhorn W, Butterfield-Meissl C, Fartacek R. Suizidalität. Konsensus-Statement – State of the art 2011. ClinCum Neuropsy (Sonderheft) April 2011.

Kessler RC, Amminger GP, Aguilar-Gaxiola S, Alonso J, Lee S, Ustun TB. Age of onset of mental disorders: a review of recent literature. Curr Opin Psychiatry 2007; 20(4): 359.

Konrad K, Firk C, Uhlhaas PJ. Brain development during adolescence: neuroscientific insights into this developmental period. Dtsch Arztebl Int 2013; 110(25): 425.

Krepia M, Krepia V, Tsilingiri M. School children's perception of the concept of death. Int J Caring Sci 2017; 10(3): 1717–1722.

Lambert M, Bock T, Naber D, Löwe B, Schulte-Markwort M, Schäfer I, et al. Die psychische Gesundheit von Kindern, Jugendlichen und jungen Erwachsenen – Teil 1: Häufigkeit, Störungspersistenz, Belastungsfaktoren, Service-Inanspruchnahme und Behandlungsverzögerung mit Konsequenzen. Fortschr Neurol Psychiatr2013; 81(11): 614–627.

Lindemann C, Langner I, Kraut AA, Banaschewski T, Schad-Hansjosten T, Petermann U, et al. Age-specific prevalence, incidence of new diagnoses, and drug treatment of attention-deficit / hyperactivity disorder in Germany. J Child Adolesc Psychopharmacol 2012; 22(4): 307–314.

Marraccini ME, Brier ZM. School connectedness and suicidal thoughts and behaviors: a systematic meta-analysis. School Psychol Q 2017; 32(1): 5.

Mattejat F, Remschmidt H. The children of mentally ill parents. Dtsch Arztebl Int 2008; 105(23): 413.

Merikangas KR, He J-P, Burstein M, Swanson SA, Avenevoli S, Cui L, et al. Lifetime prevalence of mental disorders in US adolescents: results from the National Comorbidity Survey Replication – Adolescent Supplement (NCS-A). J Am Acad Child Adolesc Psychiatry 2010; 49(10): 980–989.

Merikangas KR, He J-P, Burstein M, Swendsen J, Avenevoli S, Case B, et al. Service utilization for lifetime mental disorders in US adolescents: results of the National Comorbidity Survey – Adolescent Supplement (NCS-A). J Am Acad Child Adolesc Psychiatry 2011; 50(1): 32–45.

Miller DN, Mazza JJ. School-based suicide prevention, intervention, and postvention. In: Leschied A W, Saklofske D H, Flett G L (eds.). Handbook of School-Based Mental Health Promotion: An Evidence-Informed Framework for Implementation. Cham: Springer International Publishing 2018, pp. 261–277.

Nock MK, Green JG, Hwang I, McLaughlin KA, Sampson NA, Zaslavsky AM, et al. Prevalence, correlates, and treatment of lifetime suicidal behavior among adolescents: results from the National Comorbidity Survey Replication Adolescent Supplement. JAMA Psychiatry 2013; 70(3): 300–310.

Olfson M, Marcus SC, Bridge JA. Focusing suicide prevention on periods of high risk. JAMA 2014; 311(11): 1107–1108.

Paus T, Keshavan M, Giedd JN. Why do many psychiatric disorders emerge during adolescence? Nature Rev Neurosci 2008; 9(12): 947.

Petermann F, Petermann U. Störungen des Sozialverhaltens. Kindheit und Entwicklung 2013; 22; 123–126.

Polanczyk GV, Salum GA, Sugaya LS, Caye A, Rohde LA. Annual Research Review: A meta-analysis of the worldwide prevalence of mental disorders in children and adolescents. J Child Psychol Psychiatry 2015; 56(3): 345–365.

Ravens-Sieberer U, Wille N, Erhart M, Bettge S, Wittchen H-U, Rothenberger A, et al. Prevalence of mental health problems among children and adolescents in Germany: results of the BELLA study within the National Health Interview and Examination Survey. Eur Child Adolesc Psychiatry 2008; 17(1): 22–33.

Remschmidt H. Multiaxiales Klassifikationsschema für psychische Störungen des Kindes-und Jugendalters nach ICD-10 der WHO: mit einem synoptischen Vergleich von ICD-10 mit DSM-IV. Bern: Huber 2001.

Remschmidt H, Becker K. Kinder-und Jugendpsychiatrie: eine praktische Einführung. Stuttgart: Thieme 2011.

Renner TJ, Gerlach M, Romanos M, Herrmann M, Reif A, Fallgatter A et al. Neurobiologie des Aufmerksamkeitsdefizit-/Hyperaktivitätssyndroms. Nervenarzt 2008; 79(7): 771.

Ribeiro J, Franklin J, Fox KR, Bentley K, Kleiman EM, Chang B, et al. Self-injurious thoughts and behaviors as risk factors for future suicide ideation, attempts, and death: a meta-analysis of longitudinal studies. Psychol Med 2016; 46(2): 225–236.

Robinson J, Cox G, Malone A, Williamson M, Baldwin G, Fletcher K, et al. A systematic review of school-based interventions aimed at preventing, treating, and responding to suicide-related behavior in young people. Crisis 2013; 34(3): 164–182.

Schmidtke A, Bille-Brahe U, DeLeo D, Kerkhof A, Bjerke T, Crepef P, et al. Attempted suicide in Europe: rates, trends and sociodemographic characteristics of suicide attempters during the period 1989–1992. Results of the WHO/EURO Multicentre Study on Parasuicide. Acta Psychiatr Scand 1996; 93(5): 327–338.

Tarver J, Daley D, Sayal K. Attention-deficit hyperactivity disorder (ADHD): an updated review of the essential facts. Child Care Health Dev 2014; 40(6): 762–774.

Thapar A, Cooper M, Eyre O, Langley K. Practitioner review: what have we learnt about the causes of ADHD? J Child Psychol Psychiatry 2013; 54(1): 3–16.

van Orden KA, Witte TK, Cukrowicz KC, Braithwaite SR, Selby EA, Joiner Jr TE. The interpersonal theory of suicide. Psychol Rev 2010; 117(2): 575.

Wankerl B, Hauser J, Makulska-Gertruda E, Reißmann A, Sontag T, Tucha O, et al. Neurobiologische Grundlagen der Aufmerksamkeitsdefizit-/Hyperaktivitätsstörung. Fortschr Neurol Psychiatr 2014; 82(01): 9–29.

Weare K. Achtsamkeitspraxis bei Kindern und Jugendlichen. In: Zimmermann M, Spitz C, Schmidt S (Hrsg.). Achtsamkeit. Ein buddhistisches Konzept erobert die Wissenschaft. 2. A. Bern. Huber 2013, S. 181–196.

Weber AK, Duttge G, Höger C. Das Selbstbestimmungsrecht einwilligungsfähiger Minderjähriger als Grenze der ärztlichen Offenbarungsbefugnis nach § 4 KKG. Medizinrecht 2014; 32(11): 777–784.

Zalsman G, Hawton K, Wasserman D, van Heeringen K, Arensman E, Sarchiapone M, et al. Suicide prevention strategies revisited: 10-year systematic review. Lancet Psychiatry 2016; 3(7): 646–659.

Zito JM, Safer DJ, Janhsen K, Fegert JM, Gardner JF, Glaeske G, et al. A three-country comparison of psychotropic medication prevalence in youth. Child Adolesc Psychiatry Ment Health 2008; 2(1): 26.

ZITIERTE LEITLINIEN

DGJKP – Deutsche Gesellschaft für Kinder- und Jugendpsychiatrie, Psychosomatik und Psychotherapie (Hrsg.). S2k-Leitlinie Suizidalität im Kindes- und Jugendalter. AWMF-Registernummer 028–031. Stand: Mai 2016; www.awmf.org/leitlinien/detail/ll/028-031.html (letzter Zugriff: 16.3.2020).

DGPPN – Deutsche Gesellschaft für Psychiatrie und Psychotherapie, Psychosomatik und Nervenheilkunde (Hrsg.). S3-Leitlinie Psychosoziale Therapien bei schweren psychischen Erkrankungen. 2. A. AWMF-Registernummer 038–20. Stand: 2.10.2018; www.awmf.org/uploads/tx_szleitlinien/038-020l_S3_Psychosoziale_Therapien_bei_schweren_psychischen_Erkrankungen_2019-07.pdf (letzter Zugriff: 16.3.2020).

5.2 Alte Menschen

Claudia Fischer

Zusammenfassung

- Krisen im Alter äußern sich mitunter anders und erfordern eine abweichende Herangehensweise. Ältere Menschen haben einen anderen Hilfebedarf und machen oft eine Vernetzung mit verschiedenen Helfern notwendig.
- Depression und Suizidalität sind im Alter häufig und bergen ein großes Risikopotenzial, zeigen sich aber manchmal nur indirekt.
- Vieles wird von alten Menschen eher unspezifisch über den Körper kommuniziert. Die Beziehungsaufnahme und Risikoeinschätzung in der Krisenintervention bei seelischen Notlagen können dadurch erschwert sein.
- Angehörige sind idealerweise einzubeziehen; gleichzeitig ist deren Belastungspensum mit in den Blick zu nehmen.

Nicht nur, weil der demografische Wandel es mit sich bringt, dass Kriseneinrichtungen vermehrt von älteren Menschen in Anspruch genommen werden (in der Studie über den Münchner Krisendienst lag der Anteil der über 60-Jährigen bei 16 %; Fischer 2017), sondern auch, weil es Besonderheiten und Risiken bei der Krisenintervention mit alten Menschen gibt, werden in diesem Kapitel spezielle Aspekte für die Kriseninterventionsarbeit mit alten Menschen vorgestellt.

5.2.1 Alterstypische Krisen

Gerade im Alter sind Menschen anfällig für Krisen. Sie müssen sich vielfältigen neuen Entwicklungsaufgaben und Herausforderungen stellen. Sowohl im körperlichen als auch im zwischenmenschlichen Bereich sind oft massive Veränderungen zu verarbeiten – gleichzeitig können Ressourcen und Kompensationsmöglichkeiten abnehmen. Die individuelle Erlebnisverarbeitung ist sehr unterschiedlich (➤ Kap. 5.2.3). Der bisherige Umgang mit der Lebensgeschichte alter Menschen ist für die aktuelle Krisensituation, die verfügbaren Bewältigungsmöglichkeiten sowie die generelle Anpassungsfähigkeit und -bereitschaft meist prägend.

Alte Menschen sind mit folgenden Situationen konfrontiert:

- Vermehrte Belastungen und Kränkungen (z. B. Altersarmut)
- Verlust von Angehörigen / Freunden
- Verlust von Aspekten der eigenen Person
- Verändertes Selbstkonzept (Bedrohung der weiblichen / männlichen Identität)
- Einschränkungen durch körperliche Beeinträchtigungen
- Erleben von Abhängigkeit, Verlust der Selbstständigkeit
- Verlust von sozialer Bedeutung, Einfluss, Macht und Gestaltungsmöglichkeiten
- Verminderte geistige / psychische Fähigkeiten
- Fehlen sinnstiftender Elemente in der Lebensrückschau (religiöse Bindung, Kinder, Beziehungen), z. T. nicht mehr reversibel
- Begrenzter Zeithorizont

Diese Faktoren wirken in der Praxis (auch und gerade in Krisensituationen) in komplexer Weise zusammen, wie die Fallbeispiele in den beiden folgenden Abschnitten veranschaulichen.

Suizidalität im Alter

Fallbeispiel

Von einer Hausarztpraxis wird die 78-jährige Frau S. in Begleitung ihrer Nachbarin in ein Kriseninterventionszentrum geschickt. Sie habe sich zunehmend zurückgezogen, liege auch tagsüber inzwischen überwiegend im Bett, habe von sich aus kaum Antrieb mehr. Vor 7 Jahren habe sie schon einmal einen ähnlichen Zustand erlebt, der damals hausärztlich mit Antidepressiva behandelt worden sei. Jetzt gehe es ihr aber viel schlechter, sie brauche Hilfe. Frau S. spricht mit leiser Stimme, berichtet von diffusen körperlichen Beschwerden. Ihr werde alles zu viel, sie schaffe ihren Haushalt nicht mehr. Nach einer Hüftoperation vor 3 Monaten sei sie nicht wieder auf die Beine gekommen. Auch die „schriftlichen Sachen" würden sie immer mehr überfordern; Briefe öffne sie deshalb gar nicht mehr. Das Geld sei eh so knapp, vielleicht verliere sie sogar ihre Wohnung, wenn sie ihre Finanzen nicht mehr geregelt bekomme. Ihr Mann sei vor 7 Jahren verstorben. Seitdem habe sie auch kaum Kontakt mehr zu ihrer Tochter; da sei es „ums Geld gegangen". Ihre drei Enkelkinder vermisse sie sehr. Mithilfe einiger guter Freundinnen und ihrer Schwester habe sie diese schwierige Zeit nach dem Tod ihres Mannes aber gemeistert. Jetzt fühle sie sich alleingelassen und wünsche sich manchmal, nicht mehr aufzuwachen. Ihr einziger Trost sei ihre Katze. Vieles sei so sinnlos geworden. In ein Pflegeheim wolle sie auf gar keinen Fall gehen.

CAVE

Sehr hohe Suizidrate bei alten Menschen: Jeder dritte Suizident ist älter als 65 Jahre!

Auch die Letalität von Suizidversuchen ist im Alter deutlich erhöht (Schaller und Erlemeier 2014), und es werden härtere Methoden (Erhängen, Erdrosseln, Ersticken) gewählt.

„Die Lebenssituation kann aber unerträglich werden, wenn nicht ausreichend gute und verlässliche Ausgleichsmöglichkeiten und Erinnerungen verfügbar sind. Wenn Gleichaltrige sterben oder sich das Leben in der Partnerschaft belastend verändert, kann ein Gefühl des Allein-übrig-Bleibens oder der inneren Entfremdung entstehen. Wenn Aufgaben wegfallen oder nicht mehr in der

gewohnten Weise erfüllt werden können, wächst bisweilen ein Gefühl, nicht mehr gebraucht zu werden. Gesundheitsprobleme können die Lebensqualität in zentralen Bereichen beeinträchtigen. Es besteht die Sorge, in Zukunft auf die Hilfe der Familie und professioneller Helfer angewiesen zu sein. Ängste, das Gefühl, nicht mehr ernstgenommen zu werden, und Ohnmachtsgefühle können als unerträglich erlebt werden. In der Verzweiflung entsteht dann der Wunsch, eine letzte Entscheidung selbst in die Hand zu nehmen und seinem Leben ein Ende zu setzen."

Drinkmann et al. (2019: 9)

Suizidale Krisen im Alter sind ein äußerst häufiges Phänomen, finden jedoch gesellschaftlich immer noch zu wenig Beachtung. Als Gründe hierfür werden diskutiert:

- Im Vergleich zu jüngeren Menschen ist die Suizidrate im Alter sehr hoch, aber verglichen mit anderen Todesursachen im Alter ist Suizid eine relativ seltene Todesursache; die häufigste Todesursache bei Menschen ab 65 Jahren sind immer noch Herz-Kreislauf-Erkrankungen (Statistisches Bundesamt 2017).
- Dominanz anderer Altersprobleme.
- Negatives Altersbild in der Gesellschaft.
- Höhere Akzeptanz des Suizids im Alter.

CAVE

Für Helfer ist es wichtig, ihr eigenes Bild vom alten Menschen zu reflektieren. Es gibt Hinweise, dass es sogar im professionellen Bereich eine unbewusste Zustimmung zum Suizid alter Menschen geben kann: „In *dem* Alter und mit *den* Beschwerden kann ich den Entschluss zum Suizid gut nachvollziehen."

Diese Form der akzeptierenden Einstellung (ganz im Gegensatz zur in der Regel ablehnenden Einstellung gegenüber Suizidalität bei Jugendlichen und jungen Erwachsenen) kann fatal für den Kriseninterventionsprozess sein. Begriffe wie Freitod oder Bilanzsuizid (engl. „rational suicide") tauchen dann im Zusammenhang mit alten Menschen auf. Teising (2007: 304) warnt zu Recht, sich nicht von dieser scheinbaren Objektivität blenden zu lassen:

„Die klinische Erfahrung lehrt, dass ältere Menschen in der Regel gerade nicht in freier Entscheidung Suizidabsichten entwickeln, sondern in Situationen seelischer Not mit tiefer Verzweiflung, in Krisen und Notlagen, in Lebenssituationen, die unfrei sind und einengen. Entscheidend für den letzten Schritt in den Suizid oder zum Suizidversuch alter Menschen sind tiefe Kränkungen des Selbstwertgefühls, die für die Betroffenen von individuell schwerwiegender Bedeutung sind."

Altersdepression

Fallbeispiel

Anruf in einer Krisenberatungsstelle: Frau O. weint, kann kaum sprechen. Sie mache sich große Sorgen um ihren Mann. Dieser sei nach seiner Pensionierung im letzten Jahr „ein ganz anderer Mensch" geworden. Ohne seine Arbeit wisse er nichts mehr mit sich anzufangen, selbst zum Stammtisch oder Schützenverein gehe er nicht mehr. Dafür trinke er sein Bier jetzt im Keller oder vor dem Fernseher. Der Konflikt mit ihrem ältesten Sohn, der kürzlich einen Teil des vorgezogenen Erbes an der Börse verspielt habe, sei für ihn schrecklich gewesen. Der Kontakt – auch zu den Enkeln – sei sehr schwierig geworden. Die Anruferin schildert, dass sie das auch sehr belaste, aber „es müsse irgendwie weitergehen". Manchmal rede ihr Mann so merkwürdige Dinge, dass sie ihn „bald los sei" oder so ähnlich. Dann denke sie an seinen Großvater, der versucht hatte, sich mit seiner Dienstpistole zu erschießen. Ihr Mann sei die letzten Wochen öfter beim Hausarzt gewesen, aber darüber wolle er nicht reden. Sie wisse nicht mehr weiter.

Von den psychischen Erkrankungen im Alter ist Depression neben Demenz die häufigste (und geht oftmals mit Suizidalität einher). Sie muss erkannt werden – unterscheidet sich allerdings im Erscheinungsbild oft von den klassischen Ausdrucksformen (➤ Kap. 4.4). Gesundheits- und körperbezogene Probleme stehen oft im Vordergrund – im Kontext körperlicher Morbidität ist die Prävalenz von Depression deutlich erhöht, insbesondere auch bei hilfsbedürftigen und immobilen alten Menschen. Hinter körperlichen Beschwerden, kognitiven Beeinträchtigungen, hinter Unruhe, Gereiztheit und Ängstlichkeit versteckt sich bei alten Menschen manchmal eine behandlungsbedürftige Depression, die leicht übersehen wird. Unbedingt erforderlich sind die Abgrenzung zu somatischen Erkrankungen und vor allem die genaue Diagnostik einer Demenz. (Bei Betroffenen sind die mit einer Depression einhergehenden Konzentrations- und Aufmerksamkeitsstörungen nicht selten mit der Sorge verknüpft, möglicherweise an Demenz erkrankt zu sein.)

Dem Umfeld (Pflegedienste, Hausärzte, Betreuungspersonen) kommt hier eine sehr wichtige Funktion in der Früherkennung zu. Aktuell gibt es diesbezüglich zunehmend Angebote für Gatekeeper: Schulung zur Sensibilisierung, Aufklärung, Kompetenzvermittlung, Information über Hilfsangebote. Auch die Palliativmedizin sollte eng mit der Krisenhilfe verzahnt sein. (Chronische körperliche Schmerzen sind ein bedeutender Risikofaktor für Depression und Suizidalität.)

Die Zahlen von Cattell und Jolley aus dem Jahr 1995 sind immer noch alarmierend:

CAVE

Innerhalb der letzten 30 Tage vor ihrem Suizid haben sich über 40 % der Betroffenen an eine Erstversorgungsstelle (in der Regel ihren Hausarzt) gewandt – aber nur 14 % waren in Kontakt mit dem psychiatrischen Versorgungssystem.

5.2.2 Spezielle Bedarfe alter Menschen

Zugang zur Krisenhilfe

Viele Hilfsangebote, gerade auch Krisenangebote, sind nicht an den Bedarf älterer Menschen angepasst. Selten wird eine spezifische Kompetenz, z. B. von gerontopsychiatrischen Fachkräften, vorgehalten und spezialisierte Einrichtungen sind viel zu selten bekannt (trotz steigender Internetaffinität älterer Menschen). Häufig fehlen Vernetzungs- und Begegnungsangebote für alte Menschen, auch in Abhängigkeit von regionalen Gegebenheiten. Zudem gibt es oft lebenspraktische Einschränkungen durch fehlende Mobilität: Alte Menschen haben kein Auto mehr, sind auf Begleitung durch andere angewiesen usw.

MERKE

Es besteht die strukturelle und gesundheitspolitische Verantwortung und Notwendigkeit aufsuchender (Krisen-)Hilfe und Vernetzungsformen mit Altenhilfe und Hausärzten!

Hilfesuchverhalten

Es ist nicht untypisch, dass Hoffnungslosigkeit, Resignation und Scham in der älteren Generation eine besondere Rolle spielen. Diese senken oft die Bereitschaft, sich bei psychischen Problemen professionell helfen zu lassen. Außerdem gibt es nicht selten Informationsdefizite und eine generelle Skepsis gegenüber professionellen „Psycho"-Hilfsangeboten. Wie die Züricher Altersstudie (Maercker et al. 2005) zeigt, gehen ältere Menschen mit Somatisierungs- oder depressiven Störungen von sich aus zuerst zum Hausarzt, dann zum Psychiater und zuletzt zum Psychotherapeuten. Und Hausärzte empfehlen älteren Menschen kaum Psychotherapie (sondern subsumieren die depressiven Symptome häufig unter den Multimorbiditätsaspekt, Heuft et al. 1992). Es wird abzuwarten sein, ob sich hier zukünftig etwas ändern wird, wenn eine andere Generationskohorte, die bereits sehr viel vertrauter mit dem psychotherapeutisch-psychiatrischen Hilfesystem ist, langsam älter wird.

Kommunikation auf Körperebene

„Der Körper wird zum Ort der Wahrnehmung und des Ausdrucks, zum Interaktionsmedium mit dem Arzt und nicht zuletzt Ort und Objekt des suizidalen Handelns."

Teising (2007: 302)

Bei vielen älteren Menschen dreht sich alles um den Körper. Diese Ebene der Kommunikation muss von Helfern wahrgenommen und gemeinsam dechiffriert werden (s. o. Altersdepression), sonst kann es große Missverständnisse geben. Helfer übersetzen Bedürfnisse manchmal falsch und bringen Betroffene immer wieder zu verschiedenen somatischen Notfallanlaufstellen, wenn z. B. diffuse Schmerzen geäußert werden. Hier ist eine enge Kooperation und Abstimmung mit allen beteiligten Akteuren ganz entscheidend.

5.2.3 Krisenintervention bei älteren Menschen

Grundsätzlich gelten auch bei der Krisenintervention mit alten Menschen, die gleichen – allgemeinen – Prinzipien. Dennoch ist bei dieser Altersgruppe auf einige Besonderheiten und Risiken zu achten:

- Gefährdungen können sich „leiser" äußern
- Multimorbidität
- Fixierung auf somatische Probleme
- Nicht passende Hilfsangebote
- Einbeziehen sozialer Netzwerke
- Beziehungsaufnahme oft erschwert (alte Menschen erleben oft Unverständnis für ihre

Probleme – daraus resultiert die Angst vor neuen Verletzungen und Scham)
- Generelle Abwehr von Psychotherapie / Psychiatrie
- Abwertung von (jüngeren) Helfern: „Wie wollen *Sie* mich denn verstehen?" Fehlende Kenntnisse, Umkehr der Übertragung (evtl. Einfluss von Erfahrungen mit den eigenen Kindern) können zu einer ungünstigen Dynamik führen, in der sich die Helfer inkompetent und ohnmächtig fühlen)

! MERKE
- Die Beziehung muss auch unter einem Generationsaspekt reflektiert werden!
- Ein vernetztes und multiprofessionelles Vorgehen ist unabdingbar.

In einer Krisenintervention beim alten Menschen ist es immer von großer Bedeutung, **Angehörige** und deren Belastungspensum gut mit im Blick zu haben. Sie sind zwar einerseits oft eine tapfere Ressource (und werden von professionellen Helfern auch gern als solche hinzugezogen), ihre möglichen Grenzen sollten aber offen und transparent thematisiert werden. Manchmal muss dieser Schritt aktiv von den Helfern ausgehen, da Angehörige sich gelegentlich schämen, sich vermeintlich schwach und selbst unterstützungsbedürftig zu zeigen.

Fallbeispiel

Der Krisendienst sucht am Freitagabend ein altes Ehepaar auf. Der Mann hat um Unterstützung gebeten. Seine Frau sei schwer dement und auch schon lange in psychiatrischer Behandlung. Ihre Aggressivität und Gereiztheit würden ihn enorm strapazieren. Nachts laufe seine Frau manchmal durch die Nachbarschaft, schreie und beschimpfe ihr unmittelbares Umfeld (das Paar wohnt schon seit 30 Jahren in einer kleinen Vorstadtsiedlung), prangere manchmal sogar lautstark an, dass er sie schlage und einsperre. Er schaffe das alles nicht mehr, die letzten Tage seien besonders schlimm gewesen.

Das Krisenteam nimmt sich viel Zeit, lotet verschiedene Optionen aus, die in Anbetracht des bevorstehenden Wochenendes möglich erscheinen (Klinikeinweisung? Anfrage an die Tochter, die aber 200 km entfernt lebt? Hinzuziehung des ärztlichen Bereitschaftsdienstes?). Schließlich kommt man überein, dass der Mann nach dem Wochenende sofort Kontakt mit dem behandelnden Psychiater aufnimmt, um das weitere Vorgehen zu besprechen. Für das Wochenende werden Möglichkeiten des Abstands und der Entlastung besprochen (evtl. könnte am Sonntag eine Bekannte vorbeikommen, er könne sich auch jederzeit wieder beim Krisendienst melden). Noch in derselben Nacht geht der Mann auf den Dachboden und versucht, sich zu erhängen.

Eigentlich war die Krisenintervention gut und professionell gelaufen ...?
- Wichtig am Ende jeder Krisenintervention ist immer, das Vereinbarte noch einmal gut rückzukoppeln. Sonst helfen gute Ideen wenig, wenn die Betroffenen diese nicht umsetzen können.
- Die Hinzuziehung von Dritten, der Blick von außen (ärztlicher Bereitschaftsdienst?, Rücksprache mit dem eigenen Team / der Leitung?), hätte in dieser Situation vielleicht eine zusätzliche Perspektive eröffnet und eine fundiertere Einschätzung ermöglicht. ▌▌

Aber (und manchmal kann das leider erst in der Rückschau erkannt und verstanden werden):
- Die lang anhaltende Belastung des Mannes wurde evtl. nicht richtig eingeschätzt. Vielleicht zeigte er sich besonders tapfer und resolut – oder er schämte sich, seine eigene Verzweiflung und Suizidalität offen anzusprechen (in Anbetracht der Krankheit seiner Frau).
- Vielleicht hätte man ihn bestärken können, realistische Hilfe für seine Frau und sich zu organisieren (evtl. eher die Tochter anzurufen als auf die Bereitschaft einer Bekannten zu hoffen).
- Das Wochenende war vielleicht ein zu großer Berg für den Ehemann. Eventuell hätte man mit ihm gleich am nächsten Tag verbindlich einen Folgekontakt mit dem Krisendienst vereinbaren können (und nicht darauf bauen sollen, dass er sich erneut von sich aus meldet). Das hätte man vermutlich offen mit ihm besprechen können: „Meinen Sie, wenn Sie ganz ehrlich zu sich sind, dass Sie es tatsächlich schaffen, nochmal beim Krisendienst anzurufen? Oder sollen wir besser jetzt direkt einen Termin vereinbaren?"

Allerdings gilt auch:

- Viele alte Menschen können aufgrund ihrer Lebens- und Krisenerfahrung auf **gute Bewältigungsstrategien und Ressourcen** zurückgreifen („Wer den Krieg oder die Nachkriegszeit miterlebt hat, der kann einiges aushalten …“). Die Anpassungsfähigkeit und -bereitschaft einiger alter Menschen ist oft enorm, nicht zu unterschätzen und kann in den Interventionsprozess einbezogen werden: „Wie haben Sie es die ganzen Jahre geschafft, immer wieder einen Weg aus schwierigen Situationen zu finden?“
- Für manche jüngeren Menschen (evtl. auch für professionelle Helfer von Kriseneinrichtungen) ist es schwer vorstellbar, dass immer noch das „**Zufriedenheitsparadox**“ der Lebensqualitätsforschung Gültigkeit hat. Gemeint ist, dass sich negative Lebensumstände (in diesem Fall objektive Gesundheits- und Krankheitsvariablen) nur in relativ geringem Ausmaß auf die subjektive Lebensqualität niederschlagen. Diverse internationale Studien kamen zu dem Ergebnis, dass die empfundene Lebensqualität mit dem Alter nicht prinzipiell abnimmt (Herschbach 2002)!

5

LITERATUR

BiB – Bundesinstitut für Bevölkerungsforschung beim Statistischen Bundesamt; www.bib.bund.de/Permalink.html?id=10259398 (letzter Zugriff: 17.3.2020).

Cattell H, Jolley, DJ. One hundred cases of suicide in elderly people. Br J Psychiatry 1995; 166(4): 451–457.

Drinkmann A, Hery D, Hirsch R, Lindner R, Renken S, Schneider B für die Arbeitsgruppe Alte Menschen im Nationalen Suizidpräventionsprogramm für Deutschland (Hrsg.). Wenn das Altwerden zur Last wird: Suizidprävention im Alter. 2019; 6. akt. A. Januar 2019; www.bmfsfj.de/blob/95512/03e414bd01deff4bf704d6e9e5ce4dab/wenn-das-altwerden-zur-last-wird-data.pdf (letzter Zugriff: 15.3.2020).

Fischer C. Inanspruchnahme, Ergebnisse und Zufriedenheitsbeurteilung eines ambulanten psychiatrischen Krisenhilfeangebots: Untersuchung am Beispiel des Krisendienstes Psychiatrie München (KPM). Open Access Repositorium der Universität Ulm. Dissertation 2017; https://oparu.uni-ulm.de/xmlui/handle/123456789/4443 (letzter Zugriff: 17.3.2020).

Herschbach P. Das „Zufriedenheitsparadox“ in der Lebensqualitätsforschung. Psychother Psychosom Med Psychol 2002; 52(3/4): 141–150.

Heuft G, Rudolf G, Öri C. Ältere Patienten in psychosomatisch-psychotherapeutischen Institutionen. Zschr Psychosom Med 1992; 38: 358–370.

Jordan W, Heinemann AM, Marx A. Notfallpsychiatrie und psychotherapeutische Krisenintervention. Stuttgart: Thieme 2016.

Linden M, Kurtz G, Baltes MM, Geiselmann B, Lang FR, Reischies FM et al. Depression bei Hochbetagten. Ergebnisse der Berliner Altersstudie. Nervenarzt 1998; 69(1): 27–37.

Maercker A, Enzler A, Grimm G, Helfenstein E, Ehlert U. Inanspruchnahme und Psychotherapiemotivation in einer repräsentativen Bevölkerungsstichprobe über 65-Jähriger. Ergebnisse der Zürcher Altersstudie. Psychother Psychosom Med Psychol 2005; 55(3/4): 177–182.

Schaller S, Erlemaier N. Epidemiologie. In: Lindner R, Hery D, Schaller S, Schneider B, Sperling U (Hrsg.). Suizidgefährdung und Suizidprävention bei älteren Menschen: Eine Publikation der Arbeitsgruppe „Alte Menschen“ im Nationalen Suizidpräventionsprogramm für Deutschland. Berlin, Heidelberg: Springer 2014, S. 21–34.

Sonneck G, Kapusta, N, Tomandl G, Voracek M (Hrsg.). Krisenintervention und Suizidverhütung. 3. A. Wien: UTB facultas 2016.

Stein C. Spannungsfelder der Krisenintervention: ein Handbuch für die psychosoziale Praxis. Stuttgart: Kohlhammer 2009.

Stein C. Psychotherapeutische Krisenintervention. Köln: Psychiatrie Verlag 2015.

Teising M. Psychodynamische Aspekte der Suizidalität im Alter. Suizidprophylaxe 2004; 31(118): 31–33.

Teising M. Krisenintervention bei älteren Menschen. Psychotherapie 2007; 12: 301–306.

5.3 Menschen mit Migrationshintergrund

Jan Reuter

Zusammenfassung

- Der Überbegriff „Menschen mit Migrationshintergrund“ bezieht sich auf Menschen in ganz unterschiedlichen Lebenssituationen.
- Menschen auf der Flucht sind besonderen Belastungen ausgesetzt und befinden sich in einer rechtlichen Sondersituation, die zu spezifischen Problemlagen führt und die Vulnerabilität für psychische Krisen erhöht.
- Auf die Krisenintervention können politische, kulturelle, sprachliche und juristische Aspekte direkten Einfluss nehmen. Das Vorgehen muss daran angepasst werden.

Die psychiatrische Krisenintervention bei Migranten führt in fremde Kulturen und oft mitten in politische Konflikte, die sonst nur aus den Nachrichten bekannt sind. Diese Erfahrungen sind bereichernd und mit besonderen Herausforderungen verbunden. Übliche Lösungsansätze in der Krisenintervention reichen oft nicht aus, um die vielfältigen juristischen, sozialen und psychischen Probleme anzugehen. Dieses Kapitel fokussiert überwiegend auf **Flüchtlinge mit Integrationsproblemen sowie mit Gewalt- und Verlusterfahrungen.** Migranten, die seit Längerem in das gesellschaftliche und Gesundheitssystem integriert sind oder aus west- und mitteleuropäischen Kulturen kommen, bringen ebenfalls Besonderheiten mit sich, die in der Regel jedoch nicht so gravierend und krisenbestimmend sind.

Das Kapitel legt zu Beginn einen Schwerpunkt auf Begriffserklärungen zum Asylwesen, da mit dem Aufenthaltsstatus assoziierte Umstände relevant für die Krisenintervention sind. Danach folgt ein Überblick über interkulturelle Aspekte psychiatrischer Krisen- und Krankheitsbilder. Auf dieser Grundlage werden Empfehlungen zum angemessenen Umgang mit fremden Menschen in schwierigen Situationen diskutiert. Da Geflüchtete und Migranten oft von Armut betroffen sind, besteht eine Vulnerabilität für alle Themen, die mit sozialer Not assoziiert sind: beengter Wohnraum, eingeschränkte Bildungsangebote, erhöhte Krankheitslast, aber auch Themen wie häusliche Gewalt, Drogenkonsum, Prostitution und Menschenhandel. Diese Herausforderungen gehen mit Krisen einher, die ohne eine sichere Aufenthaltserlaubnis nicht einfach zu bewältigen sind. Dennoch werden in diesem Kapitel einige Aspekte angesprochen. Zum Ende des Abschnitts werden einzelne Aspekte (z. B. ideologische Radikalisierung) behandelt, die in der Krisenintervention bei Migranten beachtenswert sind.

In der Beratung von Geflüchteten sind eine positive Haltung, Offenheit und etwas Mut hilfreich, um sich nicht von den Konflikten der Weltpolitik in der Arbeit mit dem Einzelnen entmutigen zu lassen.

5.3.1 Begrifflichkeiten und rechtliche Hintergründe

Migranten sind Menschen, die ihren Lebensmittelpunkt in einen anderen Staat verlegt haben. Die genauere Definition des Begriffs ist für die Erfassung im Gesundheitssystem wichtig und daher sehr genau gefasst. Es handelt sich dabei um Migranten der ersten Generation, aber auch *„alle als Ausländer in Deutschland geborenen Migranten der zweiten Generation sowie alle als Deutsche in Deutschland geborenen Migranten der zweiten und dritten Generation, die im Haushalt ihrer Eltern leben, von denen mindestens ein Elternteil selbst zugewandert ist oder als Ausländer in Deutschland geboren wurde."*

(Bundesministerium für Familie, Senioren, Frauen und Jugend 2016).

Flüchtling (engl. „refugee") ist ein juristisch definierter Begriff, der im Alltag oft ungenau gebraucht wird. Der Begriff gilt für Menschen, die des Schutzes der Aufnahmestaaten bedürfen, weil sie aufgrund ihrer ethnischen Zugehörigkeit, Religion, Staatszugehörigkeit, Zugehörigkeit zu einer bestimmten sozialen Gruppe oder wegen einer politischen Überzeugung befürchten müssen, verfolgt zu werden (Definition der Genfer Flüchtlingskonvention). Ein Flüchtling befindet sich außerhalb des Landes, dessen Staatsangehörigkeit er besitzt. Anerkannte Geflüchtete haben ein Recht auf Leistungen im Aufnahmestaat wie Ausbildung, Sozialleistungen, Zugang zum Arbeitsmarkt, Gesundheitsversorgung und unter bestimmten Bedingungen auch Familiennachzug. Der Begriff **Geflüchteter** ist identisch mit dem Begriff Flüchtling, wird aber oft als angemessener angesehen.

Asylsuchende sind Flüchtlinge, die auf eine juristische Anerkennung ihrer Fluchtgründe warten.

Geduldete Migranten sind ausreisepflichtig, dürfen sich jedoch in Deutschland aufgrund einer vorübergehenden Aussetzung der Abschiebung aufhalten. Sie haben keinen Aufenthaltstitel und auch grundsätzlich keinen rechtmäßigen Aufenthalt. Asylsuchende und Geduldete haben in der Regel nur Anspruch auf eine Basis- und Notfallversorgung. Aus psychiatrischer Sicht bedeutet dies nur die kurze Behandlung psychiatrischer Notfälle statt einer indizierten Behandlung.

Papierlose („sans-papière") sind Menschen ohne gültigen Aufenthaltsstatus. Es handelt sich meist um Asylsuchende, deren Antrag abgelehnt wurde und die damit die rechtliche Grundlage des Aufenthalts verloren haben. Im weitesten Sinne sind es Menschen, die von der Regelversorgung ausgeschlossen sind und sich in der Illegalität befinden.

Die **Residenzpflicht** ist eine verpflichtende Aufenthaltsbestimmung für Asylsuchende. Sie untersagt in Deutschland das Verlassen des Bezirks, in dem sich die zuständige Aufnahmeeinrichtung befindet. Personen

5

mit geringer Bleibeperspektive, z. B. jene aus den sog. sicheren Herkunftsländern, sind verpflichtet, bis zur Entscheidung über ihren Asylantrag in den Aufnahmeeinrichtungen zu wohnen. Für Personen mit guter Bleibeperspektive entfällt die Residenzpflicht nach den ersten 3 Monaten. Die Residenzpflicht bedeutet für viele Asylsuchende eine Einschränkung ihrer Integration; sie kann zur Trennung von der Familie führen und eine Barriere zum Aufsuchen von Institutionen darstellen, die für die individuelle psychische Gesundheit relevant sein können (z. B. religiöse Institutionen, Selbsthilfegruppen, Integrationsangebote oder Sportvereine).

Das **Dublin-Verfahren** prüft, in welchem Staat ein Asylantrag rechtmäßig bearbeitet werden muss. Dazu werden bestimmte Kriterien angewendet, die einen zuständigen Staat definieren (z. B. weil dort bereits eine Bezugsperson des Antragstellers wohnt oder es das erste Land war, in dem ein Gesuch gestellt wurde). Ziel ist es, Familien zusammenzuführen und Mehrfachgesuche nur in einem zuständigen Staat zu bearbeiten. Dabei wird z. B. bei einem Asylsuchenden in Deutschland für den EU-Raum, Norwegen, Island, die Schweiz und Liechtenstein geprüft, ob bereits in einem dieser Staaten ein Asylantrag gestellt wurde. Falls dies der Fall ist oder ein Transfer aus anderen Gründen gewollt ist, wird der Asylsuchende (nach einem Übernahmeersuchen und nach Ausschluss etwaiger Hindernisse) in den betreffenden Staat „zurückgeschickt".

Der **Ankunftsnachweis** ist das erste offizielle Dokument, das eine Berechtigung zum Aufenthalt in Deutschland nachweist und dazu berechtigt, staatliche Leistungen wie Unterbringung, medizinische Basis- und Notfallversorgung und Verpflegung in Anspruch zu nehmen. Der Ankunftsnachweis wird nach der Registrierung ausgestellt. Der Ankunftsnachweis wird nach Stellen des Asylantrags in einer Außenstelle des Bundesamtes für Migration und Flüchtlinge (BAMF) oder einem Ankunftszentrum durch die **Aufenthaltsgestattung** ersetzt.

5.3.2 Krisen und psychische Erkrankungen bei Menschen aus fremden Kulturen

Fallbeispiel

Herr B., ein 25-jähriger Syrer, hatte im Wohnheim dem betreuenden Sozialarbeiter gegenüber Suizidgedanken geäußert. Er habe im Monat zuvor einen Suizidversuch mit einem Seil begangen, sei aber nur wenige Tage in der psychiatrischen Klinik behandelt worden. Eine ambulante Nachbetreuung sei nur für einen Termin möglich gewesen. Herr B. soll im Rahmen eines Dublin-Verfahrens nach Griechenland zurückgeschickt werden, wovor er große Angst habe.

Das Krisengespräch mit dem arabischsprachigen Patienten, das in Anwesenheit einer Dolmetscherin geführt wird, beginnt mit einer Klärung der Rollen der Beteiligten, dem Hinweis auf die Schweigepflicht des Behandlers und der Dolmetscherin sowie der Klärung des Gesprächsgrundes. Im Gespräch mit den professionellen Helfern berichtet Herr B. einige Eckpunkte seiner Lebensgeschichte. Er stamme aus Damaskus und habe bis zur Flucht „Economy" studiert. Er habe sechs Geschwister, seine Mutter lebe weiterhin in Syrien, sein Vater gelte als verschollen. Herr B. sei nicht religiös eingestellt. Als Fluchtgrund gibt er an, dass er zum Kriegsdienst eingezogen werden sollte. Zusammen mit seinem 3 Jahre älteren Bruder sei er auf dem Landweg über die Türkei geflohen, dann weiter über Land und See nach Griechenland. Auf der Flucht sei sein Bruder einen Berghang heruntergestürzt und verstorben. Er selbst sei in der Türkei überfallen worden. In Griechenland habe er 3 Jahre verbracht, wo er als Geflüchteter längere Zeit im Gefängnis, später auch in einem „Camp" untergebracht gewesen sei. Damals habe er angefangen, sein Leben als gänzlich sinnlos zu empfinden. Vor 1 Jahr sei ihm die Ausreise aus Griechenland per Flugzeug nach Hamburg gelungen. Aktuell habe er eine Verlängerung seines Aufenthaltsrechts beantragt. Er gehe zur Schule, es gelinge ihm aber nur mit Mühe, dem Unterricht zu folgen. Derzeit wohne er zusammen mit drei Syrern und einem Iraker in einem Wohnheim. Er beschreibt seine Lebensumstände als „akzeptabel". Er habe keine Beziehung, dazu sei er „einfach nicht in der Lage".
Während des Klinikaufenthalts nach dem letzten Suizidversuch sei er mit Mirtazapin antidepressiv behandelt worden und habe als Einschlafhilfe zusätzlich Zopiclon erhalten. Beide Medikamente nehme er weiterhin ein. Er berichtet über einen etwas verbesserten Schlaf, seine depressiven Gedanken seien jedoch unverändert vorhanden.

In der Krisenintervention wird man oft auch bei Deutschen mit „fremden Welten" konfrontiert. Daher ist das Verstehen anderer Lebensentwürfe und Haltungen in jeder Beratung Teil der Arbeit. Migranten aus Syrien, dem Kongo oder Albanien bringen jedoch weitere Aspekte ein, die die offene und fragende Herangehensweise noch wichtiger machen. Neben der Sprachbarriere trägt auch die Unkenntnis des mitteleuropäischen Sozial- und Gesundheitssystems zu Problemen bei. Der große Bezug der meisten Migranten zur Familie erfordert oft eine Beratung für mehr als nur einen Menschen. Grundsätzlich braucht es kein lexikalisches Wissen über andere Kulturen und politisches Geschehen. Es ist jedoch sinnvoll, sich Kenntnisse zu sensiblen Themen wie Sexualität, Genderfragen, religiösen Tabus und Stigmatisierung psychischer Beschwerden anzueignen. Auch ist ein Grundwissen über die besonderen Merkmale bestimmter Ethnien hilfreich, aus denen ein Großteil der Geflüchteten stammt: z. B. die Staatenlosigkeit der Kurden, den Bürgerkrieg der Tamilen, die Clanstrukturen der Somalier oder den Exodus der Tibeter.

Wer die häufigeren psychischen Beschwerdebilder in Mitteleuropa kennt, wird viele Aspekte auch bei Menschen aus fremden Kulturen wiederfinden. Dabei gilt für einige Erkrankungen eine relativ hohe „Universalität". So ähneln sich Suchterkrankungen oder demenzielle Syndrome bei fast allen Menschen, während andere Symptome (z. B. Psychose, Angst und Depression) mit sehr unterschiedlichen kulturspezifischen Aspekten einhergehen können. In der Literatur ist beschrieben, dass die psychischen Erkrankungen im Kern universell sind, nicht jedoch in der Ausgestaltung der Symptomatik. Alle Menschen haben ein vergleichbares neurobiologisch konstruiertes zentrales Nervensystem, das mit typischen Basisfunktionen und einer gewissen Bandbreite von grundsätzlichen Charakterzügen einhergeht. Grundsätzlich ist keine Eigenschaft oder Charakterzug an eine bestimmte Ethnie geknüpft. Der Mensch wird durch die Verinnerlichung seiner umgebenden Kultur in den sozialen Verband integriert. Damit übernimmt die Psyche Werte und Normen, Beziehungskonzepte und Verhaltensweisen ihrer umgebenden Kultur. Innerhalb der kulturellen Zugehörigkeit existieren wiederum individuelle Charaktere und ergeben ein ganz heterogenes Gesamtbild der sozialen Gruppe (➤ Abb. 5.7).

Für psychische Störungen und deren Auslöser können somit universelle, kulturbedingte und persönliche Aspekte gefunden werden. Entsprechend der fließenden Grenze zwischen diesen Domänen äußern sich auch psychische Störungen mit einer universellen „neurobiologischen" Basiskomponente sowie persönlichen und kulturellen Unterschieden.

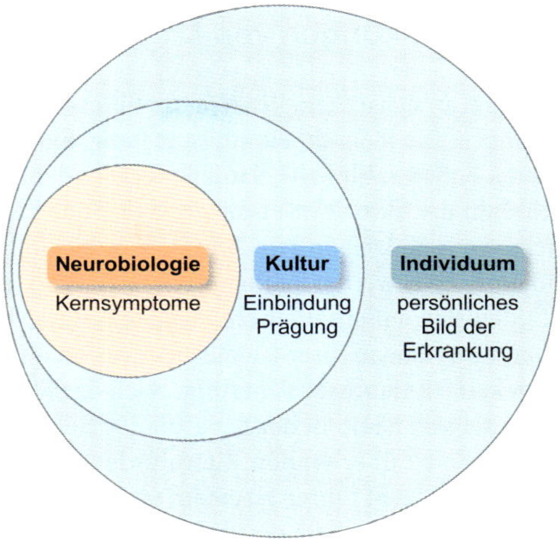

Abb. 5.7 Psychische Erkrankungen zwischen Biologie, Kultur und Individuum

5

INFOBOX

„Ich"-Perspektive im Gegensatz zur familienbezogenen Wahrnehmung

In westlichen Kulturen liegt der Fokus auf der Entwicklung und dem Befinden der eigenen Persönlichkeit. Diese Haltung steht im geschichtlichen Kontext der Industrialisierung, aber auch der Aufklärung. In anderen Kulturen liegt der Schwerpunkt stärker auf der Verbindung zum sozialen Verband, insbesondere der Familie. So ist die Frage, welchen Beitrag man als Einzelner zum Familienverband leistet, für die meisten Asiaten viel wichtiger als die Feststellung, „wie es einem geht".

Werte, Beziehungsgestaltung, Rituale und Sprache sind im arabischen und asiatischen Raum sehr auf Beziehungen zur und die Integration in die Gruppe bezogen. Daher haben Menschen aus diesen Kulturen oft Schwierigkeiten, die eigene Person so unabhängig und im Fokus zu sehen, wie es für Mitteleuropäer üblich ist.

Jüngere Generationen, die aus gruppenbezogenen Kulturen stammen, sind inzwischen mehr auf sich selbst fokussiert, sodass es oft zu Konflikten zwischen den jüngeren und den älteren Generationen kommt. Diese Konflikte stellen häufige Gründe für Krisen auch bei psychisch gesunden Menschen dar und können mit starker Dynamik einhergehen.

5.3.3 „Typische" psychische Krisen und Erkrankungen von Migranten

Migration an sich ist kein Risikofaktor für psychische Störungen. Die Menschheit migriert stetig, und Migranten haben zahlreiche Nationen gegründet. Die Mehrzahl der aktuell in Europa eintreffenden Geflüchteten ist jedoch unfreiwillig aus Kriegsgründen und unter erschwerten Bedingungen migriert. Viele befinden sich außerhalb ihrer sozialen Netzwerke, haben ihre Rolle in ihrer Gesellschaft verloren und sehen keine Zukunftsabsicherung. Nach der Flucht fühlen sie sich kaum in der Lage, die Barrieren der Integration zu überwinden. Gewalterlebnisse vor und auf der Flucht führen zu einem erhöhten Anteil (ca. 30 %) von (vor allem posttraumatischen) Belastungsstörungen, affektiven und psychosomatischen Beschwerden. Ein Großteil gilt als behandlungsbedürftig.

Die Biografie von Migranten kann meist in drei Abschnitte unterteilt werden: die Zeit vor der Flucht, die Flucht selbst und die Zeit der Ankunft und Integration im Zielland. Alle drei Phasen (prä-, peri- und postmigrative Phase) sind mit besonderen und spezifischen Belastungen verbunden:

- Bei den meisten Flüchtlingen ist die **prämigrative** Phase oft von persönlich erlebter oder bezeugter Gewalt geprägt.
- Die **Flucht** an sich ist durch Verlust, Angst, Missbrauch, Gewalt, Armut und Diskriminierung gekennzeichnet. Flüchtende machen auf der Flucht oft die grausamsten Erfahrungen, verlieren Angehörige oder kommen nie am geplanten Ziel an.
- **Nach Erreichen ihres Ziels** entstehen neue Belastungen, die mit enttäuschten Vorstellungen, schlechter Integration und Perspektivlosigkeit in Verbindung stehen. Zwar ist das Leben in der Regel nicht mehr unmittelbar bedroht, dennoch beschreiben viele Migranten die alltäglichen Probleme in der neuen Heimat als die am schwersten zu ertragenden.

5.3.4 Belastungsreaktionen im Zusammenhang mit der Flucht

Das anhaltende Stresserleben vor, während und nach der Flucht führt zu den typischen Symptomen von „Dis-Stress". Dazu gehört das ganze Spektrum psychosomatischer Syndrome, aber auch kognitive Defizite (z. B. Konzentrationsstörungen), ständige Erschöpfung, Ein- und Durchschlafstörungen, Schmerzsyndrome und Muskelverspannungen, Bluthochdruck und andere kardiovaskuläre Beschwerden sowie eine insgesamt geringere Widerstandskraft gegen Erkrankungen im Allgemeinen. Die größte Gefahr ist eine Chronifizierung dieser Syndrome, welche die Lebensqualität und Arbeitsfähigkeit beeinträchtigt und auch zu einer erhöhten Sterblichkeit beiträgt. Gerade den professionellen Helfern in der Krisenintervention kommt die Rolle zu, die Zusammenhänge zwischen Erlebtem und aktuellen Beschwerden herzustellen und Wege aufzuweisen, um die Symptome zu lindern. In der Krisenintervention können die Weichen für die notwendige therapeutische Hilfe gestellt werden (zur PTBS ➤ Kap. 4.9).

Die wohl häufigsten Krisen sind **Integrationsprobleme.** Das soziale System wird oft unter- oder überschätzt, es liegen zahlreiche Barrieren vor und die tägliche Integration ist per se mühsam. Viele Klienten stellen „falsche Fragen", da sie nicht verstehen, wer wofür zuständig ist. Insofern sind ein gutes sozialarbeiterisches Wissen bzw. Kenntnisse über entsprechende Anlaufstellen notwendig, um die zahlreichen Probleme einordnen und bearbeiten zu können. Besonders häufig geht es um Kränkungen der Klienten durch Autoritäten, um Enttäuschungen und Frustration bzgl. des Asylverfahrens, um schlechten und engen Wohnraum, Arbeitserlaubnis, knappe Finanzen oder Familiennachzug. Jeder professionelle Helfer sollte unterschiedliche Stellen am Beratungsort kennen, um die ganz unterschiedlichen Fragen zu delegieren: an Vertreter der freien Wohlfahrtspflege (z. B. Arbeiterwohlfahrt, lokaler Caritasverband, Diakonie oder lokales Rotes Kreuz), eine Rechtsberatung, das Jobcenter, ein(en) Info-Café / Treffpunkt (falls vorhanden), eine Vermittlung für Ehrenamtliche, offen eingestellte Haus- und Fachärzte, engagierte Kirchen oder auch ein Frauenhaus oder eine LGBT[1]-Beratung. Persönliche Kontakte zu den entsprechenden Stellen sind eindeutig von Vorteil.

[1] LGBT: Lesben, Schwule („gay"), Bisexuelle und Transgender

INFOBOX

Das Asylverfahren als Auslöser von Krisen

Das Asylverfahren ist ein besonders krisenbelasteter Prozess, da es über das weitere Schicksal des Betroffenen entscheidet. Sowohl die Erstellung der notwendigen Informationen als auch das oft lange Warten auf die Entscheidung sind mit Schwierigkeiten und Krisen verbunden. Fällt ein Entscheid negativ für den Betroffenen aus, werden oft Krisenzentren in Anspruch genommen, um akute Hilfe zu finden. Da das Asylverfahren institutionell und inhaltlich komplex ist, bedarf es oft unterschiedlicher Professionen, um den Betroffenen helfen zu können. Nach Ausschöpfung der möglichen Maßnahmen scheinen dem Berater nicht selten die Hände gebunden zu sein.

Dabei ist jedem Asylsuchenden in der Krisenintervention vor Beginn des Verfahrens zu raten, die **persönliche Anhörung** besonders ernst zu nehmen und sich gut vorzubereiten, sich ggf. auch von Dritten begleiten zu lassen. Die persönliche Anhörung ist der wichtigste Termin im Asylverfahren; sie dient der Erhebung der individuellen Fluchtgründe. An dieser Stelle muss der Betreffende, wenn das Interview oder die Migration im Zusammenhang mit psychischen Störungen steht, dazu persönliche Angaben machen. Psychische Erkrankungen und Wirkungen von Medikamenten können Inhalt und Glaubwürdigkeit der Anhörung beeinflussen.

Das Interview wird mit Entscheidern des BAMF durchgeführt. Je nach Bedarf sind Dolmetscher, Rechtsanwälte und optional eine Vertrauensperson anwesend. Bei Vorliegen einer psychischen Erkrankung sollten entsprechende Dokumente nach Entbindung von der Schweigepflicht an die Teilnehmer der Anhörung vorab überreicht werden. Erkrankungen sind in der Regel kein Grund für eine Anerkennung als Flüchtling, können aber Auswirkungen auf ein Abschiebeverbot haben.

5.3.5 Interventionen – einen Zugang finden

Der Grundsatz von Krisenintervention bei Geflüchteten lautet: Ein **kultursensibler Umgang** mit den Betroffenen soll das Erkennen und Verstehen psychischer Probleme ermöglichen. Dabei stehen insbesondere Trauma und Traumafolgestörungen, Depression und Suizidalität im Vordergrund.

Besonderheiten der Gesprächsführung

Die Krisenintervention umfasst neben einer Erklärung des Settings und der Gesprächsmöglichkeiten und Ziele natürlich auch die eigentliche Intervention. Diese unterscheidet sich nicht wesentlich von den Methoden der Krisenintervention, die in diesem Buch vorgestellt werden (➤ Kap. 2). Kultursensibles Vorgehen heißt dabei vor allem auch nachzufragen. Direkte Fragen nach Bedeutungszusammenhängen ebenso wie zirkuläre Fragen (z. B.: „Was würde in dieser Situation Ihr Onkel dazu sagen?") können hilfreich sein, um kulturspezifische Implikationen aufscheinen zu lassen. Aufgrund der Übersetzung ist der Inhalt jedes Gesprächs deutlich reduziert. Es ist oft frustrierend, wie wenig Zeit überhaupt für die eigentliche Beratung bleibt.

Dieser Zeitmangel ist ein weiterer Grund, der eine besonders klare Strukturierung und Zielsetzung erforderlich macht. Es kann vorkommen, dass im Gespräch besonders tragische Umstände zur Sprache kommen, bei Frauen z. B. der Tod eines Kindes oder die Umstände einer Vergewaltigung. Bei Themen, die in der aktuellen Situation nicht ausreichend besprochen werden können, weil sie das aktuelle Setting organisatorisch und emotional sprengen würden, muss respektvoll eine Linie gezogen werden. So muss der Berater den Betroffenen z. B. darauf hinweisen, dass im aktuellen Gespräch nicht die Ruhe und würdevolle Widmung hergestellt werden kann, die dieses Thema erfordert. Gleichzeitig sollte der Betroffene die Möglichkeit haben, sich zu öffnen und auch sensible Themen anzusprechen.

! MERKE

Die richtige Mitte aus beiden Aspekten zu finden verlangt Fingerspitzengefühl, ein enges Monitoring und ein haltgebendes Setting. Viele Migranten sind für eine humane und respektvolle Behandlung oft ausgesprochen dankbar und profitieren sehr von den kleinen Schritten und Symbolen, die in der Möglichkeit des Einzelnen liegen.

Krisenintervention mit Dolmetscher

Die sprachlichen und kulturellen Unterschiede machen fast immer den **Einsatz von Dolmetschern** nötig, deren Bezahlung in vielen Fällen nicht gesichert ist. Für den Einsatz von Dolmetschern im psychiatrischen und psychotherapeutischen Bereich gelten bestimmte Verhaltensregeln:

- Die Dolmetscher sollten speziell für diesen Bereich geschult sein.

- Nach Möglichkeit sollten keine Angehörigen, Freunde oder Bekannten des Patienten zum Dolmetschen herangezogen werden, was bei sehr kleinen ethnischen Gruppierungen ggf. schwierig sein kann. Dies kann dazu führen, dass Patienten über stigmatisierende oder schambesetzte Inhalte nicht sprechen.
- Es sollte der genaue Wortlaut möglichst nahe am sprachlichen Duktus des Patienten wiedergegeben werden, um formale Denkstörungen und andere Störungen, die sich im Sprechen manifestieren, erkennen zu können.
- Gleichzeitig müssen Metaphern oder bestimmte Symbole kulturell gedeutet werden. Als Beispiel möge die Übersetzung des arabischen Sprichworts „Ich bringe dir die Milch von Vögeln" dienen: Auch wenn die wörtliche Wiedergabe bizarr anmuten mag, sollte das Sprichwort regelgemäß so übersetzt werden. Meist gibt der Dolmetscher nach der wörtlichen Übersetzung einen Hinweis auf die Bedeutung: „Ich tue selbst das Unmögliche für dich."
- Eine kurze Vor- und Nachbesprechung mit dem Dolmetscher wird empfohlen.
- Der Dolmetscher sollte dem Patienten in Bezug auf Geschlecht, Generation und Ethnie möglichst ähnlich sein.
- Im Notfall kann der Einsatz von Telefondolmetschern helfen.
- Der professionelle Helfer soll sich im Gespräch möglichst direkt an den Patienten und nicht an den Dolmetscher wenden und dabei auch den Blickkontakt mit dem Patienten suchen. Dies ist auch bei der Sitzordnung zu berücksichtigen, um dem Patienten das Gefühl zu vermitteln, dass er direkt angesprochen ist. Auch Konstellationen im Dreieck können sinnvoll sein; das Setting sollte zusammen mit allen Teilnehmern gestaltet werden.

Besondere Hürden in der Krisenintervention bei Asylsuchenden

Krisenintervention bei Asylsuchenden ist oft von vielen Unwägbarkeiten begleitet (Risiko der Abschiebung, fehlende Krankengeschichten, kulturelle Barrieren). Außerdem bestehen zahlreiche Hürden, welche die anschließende fachliche Anbindung erschweren können:

- Die **Asylunterkünfte sind oft außerhalb gelegen** und verursachen längere Anfahrtszeiten und Kosten, deren Übernahme einen zusätzlichen Aufwand für die behandelnden Institutionen bedeutet.
- Viele Asylsuchende müssen sich um ihre **Kinder und / oder Familienangehörige kümmern** und finden selbst keine Zeit für eine Therapie.
- Mangelnde **Ortskenntnis** von Migranten kann dazu führen, dass Termine versäumt werden.
- Gleichzeitig ist eine psychologische Beratung für viele Migranten mit einem **Stigma** verbunden, weshalb diese oft nur ungern angenommen wird.

5.3.6 Suizidalität bei Geflüchteten

Die Abklärung von Suizidalität ist bei Geflüchteten besonders herausfordernd, da gelegentlich auch damit gedroht wird: „Wenn ich abgeschoben werde, bringe ich mich um." Suizid ist jedoch ein relevantes Risiko von Geflüchteten mit psychischen (Belastungs-)Störungen. Die Frage, ob es bei Suizidandeutungen um die Durchsetzung vitaler Interessen geht oder tatsächlich um die Ankündigung eines Suizids, ist schwer zu entscheiden. Die Abklärung bedarf großer Sorgfalt und ist insbesondere bei Sprachbarrieren erschwert, sodass besonderer Wert auf eine gute Übersetzung gelegt werden muss. Suizidalität sollte daher im Zweifelsfall immer durch eine fachärztliche Expertise abgeklärt werden. Jede Andeutung ist also ernst zu nehmen.

Fallbeispiel

Forts.

Herr B. berichtet von immer wieder auftretenden Suizidgedanken. Suizid sei weiterhin eine Option für ihn, er habe jedoch keine aktuellen Suizidpläne. Herr B. kann sich glaubhaft von Suizidalität distanzieren. Aufgrund der weiterhin bestehenden ausgeprägten depressiven Symptomatik ist eine Reevaluation der antidepressiven Medikation indiziert. Für den Patienten wird daher ein Termin in einer Psychiatrischen Institutsambulanz (PIA) vereinbart.

Die relevante Netzwerkarbeit ist bereits geleistet: Der Patient hat einen Rechtsbeistand und eine Organisation, die sich um ihn kümmert.

Das Fallbeispiel greift nicht auf, welche Maßnahmen getroffen werden können, wenn die Abschiebung nach Griechenland nicht mehr verhindert werden kann. Psychiatrische Behandlungen können solche Entscheidungen verzögern, aber nicht grundsätzlich aufheben. Es bleibt offen, ob der Patient nach Ablehnung einer Verlängerung schließlich „untertaucht“ oder ob er sich seinem Schicksal fügt und sich in Griechenland erneut um einen gelungenen Lebensweg kümmert. Seine Anamnese weist erhebliche Risiken für einen erneuten Suizidversuch auf. Die involvierten Helfer können im Falle einer dennoch stattfindenden Abschiebung keinen Weg einer Unterstützung erkennen, wie sie Herrn B. außerhalb Deutschlands helfen können.

5.3.7 Krisenintervention bei „Papierlosen“ (Menschen ohne legalen Aufenthalt)

Die Versorgung von Migranten, die ihr Aufenthaltsrecht verloren haben, ist ein komplexes und emotional aufgeladenes Thema. Der illegale Aufenthaltsstatus der Betroffenen potenziert alle bereits vorbestehenden Schwierigkeiten. Die Betroffenen sind in ihrem Aktionsradius weiter eingeschränkt und die potenziellen Helfer mit rechtlichen Problemen ihres Handelns konfrontiert. Grundsätzlich kann angenommen werden, dass in den meisten Fällen der Verlust des Aufenthaltstitels rechtlich einwandfrei zustande gekommen ist. Dennoch gibt es immer wieder Fälle, in denen Verfahrensfehler, Willkür und politischer Wille zum ungerechtfertigten Ausschluss aus der Versorgung führen. Im Notfall steht die akute Versorgung stets über den juristischen Aspekten des Aufenthaltsstatus. Zumindest für Ärzte gilt:

„Ärztinnen und Ärzte haben die Pflicht, medizinische Hilfe zu leisten. Sie machen sich bei der Behandlung von Menschen ohne legalen Aufenthaltsstatus nicht strafbar, wenn sich ihre Handlungen objektiv auf die Erfüllung ihrer beruflichen Pflichten beschränken.“

Bundesministerium des Inneren (2007)

Auch für Papierlose gilt die Schweigepflicht. Leider beinhaltet die institutionelle Versorgung von Menschen ohne Aufenthaltsrecht, da sie an weitere Ämter gemeldet werden, letztlich die Gefahr einer Festnahme und Abschiebung des Patienten. In diesem Spannungsfeld ist die Entscheidung über die beste Maßnahme im Sinne des Betroffenen manchmal schwierig. Persönliche Netzwerke im sozialen und psychischen Bereich und die Priorisierung der drängendsten Fragen sind fundamental in der Versorgung von Papierlosen. Es gibt zahlreiche lokale Netzwerke in Deutschland, die sich um Patienten kümmern, die keine Papiere, keine Krankenversicherung bzw. keinen legalen Aufenthaltsstatus haben, z. B. „MediNet“ oder „Praxis ohne Grenzen“; sie können über Suchmaschinen im Internet gefunden werden. Eine Übersicht ist unter www.medibueros.org verfügbar.

Es ist hilfreich, in der Stadt, in der die Beratung stattfindet, Vertreter eines solchen Netzwerks zu kennen. Falls es lokal kein Netzwerk gibt, kann zumindest fernmündlich in einem anderen Netzwerk Rat eingeholt werden. Die Bundesärztekammer hat in einem Faltblatt die wichtigsten ärztlichen Fragen zum Thema beantwortet (www.bundesaerztekammer.de/fileadmin/user_upload/downloads/Faltblatt_Patienten-ohne-Aufenthaltsstatus_30112013.pdf).

5.3.8 Ideologisierte Radikalisierung bei Migranten

Mit der Zunahme von Bedrohung und Bedrohungsgefühl durch Terrorismus durch ideologisch radikalisierte Täter hat die Frage nach psychologischen Motiven, Prävention, Erkennung von Radikalisierungstendenzen und möglichen Interventionen deutlich zugenommen. Im Beratungssetting sind bei psychischen Auffälligkeiten von Migranten aufseiten der Berater Sensibilität und Professionalität bzgl. dieser Thematik gefragt. Häufig suchen auch Kontaktpersonen oder Angehörige den Kontakt zu professionellem Personal, um mögliche Unsicherheiten und Risiken bewerten zu lassen. Der Begriff Radikalisierung ist nicht eindeutig definiert; religiöser Fundamentalismus steht nicht in direktem Zusammenhang mit Radikalisierung, und einfache Erklärungen für Hass und Gewalt existieren nicht. Radikalisierung bezieht sich nicht nur auf Migranten, sondern kann auf jeden Menschen zutreffen.

! MERKE

Unzureichend integrierte Menschen, marginalisierte Gruppen und psychisch verletzte Menschen können ein **erhöhtes Risiko für Radikalisierungstendenzen** aufweisen.

Wenn z. B. eine antisoziale oder narzisstische Persönlichkeitsstörung besteht, kann das Gefährdungspotenzial weiter erhöht sein. Junge Männer sind im Allgemeinen häufiger mit Straftaten assoziiert als andere Bevölkerungsgruppen. Diese Merkmale stellen für alle Menschen, also auch für Migranten oder ihre Folgegenerationen, einen Risikoaspekt von Fremdgefährdung dar. Die Gewalt, die viele Migranten erlebt haben, kann die Schwelle zur Gewaltanwendung verändern. Jeder psychologische / psychiatrische Behandler sollte bzgl. ideologischer Radikalisierung Risikofaktoren, Anzeichen sowie Maßnahmen und Ansprechpartner zur Intervention kennen. Als wichtigste Anzeichen einer möglichen Radikalisierung gelten eine starke Veränderung und Einengung der Lebensweise des Betroffenen. So wird ein Wechsel des Freundeskreises, der Ernährungsgewohnheiten, der Freizeitausübung und anderer persönlicher Aspekte (Musik, Filme) als ernst zu nehmendes Zeichen beschrieben. Das Verhalten kann sich in sozialem Rückzug, Feindseligkeit und Verschlossenheit äußern. Aufgrund des großen Interesses an diesem Thema gibt es zahlreiche Informationsmaterialien und Beratungsstellen, die weitergehende Beratung (auch anonym) anbieten können.

INFOBOX

„Beratungsstelle Radikalisierung"

Die Mitarbeiter der „Beratungsstelle Radikalisierung" beim Bundesamt für Migration und Flüchtlinge (BAMF) …

- … sind eine Anlaufstelle und bieten konkrete Hilfe
- … geben Antworten auf häufige Fragen und klären im Rahmen eines ersten Überblicks über die Problematik auf
- … finden für Sie Hilfsangebote in Ihrer Nähe
- … vermitteln im Einzelfall persönliche Beratung und Betreuung durch eine geeignete Stelle
- … stellen den direkten Kontakt zu Spezialisten in allen Bereichen her
- … vermitteln den Kontakt zu anderen Betroffenen in ähnlicher Situation und / oder Selbsthilfeinitiativen.

Beratungsstellen und Kontaktmöglichkeiten können auf der Webseite des BAMF (www.bamf.de/DE/Behoerde/Beratungsstelle/beratungsstelle-node.html) in der Suchfunktion gefunden werden. Dort kann auch die Broschüre **„Glaube oder Extremismus?"**, die eine angemessene Aufklärung für Angehörige und allgemeinmedizinisches Personal darstellt, in mehreren Sprachen heruntergeladen werden.

5.3.9 Menschenhandel

Menschenhandel betrifft in Deutschland oft Migranten mit unsicherem Aufenthaltsstatus; Frauen und jüngere Menschen sind häufiger betroffen. Deutschland ist ein wichtiges Empfängerland für Menschenhandel. Die Notlage der Betreffenden wird ausgenutzt, um sie unter falschen Versprechungen, finanziellen Verwicklungen, Drohungen und Gewalt unter die Kontrolle mafiöser Strukturen zu bringen. Oft werden die Betroffenen wegen angeblicher Straftaten oder ihres illegalen oder ungeklärten Aufenthalts unter Druck gesetzt, ihre Papiere beschlagnahmt oder auch Angehörige in der Heimat der Betroffenen bedroht. Die Betroffenen werden zur Arbeit, zu sexuellen Diensten und anderen Aufgaben gezwungen. Die Arbeit findet überwiegend im privaten Dienstleistungssektor (Gastronomie, Reinigungshilfen, Au-pair) statt. Personal, das mit Menschen in Krisen arbeitet, sollte Warnhinweise und Interventionsmechanismen für Menschenhandel kennen.

! MERKE

Hinweiszeichen für Menschenhandel im ersten Kontakt zu Betroffenen sind z. B.:

- Kein oder nur teilweiser Besitz der persönlichen Ausweise und Reisedokumente oder Beschlagnahmung der Dokumente durch Arbeitgeber / Zuhälter.
- Falsche oder gefälschte Identitätsausweise, die vermutlich durch eine andere Person beschafft wurden.
- Kaum oder gar keine finanziellen Mittel, karge Garderobe.
- Die Person wird in ihrer Bewegungsfreiheit eingeschränkt. Sie hält sich von anderen Mitarbeitern fern oder wird ferngehalten; evtl. drängt sich eine „Beschützerperson" auf.
- Spuren von Misshandlungen.
- Person ist unruhig, verängstigt, misstrauisch, wortkarg.
- Person verfügt kaum über Orts- und Sprachkenntnisse.
- Eindruck, dass Person vom Arbeitgeber instruiert wurde, was sie zu erzählen hat.

(Auszug aus dem Leitfaden „Kooperationsmechanismen gegen Menschenhandel")

Die Handlungsmöglichkeiten von Helfern sind, was die professionelle Ausbeutung von Menschen betrifft, eingeschränkt. Komplexe und mafiöse Strukturen, wirkungsvolle Einschüchterung und der oft illegale Status der Opfer erschweren ein eindeutiges Vorgehen. Ein gutes Wissen über Menschenhandel in Deutschland und mögliche Interventionen sowie weiterführende

Angebote sollten angewandt werden. In Abhängigkeit von der Bedrohlichkeit der Situation für das Opfer und den Handlungsmöglichkeiten des Personals können die Einbeziehung unabhängiger Dolmetscher im Einzelgespräch mit den Betroffenen, die Aufklärung über seine Rechte, der Hinweis auf die Schweigepflicht des Personals und die Mitgabe von Informationen über Ansprechpartner erste Schritte zur Unterstützung des Opfers darstellen. Die Organisation **Ban Ying e. V.** (www.ban-ying.de) bietet online weiterführende Informationen; der deutsche Zoll ist Ansprechpartner für rechtliche Fragen. Die Schweigepflicht ist zu beachten.

LITERATUR

Alisic E, Letschert RM. Fresh eyes on the European refugee crisis. Eur J Psychotraumatol 2016; 7: 31847.

Berger M. Psychische Erkrankungen: Klinik und Therapie. 6. A. München: Elsevier Urban & Fischer 2020.

Böttche M, Stammel N, Knaevelsrud C. Psychotherapeutic treatment of traumatized refugees in Germany. Nervenarzt 2016; 87(11): 1136–1143.

Bundesministerium des Innern (Hrsg.). Illegal aufhältige Migranten in Deutschland: Datenlage, Rechtslage, Handlungsoptionen. Bericht des Bundesministeriums des Innern zum Prüfauftrag „Illegalität" aus der Koalitionsvereinbarung vom 11. November 2005, Kapitel VIII 1.2, S. 48, Februar 2007.

Bundesministerium für Familie, Senioren, Frauen und Jugend (Hrsg.). Familien mit Migrationshintergrund: Analysen zur Lebenssituation, Erwerbsbeteiligung und Vereinbarkeit von Familie und Beruf (2016); www.bmfsfj.de/blob/93744/3de8fd035218de20885504ea2a6de8ce/familien-mit-migrationshintergrund-data.pdf (letzter Zugriff: 22.4.2020).

Dilling H, Freyberger HJ. Taschenführer zur ICD-10-Klassifikation psychischer Störungen. Bern: Huber 2012.

Kluge U. (Un)Sichtbare Dritte – Dolmetscher als Sprach- und Kulturmittler in der psychosozialen und psychotherapeutischen Versorgung. Dissertation Freie Universität Berlin 2014.

Koordinationsstelle gegen Menschenhandel und Menschenschmuggel (KSMM). Kooperationsmechanismen gegen Menschenhandel. Leitfaden. Bern: Bundesamt für Polizei; www.legislationline.org/download/id/1268/file/daf74d745a01f77650380f8aaae1.pdf (letzter Zugriff: 17.3.2020).

Riedemann P, Rohner B. „Moderne Sklaverei" als Begriff in der Öffentlichkeitsarbeit im Kampf gegen Menschenhandel. Welcome to Germany IV (2014); https://heimatkunde.boell.de/sites/default/files/dossier_welcome_to_germany_iv_-_menschenhandel_in_deutschland.pdf (letzter Zugriff: 16.3.2020).

Wohlfart E, Zaumseil M. Transkulturelle Psychiatrie – Interkulturelle Psychotherapie. Heidelberg: Springer 2006.

5.4 Krisenintervention bei Menschen mit forensischem Hintergrund

Annette Graf

Zusammenfassung

- Forensische Patienten sind in erster Linie psychiatrische Patienten und abhängig von Störung und Krisensituation nicht anders zu behandeln als nichtforensische Patienten. Im ersten Kontakt und in der Krisen- und Notfallsituation besteht keine besondere Behandlungsanforderung. In einer Krise ist nicht immer zwangsläufig fremdgefährliches Verhalten zu erwarten.
- Es liegen ausgearbeitete Kriseninterventionspläne und Gefährlichkeitseinschätzungen bei den forensischen Helfersystemen für forensische Patienten vor (forensische Ambulanzen, Bewährungshilfe, gesetzliche Betreuer, Mitarbeiter der Eingliederungshilfe). Nach Möglichkeit soll Kontakt mit diesen Kollegen aufgenommen und das Vorgehen abgestimmt werden. Forensische Patienten sind für die Dauer ihrer Führungsaufsicht (Bewährung) in ein kontrollierendes Unterstützungssystem eingebunden, das spezielle Interventionsmöglichkeiten zur Verfügung hat.
- Nach Ablauf der Führungsaufsicht sollten die Patienten nicht weiter auf ihren forensischen Hintergrund festgeschrieben werden!

Die forensische Psychiatrie befasst sich neben der Behandlung und Sicherung auch mit der Risikoeinschätzung und Legalprognostik von psychisch kranken Rechtsbrechern. Der forensische Umgang mit potenziell fremdgefährlichen Patienten ist immer den vorherrschenden gesellschaftspolitischen Bedingungen und Klimata unterworfen, die mal die Sicherheit der Öffentlichkeit und möglicher Opfer, mal die Rechte und den Schutz psychisch kranker Menschen in psychiatrischer Behandlung in den Vordergrund stellen. Im Grunde ringt man um die Reduzierung von Fehlerquellen bei der prognostischen Risikoeinschätzung und versucht – durch Optimierung in der Gesetzgebung sowie durch Professionalisierung und Qualitätssicherung in der forensisch-psychiatrischen Behandlung –, dabei besser zu werden. Es soll schlussendlich weder zu falsch positiven (ein Patient wird als potenziell noch gefährlich eingestuft und zu lange untergebracht) noch zu falsch negativen (ein Patient wird als nicht mehr gefährlich entlassen und begeht eine neue Straftat) Einschätzungen und daraus abgeleiteten Maßnahmen kommen.

Nach langen Jahren einer sehr restriktiven Rechtsprechung und einer gesellschaftlichen Atmosphäre, welche die öffentliche Sicherheit in den Vordergrund stellte (Kanzler Schröder 2001: „Wegsperren für immer"), haben wir aktuell eine eher liberale gesellschaftliche Stimmung. Die Umsetzung der Psychiatrie-Enquete 1975, welche die Allgemeinpsychiatrie hin zu ambulanten und gemeindenahen Behandlungskonzepten verändert, prägt mehr und mehr auch die forensische Psychiatrie. Die Reform der Führungsaufsicht 2007, die Reform des Maßregelrechts 2016 und z. B. das Bayrische Maßregelvollzugsgesetz (MRVG) 2015 haben die rechtlichen Grundlagen geschaffen, um forensische Patienten früher zu entlassen und – möglichst kontrolliert und sicher – in ambulante Strukturen zu überführen. Der Fall Mollath hatte große Medienwirksamkeit und damit die Öffentlichkeit auf Konsequenzen für die Untergebrachten aufmerksam gemacht, wenn Unterbringungen zu lange oder nicht angemessen vollzogen werden.

INFOBOX

Reform der Führungsaufsicht 2007

Mit der Reform der Führungsaufsicht wurden die forensischen Ambulanzen per Gesetz offiziell etabliert und neben der Bewährungshilfe als die Führungsaufsicht begleitende und kontrollierende Institutionen benannt. Mit der gesetzlichen Benennung wurde auch die Pauschalfinanzierung der forensisch-ambulanten Behandlung gesichert. Wichtig war außerdem die Einführung eines forensischen Kriseninterventionsinstruments. Nach § 67h StGB kann nun bei einer krisenhaften Entwicklung mit Beschluss der Strafvollstreckungsklammer der (zur Bewährung ausgesetzte) § 63 StGB zeitlich befristet für 3 Monate wieder in Kraft gesetzt werden. Die Maßnahme dient explizit der Stabilisierung und der Vermeidung erneuter Straftaten und eines Bewährungswiderrufs.

Reform des Maßregelrechts 2016

Mit der Reform des § 63 StGB wurden zum einen die Eingangshürden (Schwere der begangenen und zu erwartenden Straftaten) zur Maßregelunterbringung heraufgesetzt. Zum anderen wurden hinsichtlich des Vollzugs und der Entlassungen die Überprüfungen durch das Gericht intensiviert, die Frequenz zu erstellender externer Prognosegutachten erhöht und Fristen verkürzt, ab wann eine Unterbringung nicht mehr als verhältnismäßig einzustufen sei. Die veränderten gesetzlichen Grundlagen machen sich derzeit in einem (noch nicht ganz erklärbaren) Zuwachs an Einweisungen in die forensischen Psychiatrien bemerkbar. Gleichzeitig zwingt die reformierte Gesetzeslage (Änderungen bei Grenzen der Verhältnismäßigkeit) den Maßregelvollzug (MRV), Untergebrachte mit einem erhöhten zeitlichen Druck zu entlassen. Dieser Druck verschiebt eine Gruppe der forensischen Patienten – die zuvor von den juristischen und psychiatrischen Entscheidungsträgern noch eher in der stationären Behandlung gesehen worden wären – in den ambulant-forensischen und den komplementär-gemeindepsychiatrischen Bereich.
Hier wächst auch die Schnittstelle, an der nichtforensische Fachleute (Psychiater, psychologische und sozialpädagogische Dienste) mit forensischen Klienten Kontakt haben und möglicherweise auch in Krisensituationen gefordert werden.

5.4.1 Rechtliche Rahmenbedingungen

Fallbeispiel

Schon als 9-Jähriger war Herr M. wegen massiver Schwierigkeiten in der Schule und auf Drängen der überforderten alleinerziehenden Mutter erstmals in kinder- und jugendpsychiatrische Behandlung aufgenommen worden. Nach mehrfachen stationären Therapien (diagnostiziert wurden jeweils psychoseähnliche Zustandsbilder) und einigen pädagogischen Einzelmaßnahmen (u. a. auch im Ausland) wohnte Herr M. schließlich wieder bei seiner Mutter. Er konsumierte inzwischen Cannabisprodukte in erheblichem Ausmaß und wurde deswegen einige Male strafrechtlich auffällig. Schließlich verkannte er eines Abends seine Mutter in paranoider Art. Er fühlte sich von ihr bedroht und sah in ihr den Teufel. Mit einem auf dem Tisch liegenden Küchenmesser attackierte er die Mutter und verletzte sie am Hals. Die Mutter konnte aus der Wohnung fliehen und informierte die Polizei. Herr M. wurde gemäß § 126a Strafprozessordnung (STPO) analog der Untersuchungshaft auf einer hochgesicherten Station der Klinik für forensische Psychiatrie untergebracht.

Während der Unterbringung wurde er von einem Facharzt für Psychiatrie begutachtet. Nach dessen Einschätzung hatte Herr M. zum Zeitpunkt der Tat aufgrund einer psychischen Erkrankung (paranoide Schizophrenie F20.0 [ICD-10] sowie Cannabisabhängigkeit F12.2) seine Handlung weder steuern noch einsehen können, dass sein Handeln rechtswidrig war. Daher war er nach dem Gesetz als nicht schuldfähig (§ 20 StGB) einzustufen. Bei der Verhandlung vor dem Landgericht wurde folglich zunächst eine Unterbringung in einer psychiatrischen Klinik angeordnet (Unterbringung nach § 63 StGB). Da sich Herr M. während der Unterbringung nach § 126a StPO kooperativ und behandlungsbereit präsentiert hatte und ein sozialer Empfangsraum gefunden werden konnte (man hatte einen Platz in einer therapeutischen Wohngruppe [TWG] organisiert), erschien seine Legalprognose positiv. Da auch die Schwere der Tat es zuließ, wurde die Unterbringung zugleich mit der Anordnung zur Bewährung (gemäß § 67b StGB) ausgesetzt. Es wurde eine Führungsaufsicht über 5 Jahre mit Auflagen (Vorstellung bei der Bewährungshilfe und der forensischen Ambulanz, Wohnsitznahme in der TWG, Abstinenzkontrollen, Kontrollen der Medikamenteneinnahme) angesetzt. ■

Juristische Begriffe und Vorgaben

Das deutsche strafrechtliche Sanktionssystem folgt den Grundsätzen „Keine Strafe ohne Schuld" und „Strafe nur nach dem Maße der Schuld". Ein Schuldausschluss oder eine Schuldminderung kann bei Vorliegen einer psychischen Erkrankung gegeben sein. In § 20 StGB (Ausschluss der Schuldfähigkeit) und § 21 StGB (Verminderung der Schuldfähigkeit) sind vier Gründe zur Ex- bzw. Dekulpierung benannt:

- eine krankhafte seelische Störung,
- eine tiefgreifende Bewusstseinsstörung,
- Schwachsinn und
- eine schwere andere seelische Abartigkeit.

Der juristische Sprachgebrauch verwendet veraltete Begrifflichkeiten, die zudem nicht mit dem psychiatrisch-medizinischen Sprachgebrauch übereinstimmen. Unter einer „tiefgreifenden Bewusstseinsstörung" versteht man z. B. Zustände, die mit einem ausgeprägten Affekt einhergehen und die kognitive Handlungskontrolle damit stören; unter einer „krankhaften seelischen Störung" werden organisch verursachte psychische Erkrankungen verstanden, z. B. Psychosen oder akute Intoxikation.

Sind diese Störungen so ausgeprägt, dass sie den Täter zum Zeitpunkt der Tat in seiner Steuerungs- und Einsichtsfähigkeit beeinträchtigt haben, kann der Täter – wegen dann nicht vorhandener oder eingeschränkter Schuldfähigkeit – freigesprochen werden. Gleichzeitig besteht aber die Notwendigkeit, die von dem Täter möglicherweise noch ausgehende Gefahr von der Allgemeinheit abzuwenden. Dem Täter wird ein „Sonderopfer" abverlangt, und er wird für die Dauer der bestehenden und von ihm zu erwartenden Gefährlichkeit zu sichern sein. Daher folgt, trotz eines Freispruchs von der Schuld, eine Sicherung und damit eine Maßregelunterbringung.

INFOBOX

Mögliche Maßregeln des deutschen Strafrechts

- § 63 StGB Unterbringung in einer psychiatrischen Anstalt
- § 64 StGB Unterbringung in einer Entziehungsanstalt (bei Suchterkrankungen)
- § 66 StGB Sicherungsverwahrung (bei schuldfähigen Straftätern mit fortbestehendem Hang zu erheblichen Straftaten, in der Regel im Strafvollzug)

Die Maßregel nach **§ 63 StGB** ist unbefristet, es gibt jedoch Fristen der Überprüfung einer Fortdauer sowie Höchstgrenzen der Verhältnismäßigkeit. Bei verminderter Schuldfähigkeit können neben der Unterbringung noch Freiheitsstrafen verhängt werden.

Die Unterbringung **nach § 64 StGB** ist auf 2 Jahre plus zwei Drittel der Freiheitsstrafe begrenzt. Die Unterbringung nach **§ 66 StGB** ist unbefristet, muss aber alle 2 Jahre überprüft werden.

Behandlungs- und Entlassplanung

Erfolgt eine Unterbringung im Maßregelvollzug, ist der Ablauf des Vollzugs in den Maßregelvollzugsgesetzen der einzelnen Bundesländer geregelt. Bayern hat seit 2015 ein MRVG und damit eine Aufsichtsbehörde (Amt für Maßregelvollzug), welche die Gelder verwaltet und die 13 Bayerischen Maßregelkliniken berät und kontrolliert. Die MRV-Gesetze der Bundesländer regeln die gesamten vollzuglichen Bedingungen wie z. B. Therapieangebote, Therapieziele, Sicherheitsstandards, Kontrollgremien etc. bis ins Detail.

! MERKE

Kernfunktion und Ziel des Maßregelvollzugs ist dabei, die der Unterbringung zugrunde liegende Störung eines Patienten durch psychiatrische und psychotherapeutische Behandlungen so zu bessern, dass sich die aus der Erkrankung abgeleitete Gefährlichkeit reduziert, eine Besserung seines Zustands eintritt und dass so verantwortet werden kann, den Patienten wieder in die Gesellschaft zurückzuführen.

Die **Behandlung** im Maßregelvollzug wird in ständig aktualisierten, den Fortschritten des Patienten angepassten Therapieplänen festgelegt. Die Therapieangebote sind umfassend (psychopharmakologisch, psychotherapeutisch, sozialpädagogisch, pflegerisch, Arbeitstherapie, Kunst, Musik, Sporttherapie, Projekte, Theater etc.) und werden von multiprofessionell besetzten Teams umgesetzt.

Therapieerfolge werden in **Lockerungen** und Freizügigkeiten erprobt, sodass der untergebrachte Patient Schritt für Schritt mit immer größerer Freizügigkeit erarbeitete Therapieinhalte auch außerhalb einer geschlossenen Station anwenden und einüben kann (➤ Tab. 5.1). Nach und nach wird so auf eine mögliche Entlassung hingearbeitet. Eine Entlassung erfolgt allerdings erst nach einer meist mehrjährigen Behandlungs- und Erprobungszeit. Involviert in diese sehr verantwortungsvolle Entscheidungsfindung sind nicht nur die behandelnden Therapeuten der Klinik, sondern auch Staatsanwälte und Richter der Strafvollstreckungskammer (StVK) sowie in jedem Fall spezialisierte Fachärzte, die als externe Gutachter nochmals Legalprognosen erstellen. Eine Entlassung erfolgt nur, wenn die Legalprognose günstig ist, d. h., wenn nicht zu erwarten ist, dass der Untergebrachte außerhalb des MRV wieder neue Straftaten begeht.

! MERKE

Dies gilt allerdings nicht, wenn wegen Erreichens einer Höchstgrenze die Verhältnismäßigkeit der Unterbringung nicht mehr gegeben ist. In diesen Fällen muss die Maßregel für beendet erklärt und der Untergebrachte umgehend entlassen werden. Dann kann auch keine Bewährung mit Kontroll- und Sanktionsmöglichkeiten angesetzt werden. Das bedeutet, dass diese kleine Patientengruppe ohne eine günstige Legalprognose und dabei mit einem erhöhten Risiko zu fremdgefährlichen Krisenszenarien aus der stationär-forensischen Behandlung entlassen wird.

Tab. 5.1 Übersicht über das gestufte Vorgehen im Maßregelvollzug (bis zu einer möglichen Entlassung)

Lockerungsstufe	Freizügigkeiten	Zuständig für die psychiatrische Behandlung
Stufe 0	Keine; Ausführungen nur mit Fesselung	Forensische Klinik / Station
Stufe A	Begleitete Ausgänge	Forensische Klinik / Station
Stufe B	Unbegleitete Ausgänge auf dem Klinikgelände (offen)	Forensische Klinik / Station
Stufe C	Unbegleitete Stadtausgänge	Forensische Klinik / Station
Stufe D	Übernachtungsurlaub	Forensische Klinik / Station
Stufe P	Probewohnen	Forensische Klinik / Station
Führungsaufsicht / Bewährungszeit Entlassung	Auflagen / Weisungen Uneingeschränkte Freizügigkeit	Forensische Ambulanz

Kommt es zu einer **Entlassung,** ist dies in der Regel auf Bewährung und mit Auflagen und Weisungen verknüpft, die sicherstellen, dass der Patient auch nach der Entlassung psychisch stabil und in ambulanter psychiatrischer Behandlung verbleibt. Es erfolgt in der Regel eine Zuweisung zur Bewährungshilfe und zur forensischen Ambulanz. Zum nachsorgenden Helfersystem gehören oftmals noch gesetzliche Betreuer, Mitarbeiter der Eingliederungshilfe aus komplementären Einrichtungen wie z. B. TWGs, betreutes Einzelwohnen (BEW) oder Arbeitsmaßnahmen sowie Angehörige. Diese Helfersysteme treffen sich regelmäßig oder bei Bedarf. Im Großraum München z. B. gibt es eine sehr gute Vernetzung und Kooperation mit gemeinsamen Treffen und Schulungen der drei zuständigen forensischen Kliniken und den Anbietern der Eingliederungshilfe. Essenziell für ein gutes Funktionieren der forensischen Nachsorge ist im Vorfeld eine exakte Planung der ambulanten Therapie inkl. einer Gefährlichkeitseinschätzung mit einem Kriseninterventionsplan für den Patienten, der dem gesamten Helfersystem bekannt ist.

Kostenträger der stationären und ambulanten forensischen Unterbringung und Behandlung sind die jeweiligen Sozial- oder Justizministerien der Bundesländer. Es werden Pauschalen pro Kopf / Tag aufgrund der rechtskräftigen strafrechtlichen Beschlüsse gezahlt. In der Regel ruht während der Unterbringungszeit die gesetzliche Krankenversicherung der Patienten. Viele forensische Patienten sind erst nach der Entlassung wieder gesetzlich krankenversichert.

! MERKE

Gerade wegen der strafrechtlichen Relevanz und drohenden Gefährdung Dritter sind Behandlung, Entlassplanung und Nachsorge von forensischen Patienten besonders kontrolliert und organisiert (➤ Tab. 5.1). Die Behandlungsdauer (Durchschnitt: 6 Jahre) ist entscheidend von erkennbaren Therapieerfolgen abhängig. Justiz, behandelnde Therapeuten der Klinik und externe Gutachter tragen ihr Fachwissen und ihre Kompetenzen zusammen, um Patienten erst nach eindeutiger Zustandsbesserung in einen kontrollierenden sozialen Empfangsraum zu entlassen. Jeder regulär entlassene forensische Patient hat Bewährungsauflagen und ein kontrollierendes Helfersystem.

Kriseninterventionsplan

Der Therapie- und Kriseninterventionsplan beinhaltet neben Stammdaten des Patienten, anamnestischen Angaben, psychiatrischer Vorgeschichte und Daten der wichtigen Kontaktpersonen des Helfernetzes auch detaillierte Informationen zum forensischen und strafrechtlichen Hintergrund. Es werden genaue Angaben nicht nur zu der der Unterbringung zugrunde liegenden Straftat erhoben, sondern auch zu Vorstrafen und früheren Unterbringungen.

Es wird eine **Gefährlichkeitshypothese** erstellt, die eine Richtlinie vorgibt, wann und unter welchen psychosozialen Umständen der Patient mit welchen Straftaten möglicherweise wieder deliktisch rückfällig werden könnte. Die forensische Wissenschaft hat zu den unterschiedlichen Deliktgruppen statistische Basis-Rückfallraten ermittelt, die herangezogen werden. Es werden Prognoseinstrumente zur Einschätzung der Psychopathologie *(Psychopathy Checklist Revised* [PCL-R] nach Hare) hinzugezogen, um mögliche anti- bzw. dissoziale Persönlichkeitstypen mit besonderer Gefährlichkeit zu identifizieren. Die Basiswahrscheinlichkeiten müssen jedoch immer auf den Einzelfall übertragen werden. So sind bei jedem Patienten Risiko- und protektive Faktoren gegeneinander abzuwägen (vgl. hierzu *Integrierte Liste der Risiko Variablen* [ILRV] von Nedopil oder die *Historical-Clinical Risk-20* [HCR-20]).

Um eine Aussage zu einer möglichen krisenhaften Entwicklung eines Patienten zu treffen, muss also nicht nur aufgelistet sein, was ihn destabilisiert, sondern auch welche psychosozialen Ressourcen ihn vor Krisen schützen. Nach dem System einer Ampel wird abschließend im **Kriseninterventionsplan** beschrieben, wie sich der Patient in einer stabilen – grünen – Phase (geringes Risiko erneuter Straftaten) verhält und wie in diesem Fall die Behandlung ablaufen soll. Im Weiteren wird beschrieben, was sich am Verhalten des Patienten ändert, wenn die Phase „Gelb" (individuell erhöhtes Risiko) eintritt und welche Maßnahmen das Helfersystem dann am besten ergreifen kann. Schließlich wird aufgeführt, wann bei dem Patienten Phase „Rot" (akutes erhebliches Risiko) gesehen werden muss und welche Rettungsmaßnahmen dann vom Helfersystem zu veranlassen sind.

! MERKE

Wichtig bei der Erarbeitung und Umsetzung der Therapie- und Krisenpläne ist die Einbeziehung des Patienten und des ganzen involvierten Helfersystems. Die Absprache der einzelnen Interventionsschritte (Wer macht wann was?) kann von essenzieller Bedeutung sein, um schnell eine notwendige Sicherungsmaßnahme durchzuführen – und dabei bestehende therapeutische Beziehungen zu nutzen, ohne sie zugleich zu gefährden.

5.4.2 Wichtige Kriseninterventionsziele

Von den ca. 9.000 im deutschen Maßregelvollzug untergebrachten Patienten (noch immer ist der Großteil nach § 63 StGB untergebracht, wobei in den letzten Jahren eine deutliche Zunahme an § 64 StGB zu verzeichnen ist) sind weniger als 10 % Frauen (Bayern 2016: 8,7 %). Während bei den nach § 64 StGB Untergebrachten Suchterkrankungen (und hier meist illegale Drogen- und nachfolgende Alkoholabhängigkeiten) vorliegen, leiden über 50 % der nach § 63 StGB untergebrachten Patienten an psychotischen Erkrankungen, ca. 20 % an Persönlichkeitsstörungen, 10 % an hirnorganischen Störungen, 10 % an Störungen der

5

sexuellen Orientierung und 10 % an anderen Störungen (z. B. geistige Behinderung). Ein großer Teil der nach § 63 StGB untergebrachten Patienten hat zudem noch eine Suchterkrankung. Es finden sich wenige Patienten mit Depressionen oder Angststörungen. Allen gemeinsam ist der Zusammenhang zwischen psychischer Erkrankung und fremdgefährlichem Verhalten. Dies schließt aber nicht aus, dass Patienten des MRV suizidale Krisen und akut selbstgefährliches Verhalten in Krisen entwickeln können. Bei den untergebrachten Frauen gibt es z. B. eine Häufung an Unterbringungen wegen versuchten erweiterten Suizids (Suizidversuch in Verbindung mit Kindstötung).

Patienten werden häufig suizidal, wenn von ihnen während der Behandlung und Unterbringung das Ausmaß des durch sie verursachten Schadens bilanziert wird oder wenn, bei der Entlassung oder danach, der Realitätsabgleich mit der wiedererlangten Freiheit erfolgt und die dabei an die eigene Person oder die Umwelt gestellten Erwartungen enttäuscht werden.

Bezüglich des Ausmaßes und der Entwicklung der jeweiligen Krisen unterscheiden sich forensische wenig von allgemeinpsychiatrischen Patienten. Auch bei den forensischen Patienten handelt es sich um psychisch und / oder suchtkranke Menschen mit dem gesamten begleitenden Spektrum an möglichen Krisen auslösenden innerpsychischen oder sozialen Belastungsfaktoren.

Nichtforensische Fachleute können mit forensischen Patienten befasst werden, wenn diese sich ab Stufe B außerhalb der Stationen unbegleitet bewegen dürfen. Im Folgenden liegt der Schwerpunkt daher vor allem auf dem ambulant-forensischen Setting.

Die Besonderheit der forensischen Behandlungen, sowohl stationär als auch ambulant, ist zum einen die Möglichkeit, auf sehr viele Informationen (aus Gerichtsunterlagen, Gutachten und Behandlungsverläufen) zurückgreifen zu können, Therapiepläne für Kriseninterventionen zur Verfügung zu haben und natürlich bei Bedarf forensischen Zwang ausüben zu können. Der dem System immanente Zwang (durch die Regeln der Sicherung, die Sanktionsmöglichkeiten bei Regelverstößen, Auflagen und Weisungen der Bewährung) wirkt per se bereits deeskalierend und regulierend. Er erzeugt bei den Patienten Anpassungsleistungen hinsichtlich der Medikamentencompliance und der Abstinenz. (Ob Therapie im Maßregelvollzug in diesem Zwangskontext überhaupt möglich ist, ist im forensischen Bereich hinlänglich diskutiert, wobei dieser Diskurs den Rahmen dieses Buches sprengen würde.)

! MERKE

Therapie im Zwangskontext: „Eine ‚Therapie im Zwangskontext' ist die Antwort auf das Motivationsproblem forensischer Patienten. Für eine ‚intrinsische' Motivation fehlen ihnen die instrumentellen Voraussetzungen. Der Maßregelvollzug hat eine (fest-)haltende Funktion. Er spiegelt damit die existentielle Situation der Patienten: Er stellt einen von den Patienten (nicht bewusst) gesuchten Rahmen dar, der ihrem Entwicklungsniveau entspricht und dessen Grenzen ihnen Sicherheit gibt."

Schmidt-Quernheim und Schoppenhorst (2018: 177)

Die Anpassungsleistung hilft in der Regel einer bestimmten Patientengruppe (ICD-10: F20–25), sich zu stabilisieren. Durch die vorgeschriebenen Kontrollen, welche die Patienten zu dulden haben, können Behandler frühzeitig reagieren (bei Absetzen von Medikation oder Konsum). Auch das eng vernetzte Helfersystem und die hohe Kontaktfrequenz (1–4 Wochen mit regelmäßigen Hausbesuchen der forensischen Ambulanz) sorgen meistens für eine intensive Beziehung zum Patienten. In der Regel liegt hier auch die größte Wirksamkeit der forensischen Nachsorge: sehr frühzeitig Veränderungen zu registrieren und schnell mit noch wenig einschneidenden Maßnahmen (ambulant – Gespräche – Helferrunden etc.) gegensteuern zu können. Bei eskalierten Krisen stehen allgemeinpsychiatrische Unterbringungsmaßnahmen (freiwillig / zivilrechtlich / PsychKHG) zur Verfügung. Bei krisenhaften Entwicklungen mit besonderer forensischer Brisanz steht ein strafrechtliches Kriseninterventionsinstrument (§ 67h StGB) zur Verfügung, mit dem die Maßregel für die Dauer von 3 Monaten wieder in Kraft gesetzt werden kann. Dieses Instrument kann sehr gut therapeutisch genutzt werden, da es (und dies ist den Patienten in der Regel auch gut vermittelbar) dazu dient, einen Bewährungswiderruf zu vermeiden, und nicht als Sanktionsmaßnahme gedacht ist. Für die Veranlassung dieses strafrechtlichen Instruments ist die zuständige Strafvollstreckungskammer zuständig.

Forensische Patienten können das gemeinde- und das allgemeinpsychiatrische Versorgungssystem nutzen, wenn sie ab Lockerungsstufe B unbegleitete Ausgänge machen dürfen, wenn sie „Probewohner" sind und schließlich während der Zeit der forensischen Nachsorge (Führungsaufsicht).

Einige Patienten der forensischen Ambulanz ziehen es auch nach Ablauf ihrer Führungsaufsicht vor, an die ihnen bekannte Institutsambulanz angebunden zu bleiben und nicht zu einem Psychiater oder einer anderen Ambulanz ihrer Wahl zu wechseln. Die Anbindung an die forensische Ambulanz kann dann freiwillig (abhängig vom Angebot der jeweiligen Ambulanz) erfolgen. Die Finanzierung läuft dann wie bei einer normalen Institutsambulanz nur noch über die Krankenversicherung.

! MERKE

Patienten jenseits der Führungsaufsicht sollten auch aus Gründen der Resozialisierung und Entstigmatisierung nicht länger als „forensische" Patienten vom psychiatrischen Versorgungssystem angesehen und einer Sonderbehandlung zugeordnet werden.

5.4.3 Interventionen – einen Zugang finden

Wenn sich forensische Patienten an eine andere psychiatrische Stelle wenden, kann das folgende Gründe haben:

- Medizinischer Notfall, der es dem Patienten nicht möglich macht, den für ihn zuständigen forensischen Behandler zu kontaktieren.
- Psychiatrischer Notfall am Wochenende oder nachts, wenn die forensische Ambulanz nicht besetzt ist.
- Ein Patient hat Gründe, warum er den Kontakt zu dem für ihn zuständigen forensischen Therapeuten vermeidet und sich an einen anderen Arzt oder Therapeuten wendet.

In den ersten beiden Fällen sollte der Patient beim Aufnahmegespräch seine zuständigen Behandler in der forensischen Klinik bzw. Ambulanz mitteilen. Die Patienten sind (dies ist auch eine Voraussetzung für Lockerungen und Entlassung) in der Regel sehr gut informiert und können diese Angaben machen. Sie sollten auch Schweigepflichtentbindungen geben, damit zeitnah Kontakt zu den forensischen Kollegen aufgenommen werden kann. Oft gibt es auch andere beteiligte Fachleute aus dem forensischen Helfersystem (TWG-Betreuer, Bewährungshelfer, rechtliche Betreuer), die vom Patienten angegeben werden. Auch sie sind in der Regel bestens informiert und können bei der Behandlung unterstützen. Innerhalb des forensischen Helfersystems liegen Schweigepflichtentbindungen vor.

Im letzten Fall wird der Patient u. U. seinen forensischen Hintergrund von sich aus nicht erwähnen oder Angaben machen, die von seinen forensischen Behandlern nicht bestätigt werden können. In einem solchen Fall kann es sein, dass die behandelnde Fachkraft keine Kenntnis vom forensischen Hintergrund des Patienten erlangt. Falls doch, empfiehlt es sich, möglichst offen gegenüber dem Patienten anzusprechen, dass man bei einem Zuständigkeitskonflikt Schwierigkeiten in der Behandlung bekommt, und auf eine Schweigepflichtentbindung zu bestehen.

Fallbeispiel

Forts.

Herr M. hielt sich im ersten Jahr seiner Führungsaufsicht stabil in der therapeutischen Wohngruppe. Er erschien zu den wöchentlichen Gesprächsterminen in der forensischen Ambulanz, wo nicht nur der Alltag und seine berufliche Weiterbildung Thema waren, sondern auch Abstinenz- und Compliancekontrollen durchgeführt wurden. Monatlich wurde er von seinem Bewährungshelfer gesehen, und außerdem profitierte er von der sozialen Kontrolle der Wohngemeinschaft. Als er darauf drängte, nach 1 Jahr wieder in seine eigene Wohnung (eine Eigentumswohnung des Vaters) ziehen zu dürfen, wurde ihm dies nach Beschluss einer Helferrunde gestattet.

Leider zeigte sich innerhalb der nächsten Monate, dass er wieder mehr Kontakt zu seinen alten Freunden aus der Drogenszene aufnahm und erneut zunächst Cannabis und dann synthetische Substanzen („Badesalze“) zu konsumieren begann. Der Konsum fiel durch die regelmäßigen Kontrollen schnell auf. Zunächst wurde versucht, durch Intensivierung der ambulanten Maßnahmen (Erhöhung der Kontakte und Kontrollen in der forensischen Ambulanz, Helferrunden, Meldung an die Bewährungshilfe und die StVK, Anhörung bei der StVK) zu intervenieren. Herr M. konsumierte weiter, und in der Folge kam es zudem zu einer erneuten Exazerbation der Psychose. Er verarbeitete seine Nachbarn paranoid, und bei zunehmender psychischer Instabilität zeigte sich ein eindeutiges prädeliktisches Szenario. Da er nicht bereit war, sich freiwillig in stationär-allgemeinpsychiatrische Behandlung zu begeben, wurde ein Antrag auf strafrechtliche Krisenintervention gemäß § 67h StGB gestellt. Zur Stabilisierung wurde Herr M. wieder für 3 Monate auf eine forensische Station aufgenommen. ▮▮

INFOBOX

Angehörige und Selbsthilfe

Der Landesverband Angehöriger psychisch Kranker (LApK) in München bietet eine Angehörigengruppe speziell für Angehörige von forensischen Patienten an. Die Selbsthilfeorganisationen und Betroffenenvertretungen in München haben keine besonderen Angebote für forensische Klienten. Deutschlandweit gibt es spezialisierte Gruppen von Angehörigenorganisationen, die untereinander sehr gut vernetzt sind:

- Bapk.de „Initiative Forensik"
- n.angehoerige.hessen.de etc.

Cave: Auch in diesem Bereich fällt die doppelte Stigmatisierung der forensischen Patienten (und auch ihrer Angehörigen) auf: Selbst die Psychiatrieerfahrenen grenzen sich häufig gegenüber den Patienten mit forensischem Hintergrund ab.

LITERATUR

Hare RD. Manual for the Revised Psychopathy Checklist. 2nd edn. Toronto, ON, Canada: Multi-Health Systems 2003.

Kammermeier H. Rechtliche Grundlagen. In: Schmidt-Quernheim F, Hax-Schoppenhorst T. Praxisbuch Forensische Psychiatrie. Bern: Hogrefe 2018, S. 25–68.

König A. Quantitative Entwicklungen des psychiatrischen Maßregelvollzug. In: Schmidt-Quernheim F, Hax-Schoppenhorst T. Praxisbuch Forensische Psychiatrie. Bern: Hogrefe 2018, S. 103–112.

Lempp R, Schütze G, Köhnken G. Forensische Psychiatrie und Psychologie des Kindes-und Jugendalters. Berlin, Heidelberg: Springer 2013, S. 164 f.

Müller JL, Saimeh N, Briken P, et al. Standards für die Behandlung im Maßregelvollzug nach §§ 63 und 64 StGB. Nervenarzt 2017; 88(1): 1–29.

Müller S, Salgo L, Kölch M, Fegert JM. Zwangsmaßnahmen in der psychiatrischen Behandlung. Psychotherapeut 2017; 62(1): 3–11.

Nedopil N, Müller J. Forensische Psychiatrie. Klinik, Begutachtung und Behandlung zwischen Psychiatrie und Recht. 4. überarb. A. Stuttgart: Thieme 2012.

Schlie M, Werner M. Die Forensische Ambulanz – von Notbremsen, Airbags und freundlichen Helfern. In: Steinböck H (Hrsg.). Der Maßregelvollzug in der Gemeinde. Lengerich: Pabst 2014, S. 104 ff.

Schmidt-Quernheim F. Stationäre Behandlung im MRV nach § 63. In: Schmidt-Quernheim F, Hax-Schoppenhorst T. (Hrsg.). Praxisbuch Forensische Psychiatrie. Bern: Hogrefe 2018, S. 171–278.

Steinböck H. Editorial: Forensische Ambulanzen in Bewegung. Recht & Psychiatrie 2009; 27: 66.

Steinböck H, Schlie M. Krisenintervention gemäß § 67h StGB – Auswirkungen in der Praxis. Recht & Psychiatrie 2015; 33: 132–139.

Steinböck H, Groß G, Nedopil N, Stübner S, Tiltscher E, von Vopelius G, Werner M. Ambulante Betreuung forensischer Patienten – vom Modell zur Institution. Recht & Psychiatrie 2004; 22(4): 199–207.

KAPITEL

6

Claudia Fischer, Michael Frey und Ingrid Schäfer

Methodische Besonderheiten

Zusammenfassung

- Die Rahmenbedingungen und Strukturmerkmale, unter denen Krisenintervention stattfindet, nehmen Einfluss auf das Vorgehen.
- **Telefonische Krisenintervention** ist niedrigschwellig, findet über räumliche Distanz statt und reduziert die Kommunikation auf den akustischen Sinneskanal. Das wirkt sich unmittelbar auf die Inanspruchnahme wie auch auf die in diesem Setting möglichen Interventionen aus.
- Krisenintervention findet häufig im (multiprofessionellen) **Team** statt. Voraussetzungen für eine erfolgreiche Teamarbeit müssen geschaffen werden, um auch in der Praxis effektiv zum Wohle des Betroffenen zusammenarbeiten zu können.
- Bei aufsuchender **Krisenintervention vor Ort** sind sowohl die jeweiligen situativen Rahmenbedingungen (Wohnung des Betroffenen, öffentliche Orte, Institutionen etc.) als auch Regeln der Zusammenarbeit mit anderen Institutionen (Polizei, Rettungsdienst, Feuerwehr etc.) zu beachten.
- Die Indikation für eine **teil- oder vollstationäre Krisenintervention** orientiert sich an den Bedarfen des Betroffenen und den Möglichkeiten des jeweiligen therapeutischen Angebots. Eine vollstationäre Behandlung bietet u. a. Schutzraum und räumliche Distanz, während ein teilstationäres Setting eine intensive therapeutische Begleitung nah am Alltag ermöglicht.
- **Online-Beratung** wird in unterschiedlichen Formaten angeboten. Die Möglichkeit der völligen Anonymität ist Chance und Herausforderung zugleich. Die Kommunikation ist allein auf das Geschriebene reduziert. Neben der räumlichen Distanz besteht bei manchen Angeboten auch eine zeitversetzte Interaktion.

6

6.1 Krisenintervention am Telefon

Claudia Fischer

Fallbeispiel

Ein 25-jähriger Mann meldet sich telefonisch in einer Krisenberatungsstelle. Er berichtet zunächst eher diffus, dass es ihm sehr schlecht gehe, da er eine schlimme somatische Diagnose erfahren habe. Im Gesprächsverlauf wird deutlich, dass er gerade versucht hat, sich zu erhängen, was jedoch missglückt ist. Von Beruf sei er Polizist. Er sei sich nicht sicher, ob er darüber froh sein solle, dass der Suizidversuch nicht geklappt habe, er sei einfach verzweifelt. Auf Nachfrage berichtet er auch, dass er eine Dienstwaffe besitze. Mit dem Anrufer kann besprochen werden, dass aufgrund der weiterhin bestehenden akuten Gefährdung eine stationäre Behandlung notwendig ist und der Rettungsdienst und die Polizei zu ihm geschickt werden. Die Rettungskräfte werden informiert, während das Gespräch fortgeführt wird. Der Anrufer kann im Gespräch so lange begleitet werden, bis der Rettungsdienst an der Tür klingelt. Mit ihm wird besprochen, dass er den Sanitätern und der Polizei die Tür öffnet.

6.1.1 Besonderheiten

Telefonische Krisenintervention unterscheidet sich von den Grundprinzipien her nicht von anderer Krisenarbeit (➤ Kap. 2). Es geht darum, sich möglichst rasch einen guten Überblick zu verschaffen, um nach einer Klärung und Einschätzung der Situation erste Lösungsansätze zu finden und gemeinsam mit den Betroffenen konkrete nächste Schritte zu entwickeln.

! MERKE
Allerdings stellt die **Beschränkung auf den akustischen Sinneskanal** eine spezielle Herausforderung und Besonderheit für die professionellen Helfer dar.

Nachteile Es können am Telefon neben der Stimme keine zusätzlichen Beobachtungen ausgewertet werden. Die Verständigung in einer gemeinsamen Sprache ist vonnöten, da Gestik und Mimik des Anrufers nicht sichtbar sind (wie ist seine Körperhaltung, wie sein Gesichtsausdruck?). Die Kommunikation ist eine andere. Schweigen kann am Telefon eine andersartige Qualität als im persönlichen Gespräch haben und sollte schneller zum Thema gemacht werden. Außerdem ist u. U. gar nicht klar, wo der Anrufer sich gerade befindet und was er macht (Befindet er sich an einem unsicheren Ort? Gibt es gefährliche Gegenstände? Sind noch andere Personen mit im Raum? Kann er im Moment überhaupt offen sprechen?). Außerdem können besonders im Zeitalter von Mobiltelefonen – oft sehr abrupt – eine Reihe von technischen Problemen auftreten (das Gespräch bricht plötzlich ab, Akku ist leer, Guthaben ist verbraucht, Störungen durch Funklöcher oder auch durch andere Personen). Wer viel am Telefon arbeitet, sollte unbedingt entsprechend geschult werden. Nur dann entwickeln sich ausreichend Kompetenz und Routine, zwischen den Zeilen zu hören und auch die emotionale Lage von Anrufern zügig und differenziert zu erfassen.

INFOBOX

Wichtige Aspekte während eines Telefonats

Sowohl bezüglich der technischen Gegebenheiten als auch hinsichtlich des Umfelds eines Anrufers sollte der Helfer sich ein genaues Bild machen können. Beispiele für Fragen, um sich diese Aspekte zu Beginn und während des Telefonats fortwährend bewusst zu machen – es gilt, immer wieder beim Anrufer offen nachzufragen:

- „Können Sie mir bitte gleich Ihre Telefonnummer geben, falls wir im Gespräch unterbrochen werden?"
- „Was machen wir, wenn Ihr Akku gleich leer ist?"
- „Wo sind Sie denn gerade? Wie kann ich mir das genau vorstellen?"
- „Sind Sie sehr unruhig und angespannt im Moment? Sie wirken ganz außer Atem."
- „Sie sagen gar nichts mehr. Ich frage mich, was das wohl bedeutet."
- „Ist dieses Schweigen gerade in Ordnung für Sie?"
- „Jetzt höre ich plötzlich viele Geräusche, sind Sie vielleicht gerade in einen Bus eingestiegen?"
- „Welche Stimmen hören wir da im Hintergrund?"
- „Sind Sie allein?"
- „Mir ist wichtig, dass ich mir ein genaues Bild von Ihrer aktuellen Situation machen kann."

Vorteile Durch telefonische Anlaufstellen können (oft rund um die Uhr) verschiedenste Zielgruppen unkompliziert und unbürokratisch erreicht werden. Die Niederschwelligkeit und Anonymität erleichtern den Anrufern meist die Kontaktaufnahme zu einer fremden Person, und es entsteht rasch eine offene, auch intensive Beziehung. Außerdem ist der Helfer am Telefon etwas „freier", weil er auch seinerseits nicht beobachtet werden kann. Er kann z. B. nebenher etwas trinken, entsprechende Dokumentation nachlesen oder auch zu seinen Kollegen Kontakt aufnehmen. Schließlich ist ein Helfer am Telefon auch nie in der Gefahr, belastende, im schlimmsten Fall traumatisierende Bilder sehen zu müssen oder in eine reale Bedrohungssituation zu geraten (z. B. körperlich angegriffen zu werden).

6.1.2 Telefonische Erstanlaufstellen mit der Möglichkeit von Weitervermittlung (z. B. Krisendienste)

Gerade Krisendienste verfügen – je nach ihrer Struktur und Organisationsform – in der Regel über ein mehrstufiges Hilfeangebot und eine Dokumentation. Diese Dienste arbeiten nur in Ausnahmefällen mit anonymen Anrufern. So ist es möglich, an getroffene Absprachen anzuknüpfen und Vorinformationen über bisherige Kontaktaufnahmen direkt einzusehen[1]. Nach einem telefonischen Erstkontakt bestehen dann je nach Bedarf mehrere Möglichkeiten: Betroffene direkt an spezielle Hilfseinrichtungen (z. B. Klinikambulanzen) zu vermitteln, zu einem persönlichen Krisengespräch einzuladen oder auch sofort aufsuchend tätig zu werden. Das erweitert für die Helfer am Telefon die Handlungsspielräume, erfordert aber auch viel Erfahrung und Wissen über die regionalen Versorgungsstrukturen.

! MERKE

Die Kunst ist es, gemeinsam mit dem Anrufer das Passgenaue zu finden – so viel wie nötig, aber auch so wenig wie möglich (Betroffene sollten auch nicht überversorgt werden). Es gilt, immer die Balance auszuhandeln zwischen dem, was von professioneller Seite her erforderlich erscheint, und dem, wozu Anrufer auch bereit sind (außer bei akuten Gefährdungslagen ➤ Kap. 7).

In der Praxis hat sich gezeigt, dass eine erste telefonische Krisenintervention oft ausreichend ist. Bei-

[1] Dies kann selbstverständlich nur unter den geltenden Datenschutzbestimmungen erfolgen.

spielsweise wurde in einer Studie in München nur für 20 % der Betroffenen eine weitere direkte Anschlusshilfe vermittelt. Und die hohe Zufriedenheit mit dem telefonischen Angebot des Krisendienstes aufseiten der Anrufer war unabhängig davon, ob „nur“ telefoniert oder auch weitervermittelt wurde (Fischer 2017). Der telefonischen „Eingangstür“, dem ersten Kontakt, kommt somit eine ganz besondere Bedeutung zu. Es hat sich in der Praxis bewährt, das Interventionsziel wirklich auf *einen* nächsten konkreten und zeitnahen Schritt oder Notfallplan zu beschränken und sich bei den Anrufern diesbezüglich gut rückzuversichern. Einige **Beispiele:**

- „Können Sie jetzt wirklich in unsere Einrichtung kommen?“
- „Haben Sie jemanden, der Sie begleitet?“
- „Glauben Sie auch, dass dies jetzt der hilfreichste Schritt wäre?“
- „Was machen wir, wenn Sie es sich unterwegs anders überlegen?“
- „Kann ich mich darauf verlassen, dass Sie sich gleich morgen Vormittag mit Ihrem Betreuer in Verbindung setzen?“
- „Was werden Sie tun, wenn heute Nacht wieder diese Gedanken kommen?“
- „Wie können wir dafür sorgen, dass Sie morgen den Termin bei Ihrer Psychiaterin wahrnehmen?“
- „Können Sie jemanden anrufen, der heute bei Ihnen bleibt?“
- „Wie sicher sind Sie sich, dass dieser Plan auch funktioniert?“
- „Wenn wir das Telefonat gleich beenden, was passiert dann?“
- „Sehen Sie jetzt ein bisschen klarer als am Anfang unseres Gesprächs?“

! MERKE

Betroffene, die am Ende des Telefonats nur diverse Telefonnummern erhalten, ohne genau über die Zugangswege und Inhalte der verschiedenen Stellen informiert zu sein, rufen erfahrungsgemäß entweder keine davon an oder sind schnell frustriert, wenn sie z. B. erfahren, dass ein Psychotherapieplatz oft mit Wartezeiten verbunden ist, dass sie für den psychiatrischen Pflegedienst oder die ambulante Soziotherapie eine ärztliche Verordnung benötigen oder dass es für die Einschreibung an einem Programm der Integrierten Versorgung Ausschlusskriterien gibt.
→ **Es braucht realistische Zielsetzungen!**

6.1.3 Rein telefonische Krisenanlaufstellen (z. B. Telefonseelsorge)

Das Besondere bei rein telefonischen Krisenangeboten ist, dass hier jedes Gespräch für sich steht, es keine Dokumentation und keine Vorinformationen gibt. Der sehr niederschwellige Zugang ermöglicht es auch Menschen, die anonym bleiben wollen, sich telefonische Unterstützung zu holen. Dies kann gerade bei sehr schambesetzten Themen hilfreich sein. Die Telefonseelsorge ist ein traditionelles Beispiel für diese Form der telefonischen Krisenintervention. Sie stellt durch ihre Professionalität, ihr jahrzehntelanges Engagement und ihren Bekanntheitsgrad eine wesentliche Säule in der telefonischen Krisenversorgung dar und ist für Ratsuchende oft die allererste Anlaufstelle.

Bei derartigen niederschwelligen Hilfsangeboten finden sich häufig deutlich mehr Mehrfachanrufer (s. u.) als in Krisendiensten, die personenbezogene Daten erfassen. Häufig stehen die momentane Entlastung und Stabilisierung im Vordergrund dieser Telefongespräche, aufgrund der Anonymität ist es jedoch mitunter schwierig, verbindliche Absprachen für das weitere Vorgehen zu treffen. Den professionellen Helfern wird viel Geduld und oft Motivationsarbeit abverlangt, um für die Betroffenen auch längerfristig passende Hilfsangebote zu finden. Eine bloße Aneinanderreihung von Kriseninterventionen ist durchaus kritisch zu hinterfragen, sie kann keine längerfristige Therapie ersetzen. Das Telefonieren sollte sich nicht dysfunktional als suchtartiges Verhalten etablieren.

6.1.4 Telefongespräche mit suizidalen Anrufern

Diese Anrufer rufen bei Mitarbeitern telefonischer Kriseninterventionsangebote wohl die größte Angst hervor. Auch wenn die Thematik durchaus häufig vorkommt (in der Münchner Studie ging es bei 17 % aller Anrufer um Suizidalität), ist es doch sehr selten, dass sich Anrufer unmittelbar auf einer Brücke oder auf den Bahngleisen befinden oder gerade dabei sind, Tabletten einzunehmen. In den allermeisten Fällen besteht *im Moment* keine Gefährdung, man kann also zunächst in Ruhe telefonieren und Zeit gewinnen. Außerdem ist auch in akuteren Fällen davon auszugehen, dass die Anrufer ein Anliegen haben und sich deshalb telefonisch melden, was als Anknüpfungspunkt für ein Gespräch genutzt werden kann. Die Gefährdungseinschätzung und das Vorgehen bei suizidalen Anrufern entsprechen im Prinzip dem Ablauf einer persönlichen Krisenintervention bei Suizidalität (➤ Kap. 7.1.1). In Anlehnung an Sorgatz (1986) seien hier ein paar zentrale Punkte herausgegriffen, die speziell für die Arbeit am Telefon zu beachten sind:

TIPP

- Suizidale Hinweise immer ernst nehmen, akzeptieren als Notsignal
- Wer selbst mit seinen suizidalen Gedanken im Reinen ist, kann angstfrei mit den suizidalen Bestrebungen des Anrufers umgehen
- Suizidalität direkt ansprechen (Gedanken, Impulse, Vorbereitungen, Ankündigungen, frühere Suizidversuche)
- Anrufer beim Namen nennen – schafft eine erste persönliche Beziehung
- Wer anruft, hängt noch am Leben (ist zumindest ambivalent) – oft ein letzter Versuch zu reden
- Zeit gewinnen (gefährliche Höhepunkte einer suizidalen Krise dauern oft nur Stunden)
- Sorge zeigen (keine Angst vor Worten und Vorhaben des Anrufers)
- Ambivalenz Leben/Tod verdeutlichen, sodass zum Nachdenken angeregt wird
- Vermeiden von Warum-Fragen (drängen den Anrufer in die Ecke)
- Anregen von Mini-Aktionen (rauchen, hinsetzen, ...)
- Ansprechen und Erfragen von für den Anrufer wichtigen Personen
- Ressourcen ergründen (verschiedene Lebensbereiche abfragen)
- Sich nicht von „logischen" Schlussfolgerungen überzeugen lassen (eher umwandeln)
- Dem Anrufer bestätigen, dass es gut ist, mit ihm zu sprechen

Das Vorgehen am Telefon bei einer akuten Gefährdungslage orientiert sich wie bereits erwähnt an den Maßnahmen in einem persönlichen Kontakt (➤ Kap. 7.1.1). Entscheidend für die Wahl des nächsten Schrittes ist die (erneute!) Einschätzung des Risikos am Ende der telefonischen Krisenintervention, natürlich unter Beachtung der jeweiligen Rahmenbedingungen einer Einrichtung:

- Initiieren eines unmittelbaren Vor-Ort-Einsatzes bei glaubhafter Bündnisfähigkeit des Betroffenen durch aufsuchende Krisenhilfe oder Rettungsdienst
  → Die Wartezeit muss sicher zu überbrücken sein: Ist der Betroffene allein? Kann er die Tür öffnen? Was passiert, wenn es doch länger dauern sollte?
- Einschaltung der **Polizei** bei **akuter Gefährdungslage und fehlender Kooperationsbereitschaft** des Betroffenen, wenn dieser sich auf keine Absprache einlässt. Das gilt auch, wenn suizidale Anrufer auflegen, anonym oder mit unterdrückter Telefonnummer anrufen → Die Polizei entscheidet dann über das weitere Vorgehen: Handyortung, Fahndung etc.
- Bei einem sich aktuell entwickelnden **somatischen Notfall** (z. B. der Anrufer schluckt während des Telefonats eine Überdosis Tabletten) sind sofort die **Polizei** und der **Notarzt** zu verständigen.

6.1.5 Mehrfachanrufer

Mehrfachanrufer sind eine besondere Herausforderung für die Mitarbeiter am Telefon – und ein Phänomen jedes telefonischen Krisendienstes. Dennoch finden sie in der Literatur oft wenig Beachtung, dafür umso mehr in Teambesprechungen, wo sie manche Mitarbeiter an ihre Grenzen bringen.

Fallbeispiel

Anruferin: Hallo.
Helfer: Guten Abend, worum geht es bei Ihnen?
Anruferin: Mit Ihnen habe ich noch nie telefoniert.
Helfer: Möchten Sie mir dennoch erzählen, was der Anlass für Ihren Anruf heute ist?
Anruferin: Keiner versteht mich.
Helfer: Was ist denn genau vorgefallen?
Anruferin: Es ist eigentlich immer das Gleiche, nichts funktioniert in meinem Leben. Dann fühlt sich alles nur noch leer und einsam an. Und dann komme ich auf diese dummen Gedanken.
Helfer: Was sind das für Gedanken?
Anruferin: Da wäre ich schön blöd, wenn ich Ihnen das erzähle. Dann komme ich wieder auf die geschlossene Station. Wird schon wieder vorbeigehen, fühlt sich halt beschissen an.
Helfer: Sie haben im Moment Fantasien, sich etwas anzutun?
Anruferin: Ja, eigentlich dauernd. Mein ganzes Leben war eine Katastrophe, ich bin schwer traumatisiert.

6

Aber wenn man sich umbringen will, ist das auch das Einzige, worauf ihr am Telefon wenigstens ein bisschen anspringt. Richtig helfen kann mir eh keiner. Überall wird man abgewiesen. Und das nennt sich dann Krisendienst.
Die Anruferin legt auf. ▮

Was sind das für Anrufer?

In der Münchner Krisendienststudie (Fischer 2017) wurde deutlich, dass es sich bei der Gruppe von Mehrfachanrufern zwar um eine zahlenmäßig überschaubare Anzahl handelte, die aber immense Ressourcen des Dienstes in Anspruch nahm. Wienberg (1998) spricht von 15–25 % Mehrfachanrufern der Gesamtklientel von Krisendiensten. Gleichzeitig führen sie ein Schattendasein, sie sind so etwas wie die „unehelichen Kinder" (Dinger 2015) jedes Dienstes, für die man sich irgendwie schämt. Dass sich unter ihnen deutlich mehr **Frauen** finden, liegt – neben den in der Literatur vielfach beschriebenen geschlechtsspezifischen Aspekten psychischer Störungen und unterschiedlicher Inanspruchnahme psychiatrisch-psychotherapeutischer Versorgung (Stengler und Jahn 2015) – vermutlich auch an ihren Sozialisationsbedingungen und einem geschlechtsspezifischen Kommunikationsverhalten. Frauen telefonieren anders als Männer, verbinden eine höhere Intimität damit.

Auch Rupp (2017) weist darauf hin, dass Mehrfachanrufer meist **sozial isolierte Menschen** sind, die oft nur noch zu Profis Kontakt haben, weil sie von ihrem Umfeld gemieden werden. Diese Anrufer bleiben in ihren Beschwerdeschilderungen sehr undurchsichtig, wirken auf die Helfer oft manipulativ oder erpresserisch, lösen bei ihnen heftige Gefühle aus und sind im Kontakt schnell konflikthaft verstrickt. Auch aus den Erfahrungen der Telefonseelsorge gibt es Hinweise in diese Richtung. Sie rufen eben meist nicht wegen einer akuten Krisensituation an – sondern suchen den Kontakt „in dauernder Neuauflage". Dennoch ist das Telefon für diese Menschen oft die letzte, sehr niederschwellige noch verbleibende Kontaktmöglichkeit – das Versorgungssystem schützt sich durch höhere Zugangsschwellen, und gerade eine ausgegrenzte weibliche Klientel weicht auf den Bereich der niederschwelligen telefonischen Angebote aus.

Wie können wir mit Mehrfachanrufern umgehen?

Grundsätzlich finden sich in der Fachliteratur zwei unterschiedliche Herangehensweisen für diese Gruppe.

- **Vonseiten der Telefonseelsorge** wird die Möglichkeit der entwicklungsfördernden Interaktionsgestaltung als spezieller Interventionstechnik betont. Die besondere Beziehungsinszenierung gilt es demnach zunächst zu verstehen und zu reflektieren – vor allem psychodynamische Modelle können solche regressiven Phänomene, Identifizierungsprozesse und komplexen Übertragungsprozesse verdeutlichen. Dadurch soll es zu einer konstruktiveren Form des Kontakts mit Mehrfachanrufern kommen, der letztlich beiden Seiten hilft. Andernfalls – bei unzureichender Professionalität der Helfer und fehlendem Supervisionsangebot – wird befürchtet, *„daß zwischen Anrufer und Anrufendem keine kritische Distanz mehr besteht. Beide sitzen dann wie in einem Boot und rudern ohne Orientierung, aber gemeinsam in die Unendlichkeit"* (Schmidt 1987: 22). Insbesondere im Umgang mit Traumatisierungen gibt es die Empfehlung, *„sich nicht allzu sehr von den spektakulären Inhalten der Gespräche faszinieren und sich vor allem nicht verführen zu lassen, in die detaillierte Schilderung von traumatisierenden Szenen einzusteigen, sondern eine Haltung aus zugewandtem Annehmen und ausreichender innerer Distanz zu praktizieren"* (Dinger 2014: 547).
- **Vonseiten der Krisendienste** wird eher das konsequente und einheitliche Vorgehen mit der Gruppe der Mehrfachanrufer ins Zentrum gerückt. Im Berliner Krisendienst wurde versucht, die Veränderung von der Akutintervention zu einem strukturellen Ansatz (dem Empowerment-Ansatz folgend) zu konzeptualisieren, *„hin zur Strukturierung eines Möglichkeitsraumes, in dem der Nutzer neue Erfahrungen machen und seine Ressourcen aktivieren kann"* (Neumann 2002: 413). Ziel wäre es demnach, den Daueranrufer auf dem Weg zum Krisenanrufer zu begleiten – zur Selbstbefähigung für Kontakte über den Krisendienst hinaus. Methodisch schlägt Neumann ein Modell mit klaren Strukturen und

Grenzen vor, in dem Zusammenarbeit mit anderen Institutionen, Teamarbeit und Beziehungskontinuität zentrale Bestandteile des gemeinsamen fachlichen Ansatzes sind. Gerade der so hilfreiche Aspekt von Beziehungskontinuität ist in größeren Organisationsstrukturen aber leider oft kaum umsetzbar.

! MERKE

Neben dem Raum für ständige Reflexion der intensiven interaktiven Prozesse sind klare und verbindliche Absprachen im Team hinsichtlich Grenzsetzungen, konfrontierenden Interventionen, Selbstschutz, Helferkonferenzen etc. unerlässlich, damit die Belastung und die Frustration der Mitarbeiter nicht stetig wachsen!

LITERATUR

Dinger M. Zur Organisation TelefonSeelsorge. Psyche 2014; 68: 537–559.

Fischer C. Inanspruchnahme, Ergebnisse und Zufriedenheitsbeurteilung eines ambulanten psychiatrischen Krisenhilfeangebots: Untersuchung am Beispiel des Krisendienstes Psychiatrie München (KPM). Open Access Repositorium der Universität Ulm. Dissertation 2017; http://dx.doi.org/10.18725/OPARU-4404.

Neumann O. Über die Sucht telefonieren zu müssen oder ein struktureller Ansatz in der Krisenintervention zum besseren Umgang mit Dauernutzern. Psychiatr Prax 2002; 29: 411–416.

Rupp M. Notfall Seele: ambulante Notfall-und Krisenintervention in der Psychiatrie und Psychotherapie. 4. A. Stuttgart: Thieme 2017.

Schmidt H-P. Die Daueranrufer und ihre Krise. Wege zum Menschen 1987; 39: 14–28.

Sonneck G, Kapusta, N, Tomandl G, Voracek M (Hrsg.). Krisenintervention und Suizidverhütung. Wien: UTB facultas 2016.

Sorgatz H. 25 Leitpunkte zum Telefongespräch mit suizidalen Patienten. Suizidprophylaxe 1, Sonderheft, 3. A. Regensburg: Roderer 1986.

Stein C. Spannungsfelder der Krisenintervention: ein Handbuch für die psychosoziale Praxis. Stuttgart: Kohlhammer 2009.

Stengler K, Jahn I. Geschlechterspezifische Aspekte bei der Inanspruchnahme psychiatrisch-psychotherapeutischer Versorgung. Psychiatr Prax 2015; 42: 63–64.

Wienberg G. Merkmalsdimensionen außerstationärer Krisenintervention und Notfallpsychiatrie. In: Wienberg G (Hrsg). Bevor es zu spät ist: Außerstationäre Krisenintervention und Notfallpsychiatrie – Standards und Modelle. Bonn: Psychiatrie Verlag 1998, S. 222–238.

6.2 Krisenintervention im Team

Michael Frey

Krisenintervention ist oft Arbeit im Team. Dabei umfasst das Team sowohl die direkt vor Ort Beteiligten als auch Teammitglieder, die z. B. am Telefon die Anfragen entgegennehmen und ggf. an andere Mitarbeiter weiterleiten. In manchen Fällen geht es dann auch darum, mit anderen Helfersystemen, z. B. Polizei oder Rettungsdienst, zu kooperieren, und das nicht selten in sehr zugespitzten und herausfordernden Situationen. Im günstigsten Fall wirken dabei Synergismen und gelungene Kooperation, im ungünstigeren Fall erschweren unterschiedliche Haltungen, Vorgehensweisen, Kommunikationsdefizite etc. die erfolgreiche Zusammenarbeit.

Eine Frage, die sich bei Vor-Ort-Einsätzen, auf die weiter unten noch näher eingegangen werden soll, stellt, ist die nach der Ausstattung dieses „Einsatzteams". Viele professionelle Helfer sind es gewohnt, allein zu arbeiten. Es gibt jedoch einige Aspekte, die für ein Einsatzteam, das aus zwei Fachkräften besteht, sprechen:

- **Sicherheit:** In der Regel sind professionelle Helfer mit neuen und unbekannten Situationen konfrontiert. Trotz einer zuvor meist erfolgten telefonischen Einschätzung der Situation kann die Vor-Ort-Situation doch ganz andere Aspekte und ggf. Sicherheitsrisiken für die Einsatzkräfte aufweisen.
- **Multitasking:** Vor Ort sind nicht selten mehrere Beteiligte anzutreffen, z. B. Angehörige, Nachbarn, Kinder etc. Ist man in solchen Situationen zu zweit, ist der Umgang mit komplexen und zeitgleichen Anforderungen leichter.
- **Gemeinsame Einschätzung/Nutzen unterschiedlicher Perspektiven:** Sind weitreichende Entscheidungen zu treffen (z. B. Einbeziehung der Polizei aufgrund einer akuten Selbstgefährdung), ist die Möglichkeit zum interkollegialen Austausch hilfreich.
- **Psychohygiene:** Die Möglichkeit, gerade schwierige oder belastende Einsätze mit einem Kollegen nachbesprechen zu können, kann sehr entlastend sein.

Zugleich stellt die Arbeit im Tandem jedoch auch eine Herausforderung dar, insbesondere im Hinblick auf

Absprachen und eine Verständigung über die jeweilige Zieldefinition. Fehlende Absprachen können z. B. zu Verwirrung beim Betroffenen führen oder auch zu Unzufriedenheit bei den Mitarbeitern, wenn Zuständigkeiten nicht klar benannt sind oder sich jemand in seiner Kompetenz nicht gewürdigt fühlt, um nur einige Beispiele zu nennen. Im Folgenden werden daher wichtige Aspekte von Teamarbeit vorgestellt.

6.2.1 Einflussfaktoren für eine erfolgreiche Teamarbeit

Modelle für effektive Teamarbeit betonen den **gelingenden Informationsaustausch** und alle Voraussetzungen, die dafür geschaffen werden müssen, als die zentralen Komponenten (➤ Abb. 6.1). Salas et al. (2005) formulieren in einer Übersichtsarbeit aus ihrer Sicht wesentliche Faktoren für eine **gelingende Teamarbeit:**

1. Gemeinsame mentale Modelle
2. Gegenseitiges Monitoring
3. Gegenseitige Unterstützung / Rückhalt
4. Gegenseitiges Vertrauen
5. Teamorientierung
6. Closed-Loop-Kommunikation
7. Anpassungsfähigkeit
8. Teamführung

Gemeinsame mentale Modelle

Mit dem Begriff mentale Modelle werden Vorstellungen und Wissen darüber, wie Verhaltensweisen anderer im Team und in Bezug auf eine gemeinsame Aufgabe einzuordnen sind, verstanden. Mentale Modelle dienen dazu, zu entziffern, was die anderen machen, wie das Geschehen und die Aktionen der anderen einzuordnen sind. Mentale Modelle repräsentieren Reaktionsmuster, wie auf unterschiedliche Situationen reagiert wird.

Beispiel: In der Notaufnahme beginnt ein Patient sich zunehmend fremdaggressiv zu verhalten. Einer der Mitarbeiter verlässt den Raum.

Existiert ein gemeinsames mentales Modell darüber, dass in einer solchen Situation ein Mitarbeiter die Aufgabe übernimmt, Verstärkung hin-

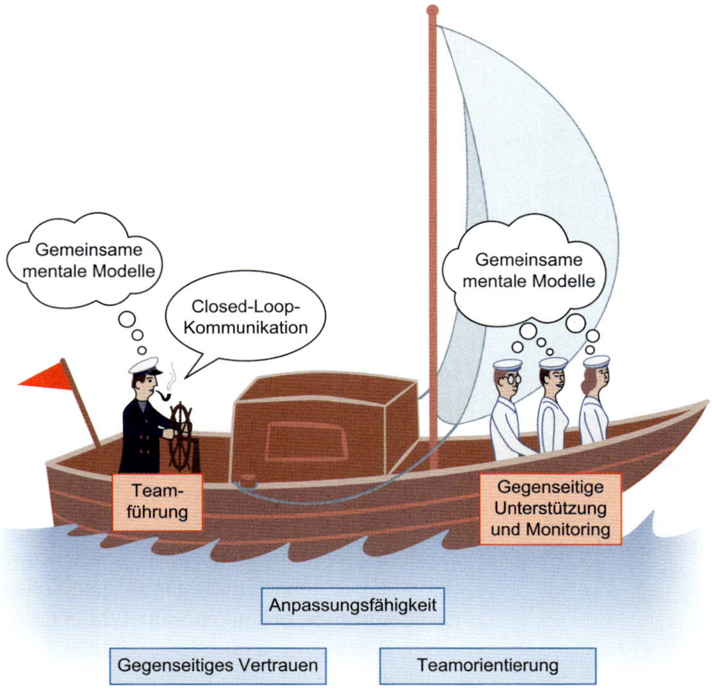

Abb. 6.1 Voraussetzungen für gelingende Teamarbeit

zuziehen, kann das Verhalten in einen sinnvollen Kontext gebracht werden. Andernfalls könnte es als ein Sich-der-Situation-Entziehen missverstanden werden und zu Verunsicherung bei den Verbliebenen führen oder dazu, dass sich mehrere entfernen, um ebenfalls Hilfe zu holen.

! MERKE

Wie Studien zeigen, kommunizieren Teams mit gemeinsamen mentalen Modellen effektiver, arbeiten lieber zusammen, sind effektiver und erfolgreicher in der Zielerreichung. Sie zeigen mehr teambezogenes Verhalten und haben mehr zutreffende Erwartungen bzgl. der Bedarfe der anderen Teammitglieder.

Gegenseitiges Monitoring

Basierend auf einem vertrauensvollen Verhältnis untereinander und einer konstruktiven „Fehlerkultur" achten alle Teammitglieder auf die aufgabenbezogenen Abläufe und versuchen, Fehler rechtzeitig zu erkennen und nach Möglichkeit abzuwenden oder zu kompensieren. Dies gelingt umso besser, je exakter die mentalen Modelle sind, um die Verhaltensweisen der anderen richtig einzuordnen.

Gegenseitige Unterstützung / Rückhalt

Dieser Faktor umfasst Feedback und gegenseitige Anleitung, um das gemeinsame Ziel erreichen zu können. Hier geht es um den Blick jedes Einzelnen auf die anderen Teammitglieder, um zu erkennen, wo Unterstützung notwendig ist, wo Mitglieder überfordert sind etc. Auch das hängt wiederum von möglichst passenden und effektiven mentalen Modellen ab, um die Situationen richtig einordnen und entsprechend handeln zu können. Zeigt sich in einem Gespräch beispielsweise, dass ein Betroffener mit großem Widerstand oder gar Abneigung auf einen der Mitarbeiter reagiert, kann z. B. die Übernahme der Gesprächsführung durch den anderen Mitarbeiter, der nicht in „Ungnade" gefallen ist und in diesem Moment ggf. eine bessere Chance hat, einen tragfähigen Kontakt aufzubauen, eine sinnvolle Unterstützung im Hinblick auf das gemeinsame Ziel darstellen.

Gegenseitiges Vertrauen

Ein vertrauensvolles Miteinander in der Teamarbeit hat zahlreiche positive Konsequenzen:

- Es verhindert, dass Zeit damit vergeudet wird, die anderen unnötig zu kontrollieren.
- Es fördert die Bereitschaft, Informationen zu teilen, denn die Personen, die Informationen weitergeben, müssen sich auch sicher sein können, dass ihre Information wertgeschätzt wird, sonst behalten sie diese eher für sich.
- Das Gefühl, sich auf andere verlassen zu können, stärkt die eigene Zuversicht in den Erfolg des gemeinsamen Vorgehens.
- Eine vertrauensvolle Atmosphäre stellt die Grundlage für eine konstruktive „Fehlerkultur" dar. Die einzelnen Teammitglieder sind eher bereit, Bedenken, eigene Ansichten etc. zu äußern, wenn sie sich „sicher" fühlen.

Teamorientierung

Teamorientierung bezeichnet die Ausrichtung der einzelnen Mitglieder hin zu einem kollektiven Ziel und weg von primär individuellen Zielsetzungen. Die Effektivität des Teams wird durch die Intention der Einzelnen auf das gemeinsame Ziel hin gesteigert. Es besteht dabei eine Wechselwirkung zwischen den Faktoren des gegenseitigen Vertrauens, der gegenseitigen Unterstützung, den gemeinsamen mentalen Modellen und der Teamführung.

! MERKE

Vermehrte Teamorientierung hat sich in Studien als Prädiktor für eine verbesserte Kooperation und Koordination im Team erwiesen.

Closed-Loop-Kommunikation

Diese Form der Kommunikation ist besonders in komplexen und unübersichtlichen Situationen relevant. Sie wird u. a. im Flugverkehr eingesetzt, um die Sicherheit und Richtigkeit der Kommunikation zu gewährleisten. Es geht darum, dass der Empfänger der Nachricht diese verarbeitet, interpretiert und den Empfang der Nachricht sowie die korrekte Interpretation dem Sender zurückmeldet. In der Praxis sieht das so aus, dass man das, was man verstanden hat, aktiv äußert, damit der Sender der ursprünglichen Nachricht dies nochmals hört und abgleichen kann. Beide Seiten können damit sicher sein, dass man sich „richtig verstanden" hat.

Studien der somatischen Medizin zeigen, dass ca. 70–80 % der Fehler in der Krankenversorgung durch schlechte Teamkommunikation und Missverständnisse entstehen (Courtenay et al. 2013).

Anpassungsfähigkeit

Je anpassungsfähiger und flexibler ein Team ist, desto besser ist es in der Lage, sich auf neue und unerwartete Gegebenheiten einzustellen und die eigenen Vorgehensweisen entsprechend zu ändern. Auch hier sind die gemeinsamen mentalen Modelle, eine Einigkeit über das gemeinsame Ziel sowie Rückkopplungs- und Feedbackprozesse im Team entscheidend.

Teamführung

Als letzter Punkt, nicht im Hinblick auf die Wertigkeit, sondern als zusammenführendes und koordinierendes Element für die anderen Faktoren, ist die Teamführung zu nennen. Eine definierte Leitungsfunktion kann unterschiedlich aussehen, trägt im Wesentlichen aber mit folgenden Aspekten zum Teamerfolg bei:

1. Sie ist wesentlich an der Erstellung, dem Aufrechterhalten und der immer wieder zu überprüfenden Richtigkeit von gemeinsamen mentalen Modellen des Teams beteiligt.
2. Sie hält interne und externe Einflussfaktoren (Dynamiken, Umgebungsfaktoren) im Blick, um eine evtl. notwendige Richtungsänderung und Anpassungsleistung des Teams zu initiieren.
3. Sie etabliert Verhaltens- und Leistungserwartungen an das Team und die einzelnen Teammitglieder sowie deren Evaluation hinsichtlich der Zielsetzung.
4. Sie fördert Synergien und lenkt den Beitrag jedes einzelnen Teammitglieds auf das gemeinsame Ziel, indem Verhaltenserwartungen definiert werden und gegenseitige Unterstützung koordiniert und gefördert wird.

6.2.2 Umsetzung in die Praxis

In der Praxis kann zwischen der akuten Situation, in der eine erfolgreiche Zusammenarbeit des Teams umgesetzt werden soll, und Maßnahmen, die teamerhaltend und -formend wirken, unterschieden werden (➤ Abb. 6.2).

Um die Basis für eine gelingende Teamarbeit, nämlich gegenseitiges Vertrauen, Teamorientierung und gemeinsame mentale Modelle aufzubauen, bedarf es **Schulung und Teamsupervision.** In vielen Fällen setzen sich Kriseninterventionsteams aus unterschiedlichen Professionen zusammen. In Ausbildungs- und Schulungskontexten ist daher besonderer Wert darauf zu legen, einen **aufgabenbezogenen gemeinsamen Kenntnisstand** herzustellen – dabei können spezielle Expertisen der einzelnen Mitarbeiter einbezogen und genutzt werden. Die Schulung zielt auf Fertigkeiten und Wissen ab, auf die dann in der Akutsituation zurückgegriffen werden kann. Ein besonderer Stellenwert kommt dabei für komplexe Situationen dem **Simulationstraining** zu, wie es auch in der somatischen Notfallmedizin eingesetzt wird. Im psychiatrischen Kontext können hier z. B. auch Rollenspiele und Fallarbeit sehr nützlich sein.

Die **Teamsupervision** adressiert die mehr impliziten Aspekte in der Teamarbeit. Es geht darum, die Voraussetzungen zu schaffen, um eine vertrauensvolle Atmosphäre zu schaffen und Teamorientierung zu fördern (in ➤ Abb. 6.1 das Wasser, auf dem das Schiff schwimmt). Hier können in einem geschützten Rahmen Konflikte angesprochen und Teamdynamiken reflektiert werden. Im Umgang mit Menschen in existenziellen Krisen kommt außerdem der eigenen Psychohygiene ein hoher Stellenwert bei, auch dafür kann die Supervision einen Rahmen bieten.

In der **akuten Situation** geht es dann darum, auf die erarbeiteten Kenntnisse, Fertigkeiten und Teamqualitäten zurückzugreifen, um in der Krisenarbeit möglichst effektiv zu sein. In Bezug auf die Krisensituation, mit der man konfrontiert ist, sind hier zunächst die *Situationsanalyse* und die daraus resultierende *Zieldefinition* bzw. ggf. im Verlauf immer wieder notwendige *Zielanpassung* wesentlich. Dies beginnt in vielen Fällen mit einem Telefonat. Hilfesuchende, Angehörige oder andere professionelle Stellen wenden sich mit einem Anliegen an die professionellen Helfer. Vor dem Hintergrund fachlicher Expertise wird die Situation eingeschätzt und über das weitere Vorgehen entschieden. Wenn andere Mitarbeiter informiert

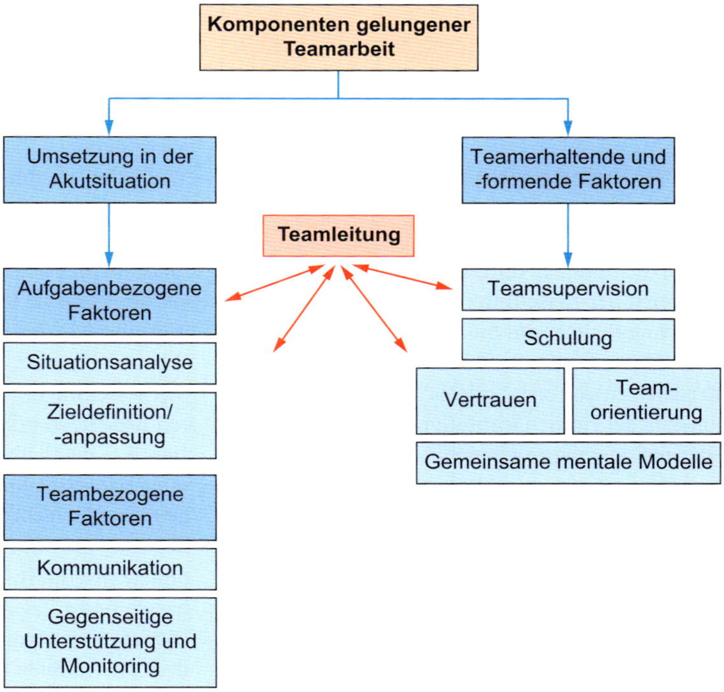

Abb. 6.2 Kcmponenten gelingender Teamarbeit (vgl. auch Rousseau et al. 2006)

werden müssen, ist hier sowohl eine Verständigung über die Zielsetzung als auch eine Abwägung darüber notwendig, welche der Informationen für die Kollegen wichtig sind und wie diese kommuniziert werden.

Wenn die Krisenintervention dann z. B. im **Zweierteam,** wie oben beschrieben, durchgeführt wird, kommen teambezogene Faktoren hinzu. Es ist notwendig, sich abzusprechen und über das Vorgehen zu verständigen. Je vertrauter man sich ist und je klarer die gemeinsamen mentalen Modelle sind, desto einfacher gestaltet sich dies in der Regel. In angespannten und sehr zugespitzten Situationen ist es essenziell, sich aufeinander verlassen zu können und in der Lage zu sein, flexibel auf die Anforderungen zu reagieren. Dies kann darin bestehen, eine Aufgabenteilung zu vereinbaren, z. B. einer kommuniziert mit dem Betroffenen, der andere ruft die Polizei oder kümmert sich um Angehörige. Gerade in unübersichtlichen Situationen und mit mehreren Beteiligten ist die Kommunikation manchmal anfällig für Missverständnisse, und es kann notwendig werden, auf die oben beschriebene Closed-Loop-Kommunikation zurückzugreifen.

Die **Teamleitung** nimmt in der Regel insbesondere für die teamerhaltenden und -formenden Faktoren eine führende Rolle ein (➤ Abb. 6.2). Im wechselseitigen Austausch mit den Bedarfen und Qualitäten des Teams werden die Zielrichtung und die erforderlichen Rahmenbedingungen für eine gelingende Teamarbeit erarbeitet. Die Arbeit im Zweierteam macht in entspannteren Situationen meist keine hierarchische Festlegung im Sinne einer Teamleitung notwendig. In komplexeren und sehr dynamischen Situationen kann es jedoch erforderlich sein, dass eine Person die Führung übernimmt. Wie dies vereinbart wird und wie ein solcher Ablauf aussehen kann, ist Teil des Teambildungsprozesses und kann in Schulungen oder Teamsupervisionen besprochen werden.

6.3 Krisenintervention vor Ort

Michael Frey

Die Vorteile aufsuchender Krisenhilfe benennen Horn und Runge (2002: 19) wie folgt:

„Ein Teil der krisenauslösenden und krisenunterhaltenden Faktoren ist im Wohnumfeld auch unter Einbeziehung von

Bezugspersonen sicherer identifizierbar, Zusammenhänge unter Kenntnis der konkreten Rahmenbedingungen besser verstehbar – mit der Konsequenz, dass Krisen als Chance für Weiterentwicklung genutzt werden können.“

6.3.1 Rahmenbedingungen

Grundsätzlich kann zwischen Komm- und Gehstrukturen in Institutionen unterschieden werden. Gerade im Bereich der Krisenintervention ist es hilfreich, beides vorzuhalten, um möglichst flexibel und situationsadäquat reagieren zu können. Einsätze vor Ort unterscheiden sich meist erheblich von Beratungssituationen in der eigenen Institution. Als professioneller Helfer befindet man sich nicht in den „eigenen vier Wänden“, in der vertrauten Umgebung der Klinik, des Büros etc. Dies bringt Vor- und Nachteile mit sich:

- Als **Nachteil** ist sicher zu werten, dass gerade in sehr akuten Situationen das gewohnte Arbeitsumfeld Sicherheit vermittelt und ggf. auch mehr Möglichkeiten (z. B. Hinzuziehen von Kollegen, räumliche Gegebenheiten, die z. B. eine Entzerrung der Situation erlauben etc.) zum Umgang mit schwierigen Situationen bietet.
- Ein **Vorteil** kann jedoch auch sein, dass bei Besuchen vor Ort ein viel besserer Eindruck von den Lebensbedingungen der Betroffenen entsteht, was das Verständnis und ggf. auch einen direkteren Zugang zu Ressourcen fördert. Auch fühlen sich die Betroffenen in ihrem vertrauten Umfeld oft wohler und sicherer, was deeskalierend wirken kann. Manche Menschen mit psychischen Erkrankungen können auch nur so erreicht werden, und zwar jene, die ihre Wohnung nicht mehr verlassen.

Im Folgenden sollen einige Besonderheiten von speziellen örtlichen Gegebenheiten beleuchtet werden.

In der Wohnung des Betroffenen

Fallbeispiel

Eine Krisenintervention vor Ort, die einige Monate später von den Beteiligten reflektiert wird

Sicht der professionellen Helfer

Herrn K.s Schwester hatte sich an uns gewandt. Sie berichtete, dass ihr 28-jähriger Bruder seit Wochen das Haus nicht mehr verlassen habe. Er sei von einer Urlaubsreise zurückgekehrt und habe völlig verändert gewirkt. Sie wusste sich nicht mehr zu helfen. Er weigerte sich, zum Arzt zu gehen, und machte ständig mysteriöse Andeutungen über einen „Plan“, der hinter allem stecke.

Wir hatten uns mit der Anruferin vor dem Mietshaus, in dem der Bruder wohnte, verabredet. Gemeinsam standen wir vor dem Gebäude und klingelten mehrmals; niemand reagierte. Wir betraten den Flur des Gebäudes, da die Eingangstür nicht verschlossen war, und gingen in den ersten Stock, in dem sich Herrn K.s Wohnung befand, und klingelten noch einmal. Die Schwester klopfte mehrmals an die Tür und bat ihren Bruder, zu öffnen. Nach ca. 10 Minuten öffnete Herr K. – deutlich misstrauisch – die Tür. Er beäugte seine Schwester und uns beide. Er bat seine Schwester herein und schloss danach rasch die Tür, ohne dass wir Kontakt aufnehmen konnten. Nach einigen Minuten öffnete sich die Tür wieder und Herr K. bat uns etwas harsch und z. T. Unverständliches murmelnd herein. Die Schwester signalisierte uns mit einem Kopfnicken, dass wir eintreten und ihm folgen sollten. Im Wohnzimmer angekommen, setzte sich Herr K. auf das Sofa und blickte zu Boden. Die Schwester beeilte sich, uns zwei Stühle aus der Küche zu holen, damit wir uns setzen konnten. Zögerlich kamen wir mit Herrn K. ins Gespräch.

Sicht des Betroffenen

Ich erinnere mich nicht an alles, manches erscheint mir heute wie ein Traum. Aber ich weiß noch, dass meine Schwester mir tagelang immer wieder klarzumachen versuchte, dass ich Hilfe in Anspruch nehmen sollte, was mir völlig absurd erschien, zumal ich ja den Eindruck hatte, endlich „das Spiel“ durchschaut zu haben. Ich hatte den Eindruck, in einer Art Verschwörung gefangen zu sein, und war daher allen anderen gegenüber sehr misstrauisch. Ich versuchte meine Schwester, zu der ich noch Vertrauen hatte, davon zu überzeugen, was mir frustrierenderweise jedoch nicht gelang. Eines Tages stand sie dann mit den beiden Mitarbeiterinnen des Krisendienstes vor der Tür. Ich war sehr misstrauisch, wen sie da denn angeschleppt hatte, und war daher auch zunächst nicht gewillt, sie in meine Wohnung zu lassen oder mit ihnen zu reden. Ich weiß nicht mehr, wie sie es geschafft hat, aber irgendwie ist es ihr gelungen, mich davon zu überzeugen, dass ich doch versuchen sollte, mit den Damen zu sprechen. Ohne die Anwesenheit meiner Schwester wäre das für die Damen sicher sehr viel schwieriger gewesen, vermute ich. (Lacht.) Ich war ja doch sehr skeptisch, was die denn da von mir wollten. Hilfreich war, dass die Mitarbeiterinnen des Krisendienstes nicht versuchten, mir meine Ideen auszureden, sondern irgendwie Interesse signalisierten. Ich sah daher eine Chance darin, sie von meinen Erkenntnissen zu überzeugen. ▌▌

Für außerhalb der eigenen Institution stattfindende Einsätze der psychiatrischen Krisenintervention ist das häusliche Umfeld der Betroffenen sicher der **häufigste Einsatzort.** Ein wesentlicher Unterschied zur Beratung in der eigenen Institution, in welcher der Betroffene der Besucher ist, besteht darin, dass sich hier die Rolle umkehrt. Die professionellen Helfer treten als Besucher auf und überschreiten eine Grenze (auch rechtlich), wenn sie eine fremde Wohnung betreten. Der Betroffene hat das Hausrecht. Dies kann sich günstig auf die Beziehungsgestaltung auswirken, indem dadurch die Position des Betroffenen gestärkt wird. Gleichzeitig kann der Besuch aber auch als Eindringen in einen sehr intimen Bereich erlebt werden. Deshalb ist es bei der Kontaktaufnahme wichtig, hier sehr sensibel und wachsam zu sein („Darf ich reinkommen?").

In der Praxis stellt sich als **erste Hürde** für eine Kontaktaufnahme oftmals – wie auch im obigen Fallbeispiel dargestellt – die Wohnungstür. Wenn man sich vorstellt, an der eigenen Wohnungstür würden zwei Unbekannte auftauchen, mit der Aussage, dass sie vom Krisendienst oder einem anderen sozialen Dienst seien und mit einem sprechen wollten, kann man nachvollziehen, dass dies sicher nicht in jeder Situation auf offene Ohren und Zustimmung stößt. Insbesondere Menschen, die nicht selbst Hilfe angefordert haben oder die aufgrund eines Realitätsverlustes oder einer ausgeprägten affektiven Störung die Welt verändert wahrnehmen, reagieren häufig ablehnend. Nichtsdestotrotz ist man in der praktischen Arbeit oftmals überrascht, dass ein Gesprächsangebot selbst von sehr misstrauischen Personen häufiger angenommen wird, als zu erwarten wäre. Vielleicht spielt hier ein doch vorhandenes Gefühl der Not und des Bedarfs nach Hilfe eine Rolle, was Betroffene dazu veranlasst, das Hilfsangebot anzunehmen. Hilfreich und erforderlich ist es in Situationen, in denen nicht der Betroffene der Anforderer ist, dass man möglichst mit dem Anforderer oder einer anderen Vertrauensperson versucht, eine Brücke für den Kontaktaufbau zu schlagen und ein erstes Gespräch zu bahnen.

Es gilt eine besondere **Sensibilität für die Grenzen** des Betroffenen zu zeigen, zumal man sich in dessen Lebensraum bewegt. So kann es z. B. für Menschen mit einer Zwangserkrankung und Kontaminationsängsten eine extreme Herausforderung bedeuten, fremde Menschen in die Wohnung zu lassen.

Zugleich ist aber auch wichtig, auf die eigenen Grenzen und auch die eigene Sicherheit zu achten. In der Praxis stellen sich z. T. profane Fragen wie „Nehme ich einen mir angebotenen Tee an?" oder „Ziehe ich die Schuhe aus, wenn ich darum gebeten werde?". Hierzu gibt es unterschiedliche Haltungen, und letztlich muss man für sich bzw. in seiner Institution eine Haltung dazu finden. Da man sich in einer fremden Umgebung und einer mit vielen Unwägbarkeiten verbundenen Situation befindet, sollte man wachsam sein. Dazu gehören folgende Aspekte:

- Immer darauf achten, sich einen **Fluchtweg** offen zu halten
- Sich einen Eindruck von der Umgebung im Hinblick auf **potenziell gefährliche Gegenstände oder Waffen** verschaffen
- **Ausreichend Abstand** zum Betroffenen einhalten

Im Verlauf der Krisenintervention entwickelt man meist ein besseres Gefühl für die Situation und kann den Sicherheitsaspekt besser abschätzen und dann auch flexibler reagieren.

Öffentliche Orte

▌▌ Fallbeispiel

Eine Frau mittleren Alters steht vor einer Litfaßsäule und spricht mit ausgeprägtem Sendungsbewusstsein alle vorbeigehenden Passanten an, teils mit obszönen Gesten und Äußerungen. Eine befreundete Nachbarin kontaktiert die professionellen Helfer. Sie berichtet, dass sie aus der Vorgeschichte wisse, dass Frau S. an einer bipolaren Störung leide und immer wieder manische Phasen habe.

Die erste Kontaktaufnahme durch die professionellen Helfer vor Ort gestaltet sich schwierig, da sie einen der beiden Mitarbeiter lautstark zu beschimpfen beginnt.

6

Die Reaktion der vorbeigehenden Passanten reicht von Gleichgültigkeit über Mitgefühl bis hin zu verächtlichen Blicken. Die beiden Helfer verständigen sich darauf, dass der bisher nicht ins Schussfeuer geratene Kollege die Gesprächsführung übernimmt, während der andere sich im Hintergrund hält. Mit Unterstützung der Nachbarin gelingt es schließlich, die Frau dazu zu bewegen, sich gemeinsam zu ihrer nahegelegenen Wohnung zu begeben, um das Gespräch dort fortzusetzen. ❚❚

Öffentliche Orte stellen eine besondere Herausforderung dar, da sie **ungünstige Ausgangsbedingungen** für eine erste Kontaktaufnahme bieten können. Außerdem ist der Betroffene relativ **ungeschützt** den Blicken fremder Menschen ausgesetzt. Gelegentlich geht es dann auch darum, die Situation aufgrund von weiteren Beteiligten (Hilfsbereite, Neugierige …) zu koordinieren. Insbesondere in Situationen mit mehreren Beteiligten ist es von Vorteil, zumindest zu zweit zu sein, um die Aufgaben aufzuteilen.
Es gilt, auf folgende Aspekte zu achten:

- **Gefahren** für die eigene Person oder den Betroffenen (z. B. Straßenverkehr)
- Schutz der **Intim- und Privatsphäre** des Betroffenen, soweit möglich
- **Einbeziehung** Dritter, falls nötig, um z. B. weitere Hilfe zu holen, aber **Eingrenzung** Neugieriger und Schaulustiger

6

Andere Institutionen

❚❚ Fallbeispiel
Sonntagabend auf der Polizeiinspektion. Die Polizeibeamten sehen sich mit einem Mann konfrontiert, der „wirre Angaben" macht. Sie fragen beim örtlichen Krisendienst an, ob eine Einweisung in die psychiatrische Klinik erforderlich sei. ❚❚

Einsätze zur Krisenintervention finden gelegentlich auch in anderen Institutionen statt, z. B. Altenheimen, Polizeiinspektionen, Bahnhofsmissionen, therapeutischen Wohngemeinschaften etc.

Zunächst geht es auch hier darum, nach Möglichkeit einen möglichst **ungestörten Raum** zu suchen, um günstige Gesprächsbedingungen herzustellen. Man kann dabei auf die Mitarbeiter vor Ort zurückgreifen und sie um Unterstützung bitten. Außerdem ist es vorteilhaft, sich die **Strukturen der jeweiligen Einrichtung** zu vergegenwärtigen, um mögliche Ressourcen, aber auch Schwierigkeiten besser abschätzen zu können. So stehen in einer Flüchtlingsunterkunft meist keine oder nur sehr begrenzt Ansprechpartner zur Verfügung, um den Betroffenen im Anschluss an die Krisenintervention zu unterstützen, wohingegen eine therapeutische Wohngemeinschaft über gut ausgebildetes Fachpersonal verfügt, das einbezogen werden kann.

6.3.2 Zusammenarbeit mit Rettungsdienst, Polizei und Feuerwehr vor Ort

Wichtig ist, sich in der Zusammenarbeit vor Ort zu vergegenwärtigen, dass die unterschiedlichen Beteiligten im Umgang mit speziellen Situationen ggf. nach unterschiedlichen Standardprozeduren vorgehen. Das heißt, im Hinblick auf die erwähnten gemeinsamen mentalen Modelle (➤ Kap. 6.2.1) ist ein Verständnis für die Überlegungen und Konzepte der Mitbeteiligten entscheidend. Nur wenn man weiß, wie eine Situation vom jeweils anderen interpretiert wird und welche nächsten Handlungsschritte dadurch ausgelöst werden, kann man das Verhalten auch richtig einschätzen.

Außerdem liegt der Fokus der einzelnen Professionen auf jeweils anderen Schwerpunkten. So ist der Umgang mit fremdgefährdendem Verhalten eine primäre Domäne der Polizei, die zur polizeilichen Gefahrenabwehr berechtigt ist, akut zu intervenieren. Der Rettungsdienst hingegen hat den gesundheitlichen Zustand des Betroffenen im Fokus und ist nicht zur Gewaltanwendung berechtigt. Oder sollte beispielsweise aufgrund ausreichender Hinweise für eine akute Selbstgefährdung eine Wohnungsöffnung notwendig werden, sind daran u. U. zahlreiche Einsatzkräfte beteiligt (s. u. „Notfalltüröffnung").

In jedem Fall ist es hilfreich, gut miteinander zu kommunizieren und eigene Überlegungen, Situationseinschätzungen und Vorgehensweisen den anderen Beteiligten mitzuteilen.

INFOBOX

In den einzelnen Bundesländern sind die Zuständigkeiten hinsichtlich der **öffentlich-rechtlichen Unterbringung** in jeweils eigenen Gesetzen unterschiedlich geregelt. Welche Akteure daher ggf. im Rahmen einer Unterbringung involviert sind, ist von Bundesland zu Bundesland verschieden, und damit unterscheiden sich auch die Situation und die Befugnisse vor Ort (➤ Kap. 9.3).
Hilfreiche Übersicht zu den unterschiedlichen Unterbringungsgesetzen in Deutschland: www.bundesanzeiger-verlag.de/betreuung/wiki/Psychisch-Kranken-Gesetz.

Es hängt von der Situation und ggf. der bundeslandabhängigen rechtlichen Regelung ab, wer in welcher Situation primär die Führung vor Ort übernimmt. In manchen Bundesländern (z. B. Bayern) wird außerhalb der Öffnungszeiten der Kreisverwaltungsbehörde die Entscheidung über die Notwendigkeit einer Unterbringung von der Polizei getroffen. Auch in akut eskalierten Situationen mit fremdaggressivem Verhalten wird in der Regel die Polizei die Führung vor Ort übernehmen. Im Umgang mit nicht akut selbst- oder fremdgefährdenden Personen, z. B. ängstlich-misstrauischen psychotischen Menschen, sind im günstigsten Fall psychiatrisch erfahrene Fachkräfte führend in der Gestaltung der Intervention.

Juristische Rahmenbedingungen

Polizei, Feuerwehr und Rettungsdienst gehören zu den sog. **Blaulichtorganisationen** bzw. Behörden und Organisationen mit Sicherheitsaufgaben, und ihre Aufgaben und Rechte werden von den Bundesländern in entsprechenden Gesetzen geregelt.

Während der **Rettungsdienst** vor allem für Notfallversorgung und Krankentransport zuständig ist, kommen der **Polizei** insbesondere Aufgaben im Sinne der Gefahrenabwehr zu. Dabei ist sie mit Rechten ausgestattet, die einen Eingriff in durch das Grundgesetz (GG) geschützte Bürgerrechte ermöglichen. Dies kommt insbesondere im Rahmen von Zwangsmaßnahmen zum Tragen (Bäuerle 2008).

Erstmals wird in dem im Juli 2018 verabschiedeten **Bayerischen Psychisch-Kranken-Hilfe-Gesetz (BayPsychKHG)** auch Krisendiensten im Rahmen von rechtlichen Unterbringungen psychisch kranker Menschen eine zentrale Rolle zugeschrieben. So ist in Art. 5 zu den Voraussetzungen der Unterbringung und dem Verhältnismäßigkeitsgrundsatz festgehalten:

„Die Unterbringung darf nur angeordnet werden, wenn die Gefährdung nicht durch weniger einschneidende Mittel abgewendet werden kann, insbesondere auch nicht durch die Hinzuziehung eines Krisendienstes und durch Hinzuziehung der oder des gesetzlichen Vertreters."

Schweigepflicht

Sozialarbeiter, Psychologen, Ärzte und auch Rettungsdienstmitarbeiter fallen unter die in § 203 StGB (Verletzung von Privatgeheimnissen) aufgeführten Berufsgruppen und unterliegen daher der Schweigepflicht (➤ Kap. 9.2). Es ist ihnen verboten, ein im Rahmen der Dienstausübung anvertrautes Geheimnis Dritten gegenüber zu offenbaren. Polizei, Rettungsdienst und Krisendienst sind wechselseitig als Dritte zu werten und können daher nicht einfach Informationen austauschen, es sei denn, dies ist durch entsprechende Rechtsvorschriften in den Unterbringungsgesetzen der Bundesländer speziell geregelt. Zu den Ausnahmen bzgl. der Schweigepflicht ➤ Kap. 9.2 und ➤ Kap. 9.4.

Amtshilfe

Amtshilfe kann von Behörden u. a. in Anspruch genommen werden, wenn sie die Amtshandlung aus rechtlichen Gründen nicht selbst vornehmen können (§ 5 Abs. 1 Verwaltungsverfahrensgesetz [VwVfG]). Dies träfe z. B. zu, wenn ein Patient zur Gefahrenabwehr (Selbst- oder Fremdgefährdung) mit körperlicher Gewalt gegen seinen Willen in ein Krankenhaus gebracht werden muss. Dazu ist der Rettungsdienst rechtlich nicht befugt. Umgekehrt kann es für die Polizei notwendig sein, die Dienste des Rettungsdienstes in Anspruch zu nehmen, da sie nicht über die notwendigen Kenntnisse oder Mittel verfügt, um z. B. bei einem schwer intoxikierten Patienten die notwendigen medizinischen Vorkehrungen und Maßnahmen zu treffen. Auch in diesem Fall ist eine Amtshilfe vorgesehen (§ 5 VwVfG). In psychiatrischen Krisensituationen sind daher zahlreiche Situationen denkbar, in denen die Beteiligung mehrerer Institutionen erforderlich ist (Tyzak 2017).

6

Fallbeispiel

Sonntagabend meldet sich eine Frau bei einer Krisenberatungsstelle, da sie in ihrem Briefkasten einen Abschiedsbrief ihres Nachbarn, Herrn P., folgenden Wortlauts gefunden habe:

„Liebe Ilse,

wenn Du diesen Brief liest, habe ich es wohl bereits hinter mir. Ich kann so nicht mehr weiterleben, es ist einfach zu schmerzvoll. Ich danke Dir für all Deine Mühen und wünsche Dir ein glückliches Leben."

Herr P., der keine Angehörigen habe, sei seit Jahren an Depressionen erkrankt und deshalb auch in Behandlung; sie wisse aber nicht, bei welchem Psychiater. Sie habe ihn seit einigen Tagen nicht mehr gesehen.

Der Mitarbeiter verständigt die Polizei, die über das weitere Vorgehen entscheidet. Aufgrund dringender Hinweise, die auf einen möglichen Suizidversuch hindeuten, ruft die Polizei Rettungsdienst und Feuerwehr zu Hilfe und ordnet eine Notfalltüröffnung an. Nachdem die Feuerwehr die Tür geöffnet hat, betreten die Polizisten als Erste die Wohnung, die einen stark verwahrlosten Eindruck macht. Im Schlafzimmer finden sie Herrn P. auf dem Bett liegend und nicht erweckbar vor. Der vor der Wohnung wartende Rettungsdienst wird sofort hinzugezogen.

Notfalltüröffnung

Grundsätzlich besteht nach Art. 13 GG ein Grundrecht auf **Unverletzlichkeit von Wohnung** und befriedetem Besitztum. Eine Verletzung dieses Grundrechts ist nur bei Gefahr in Verzug zulässig (Art. 19 Abs. 1 S. 2 GG). Eine Wohnungsöffnung kann grundsätzlich nur durch einen Richter (sog. **Richtervorbehalt** gemäß Art. 13 Abs. 2 GG) oder bei Gefahr in Verzug durch ein jeweils ermächtigtes „Organ" (z. B. die Polizei) angeordnet werden. Die Feuerwehr ist im Falle der Wohnungsöffnung nur für die technische Umsetzung verantwortlich, die sie in Amtshilfe ausführt. Dabei müssen die beteiligten Behörden die Verhältnismäßigkeit abwägen (Tyzak 2017).

Polizei und von psychischer Erkrankung Betroffene: eine internationale Perspektive

Daten aus den USA zufolge besteht in 7–31 % der Polizeieinsätze ein Kontakt mit psychisch erkrankten Menschen. Dabei spielen Alkohol- und Drogenmissbrauch ebenso eine Rolle wie akute Konfliktsituationen, z. B. unter Familienangehörigen. Es gibt in den USA, Kanada und Australien sowohl zahlreiche Programme, die versuchen, Polizeibeamte im Umgang mit psychisch Erkrankten zu sensibilisieren und zu professionalisieren, als auch Ansätze, die ein gemeinsames Vorgehen von Mental-Health-Professionals und Polizeibeamten vorsehen. In einer Übersichtsarbeit haben Shapiro et al. (2015) herausgearbeitet, welche Faktoren sich unter der Zielvorgabe einer Reduktion von Festnahmen und Unterbringungen als wirksam erwiesen haben. Als Kernelemente der Kooperationsprogramme werden aufgeführt, dass ein **adäquates Training der Polizeibeamten** hinsichtlich psychischer Erkrankungen, eine **verlässliche Kooperation** zwischen Polizei und Mental-Health-Professionals und eine umfangreiche Nutzung von Fachwissen durch **gegenseitige Schulungen** notwendig sind.

Wie in ➤ Kap. 6.2.1 beschrieben, geht es hier auch darum, gemeinsame mentale Modelle aufzubauen, um in Krisensituationen effektiv als Team zusammenarbeiten zu können. Dadurch soll bei Polizeibeamten die Aufmerksamkeit auf mögliche psychische Erkrankungen als Hintergrund für Krisensituationen gelenkt und die Zuweisung zu adäquater Hilfe erleichtert werden. Außerdem bedarf es einer **wirksamen Öffentlichkeitsarbeit,** um auch in der Bevölkerung das Wissen über dieses gemeinsame Angebot von Polizei und Mental-Health-Professionals zu verbreiten.

Ein Modell, das wissenschaftlich untersucht wurde und insbesondere auf die Schulung der Polizeibeamten fokussiert, ist das Programm **CIT (Crisis Intervention Team),** das sich seit 1988 in Memphis etabliert und entwickelt hat. CIT sieht 40 Stunden Unterricht zum Thema psychische Erkrankungen sowie ein Deeskalationstraining vor. Teile des Programms sind die Kooperation zwischen Polizei und Mental-Health-Professionals und die Einbeziehung des sozialen Umfelds in Form von Fürsprechern bzw. Angehörigen und Betroffenenvertretern. Das Schulungsprogramm wird von Beteiligten aus allen Kooperationsfeldern gestaltet (Dupont et al. 2007).

Primäre Ziele sind:

1. die **Sicherheit** der Polizeibeamten und Betroffenen zu gewährleisten und
2. Betroffene **professioneller Hilfe zuzuführen,** anstatt sie in Gewahrsam zu nehmen und zu kriminalisieren.

Hinsichtlich der wissenschaftlichen Evidenz ist die Studienlage robust genug, um zu konstatieren, dass in den USA dadurch eine **Verbesserung in der Situationseinschätzung und hinsichtlich der Haltung der geschulten Polizeibeamten** erzielt werden konnte. Andere Zielvariablen bedürfen noch mehr Forschungsarbeit (Watson et al. 2017).

LITERATUR

Bäuerle M. Polizeirecht in Deutschland 2008; webarchiv.bundestag.de/archive/2010/0824/dasparlament/2008/48/Beilage/003.html (letzter Zugriff: 15.3.2020).

CIT INTERNATIONAL Inc.; www.citinternational.org/resources/Documents/CIT Program Overview.2017.pdf (letzter Zugriff: 15.3.2020).

Courtenay M, Nancarrow S, Dawson D. Interprofessional teamwork in the trauma setting: a scoping review. Hum Resour Health 2013; 11(1): 57.

Dupont R, Cochran S, Pillsbury S. Crisis intervention team core elements. Unpublished report, University of Memphis 2007; http://cit.memphis.edu/CoreElements.pdf (letzter Zugriff: 15.3.2020).

Psychiatrienetz; www.psychiatrie.de/kommunale-psychiatrie/sozialpsychiatrische-dienste.html (letzter Zugriff: 15.3.2020).

Rousseau V, Aubé C, Savoie A. Teamwork behaviors: a review and an integration of frameworks. Small Group Research 2006; 37(5): 540–570.

Salas E, Sims DE, Burke CS. Is there a "big five" in teamwork? Small Group Research 2005; 36(5): 555–599.

Tyzak A. Zusammenarbeit von Polizei und Rettungsdienst – juristische Schnittstellen. retten! 2017; 6(3): 182–186.

Watson AC, Compton MT, Draine JN. The crisis intervention team (CIT) model: an evidence-based policing practice? Behav Sci Law 2017; 35(5–6): 431–441.

6.4 Teil- oder vollstationäre Krisenintervention

Ingrid Schäfer

Teil- oder vollstationäre Krisenintervention ist ein Behandlungsangebot für Menschen in akuten Krisen, für die eine alleinige ambulante Behandlung aktuell nicht ausreichend und oft auch nicht verantwortbar erscheint.

Stationäre Krisenintervention wird in den USA und den Niederlanden seit den 1960er- und in Deutschland seit den 1970er-Jahren angeboten. Inzwischen ist dieses Behandlungskonzept weltweit verbreitet. Die Beweggründe für die Entstehung waren unterschiedlich – einerseits die im Zuge der Sozialpsychiatrie erforderlichen Reformen wie gemeindenahe nichtstigmatisierende rasche Versorgung, andererseits aber auch finanzielle Aspekte wie die zunehmende Bettenreduktion in psychiatrischen Kliniken.

Es entstanden unterschiedliche Formen, z. B. Kriseninterventionseinrichtungen, Kriseninterventionsbetten in psychiatrischen Kliniken, Notfallbetten in Allgemeinkrankenhäusern, Krisenwohnungen und sog. Weglaufhäuser.

Für die hier dargestellte (teil-)stationäre Krisenintervention innerhalb einer psychiatrischen Klinik gelten die allgemeinen, für jede Form der Krisenintervention formulierten Charakteristika (➤ Kap. 1).

! MERKE

Charakteristika einer Krisenintervention:

- Rasche Verfügbarkeit
- Strukturiertes und fokussiertes Vorgehen (erforderlicher Krisenfokus, Identifizierbarkeit eines Auslösers)
- Mobilisierung von Ressourcen des Betroffenen
- Zeitliche Begrenzung und gemeinsamer Abschluss

Bei reduzierten Bewältigungskapazitäten, z. B. im Rahmen einer bestehenden psychischen Erkrankung, können selbst scheinbar geringe Alltagsbelastungen / Veränderungen zum Zusammenbruch des zuvor gerade noch stabilen Zustandsbildes führen.

Der zeitliche Rahmen liegt stationär bei 7–10 Tagen; es gibt gute Erfahrungen auch mit durchschnittlich 4 Tagen (Wernicke 2010), teilstationär mit 14–21 Tagen.

Die Liegezeiten in der Allgemeinpsychiatrie haben sich in den letzten Jahren deutlich verkürzt – sei es durch verbesserte ambulante Angebote, Patientenwunsch, Behandlungsabbruch oder wegen der unter finanziellem Druck zunehmend allgemein verkürzten Liegezeiten. Ein stationärer Kurzaufenthalt wird allerdings nur zur Krisenintervention, wenn die grundsätzlich für die Krisenintervention gültigen Charakteristika erfüllt werden (Wernicke 2010).

Fallbeispiel

Fall 1

Eine Frau S. (68) kommt auf Zuweisung ihrer Hausärztin auf die Kriseninterventionsstation. Sie könne nicht mehr, der Tod wäre eine Lösung für alles, Schmerztabletten habe sie genug. Sie arbeite seit vielen Jahren sehr gern als „Mädchen für alles" in einem Kindergarten. Das im letzten Jahr aufgetretene Rheuma bereite ihr immer wieder starke Schmerzen. Ihr Lebensgefährte verbringe viel Zeit bei ihr. Aber seit er unter einer schweren körperlichen Erkrankung leide, sei er immer unzufriedener und gereizter geworden. Wenn sie ihn jetzt auch noch versorgen müsse, werde ihr das alles zu viel. Es zerreiße sie fast: Einerseits wolle sie ihre Arbeit aufgeben oder zumindest reduzieren, habe andererseits jedoch große Angst, dass sie sich das finanziell nicht leisten könne, und auf die Kontakte und die Anerkennung wolle sie auch nur ungern verzichten. Zudem machten ihr die zu erwartende Leere und die Aussicht, ihren Lebensgefährten dann ständig um sich zu haben, Angst. Sie brauche Beschäftigung und das Gefühl, gebraucht zu werden. Sie wünsche sich mehr Ruhe und Alleinsein, habe aber Sorge, dies ihrem sehr leicht kränkbaren Lebensgefährten zu sagen. Er würde ihr dann Vorwürfe machen und sie vielleicht sogar verlassen.

6.4.1 Indikation für eine vollstationäre Krisenintervention

Eine **vollstationäre Krisenintervention** kann indiziert sein, wenn

- sich die Krise in unmittelbarem Zusammenhang mit der aktuellen Lebenssituation entwickelt hat und der Alltag selbst krisenauslösend oder -verstärkend wirkt, sodass die räumliche Distanz therapeutisch sinnvoll und krisenentschärfend sein kann;
- die dem Betroffenen (oder seinem Umfeld) zur Verfügung stehenden Bewältigungsstrategien versagt haben bzw. ausgeschöpft sind und die Kräfte nicht mehr ausreichen, die Krise zu Hause durchzustehen;
- aufgrund akuter Suizidalität, Eigen- oder Fremdgefährdung eine Rückkehr nach Hause nicht verantwortbar erscheint;
- ein sinnvolles Ziel eingrenzbar und formulierbar ist, das in der zur Verfügung stehenden Zeit realistischerweise erreicht werden kann (und stationär besser zu erreichen ist als ambulant);
- der Betroffene zu einer minimalen Kooperation bereit und in der Lage ist.

Fallbeispiel

Fall 2

Die Krankenpflegeschülerin Frau K. (23) wird aus einer internistischen Klinik nach einem Suizidversuch mit Insulin und Tabletten zuverlegt. Bereits im Aufnahmegespräch wird deutlich, dass die junge Frau auf der Intensivstation einer Verlegung auf eine psychiatrische Krisenstation nur zugestimmt hat, weil sie ansonsten gegen ihren Willen in eine geschlossene psychiatrische Abteilung eingewiesen worden wäre. Im Kontakt wirkt sie sehr misstrauisch, gereizt, möchte nach Hause gehen. Der Suizidversuch sei nicht ernst gemeint gewesen; wenn sie wirklich hätte sterben wollen, hätte sie schon gewusst, „wie man es richtig macht". Der jungen Frau wird erklärt, was ein Kriseninterventionsaufenthalt anbieten kann und dass sie selbstverständlich bei glaubhafter Distanzierung von akuter Suizidalität nach Hause gehen könne, dass wir uns aber vorstellen könnten, dass bei ihr eine große Not vorgelegen haben muss, um sich so zu intoxikieren. Wir signalisieren Frau K., dass wir Zeit und Interesse an ihr haben und gern erfahren würden, was dem Ganzen vorausging. Wir bieten ihr an, bis zum Folgetag bei uns zu bleiben, um versorgt zu werden und sich auszuruhen. Vielleicht könnten wir sie auch beraten, falls sich im Austausch ein Bedarf nach weiterer Unterstützung darstellen sollte. Wenn sie sich am Folgetag von Suizidalität distanzieren könne und entlassen werden wolle, dann werde man das akzeptieren.

6.4.2 Ablauf einer stationären Krisenintervention

- Gelingendes **Ankommen** durch freundlichen, menschlichen Empfang ohne Zeitdruck:
  - Sicherstellung der menschlichen Grundbedürfnisse nach Schutz und Sicherheit, Nahrung,

Kleidung, Schlafmöglichkeit, menschlicher Zuwendung und Gemeinschaft
- Schilderung der Beschwerden aus Sicht des Betroffenen
- Umfassende Befunderhebung durch den gemeinsamen multiprofessionellen Blick (insbesondere auch mit Augenmerk auf den Betroffenen evtl. zusätzlich unter Druck setzende Faktoren – z. B. Kind, Partner, Eltern, Haustiere unversorgt zu Hause, Unverständnis / Ablehnung von Angehörigen gegenüber dem stationären Aufenthalt, unsicheres Arbeitsverhältnis / Probezeit und damit Sorge um Arbeitsplatzverlust)

- **Therapieangebote:**
  - Tägliche Einzelgespräche durch vertraute Bezugstherapeuten
  - Tägliche Gruppentherapieangebote, die ein vielfältiges Spektrum therapeutischer Richtungen abdecken und somit möglichst jeden Patienten und seine emotionalen Anteile erreichen können (verbal / nonverbal, kreativ, Bewegung, Entspannung)
  - Mehrfach wöchentlich gemeinsame Visiten (unter Beteiligung von Ärzten, Pflege, Psychologen, Sozialpädagogen)
  - Einbeziehung von Angehörigen, die oft Teil des Problems sind, aber auch oft maßgeblich unterstützend zur Bewältigung der Krise beitragen
  - Frühzeitige (möglichst ab Tag 2) Planung der Entlassung: Weiterbehandlung erforderlich, wenn ja: ambulant, (teil-)stationär, wo, Beratung und Unterstützung bei der Entscheidung und Anmeldung / Vermittlung
- Die **Patientengemeinschaft:** Ein wesentlicher Wirkfaktor in der stationären Krisenintervention ist das Erleben, Teil einer Gruppe von Mitbetroffenen zu sein, die sich gegenseitig Trost spenden und Hoffnung machen, aber auch als Modell dienen können: Wie geht mein Gegenüber in ähnlicher Situation mit all dem Leid um? Was hat er schon bewältigt?

6.4.3 Indikation für eine teilstationäre Krisenintervention

Für die teilstationäre Krisenintervention gelten weitestgehend die zu vollstationärer Krisenintervention getroffenen Aussagen. Allerdings verbleiben die Patienten in ihrem gewohnten Umfeld, was einerseits Alltagsnähe und „Normalität" fördert und es dabei ermöglicht, konkrete Problemlagen aus dem Alltag engmaschig zu identifizieren und in die Therapie einzubeziehen, andererseits aber noch so intensiv ist, dass bei fortbestehender psychischer Labilität tägliche professionelle Unterstützung und Halt gewährleistet sind. Fortschritte können gemeinsam festgehalten werden und damit zum Erleben von Selbstwirksamkeit des Betroffenen beitragen.

! MERKE

Gemeinsame wesentliche Wirkfaktoren sind die Gemeinschaft der Patienten untereinander, Lernen von anderen und das multidisziplinäre Diagnostik- und Therapieangebot.

Eine **teilstationäre Krisenintervention** bietet sich an, wenn
- eine ambulante Behandlung nicht ausreichend intensiv erscheint,
- die Patientengemeinschaft und das multidisziplinäre Einzel- und Gruppentherapieangebot zur diagnostischen Einschätzung und zur möglichst raschen Bewältigung der Krise hilfreich erscheint,
- die häusliche Situation nicht (oder nur in geringem Maße) krisenaufrechterhaltend wirkt,
- der Betroffene ausreichend mobil und eine Verkehrsanbindung vorhanden ist, um den täglichen Weg in die Klinik zu schaffen,
- der Betroffene in der Lage ist, sich abends und am Wochenende zu Hause zu versorgen und in dieser Zeit aufkommende Schwierigkeiten ohne das Kliniksetting zu managen.

Fallbeispiel

Fall 3

Frau W., eine 42-jährige alleinerziehende Mutter von zwei Töchtern, wird von ihrer Ärztin mit einem depressiv-suizidalen Syndrom bei Überlastung zuverwiesen. Eine stationäre Behandlung lehnt sie wegen ihrer Kinder ab, kann sich jedoch auf ein individualisiertes tagesklinisches Setting (zunächst vormittags) einlassen. Sie müsse vollzeitig arbeiten, die Töchter seien nachmittags gut allein klargekommen. Aber jetzt habe die 13-Jährige eine Anorexie entwickelt. Sie mache sich

6

Vorwürfe und frage sich, was sie versäumt habe. Sie versuche jetzt früher nach Hause zu kommen. Doch obwohl sie viele Überstunden habe, reagiere ihr Chef sehr kritisch und ungeduldig, wie lange das noch so gehen solle. Sie sei massiv angespannt, gereizt, deprimiert, könne kaum schlafen. Etwas anderes als Arbeit, Kinder, Haushalt gebe es schon lange nicht mehr. Manchmal denke sie, es sei vielleicht besser, wenn alles vorbei wäre und sie das Leben hinter sich habe. ▮

6.4.4 Kennzeichen einer (idealen) Kriseninterventionsstation

- Jederzeit mögliche Aufnahme und Therapiebeginn ab Aufnahmetag.
- Gut erreichbare Lage gemeindenah mit Nähe zu einem Allgemeinkrankenhaus.
- Einladende, wenig klinisch anmutende Räumlichkeiten von überschaubarer Größe, die ein sicheres, nicht bedrohliches Umfeld bieten.
- Zugänglich für alle, auch für Menschen mit körperlicher Behinderung und eingeschränkten Sprachkenntnissen.
- Grundsätzlich offen geführt.
- Für 10 bis maximal 15 Patienten (ohne Überbelegungsmöglichkeit).
- Eine multiprofessionelle personelle Ausstattung, die ermöglicht, den Anforderungen einer Krisenintervention auch gerecht zu werden.
- Enge Zusammenarbeit der verschiedenen Berufsgruppen mit engem Informationsaustausch zur umfassenden diagnostischen Einschätzung, Erhebung aller zur Krise beitragenden Problembereiche (Biografie, aktuelle Beziehungen, Status, finanzielle und soziale Situation, somatische Erkrankungen).
- Möglichst differenziertes Therapieangebot ohne rigide festgelegte Therapiepläne: Für jeden soll etwas dabei sein, das ihn in der aktuellen Krise und mit seinen individuellen Fähigkeiten und Bedürfnissen erreicht.
- Ausnahme: rahmen- und strukturgebende feste Termine wie Morgen- und Abendrunden, gemeinsame Mahlzeiten, Nachtruhezeiten.
- Insbesondere die Betroffenen wünschen sich Unterstützung und Begleitung durch ehemals selbst Betroffene („EX-IN“; → Infobox).
- Falls erforderlich, stehen ambulante oder (teil-) stationäre Weiterbehandlungsmöglichkeiten direkt im Anschluss an die Krisenintervention zur Verfügung.
- Regelmäßige Supervision für die Mitarbeiter.

Diese Anforderungen gelten weitestgehend auch für eine **Krisentagesklinik.**

Zu einem guten Gelingen einer (teil-)stationären Krisenintervention trägt ganz wesentlich auch die Grundhaltung des therapeutischen Teams bei, die getragen sein sollte von einem grundsätzlich wohlwollenden Blick auf die Hilfesuchenden, einer klaren Professionalität und Strukturiertheit, die dennoch auch zu großer Flexibilität bereit ist und die die emotionalen menschlichen Grundbedürfnisse nach stabiler Bindung, nach Orientierung und Kontrolle, nach Selbstwerterhöhung und Selbstwertschutz, nach Lustgewinn und Unlustvermeidung (Grawe 2000) im Blick hat. Die Hilfesuchenden sollen – wo nötig – aktive Unterstützung erhalten, aber für sich so viel Autonomie wie möglich behalten.

Dies gelingt u. a. durch Interesse und Wertschätzung für das Gegenüber, Containen der für Betroffene unaushaltbaren Gefühle und Situationen, Ermöglichung von Entspannung und Gestaltung der Station als sicherer Ort.

INFOBOX

EX-IN ist die Abkürzung für „Experienced Involvement". Gemeint ist damit die Einbeziehung von Menschen mit Psychiatrie-Erfahrung in die praktische Arbeit von Einrichtungen und Kliniken – mit dem Ziel, Menschen in akuten seelischen Krisen mit Expertenwissen zu unterstützen. EX-IN basiert auf der Überzeugung, dass Menschen, die psychische Krisen durchlebt haben, diese Erfahrungen nutzen können, um andere in ähnlichen Situationen zu verstehen und zu unterstützen. Die EX-IN-Kräfte heißen deshalb auch Genesungsbegleiter, Experten in eigener Sache oder Peer-Begleiter.

6.4.5 Vorteile (teil-)stationärer Krisenintervention aus Sicht der Betroffenen

- Geschützter Ort, der unkompliziert zugänglich ist und auch wieder verlassen werden kann
- Kurzzeitig Verantwortung abgeben, umfassenden Schutz in Anspruch nehmen

- Enges Beziehungsangebot, das jederzeit verlässlich verfügbar ist und Halt und Sicherheit gibt
- Geringeres Stigmatisierungsempfinden durch den fehlenden oder zumindest nicht spürbaren klassischen Krankenhauscharakter und die Fokussierung auf den Begriff Krise (im Gegensatz zu psychiatrischer Erkrankung)
- Durch die Gemeinschaft mit anderen von einer Krisensituation Betroffenen Trost und Ermutigung erfahren (auch andere Menschen haben Krisen) und von ihnen lernen (Erleben von deren Fortschritten und konstruktiver Krisenbewältigung)
- Stationäre Aufnahme zur „Krisenintervention" subjektiv angenehmer, erleichtert Zustimmung zum Klinikaufenthalt
- Rasche Aufnahme und intensive Betreuung kann eine Zuspitzung der Krise, ggf. auch ein Rezidiv einer vorbestehenden Erkrankung verhindern und damit einen insgesamt kürzeren Aufenthalt ermöglichen

6.4.6 Nachteil (teil-)stationärer Krisenintervention aus Sicht der Betroffenen

- Enges Beziehungsangebot, das große Nähe und Verstandenwerden ermöglicht, aber auch durch die (teils gewünschte) Regression mit festgelegtem zeitlichem Rahmen bei der Entlassung zu Enttäuschung führen kann

6.4.7 Vorteile (teil-)stationärer Krisenintervention aus Sicht der Behandler

- Durch das Miteinander in der Patientengruppe werden auch dysfunktionale Beziehungsmuster, die häufig in Krisen führen, klarer erkennbar und verstehbar.
- Das multiprofessionelle Arbeiten im (teil-)stationären Setting ermöglicht besseres Erkennen individueller Problemlagen und eine diagnostische Einschätzung aus der Sichtweise verschiedener Berufsgruppen mit unterschiedlichen Schwerpunkten.
- Verschiedene therapeutische Ansätze können in der interdisziplinären Arbeit zusammenwirken.
- Die therapeutisch immens anspruchsvolle Arbeit mit häufig extrem belasteten, meist suizidalen Menschen, die auf Beziehungsebene hohes Engagement fordert, kann auf verschiedene Schultern verteilt werden.
- Im Vergleich zur Akuttherapie auf einer allgemeinpsychiatrischen Station stärkere Förderung von Autonomie und Selbstverantwortung, geringere Regressionsgefahr, Verhinderung negativer Folgen von Langzeitaufenthalten und Verbesserung der Lebensqualität chronisch Kranker.

Fallbeispiel

Fall 4

Der seit vielen Jahren an einer Schizophrenie leidende Herr Z. wirkt während eines Termins in der Psychiatrischen Institutsambulanz ungepflegt, etwas abgemagert, hektisch, unruhig, berichtet über Schlafstörungen und dass der Vermieter ihm für die kommende Woche einen Handwerkerbesuch angekündigt habe. Es klingen paranoide Befürchtungen an; er wirkt im Gespräch zunehmend inkohärent, kann kaum noch verständliche Sätze äußern. Zu erfahren ist allerdings noch, dass seine „Mama", zu der ein enges Verhältnis besteht und mit der er zusammenlebt, gerade in der Klinik sei. Er selbst war schon einige Male über längere Zeit in der geschlossenen Abteilung einer psychiatrischen Klinik, hat Angst vor Kliniken. Eine stationäre Krisenintervention wird ihm geduldig, aber nachdrücklich nahegelegt.

6.4.8 Nachteile stationärer Krisenintervention aus Sicht der Behandler

- Hohe Herausforderung an Mitarbeiter, sich höchst engagiert auf nur kurze Zeit bleibende Patienten einzustellen und sich umfassend als haltgebendes und helfendes Gegenüber anzubieten.
- Der äußere räumliche Kontroll- und Schutzrahmen einer beschützt geführten Station entfällt. Die mit einer Krise häufig einhergehende Suizidalität, Eigen- oder Fremdgefährdung muss mit sehr dichter, herausfordernder Beziehungsgestaltung bewältigt werden.

- Die Intensität des Behandlungsangebots weckt aufseiten der Betroffenen den Wunsch nach „Mehr davon“, der konzeptuell aber nicht grenzenlos befriedigt werden kann und darf.

Fallbeispiel

Fall 1 (Forts.)

Durch die räumliche Distanz und die Vollversorgung konnte Frau S. erstmals spüren, wie sehr sie tatsächlich erschöpft war. Sie erlebte die Ruhe als hilfreich, konnte durch den Kontakt mit anderen Betroffenen erleben, dass es anderen ähnlich erging.

Im Rahmen der Krisenintervention wurde deutlich, dass Frau S. lange Zeit über ihre Belastungsgrenzen hinausgegangen war und die durch die körperliche Erkrankung und das Älterwerden bedingten Einschränkungen ignoriert hatte. Der Wunsch nach Sicherheit (finanziell, nicht allein sein, gebraucht werden, strukturierter Alltag) dominierte, die mit Überschreiten der Belastbarkeitsgrenze erforderliche Veränderung bereitete immense Angst, sodass der Suizid als alleiniger Ausweg erschien.

In den Einzelgesprächen konnten die Problembereiche gemeinsam differenziert betrachtet werden. Frau S. konnte verbalisieren, was ihr konkret zu viel wurde und was ihre eigentlichen Ängste und Bedürfnisse waren, und zunächst zumindest gedanklich alternative Betrachtungsweisen zulassen. In den kreativen Verfahren erlebte sie erstmals eine Möglichkeit, ihr bislang unbewusste Bedürfnisse auszudrücken. Auch Entspannungsverfahren erlebte sie als hilfreich. Nach Klärung ihrer tatsächlichen Rentenansprüche konnte sie sich auf ein Ausscheiden aus ihrem Arbeitsverhältnis einlassen und sich parallel über eine ehrenamtliche Tätigkeit, die ihr schon lange eine Herzensangelegenheit war, informieren. Bei Besuchen zu Hause konnte sie erleben, dass ihr Lebensgefährte – wenngleich verstimmt klagend – in seinem Alltag zurechtkam. In einem mit ihrer Therapeutin vorbereiteten Paargespräch konnte Frau S. aussprechen, was sie belastet, und ihn nachdrücklich um mehr Zeit für sich und ihn um häufigere Aufenthalte in seiner eigenen Wohnung bitten.

Nach 9 Tagen konnte Frau S. etwas stabiler und zuversichtlicher aus der vollstationären Krisenbehandlung nach Hause entlassen werden.

Aufgrund der weiter bestehenden starken Erschöpfung und ihrer deutlich altruistischen Persönlichkeitsstruktur wurde Frau S. in die Krisentagesklinik übernommen, wo sie weitere 2 Wochen Zeit hatte, die gewonnene Wachsamkeit für ihre eigenen Belastungsgrenzen und Bedürfnisse sowie erste Schritte zu deren Umsetzung zu festigen. Gemeinsam mit Mitpatienten erlebte sie, wie schwierig der Spagat zwischen Therapie tagsüber und abendlicher Rückkehr in bislang unveränderte Umstände zu Hause sein kann. Zur Aufrechterhaltung der hilfreichen Veränderungen und zur Vermeidung eines erneuten solch krisenhaften Zustands hatte sie bei Entlassung bereits ein Vorgespräch für ambulante Psychotherapie vereinbart und Notfallanlaufstellen notiert. ▮▮

Verlauf aufseiten der Patientin

- Akute Entlastung durch Herausnahme aus dem Umfeld
- Identifikation der Belastungsfaktoren
- Wahrnehmen eigener Bedürfnisse und Grenzen und sich diese auch zugestehen
- Erste Schritte zu Veränderungen
- Erleben von Selbstwirksamkeit

Was braucht es?

- Perspektivenwechsel durch räumliche Distanz ermöglichen
- Gemeinsame Einordnung der Konfliktthemen in die Wertestruktur der Patientin und Eröffnen alternativer Lebensperspektiven
- Angehörigengespräch
- Planung der Weiterbehandlung und Erstellen eines Notfallplans

Fallbeispiel

Fall 2 (Forts.)

Frau K. konnte sich zum Bleiben durchringen, wirkte etwas weniger angespannt, nahm in den Abendstunden auch vorsichtig Kontakt mit anderen Patienten auf. Als sie am Folgetag ihren Entlasswunsch wiederholte, wurden ihr Notfallanlaufstellen genannt. Im Abschlussgespräch wurde sie nachdenklich und fing an, von ihrer eigenen Impulsivität zu berichten, die sie selber häufig erschrecke. Ihre von ihr sehr bewunderte Stationsleitung habe ihr vor wenigen Tagen

einen Urlaubstag, der ihr immens wichtig gewesen sei, nicht bewilligt, woraufhin sie sich die Medikamente verabreicht habe. Auch nach einem kleineren Konflikt mit ihren Eltern (diese hätten einen Besuch bei ihr wegen eines Schulfestes des jüngeren Bruders abgesagt und auf ihre Enttäuschung mit Vorwürfen reagiert) habe sie vor Kurzem erhebliche Mengen Alkohol getrunken und sei dann auf der Autofahrt nur knapp einem Unfall entgangen. Frau K. wird Respekt für das Berichten dieser für sie offensichtlich beschämenden Verhaltensweisen signalisiert und eine Wiederaufnahme angeboten; sie entschied sich jedoch gleich zum weiteren Verbleib.
In dem insgesamt 8-tägigen Aufenthalt können biografisch verstehbare wunde Punkte und ungünstige Reaktions- und Verhaltensmuster bei Frau K. identifiziert werden. Frau K. erschien zunehmend erleichtert, hierüber mit jemandem sprechen zu können, mit ihren „ungehörigen" Verhaltensweisen gehört, verstanden und nicht abgelehnt zu werden. Sie lernte erste Strategien zum Umgang mit unangenehmen Gefühlen kennen. Die verschiedenen Möglichkeiten von Psychotherapie wurden aufgezeigt, und Frau K. verlässt die Station gestärkt und mit Adressen von Psychotherapeuten und Notfallanlaufstellen, aber auch von Mitpatienten, die sich in der Zeit auf Station gegenseitig sehr geholfen haben. ■

Verlauf aufseiten der Patientin
- Erkennen der Enttäuschung und Kränkung als Auslöser
- Erkennen selbstschädigender Impulse und Verhaltensweisen (auch suizidaler) als einzige ihr bislang zur Verfügung stehende Strategien (wenig flexible Abwehrmechanismen)
- Erleben eines wohlwollenden Gegenübers (bei geringer Bindungssicherheit), das ihr Entscheidungen zutraut und auch erlaubt
- Vorsichtiger Beginn einer Bearbeitung der Dynamik im Zusammenhang ihrer Lebensgeschichte und Erleben eines verständnisvollen Umgangs anderer in der therapeutischen Beziehung

Was braucht es?
- Ausführliche Exploration und Einschätzung der Suizidalität
- Auftrags- und Motivationsklärung
- Transparenz und Flexibilität im Vorgehen
- Erstellen eines Notfallplans für erneute Krisen

Fallbeispiel

Fall 4 (Forts.)

Der Patient war auf der Station eingangs noch sehr scheu und unsicher, die Räumlichkeiten, die Termine mussten ihm immer wieder erklärt werden. Die offene Tür irritierte ihn, er war bislang nur gegen seinen Willen auf geschlossenen Stationen untergebracht gewesen. Zu den gemeinsamen Mahlzeiten wurde er begleitet, an die Medikamenteneinnahme wurde er erinnert. Im Beisein und mit Unterstützung seines Bezugstherapeuten rief er seinen Vermieter (hierbei konnte geklärt werden, dass es sich um einen 5-Minuten-Besuch handele) und seine Mutter an. Die Mutter werde nach einem Routineeingriff bereits wenige Tage später wieder entlassen. In der Patientengemeinschaft taute er bei Wissensspielen mit seinem Lieblingsthema „Paarhufer" auf, konnte sich konzentrieren und lachen. Die Ängste des Patienten nahmen sichtlich ab, er wirkte zunehmend geordnet, paranoide Inhalte klangen ab.
Nach 10 Tagen konnte er nach Hause entlassen werden und die ambulante Behandlung mit vorerst engmaschigeren Terminen fortsetzen. ■

Verlauf aufseiten des Patienten
- Schutz und Beruhigung durch Aufnahme
- Sicherung regelmäßiger Mahlzeiten, Körperpflege, Medikamenteneinnahme und Schlaf
- Ablenkung und Aktivierung in der Patientengemeinschaft
- Aktive Unterstützung, krisenauslösende Belastungsfaktoren selbstständig zu klären
- Stabilisierung und Entlassung nach einem – im Vergleich zu früheren stationären Behandlungen – sehr kurzen Aufenthalt.

Was braucht es?
- Rasches Erkennen der Notlage und deren krisenhafte Ursache durch aktuelle Belastungen (nicht zwingend Vollbild eines Psychose-Rezidivs)
- Sofortige Aufnahmemöglichkeit auf einer Krisenstation, der der Patient auch zustimmen kann
- Konkreter Fokus auf die aktuellen Kriseninhalte

Fallbeispiel

Fall 3 (Forts.)

Frau W. steht eingangs noch sehr unter Druck, will alles richtig machen, an möglichst vielen Therapien teilnehmen, um schnell wieder fit zu werden. Der therapeutische Fokus liegt auf der „Entschleunigung“: Sie soll lernen, nicht mehr nur zu funktionieren, Pausen zu machen und diese auch auszuhalten, eigene Bedürfnisse zu spüren und zu verbalisieren. Durch den Kontakt mit anderen in krisenhaften Situationen erkennt sie, dass nicht nur sie „es nicht schafft“, wird gnädiger mit sich.

Sie macht die Erfahrung, dass andere wirkliches Interesse an ihr und ihrem Erleben haben und wie wohltuend zwischenmenschlicher Austausch sein kann – nicht nur „noch ein weiterer Termin, der zu absolvieren ist“. Frau W. lernt, sich Unterstützung zu holen, nicht mehr alles perfekt machen zu müssen und trotzdem eine gute Mutter, ein wertvoller Mensch zu sein. In der zweiten Hälfte der tagesklinischen Behandlung nimmt sie auch an zwei Nachmittagen am Therapieprogramm teil, je einmal wöchentlich nimmt sie sich Zeit zum Schwimmen und Kontakt mit alten Freundinnen.

Frau W. ist sichtlich weniger erschöpft, zuversichtlicher, schläft besser; die Kontaktaufnahme zu ihrem Chef zur Planung einer gelingenden Rückkehr an ihren Arbeitsplatz wird vorbereitet.

Verlauf aufseiten der Patientin

- Akute Entlastung durch Reduktion der Belastungen (Arbeit)
- Aushalten, nicht mehr nur zu funktionieren
- Zur Ruhe kommen
- Wahrnehmen eigener Bedürfnisse und Grenzen und deren Verbalisierung
- Erleben von Unterstützung durch Gleichgesinnte
- Erste Schritte zu Veränderungen
- Erleben von Selbstwirksamkeit

Was braucht es?

- Rasche Aufnahme und individuell gestaltbares, nicht starr vorgegebenes Therapieprogramm
- Perspektivenwechsel durch Entschleunigung ermöglichen, dabei Wertesystem der Patientin nicht verurteilen
- Dem Druck der Patientin nach schneller aktiver Therapie standhalten
- Beharrliche positive Validierung der ersten Veränderungsschritte

LITERATUR

Abilgaard P. Stabilisierende Psychotherapie in akuten Krisen. Stuttgart: Klett-Cotta 2013.

Grawe K. Psychologische Therapie. Göttingen: Hogrefe 2000.

Grey P, Bennett H, Kalathil J, et al. Guidance for commisioners of acute care – inpatient and crisis home treatment 2013; www.jcpmh.info/resource/guidance-for-commissioners-of-acute-care-inpatient-and-crisis-home-treatment/(letzter Zugriff: 25.3.2020).

Jordan W, Heinemann A, Marx A. Notfallpsychiatrie und psychotherapeutische Krisenintervention Stuttgart: Thieme 2016.

Krowatschek G, Krömer S, Stahl F et al. Ambulante oder stationäre Krisenintervention: Wer nutzt was? Psychiatr Prax 2012; 39: 21–25.

Mind. Listening to experience. An independent inquiry into acute and crisis mental healthcare. London: Mind 2011; www.mind.org.uk/media/211306/listening_to_experience_web.pdf (letzter Zugriff: 25.3.2020).

Riecher-Rössler A, Berger P., Yilmaz A.T., Stieglitz R-D. Psychiatrisch-psychotherapeutische Krisenintervention. Göttingen: Hogrefe 2004.

Schleuning G, Menzel S. Stationäre Krisenintervention. In: Bronisch T, Sulz SKD (Hrsg.). Krisenintervention und Notfall in Psychotherapie und Psychiatrie. 1. A. München: CIP-Medien 2009, S. 314–324.

Wernicke F, Stieglitz R-D, Riecher-Rössler A. Stationäre Psychiatrische Kurzzeit-Krisenintervention am Basler Universitätsspital. Schweiz Arch Neurol Psychiatr 2010; 161(1): 17–22.

6.5 Digitale Zugangswege – Online-Beratung

Michael Frey

Fallbeispiel

Betroffene [14.31 Uhr]: „In letzter Zeit ist so viel passiert. Es waren echt kraaaasse Tage, und mich kotzt das Verhalten meiner Freundin an. Sie hat mich wieder im Stich gelassen … Aber ich bin ja auch voll blöd, ich hätte es ja ahnen können!!!!!!!“

Beraterin [14.35 Uhr]: „Es hört sich so an, als hätte dich das Verhalten deiner Freundin echt verärgert. Was meinst du damit, dass du es ja hättest ahnen können?“

Betroffene [14.46 Uhr]: „…Tja, war ja nicht das erste Mal. Und es ist soooooooooooo typisch, dass sie MIR das antut. AHHHH, ich könnte mir echt in den Arsch treten." ▮▮

6.5.1 Einordnung

Die Möglichkeiten der Kommunikation haben sich in den letzten Jahrzehnten rasant verändert und entwickeln sich in hoher Geschwindigkeit weiter. Das hat auch Einfluss auf die Prävention und Behandlung von psychischen Erkrankungen und auf Angebote der Krisenintervention. Seit Mitte der 1990er-Jahre existieren Angebote der **Online-Beratung** (Knatz 2006). Die erste Online-Beratung wurde im deutschsprachigen Raum 1995 von der Telefonseelsorge angeboten (Engelhardt 2018). Seither haben sich unterschiedliche Formate entwickelt. Grundsätzlich können Angebote, die nur Information und Aufklärung bieten (z. B. Websites, Newsletter etc.) von interaktiven Formen unterschieden werden.

Wie Studien zeigen, ist dies insbesondere für Menschen, die mit diesen Technologien aufgewachsen sind und in deren Leben diese Form der Kommunikation auch sonst eine wesentliche Rolle spielt, ein attraktiver Weg, sich Hilfe zu holen (Gilat und Shahar 2007). In Bezug auf **Suizidprävention** gibt es zwar nur sehr wenige gute Studien, aufgrund der vorliegenden Daten kann jedoch mit Zurückhaltung eine Wirksamkeit angenommen werden (Lai et al. 2014). Interessanterweise besteht hinsichtlich der Einschätzung der Wichtigkeit von neuen Technologien im Bereich Suizidprävention ein Nord-Süd-Gefälle in Europa: In Nordeuropa werden sie deutlich positiver gesehen (Muñoz-Sánchez et al. 2017).

6.5.2 Online-Formate

Anhand der Interaktionsbeteiligten und des zeitlichen Aspekts können einzelne Formate unterschieden werden (➤ Tab. 6.1).

Welche Form der Online-Kommunikation genutzt wird, ist dabei von Vorlieben, Trends und Zielrichtung abhängig. Während **synchrone Angebote** das Gefühl von Präsenz und Nähe vermitteln können, da die

Tab. 6.1 Online-Formate nach Beteiligten und Zeitaspekt (Gilat und Shahar 2007)

	Real-Time, synchron	asynchron
1 : 1	Chat	Mail
Gruppe (moderiert / nichtmoderiert)	Gruppen-Chat, Foren	Gruppen-Chat, Foren

Antwort sofort erfolgt, haben **asynchrone Angebote** den Vorteil, dass beide Seiten Zeit zum Nachdenken haben. Bei **Gruppenchats** ist insbesondere zwischen moderierten und nichtmoderierten Angeboten zu unterscheiden.

CAVE

Hinsichtlich der Suizidprävention ist bei nichtmoderierten Angeboten, die sich mit dem Thema Suizidalität beschäftigen, davon auszugehen, dass sie eher schädlich sind (Lai et al. 2014). Durch die Weitergabe von Suizidmethoden oder gar Ermutigungen und Verabredungen wird einer bestehenden Suizidalität dort ggf. Vorschub geleistet.

6.5.3 Eigenschaften von Online-Kommunikation

Spezielle Eigenschaften dieser Form der Kommunikation nehmen direkt Einfluss auf den Prozess der Krisenintervention.

Anonymität

Anonymität gilt als eine der wichtigsten Eigenschaften von Online-Kommunikation. **Anonymität begünstigt die Niedrigschwelligkeit** und reduziert damit die Hemmung, Hilfe in Anspruch zu nehmen. Gleichzeitig ist sie dadurch jedoch auch unverbindlicher und birgt das Risiko, dass z. B. Suizidabsichten geäußert werden, ohne dass dies Konsequenzen hat. Eine israelische Studie verglich telefonische Krisenintervention mit Online-Interventionen (1:1-Real-Time / asynchrones Gruppenangebot) bei suizidalen Krisen. Interessanterweise wurden Suizidandrohungen in der deutlich überwiegenden Zahl im asynchronen Gruppenangebot geäußert. Zwischen telefonischer Intervention und 1:1-Real-Time-Chat gab es keinen Unterschied (Gilat und Shahar 2007). Dies kann zum einen darauf zurückzuführen sein, dass auf ein zeitlich asynchrones Angebot eine andere Nutzergruppe zurückgreift, die Telefon- oder Echtzeitangebote nicht nutzen würden, oder aber auch, dass ein enthemmender Effekt durch die Anonymität und den zeitlichen Abstand dort zu Äußerungen führt, die andernorts evtl. nicht getätigt würden. Gerade bei Jugendlichen und jungen Erwachsenen ist bei Gruppenangeboten sicher zusätzlich noch der bestärkende Effekt der Peergroup zu berücksichtigen.

Die Anonymität hat noch einen weiteren Aspekt, denn auch der Berater bleibt im gegebenen Fall anonym, was dem Hilfesuchenden Freiraum für Projektionen bietet.

Zeitliche Distanz

Zeitliche Distanz kann ein relevanter Einflussfaktor in der Kommunikation sein – im Positiven wie auch im Negativen. Eine verspätete Antwort auf ein akutes Anliegen scheint gerade der Idee einer Krisenintervention zu widersprechen, andererseits ist jedoch auch zu bedenken, dass beide Seiten über das von ihnen Geschriebene gut nachdenken können und auch der gesamte Gesprächsverlauf in die Antwort einbezogen werden kann. Außerdem kann ggf. Fachkompetenz hinzugezogen bzw. in der Zwischenzeit recherchiert werden.

Die zeitliche Distanz hat auch Einfluss auf deren Verfügbarkeit. Sollte kein 24-Stunden-Angebot bestehen, können Betroffene asynchrone Angebote trotzdem unabhängig von Öffnungszeiten in Anspruch nehmen, müssen dabei jedoch bedenken, dass keine sofortige Antwort erfolgt.

Geschriebene Sprache

Die geschriebene Sprache lässt in der Regel alle nonverbalen Informationen vermissen und bietet somit **Interpretationsspielraum.** Dieser führt meist dazu, dass der Leser Dinge „herausliest", die seinen Erwartungen und Vorannahmen entsprechen. Auch die telefonische Krisenintervention muss auf einige nonverbale Inhalte verzichten, kann jedoch aufgrund von Sprachmelodie, Intonation, Sprechtempo etc. manche impliziten Inhalte ablesen. Auch sind Inhalte in Texten meist komprimierter und müssen auf **Stilmittel** zurückgreifen, um „den richtigen Ton" zu treffen. Dies stellt an den Berater hohe Anforderungen. Das Geschriebene konserviert die Kommunikation. Bei asynchroner Kommunikation muss in der Beantwortung von Fragen zudem die mögliche Stimmungs- und Situationsveränderung berücksichtigt werden.

In der Online-Beratung ist man häufig mit einer durch verschiedenste Zeichen angereicherten „**Internetsprache**" konfrontiert (➤ Abb. 6.3). Beispiele

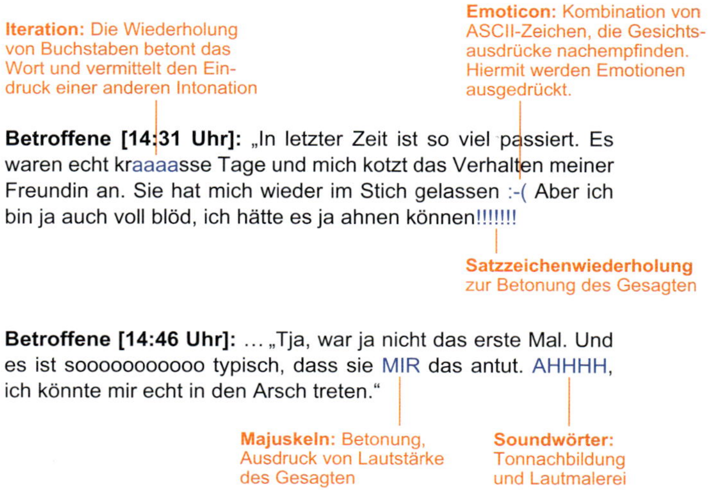

Abb. 6.3 Elemente der Online-Sprache

Emoticons		Emojis
:-)	= lächelnd, freudig	🙂
;-)	= augenzwinkernd	😉
,-(	= traurig	🙁
:-*	= Kuss	😘
:-o	= Staunen, Überraschung	😮
:-D	= lautes Lachen	😀
:-P	= Zunge rausstrecken	😝

Abb. 6.4 Symbole zum Ergänzen des Inhalts

hierfür sind auch Emoticons oder Emojis, die ergänzenden Inhalt „zwischen den Zeilen" vermitteln (➤ Abb. 6.4). In der aktiven Nutzung durch die Berater besteht einerseits die Möglichkeit, dadurch das Gespräch aufzulockern, andererseits jedoch auch das Risiko für Missverständnisse. Außerdem hängt es von der Zielgruppe ab, ob diese als adäquat wahrgenommen werden. Bei manchen Nutzern mag dies auch dazu führen, dass die Seriosität infrage gestellt wird (Engelhardt 2018).

Voraussetzung für Online-Angebote

Die Deutsche Gesellschaft für Online-Beratung (DGOB) hat Standards formuliert, die folgende Aspekte beinhalten:

- **Aufklärung** der Nutzer über **Datenverarbeitung**
- Dass sich Ratsuchende auf die **Einhaltung der Schweigepflicht** verlassen können
- Dass das Handeln im Einklang steht mit der **Garantenpflicht**
- Gewährleistung der **Vertraulichkeit** der Kommunikation

Datenschutz

Im Mai 2018 wurde mit Inkrafttreten der EU-Datenschutz-Grundverordnung (DSGVO) europaweit ein einheitlicher Standard für Datenschutz gesetzt. Zum einen geht es um Datensicherheit, d. h. um alle technischen und organisatorischen Maßnahmen, die getroffen werden, um den Zugriff, die Speicherung etc. der Daten zu gewährleisten und zu regeln. Die Nutzer müssen dabei über die Datenverarbeitung aufgeklärt werden. Es muss sichergestellt werden, dass die Vertraulichkeit der Kommunikation gewährleistet ist. Dazu müssen personenbezogene Daten verschlüsselt werden (Secure Sockets Layer, SSL-Verschlüsselung) (Engelhardt 2018). Die Nutzung von Kommunikationswegen, die nicht durch entsprechende webbasierte Systeme gesichert sind, wie z. B. eine E-Mail-Beratung mit einem konventionellen E-Mail-Programm oder Messenger wie z. B. WhatsApp (Engelhardt 2018), ist aus Datenschutzgründen nicht zulässig. Die DGOB erklärt außerdem, dass die Nutzung von Dienstanbietern, welche die Sammlung von Metadaten impliziert, für ihre Mitglieder nicht akzeptabel ist.

LITERATUR

Engelhardt EM. Lehrbuch Onlineberatung. Göttingen: Vandenhoeck & Ruprecht 2018.
Gilat I, Shahar G. Emotional first aid for a suicide crisis: comparison between Telephonic hotline and internet. Psychiatry: Interpersonal and Biological Processes 2007; 70(1): 12–18.
Knatz B. Qualitätsstandards für die Online-Beratung. e-beratungsjournal.net 2006; 2(1): Artikel 5; www.e-beratungsjournal.net/ausgabe_0106/knatz.pdf (letzter Zugriff: 15.3.2020).
Lai MH, Maniam T, Chan LF, Ravindran AV. Caught in the web: a review of web-based suicide prevention. J Med Internet Res 2014; 16(1): e30.
Muñoz-Sánchez J-L, Delgado C, Sánchez-Prada A, Pérez-López M, Franco-Martín MA. Use of new technologies in the prevention of suicide in Europe: an exploratory study. JMIR Ment Health 2017; 4(2): e2.

KAPITEL

7

Claudia Fischer, Michael Frey und Jona Kräenbring

Wo muss man wachsam sein?

Im Rahmen einer Krisenintervention sind Gefährdungssituationen immer eine extreme Herausforderung:

„Diese Notfallsituationen sind oft komplex, potenziell lebensbedrohlich und führen durch vielfältige, für Anwesende und Helfer oft unverständliche Verhaltensstörungen der Patienten zu einem hohen Ausmaß an Verunsicherung hinsichtlich der zu treffenden Maßnahmen."

Leitlinie Notfallpsychiatrie (DGPPN 2019: 7)

Sie erfordern von professionellen Helfern eine erhöhte Aufmerksamkeit, um potenziellen Schaden für Betroffene und andere abzuwenden. In diesem Kapitel wird Wachsamkeit, die sich primär nach außen (auf die Betroffenen und deren Umfeld) richtet (➤ Kap. 7.1), unterschieden von Wachsamkeit, die Helfer während des Kriseninterventionsprozesses auch nach innen kontinuierlich aufrechterhalten sollten (➤ Kap. 7.2).

7.1 Nach außen

Claudia Fischer

Zusammenfassung

- Suizidalität bei Betroffenen ist ein häufiges Gefahrenmoment in einer Krisenintervention, und ihre Einschätzung durch die professionellen Helfer ist von zentraler Bedeutung!
- Das vorrangige Ziel einer Krisenintervention bei Suizidalität ist der zeitliche Aufschub für die Entwicklung anderer Optionen. Wesentliche Grundlage hierfür ist eine gute therapeutische Beziehung.

- Psychische Erkrankungen können in bestimmten Konstellationen zu fremdgefährdendem Verhalten führen. Rasches Einschätzen der Situation und zielsicheres Handeln sind dann erforderlich. Deeskalationstechniken sollen die Sicherheit der Helfer, des Betroffenen und sonstiger anwesender Personen gewährleisten.
- Die Abschätzung des Risikos einer Kindeswohlgefährdung ist eine zukunftsbezogene Einschätzung, damit soll eine mit hoher Wahrscheinlichkeit zu erwartende (weitere) Gefährdung des Kindeswohls abgewandt werden. Für eine Meldung beim Jugendamt gibt es klare rechtliche Vorgaben.
- Hinter einem psychischen Symptom (z. B. Angst) kann sich ein somatischer Notfall verbergen – die professionellen Helfer müssen wachsam sein, um diese Symptomkonstellationen zu erkennen und ggf. eine entsprechende Notfallversorgung einzuleiten.

Suizidalität und Fremdgefährdung sowie somatische Notfälle sind die zentralen Gefährdungsmomente in einer Krise. Eine drohende Gefahr für Leib und Leben kann in einzelnen Fällen auch andere, zunächst Unbeteiligte treffen, z. B. bei Androhung einer Straftat Personen aus dem Umfeld oder bei psychisch erkrankten Eltern auch deren Kinder. Die Helfer sind hier qua Garantenstellung (➤ Kap. 9.1) in der Verantwortung – innerhalb des rechtlichen Rahmens müssen hier von professionellen Helfern teilweise auch Entscheidungen gegen den Willen von Betroffenen gefällt werden. Eine professionelle Wachsamkeit nach außen, auf die Menschen, mit denen Helfer in der Krisenintervention zu tun haben, ist unabdingbar.

7.1.1 Suizidalität

Claudia Fischer

Suizide gibt es, seit es Menschen gibt. Schon immer weckte der Suizid deshalb auch das Interesse der verschiedensten wissenschaftlichen Disziplinen. Philosophen, Theologen, Historiker, Soziologen, Pädagogen, Mediziner und Psychologen haben sich um das Verständnis von Suizidalität bemüht (→ Exkurs). Gleichzeitig gibt es seit jeher einen ethisch-moralischen Diskurs über die Bewertung von Suizidalität, woraus auch unterschiedliche Begrifflichkeiten resultierten:

- **Bewunderung–Freitod:** Privileg des Humanen (Sokrates, Stoiker, Améry)
- **Ächtung/Bestrafung–Sünde/Straftat:** religiöse Verdammung und Kriminalisierung (Augustinus)
- **Erklärung–Krankheit:** „Der Selbstmord bietet alle Merkmale von Geisteskrankheit" (Esquirol)

EXKURS

Historische Entwicklung – verschiedene Perspektiven: Suizid erlaubt oder verboten?

Philosophisch

Im Diskurs der philosophischen Schulen finden sich sowohl ablehnende als auch akzeptierende Haltungen. Im antiken Griechenland haben die Epikureer den Suizid wohlwollend gebilligt, während die Pythagoräer ihn kategorisch ablehnten. Die prominenten späteren Stoiker in Rom vertraten eine sehr tolerante Position (nicht der Tod, sondern ein schlechtes Leben muss gefürchtet werden). Camus hat den Suizid in die Nähe eines Mordes gerückt, Nietzsche prägte die Moral des erlaubten Suizids.

Theologisch

Die christlich-moralische Verurteilung der Selbsttötung beschloss Augustinus, der die Bestrafung von Selbstmördern einführte. Friedrich der Große annullierte dieses juristische Vorgehen zwar im Jahr 1751, die Tabuisierung und religiöse Verdammung eines Suizidenten, der sich dem Gesetz Gottes widersetzt (das Leben ist geliehen und nicht geschenkt), hatten jedoch noch eine lange Tradition. Erst 1983 wurde im katholischen Kirchenrecht das Verbot der kirchlichen Bestattung von Suizidenten aufgehoben.

Soziologisch

Durkheim erfasste Ende des 19. Jahrhunderts als Erster systematisch Zusammenhänge zwischen Gesellschaftsstrukturen und Suizid, indem er verschiedene Risikogruppen und gesellschaftliche Einflüsse auf den Einzelnen analysierte. Er prägte die Begriffe „anomischer Suizid", den er auf sozialen und moralischen Orientierungsverlust zurückführt, „egoistischer Suizid" (durch Desintegration des Individuums) und „altruistischer Suizid", für den er ein zu hohes Maß an Integration und sozialer Verpflichtung zugrunde legt – hier soll der Suizid die Gemeinschaft erlösen.

Medizinisch-psychiatrisch

Esquirol und Ringel brachten den Suizid mit psychischen Erkrankungen – als deren Ausdruck bzw. Abschluss – in Verbindung. In der Folge gewannen neben Forschungen zu Persönlichkeitsmerkmalen, Entwicklungsverläufen und motivationalen Faktoren auch neurobiologische und genetische Ansätze an Bedeutung.

Psychoanalytisch

Die Psychoanalyse versuchte bereits Anfang des 20. Jahrhunderts, die Ätiologie der Suizidalität über unbewusste Motivstrukturen und innerpsychische Dynamiken zu erforschen. Freud und Abraham beschrieben mit ihrer triebdynamisch orientierten Depressions-Aggressions-Theorie den Suizid als Mord am introjizierten Objekt (Freud 1917). Auf neuere psychoanalytische Erklärungsansätze von Suizidalität (Objektbeziehungstheorie und Selbstpsychologie) wird in diesem Kapitel noch eingegangen.

Suizidalität bzw. ein suizidales Syndrom umfasst die Summe aller Denk- und Verhaltensweisen eines Menschen oder auch von Gruppen von Menschen, die in Gedanken, durch aktives Handeln, Handeln-Lassen oder passives Unterlassen den eigenen Tod anstreben bzw. in Kauf nehmen (Wolfersdorf 2008).

Ein **Homizid-Suizid,** früher als erweiterter Suizid oder Mitnahmesuizid mit Betonung der Beziehungsdynamik oft unscharf verwendet, bezeichnet eine Tötung im sozialen Nahraum mit anschließendem Suizid des Täters. Diese schwerwiegenden Ereignisse erregen großes Aufsehen in der Öffentlichkeit – sind jedoch zum Glück bei internationalen Prävalenzraten von ca. 0,04–0,6 / 10.000 Einwohnern äußerst selten (im Vergleich zu Homiziden und mehr noch zu Suizidraten).

Fallbeispiel

Teil 1

In einer Kriseneinrichtung ruft ein 44-jähriger Mann an. Seiner Exfrau habe er eine Nachricht hinterlassen, dass er sich jetzt am Treppengeländer aufhängen werde, weil er mit seinem Leben nicht mehr klarkomme. Nachdem er letzte Woche zudem seinen Job verloren habe und nur noch alkoholisiert (1 Flasche Wein pro Tag) einigermaßen zur Ruhe komme, sei sowieso alles sinnlos. Er wirkt wenig berührt. Gestern habe er auch schon einen Abschiedsbrief an seine schwer kranke Mutter (um die es ihm etwas leidtue) und seine drei Kinder geschrieben (denen er einen solchen Versager als Vater ersparen wolle). Dass seine Frau ihn wegen eines jüngeren Mannes verlassen habe, werde er nie verkraften können. Als seine große Jugendliebe ihn damals mit seinem besten Freund betrogen habe, habe er sich vor die S-Bahn werfen wollen, sei aber im letzten Moment von Passanten gerettet worden. Dann schweigt er.

Suizidforschung

Mit ca. 1 Mio. Suiziden weltweit pro Jahr ist dies die zehnthäufigste Todesursache. Erst nach dem Zweiten Weltkrieg etablierte sich die Suizidologie als eigenständige Disziplin. Im Jahr 1960 wurde die *International Association for Suicide Prevention* (mit E. Ringel als ihrem ersten Präsidenten) gegründet. In Deutschland suizidiert sich etwa jede Stunde jemand, das Durchschnittsalter liegt bei knapp 58 Jahren.

> **! MERKE**
> Auch wenn sich die Zahl der Suizide pro Jahr in Deutschland seit 1980 halbiert hat, bleibt die verlässliche Einschätzung des Suizidrisikos herausfordernd und die Entwicklung von differenzierten Suizidpräventionsmaßnahmen eine kontinuierliche gesellschaftliche Aufgabe.

In Deutschland wird die Arbeit des *Nationalen Suizidpräventionsprogramms (NaSPro)* von einem internationalen wissenschaftlichen Beirat und der Weltgesundheitsorganisation (WHO) begleitet. Die Arbeitsgruppen widmen sich den Problembereichen auf unterschiedlichen Ebenen:

- **Primärprävention:** Allgemeine suizidpräventive Maßnahmen sind z. B. Öffentlichkeitsarbeit und Gebäudesicherung.
- **Sekundärprävention:** Die Aufmerksamkeit gilt suizidgefährdeten Menschen und spezifischen Risikogruppen, u. a. alte Menschen, gefährdete Jugendliche, Suchterkrankte und Patienten in der Akutversorgung.
- **Tertiärprävention:** Bei der Versorgung von Personen nach einem Suizidversuch gilt der Blick auch den Angehörigen.

Als Präventions- und Interventionswissenschaft werden in der Suizidforschung deskriptive und normative Ansätze vermischt. Implizit tradiert sich hier die Bewertung des Suizids als „schlecht“ (muss verhindert werden), gleichzeitig wird eine neutrale Betrachtung gefordert: Entheroisierung, Entkriminalisierung, Entmoralisierung und Entpathologisierung (Macho 2017). Wolfersdorf und Etzersdorfer (2011: 23) bieten als Lösung für dieses Dilemma das **medizinisch-psychosoziale Paradigma** an. Hier wird *„also letztendlich in der Bewertung neutral und erst in der qualitativen oder quantitativen Abweichung pathologisiert, dann steht nicht mehr die Frage nach einer Legitimation“*. In diesem Spannungsfeld bewegen sich auch die o. g. Themenbereiche der Suizidologie. Spezielle Forschungsansätze gehen noch weiter; sie untersuchen z. B. soziologische Fragestellungen zum Terroristen- oder Opfersuizid.

Kritisch zu beobachten wird sein, inwieweit die gegenwärtige Suizidforschung zunehmend dem allgemeinen Trend einer neurophysiologischen und biochemischen Ausrichtung folgt (verpflichtet dem naturwissenschaftlichen Paradigma) – obgleich einhellig betont wird und nach wie vor unumstritten ist, dass Suizidalität als Querschnittsfach ein multifaktoriell bedingtes, in den sozialen, psychologischen und existenziellen Kontext eines Betroffenen eingebettetes Phänomen ist (Bronisch 1995). Die Vorstellung einer zwangsläufigen Bindung von Suizidalität an eine psychische Grunderkrankung sieht Bronisch als abgelöst. Für ihn besitzt Suizidalität eine eigene und unabhängige Qualität (Bronisch 1996). In psychiatrischen Kliniken werden suizidale Patienten häufig im Hinblick auf die zugrunde liegende Erkrankung diagnostiziert und entsprechend medikamentös und / oder mittels Krisenintervention behandelt – und dabei wird nicht unbedingt die Suizidalität fokussiert. Die Schwierigkeit bei psychosomatischen und psychotherapeutischen Behandlungssettings ist, dass Suizidalität hier häufig als Kontraindikation erachtet wird. Somit stellt sich die Frage, wo die akute Suizidalität von Betroffenen tatsächlich ausreichend entaktualisiert und bearbeitet werden kann.

Entwicklungsmodelle

Entwicklungsmodelle von Suizidalität beschreiben unabhängig von einer ursächlichen Betrachtung den Weg von einem auslösenden Ereignis zu einer suizidalen Handlung; die beiden historisch prominenten stammen von **Ringel** (1953) und Pöldinger (1968). Viele ihrer grundsätzlichen Überlegungen lassen sich auch heute noch in der Suizidforschung wiederfinden. Ringel prägte für die Phase vor einem Suizid den Begriff des **präsuizidalen Syndroms,** das aus drei Elementen besteht:

- Einengung von Werten, Gefühlen, Wahrnehmung und situative Einengung der Wahrnehmung der eigenen Möglichkeiten.
- Aggressionshemmung / Aggressionsumkehr.
- Suizidfantasien: Besonders gefährlich sind passive, sich aufdrängende Suizidgedanken (nicht zu verwechseln mit passiven Todeswünschen!).

Ringels Modell liegt nah an einer klassischen depressiven Verlaufsbeschreibung und vernachlässigt z. B. suizidale Entwicklungen im Rahmen psychotischer Störungsbilder.

Pöldinger unterscheidet die drei Stadien **Erwägung → Abwägung/Ambivalenz → Entschluss:**

- In der Phase der *Erwägung* können Gedanken an einen Suizid aktiv intendiert werden, als eine Lösungsmöglichkeit unter vielen. Suggestive Momente (z. B. Medienberichte von Suiziden) spielen hier oft zusätzlich eine Rolle.
- In der *Abwägungsphase* hingegen entsteht zunehmend ein quälender Kampf zwischen lebenserhaltenden und lebenszerstörenden Aspekten. Oft gibt es in dieser Phase direkte Suizidankündigungen und Kontakt zum Hilfesystem. Dieses ambivalente Ringen kann relativ lange dauern, gerade bei depressiven Verläufen.
- Im letzten Stadium, dem *Entschluss,* tritt oft eine vermeintliche äußere Ruhe ein **(„Ruhe vor dem Sturm“).** Es werden höchstens noch indirekte Suizidankündigungen gemacht. Auch von Professionellen und sogar im stationären Kontext wird diese Phase oft fälschlicherweise als Beendigung oder Überwindung der Krisensituation verkannt.

Da Pöldinger davon ausgeht, dass alle Phasen in verschiedenen Kontexten und dabei unterschiedlich schnell ablaufen können, ist das Modell prinzipiell auch auf Kurzschlusshandlungen oder auf Menschen mit unterschiedlichen psychischen Störungen übertragbar.

Ätiologische Modelle

Ätiologische Modelle legen den Fokus auf die Ursachen von Suizidhandlungen. Eine zusammenfassende

Darstellung gängiger Vorstellungen zeigt ➤ Abb. 7.1. Hier bildet sich die enge Verflechtung von Krisen- und Krankheitsmodellen ab, die beide den Suizidversuch oder Suizid als Endpunkt einer suizidalen Entwicklung haben. Eine bisher gesunde Person kann im Kontext belastender Lebensereignisse suizidal werden, oder es liegt bereits eine psychische Erkrankung vor, die Betroffene für die Entwicklung von Suizidalität vulnerabler macht.

Das **integrative motivational-volontative Modell (IVM)** (O'Connor 2018) beleuchtet insbesondere die Verhaltensaktivierung von Suizidabsichten hin zur suizidalen Handlung – ursächlich wird auch hier nicht ausschließlich eine psychische Störung angenommen. Es beschreibt drei Phasen (prämotivational, motivational, volitional) und unterscheidet dabei zwischen grundlegenden **prämotivationalen Faktoren** (im Wesentlichen Vorstellungen aus den Diathese-Stress-Modellen), **motivationalen Faktoren** (z. B. Minderwertigkeitsgefühl, Gefühl von Ausweglosigkeit) sowie negative Einflussgrößen auf das Selbstwertgefühl (z. B. ruminatives Denken) bzw. Moderatorvariablen auf die Intentionsbildung zum Suizid, z. B. das Gefühl fehlender Zugehörigkeit oder das Gefühl, anderen zur Last zu fallen. Als Resultat der prämotivationalen und motivationalen Phasen kann es schließlich zu Suizidgedanken und Suizidabsichten kommen. Die tatsächliche Ausführung hängt dann jedoch – laut diesem Modell – entscheidend von **volitionalen Moderatoren** ab: Zugang zu Suizidmethoden, Suizidpläne (Wenn-dann), suizidale Vorbilder im nahen Umfeld, Impulsivität, anhaltende körperliche Schmerzen, Furchtlosigkeit vor dem Tod, gedankliche Vorstellung vom Tod, frühere Suizidversuche.

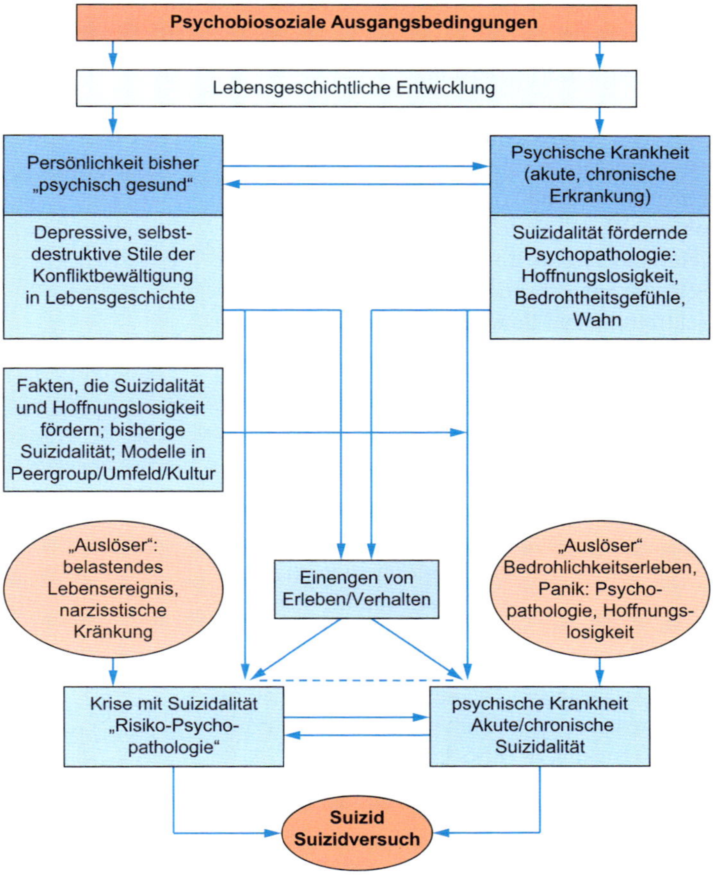

Abb. 7.1 Krisen- und Krankheitsmodell von Suizidalität (Wolfersdorf et al. 2015)

Psychodynamische Modelle ergründen bewusste oder unbewusste Motive, die zu einer Suizidhandlung führen können, z. B.:

- Tötung eines internalisierten Objekts
- Autoaggression
- Abfuhr aggressiver Spannungen (Katharsis)
- Rache und Vergeltung
- Selbstbestrafungstendenzen (Schuldgefühle, Bestrafung oder Wiedergutmachung)
- Ein gegen das Selbst gewendeter Mord
- Wiedervereinigung mit einem verstorbenen oder geliebten Menschen
- Wunsch nach Wiedergeburt, Rettung und Neuanfang
- Faktische Realisierung eines emotional schon eingetretenen Zustands, nämlich psychisch „tot" zu sein
- Wunsch nach Rückkehr in die Kindheit (paradiesischer Zustand)
- Wunsch nach Flucht und Pause
- Wunsch nach Kontrolle und Macht
- Wunsch zu töten und zu bestrafen
- Wunsch zu sterben
- Masochistische Unterwerfung

Henseler und Reimer (1981) gehen in Anknüpfung an selbstpsychologische Konzeptionen davon aus, dass die primäre Problematik des Suizidalen nicht ein Aggressionskonflikt, sondern eine **narzisstische Problematik** ist (ein labiles Selbstwertgefühl). Die Suizidhandlung wird nicht mehr als Tötung des Objekts im Subjekt verstanden, sondern primär als Objektrettung und Bewahrung des kindlichen omnipotenten Selbstgefühls (Fantasie vom Rückzug in einen harmonischen Primärzustand). Suizidale Entwicklungen können aufgrund äußerlich oft nicht unmittelbar verstehbarer Anlässe entstehen. Subjektiv erleben Betroffene, dass sie sich bedroht sehen, in einen Zustand totaler Verlassenheit zu geraten, Hilflosigkeit und Ohnmacht zu fühlen, was dann zur Suizidalität führt. Um eine Krisensituation verstehen zu können, ist es daher für Henseler immer nötig, den **kränkenden Anlass zu eruieren,** einen gemeinsamen Nenner zu suchen (Erkennen des Wiedererlebens früherer Erfahrungen) und die Interaktion genau zu beobachten (um ein vertieftes Verständnis für die suizidale Dynamik zu entwickeln).

Kind (1992) entwirft ein differenziertes Modell der möglichen Funktionen von Suizidalität. Er ordnet den **frühkindlichen Entwicklungsphasen** spezifische Funktionsformen der Suizidalität zu, die mit pathogenen frühkindlichen Objektbeziehungen zusammenhängen:

- **Fusionäre Form** (Verbindung im Jenseits): Verschmelzungswünsche mit dem primären Objekt, verzweifelte Angst vor Verlassenheit bei Individualität und Trennung
- **Antifusionäre Form** (Abgrenzung im Diesseits): Angst vor Verschmelzung, Betonung der Autonomie
- **Manipulative Form:** Objektsicherung, vermeintliche Kontrolle durch eine Suiziddrohung
- **Resignative Form:** Rückzug und Aufgabe des Objekts

Suizidale Krisen

Das Krisenkonzept von Suizidalität erweitert das lange vorherrschende Krankheitsmodell von Suizidalität – es beschreibt einen spezifischen Zugang zum Verständnis von Suizidalität. Insbesondere Sonneck (2000) streicht die Gefahr von Suizidalität in seinem Konzept der Krisenintervention heraus. Akute Suizidalität ist in der Regel ein vorübergehender, zeitlich begrenzter Zustand. In der klinischen Praxis gibt es Überschneidungen der beiden Modelle (➤ Abb. 7.1). Eine exakte Einordnung von Suizidalität (Krise oder Krankheit) ist schwer möglich und, wie oben ausgeführt, vielleicht auch nicht immer sinnvoll.

INFOBOX

Definition von chronischer Suizidalität

- Häufig bzw. konstant vorhandene Suizidgedanken (im Sinne des zeitlich andauernden Zustands).
- Rezidivierende suizidale Handlungen (im Sinne des sich häufig wiederholenden Verhaltens): *„Chronische Suizidalität als kontinuierlich vorhandene (Para-)Suizidgedanken mit oder ohne (para-)suizidale Handlungen im Sinne häufiger (rezidivierender) Parasuizide[1]"* (Wolfersdorf und Etzersdorfer 2012: 35).
- Der Begriff der chronischen Suizidalität wird meist im Kontext psychischer Erkrankungen gebraucht (weniger im Zusammenhang mit psychosozialen Krisen); sie liegt bei etwa 30 % aller Suizidenten vor. Die Zielsetzung im Interventionsprozess unterscheidet sich erheblich. In den meisten Fällen geht es um das Etablieren eines langfristigen Behandlungskonzepts (s. auch ➤ Kap. 4.7): *„Therapie mit chronisch Suizidalen ist keine Aneinanderreihung von Kriseninterventionen, sondern muss über die Bewältigung unmittelbarer*

suizidaler Krisen hinausgehen, indem jene Konflikte, deren Wurzeln in der individuellen Entwicklung liegen und sich in der Persönlichkeitsstruktur, im Lebensstil und einer möglichen psychischen Erkrankung verfestigt haben, bearbeitet werden" (Sonneck 2000: 186).

[1] Vorsätzliche Selbstschädigung, manchmal auch analog zu Suizidversuchen verwendet, die nicht primär den Tod intendieren

Risikoeinschätzung

Trotz vieler Bemühungen gibt es bisher keine eindeutige Evaluierung des Suizidrisikos.

! MERKE

Die große Herausforderung bei einer Risikoeinschätzung ist die Vielschichtigkeit suizidalen Verhaltens. Für das individuelle Zusammenspiel von Risiko- und Schutzfaktoren gibt es keine Rechenformel, es muss immer aufgrund der Gesamtschau eine (klinische) Gewichtung vorgenommen werden.

In der wissenschaftlichen Literatur sind zahlreiche Assessment-Instrumente zur Beurteilung von Suizidalität beschrieben, insbesondere im angloamerikanischen Sprachraum. Im deutschsprachigen Raum sind nur wenige validierte diagnostische Instrumente bekannt. Neuere internationale Instrumente zur Risikoabschätzung sind sehr umfangreich, z. B. das *Collaborative Assessment and Management of Suicidality* (CAMS) von Jobes (2006). All diese Instrumente können nur ein Hilfsmittel sein und ersetzen nicht die klinische Gesamtbeurteilung. Die Erfassung anhand von Protokollen und Fragebögen geschieht in Anwesenheit und im Kontakt mit dem Behandler. Daneben gibt es fremdanamnestische Beurteilungsbögen. Im Rahmen einer ambulanten Krisenintervention ist der Einsatz dieser standardisierten Instrumente organisatorisch oft nur schwer möglich. In jedem Fall ist das Zusammentragen von Risikofaktoren und protektiven Aspekten für eine Einschätzung der aktuellen Suizidalität unbedingt erforderlich.

Risikofaktoren, Warnzeichen und Schutzfaktoren

Im Unterschied zu den **Risikofaktoren,** die einen prädiktiven Wert hinsichtlich des Suizidrisikos haben, sind **Warnzeichen** Konstellationen, Symptome und Beobachtungen, die **Hinweise auf akute Suizidalität** darstellen und ggf. eine unmittelbare Intervention erfordern. Gleichzeitig können **Schutzfaktoren** zentrale Anknüpfungspunkte in der Krisenintervention sein.

Risikofaktoren

- **Psychische Erkrankungen/Psychopathologie:** insbesondere unbehandelte oder wahnhafte Depressionen, Suchterkrankungen, Persönlichkeitsstörungen, schizophrene Psychosen
- **Nach einem Suizidversuch** ist die Wahrscheinlichkeit für einen weiteren Suizid um das 5- bis 6-Fache erhöht. Die Hälfte aller Suizidenten hat mindestens einen Suizidversuch in der Vergangenheit unternommen (Pokorny 1983). Innerhalb eines Jahres nach einem Suizidversuch wird 1 % der Betroffenen an einem Suizid versterben – 10 % innerhalb der nächsten 10 Jahre. Dieses Risiko ist um das 100-Fache höher als in der Gesamtbevölkerung (Hawton 1992).
- Nachweislich kann eine individuelle Prädisposition, die durch **impulsiv-aggressive Persönlichkeitseigenschaften** gekennzeichnet ist, die Entwicklung suizidalen Verhaltens initiieren (Grupp 2009).
- **Suizidversuche in der Familienanamnese**
- **Männer** haben ein deutlich höheres Suizidrisiko (in Deutschland ca. 3-mal so hoch!).
- **Höheres Alter:** Vom 45. bis zum 70. Lebensjahr steigen die Suizidraten auf 15 / 100.000, bei den über 85-Jährigen auf > 30 / 100.000 (bei einer durchschnittlichen Suizidrate von 11,2 / 100.000 in Deutschland im Jahr 2017).
- **Körperliche Erkrankungen,** vor allem neurologische und Krebserkrankungen (Wasserman et al. 2012)
- **Psychosoziale Faktoren: 1 % Arbeitslosigkeitsanstieg → 0,8 % Suizidanstieg** (Stuckler et al. 2009)
- **Zuwanderung**
- **Fehlendes Unterstützungssystem**
- **Homosexualität oder unklare sexuelle Identität**

Warnzeichen

- Äußern von (drängenden) **Suizidgedanken**
- **Akut belastende Lebensereignisse:** Verluste, familiäre Gewalt, Inhaftierung u. a.
- **Sinnlosigkeit** im Leben, **fehlende Zukunftsperspektive**
- Das Gefühl, **für andere eine Last** zu sein

- **Sozialer Rückzug/Isolation**
- **Verabschieden** bei anderen, das **Verschenken** von wertvollen Besitztümern
- **Gefühle von Erniedrigung**
- **Hoffnungslosigkeit** und Verzweiflung
- **Bagatellisieren aktueller/früherer Suizidversuche**
- **(Grundlose) Euphorie („jetzt ist alles anders, ich bin wie neu geboren") nach einem überlebten Suizidversuch ohne tatsächliche Veränderung der auslösenden Bedingungen**
- **Keine Veränderung der Suizidalität nach einem ausführlichen Gespräch**

Schutzfaktoren

- **Ressourcenorientierung:** Was hat Sie bislang von einem Suizid abgehalten?
- **Krisenerfahrung:** Wie haben Sie die (suizidale) Krise damals gemeistert?
- **Verbundenheit:** Gibt es Menschen, Tiere oder Überzeugungen, die Sie am Leben halten?

Aus dem klinisch-stationären Bereich gibt es einen sehr interessanten Befund für die Praxis. Bei der Einschätzung des Suizidrisikos anhand einer Suizidrisikostufenskala durch verschiedene Berufsgruppen (Chefarzt, Therapeut, Pflegefachkraft) gab es signifikante Unterschiede. Bei den schizophrenen Erkrankungen variierten die Risikoeinschätzungen der Beurteiler am stärksten – bei den Persönlichkeitsstörungen am wenigsten. Auch im Rahmen einer Krisenintervention, z. B. bei der Arbeit im Team, sollte dieser Aspekt Beachtung finden. Bei stark auseinandergehenden Meinungen im Team ist das Hinzuziehen eines Dritten zur Absicherung der Einschätzung ratsam – gerade bei psychotischen Personen. Macagnino et al. (2018) diskutieren ursächlich eine andere krankheitsspezifische Kommunikation von Suizidalität. Im Gegensatz zu Borderline-Patienten wird sie bei psychotischen Patienten nicht so sehr nach außen kommuniziert, und es gibt eine sehr heterogene Symptomatik dieses Krankheitsbildes (> Kap. 4.8).

! MERKE

- Bei einer Krisenintervention immer an Suizidalität denken und diese offen ansprechen!
- Am Ende einer Krisenintervention die Einschätzung der Suizidalität reevaluieren!

Ziel der Krisenintervention

Das oberste Ziel der Krisenintervention bei suizidalen Menschen ist, dass der Betroffene (vorerst) auf die suizidale Handlung verzichtet, d. h., es geht insbesondere um einen **zeitlichen Aufschub** für die Entwicklung anderer Optionen und die **Minderung des aktuellen Leidensdrucks** und der Hoffnungslosigkeit. Daher ist ein Vorgehen sinnvoll, das nicht eine rasche Konfliktlösung anstrebt (die auch meist unrealistisch ist), sondern den Ausgang der Krise möglichst lange offenhält:

- Beziehung anbieten und aufbauen
- Offenes Gespräch und emotionale Entlastung
- Klärung der Auslösebedingungen (für die Betroffenen verstehbar machen)
- Zeit anbieten und Zeit gewinnnen
- Weichen stellen und konkrete nächste Schritte besprechen

CAVE

Vorsicht, wenn professionelle Helfer …

- … Angst vor dem Suizid haben.
→ Es kann zu Überängstlichkeit („Ich fühle mich dem Thema nicht gewachsen") oder Selbstüberschätzung („Ich kann alle vom Suizid abhalten") kommen.
- … Angst vor eigener Suizidalität haben.
→ Es kann zu mangelnder Verlässlichkeit des Helfers und mangelnder Abstimmung im Helferteam kommen, da das Thema vermieden wird.

Gesprächsführung

Leitsätze für eine Intervention bei suizidalen Menschen sind (Bronisch 2012):

- Suizidversuche basieren in den meisten Fällen auf sehr **subjektiven Bilanzen** des eigenen Lebens, die meist korrigiert werden können.
- Helfer und Betroffene müssen sich darüber im Klaren sein, dass ein Suizid etwas ist, das **nicht rückgängig gemacht werden kann.**
- Nahezu jeder Suizidversuch enthält als wesentliches Element einen **Appell an menschliche Bindung.**
- Der professionelle Helfer muss mit dem Betroffenen einen **zeitlichen Aufschub vereinbaren,** damit dessen Lebenssituation in dieser Zeit noch einmal gemeinsam unter verschiedenen Aspekten betrachtet werden kann.
- Kein Helfer kann einen suizidalen Menschen langfristig von einem Suizidversuch / Suizid

abhalten. **Der Helfer muss mit der Kränkung fertigwerden,** dass er nicht um jeden Preis Leben erhalten kann.
- Der professionelle Helfer muss **stellvertretend Hoffnung** signalisieren können.
- Ein Suizidversuch ist **immer ernst zu nehmen;** auch bei suizidalen Gesten muss therapeutisch gehandelt werden.
- Das **psychosoziale Umfeld des Patienten** sollte in die therapeutischen Überlegungen einbezogen werden.

INFOBOX

Nach dem Suizid eines nahestehenden Menschen

Ein Suizid hinterlässt mehrere „survivors", die als Hinterbliebene in besonders tragischer Weise (und manchmal unter traumatischen Umständen) mit dem plötzlichen und gewaltsamen Tod eines geliebten Menschen konfrontiert werden. Obwohl es viele Gemeinsamkeiten in der Verarbeitung und im Trauerverlauf wie bei einem natürlichen Tod oder anderen gewaltsamen Todesfällen gibt, haben sich in Untersuchungen auch **spezielle Reaktionsformen** nachweisen lassen (Jordan und McIntosh 2011):
- Erleben von Zurückweisung und Verlassenwerden
- Scham und Stigmatisierung
- Verheimlichung der Todesumstände
- Schuldgefühle, Selbstvorwürfe oder Fremdanklagen
- Suche nach einem Schuldigen oder Sündenbock
- Selbstdestruktivität, Nachsterbewünsche und eigene Suizidalität

Weniger wissenschaftlich evident, aber durch die klinische Praxis gestützt, lassen sich noch weitere typische Reaktionen beobachten: Vorwürfe an den Suizidenten, Wutgefühle, Sinn- und Warum-Fragen, Erleichterung, Schock/Verleugnung, sozialer Rückzug oder Aktivismus.
Ein Suizid hinterlässt tiefe Spuren bei den Überlebenden, oft mit erheblichen und weitreichenden psychischen und sozialen Belastungen. Es handelt sich um eine Hochrisikogruppe, die – aus Angst vor Stigmatisierung – selten professionelle Hilfe in Anspruch nimmt. Daher ist **im Rahmen einer Krisenintervention** bei Hinterbliebenen ein besonders sensibles und vorsichtiges Vorgehen angebracht. Gut gemeinte Entlastungsversuche von Helfern („Sie sind nicht schuld") können den Zugang zu den eigentlichen Gefühlen verhindern. Betroffene brauchen einen **offenen Raum für ihre Gefühle,** vielleicht gelingt dann über die Erklärung und Rekapitulation des Geschehens eine erste kleine **Distanzierung.**
Auch Unterstützung und **Aufklärung über juristische Abläufe, z. B. dass die Polizei mehrere Tage ermitteln wird, um einen Unfall oder Mord auszuschließen,** kann die Hinterbliebenen entlasten. Eine Information über spezielle Beratungsangebote oder Selbsthilfegruppen kann hilfreich sein, die Betroffenen sollten aber nicht gedrängt werden („Da müssen Sie jetzt hin, damit Sie sich mit anderen austauschen können. Das ist wichtig!"). Wie bei normalen Trauerprozessen gibt es auch in diesen besonderen Fällen keine Standards, professionelle Helfer sollten sich auch hier am individuellen Erleben der Betroffenen orientieren. Eine suizidspezifische Trauerverarbeitung kann auch in einer sich anschließenden Psychotherapie erfolgen. Hier kann der Umgang mit Warum-Fragen, mit Schuld- und Verantwortungszuschreibungen vor dem biografischen Hintergrund intensiv bearbeitet werden.
Cave: Je nach Besonderheit der Todesumstände bzw. der Auffindesituation ist es wichtig, bei den Hinterbliebenen an eine posttraumatische Belastungsstörung zu denken und dies ggf. abzuklären!

Therapeutische Ansätze

Eine **stabile Beziehung** zwischen Betroffenem und Helfer ist von zentraler Bedeutung für die Krisenintervention bei suizidalem Verhalten. Dies beinhaltet auch, dass der professionelle Helfer seine emotionale Reaktion auf das Verhalten des Patienten während des Interventionsprozesses reflektieren und kontrollieren kann. **Angstfreiheit vor dem Suizid** und **Respekt vor der Entscheidung des Betroffenen** sind grundlegende Voraussetzungen für die Arbeit mit suizidalen Menschen. Gerade bei dieser Gruppe Betroffener ist eine **gute Einbindung der Helfer in die Institution und das Team** ein unerlässlicher Rückhalt. Es sollte ein **stabiler Rahmen** hergestellt werden können, in dem Helfer und Betroffener sicher und geschützt sind und in dem **Offenheit und Raum für (verdeckte) Emotionalität** möglich sind. Die Beziehung sollte von **Klarheit und Verlässlichkeit** geprägt sein.

Gabbenesch (1998) formulierte ursprünglich den **„Broken promises"-Effekt** im Kontext von Suizidalität für den Einfluss von Frühjahr / Frühsommer, Wochenenden und Urlaub auf den Zeitpunkt von Suiziden: Wenn die Erwartung von positiven Gefühlen oder einem Erholungseffekt für diese Zeiten enttäuscht wird, steigt daraufhin die Suizidrate (die Suizidrate an Montagen ist höher als an Wochenenden. Hier bildet sich die Enttäuschung über ein Wochenende ab, das nicht den Erwartungen entsprochen hat). In einer Erweiterung dieses Rahmenkonzepts lassen sich auch durchaus Phänomene von

Suizidalität nach anderen enttäuschten Erwartungen (bei Nichteinhaltung von Versprochenem) erklären.

! MERKE

Umso bedeutsamer ist es daher therapeutisch, dass sich professionelle Helfer als äußerst zuverlässig und ehrlich für die Betroffenen erweisen. So sollten unsichere persönliche Terminzusagen („Wir sehen uns bestimmt bald in der Beratungsstelle wieder") oder vermeintlich beruhigende Ankündigungen („Ich verspreche Ihnen, dass Sie nicht mit der Polizei in die Klinik müssen") vermieden werden.

Besonderheiten und Schwierigkeiten

Die **ausgeprägte Ambivalenz** eines suizidalen Menschen stellt eine große Herausforderung für die therapeutische Beziehung dar. Einerseits appelliert der Betroffene an die Hilfsbereitschaft des Helfers und sucht die menschliche Bindung, andererseits wehrt er diese Hilfestellung und Zuwendung mitunter ab. Das zeigt sich auch oft im Kontaktverhalten zum Helfersystem (z. B. ruft der Betroffene zwar an und möchte reden, konkrete Vorschläge oder einen persönlichen Kontakt lehnt er hingegen ab). Der Helfer muss sich dieses Wechselspiel immer wieder bewusst machen – und kann es gegenüber dem Betroffenen auch benennen („Da gibt es wohl verschiedene Seiten in Ihnen: eine, die hier anruft und Hilfe möchte, und eine andere, die am liebsten in Ruhe gelassen werden will …?"). Hilfreich ist eine haltende Zuwendung mit adäquater Distanz. Sind die Ansprüche überhöht (**Retterfantasien:** „Wir können Ihnen auf jeden Fall helfen", „Sie werden sich ganz sicher nicht umbringen müssen"), führt das fast zwangsläufig zu Enttäuschungen auf beiden Seiten.

Nicht zu vergessen sind auch eigene **suizidale Tendenzen oder Todeswünsche des Helfers,** die dann in die Beurteilung der subjektiven Bilanz des Betroffenen einfließen und womöglich zu einem Einverständnis in dessen suizidale Tendenzen führen können („Das macht wirklich keinen Sinn mehr, so zu leben", „Ja, es bringt nichts, sich vorzumachen, dass es wieder besser werden könnte"). Umgekehrt besteht auch die Gefahr der (evtl. gemeinsamen) **Bagatellisierung,** durch die der professionelle Helfer eine drohende Suizidgefahr übersehen kann („Das war alles nicht so ernst gemeint, nur ein Versehen", „Schön, dass Sie jetzt sehen können, dass Suizid keine Lösung ist"). Wenn das schwer zu korrigieren ist, aber den professionellen Helfern noch bewusst wird, stellt sich die Frage, ob ein „Abgeben" des Falles organisatorisch und strukturell möglich ist.

Hochproblematisch ist, wenn Helfer **suizidales Verhalten als „Schwäche"** bewerten („Mit den paar Tabletten wollten Sie sich umbringen?"). Dies bedeutet eine massive Entwertung des ohnehin schon in seinem Selbstwertgefühl stark beeinträchtigten Betroffenen. Vielleicht möchte der suizidale Mensch den Profis dann beweisen, dass er diese „Schwäche" durch einen erneuten, heftigeren Suizidversuch überwinden kann.

INFOBOX

- **Suizidpakt (Non-Suizid-Vertrag):** Eine Abmachung über das momentane Aufschieben bzw. Aussetzen der Suizidhandlung sollte zeitlich auf maximal 1 Woche begrenzt sein (Bronisch und Hegerl 2010)!
- **Notfallplan:** Studien haben gezeigt, dass für Betroffene bei akuter Suizidalität ein Notfallplan („crisis response plan") einem Non-Suizid-Vertrag („contract for safety") hinsichtlich der suizidpräventiven Wirkung deutlich überlegen ist (Bryan et al. 2017)!

Weichenstellung – nächste Schritte

Fallbeispiel

Teil 2

Der 44-jährige Mann kann nach einem langen Telefonat, in dem seinen erlebten Kränkungen einfühlsam begegnet wird, dazu ermutigt werden, einem Hausbesuch des Krisenteams zuzustimmen. Inzwischen sei auch sein Nachbar bei ihm, das habe ihn gefreut, der habe sich Sorgen gemacht. Den Wein und den Strick hätten sie inzwischen im Keller verstaut. Gemeinsam würden sie warten, bis das Team komme. Die Situation wird von der Mitarbeiterin am Telefon als ausreichend tragfähig eingeschätzt; sie spricht (mit Zustimmung des Betroffenen) auch noch kurz mit dem Nachbarn.

Als die Kollegen vom aufsuchenden Krisendienst eine Stunde später dort eintreffen, schätzen sie die Situation weiterhin als sehr brisant ein: Der Mann ist völlig verzweifelt und sieht keinen Ausweg. Behutsam werden mit ihm mögliche nächste Schritte eruiert. Er räumt selbst ein, dass er es vermutlich allein in der Wohnung nicht schaffe, sich gegen die Suizidabsichten zu wehren. Er schlafe ja eh kaum und denke rund um die Uhr daran. Das Krisenteam macht sich ein Bild: Man hört zu, klärt die genauen Auslösebedingungen und hält die destruktiven Gefühle des Mannes aus. Im Verlauf ist etwas Entlastung bei ihm spürbar. Auch mithilfe des Zuspruchs seines Nachbarn kann er sich schließlich darauf einlassen, sich freiwillig in die Krisenstation einer psychiatrischen Klinik zu begeben: „Vielleicht sollte ich mir noch eine Chance geben, verlieren kann ich ja nichts mehr." ∎

Am Ende jeder Krisenintervention gilt es, erneut eine Einschätzung des Suizidrisikos vorzunehmen: Hat sich im Gesprächsverlauf etwas geändert? Ist diese Veränderung glaubhaft? Welche Informationen wurden gesammelt? Wie hat sich die Interaktion gestaltet? Wie ist das aktuelle Umfeld? Besteht Kooperationsbereitschaft?

Experten haben sich auf eine pragmatische Einteilung in Bezug auf das **Ausmaß von Suizidalität** verständigt:

- Stufe 1: Lebensüberdrussgedanken bzw. passive Todeswünsche (z. B. „Es wäre nicht schlimm, morgens nicht mehr aufzuwachen")
- Stufe 2: konkrete, aktive Suizidgedanken, ohne bisherige Planungen (z. B. „Wenn ich am S-Bahnhof stehe, überlege ich mir immer wieder, an welcher Stelle ich springen würde, damit es auch klappt")
- Stufe 3: imperative, aufdrängende Suizidgedanken oder konkrete Planungen oder Vorbereitungen für einen Suizidversuch (z. B. „Es kommt dann einfach über mich, dass ich den Strick nehmen soll, dagegen kann ich mich nicht wehren" oder „Die Waffe liegt geladen in meiner Kommode, die schriftlichen Angelegenheiten sind geregelt, die Kinder sind bei den Großeltern. Nächste Woche werde ich nicht erleben")

Aufgrund dieser Situationsbeurteilung werden entsprechende Schritte mit dem Betroffenen ausgehandelt bzw. unter Umständen gegen seinen Willen eingeleitet:

- **(Zunächst) keine weiteren Maßnahmen erforderlich**
  → Der Betroffene kann sich nach der Intervention glaubhaft von Suizidalität distanzieren. Er hat vielleicht bereits Behandler, zu denen er wieder Kontakt aufnehmen kann, oder bekommt entsprechende Empfehlungen. Ein Notfallplan sollte besprochen werden, evtl. auch die zusätzliche Einleitung psychosozialer Hilfen (z. B. juristische Beratung, familientherapeutische Interventionen, kurzfristige Unterbringung außerhalb eines konflikthaften Umfelds oder Einbeziehung des sozialen Netzwerks).
- **Ambulante/teilstationäre Weiterbetreuung**
  → Trotz anhaltender Suizidgedanken ist Absprachefähigkeit des Betroffenen gegeben, außerdem sind ein ausreichend stabiles Umfeld und eine tragfähige Kooperationsbereitschaft / Bündnisfähigkeit vorhanden. Eine verbindliche und engmaschige Planung der konkreten nächsten Termine ist unerlässlich, ebenso das Erstellen eines Notfallmanagements (Was machen Sie, wenn es heute Nacht wieder schlimmer wird?), u. U. auch die zusätzliche Einleitung psychosozialer Hilfen (z. B. juristische Beratung, familientherapeutische Interventionen, kurzfristige Unterbringung außerhalb eines konflikthaften Umfelds oder Einbeziehung des sozialen Netzwerks).
- **Freiwillige stationäre Behandlung**
  → Die Suizidalität bleibt akut bzw. ist schwer einschätzbar, aber der Betroffene ist behandlungsbereit.
- **Stationäre Zwangseinweisung nach dem geltenden Unterbringungsgesetz des Bundeslandes** (➤ Kap. 9.3)
  → Akut suizidale Menschen, die nicht in Diagnostik und Therapie einwilligen und bei denen der Zustand der freien Willensbildung krankheitsbedingt eingeschränkt ist, müssen zur Abwehr gesundheitlicher Schäden auch gegen ihren Willen untergebracht werden.

Unbedingt zu beachten ist, dass jeder Übergang bzw. Settingwechsel innerhalb einer Krisenintervention eine Sollbruchstelle im Gesamtprozess darstellt. Denn meistens, je nach Organisation der Krisenhilfeeinrichtung, ist damit auch eine Veränderung der Personalie des Helfers und damit der therapeutischen Beziehung verbunden. Wenn dies strukturell nicht vermeidbar ist, sollte dies zumindest transparent gemacht und auf etwaige „Trennungsängste" und Enttäuschungen der Betroffenen eingegangen werden: „Morgen werden Sie dann mit einer Kollegin von mir sprechen. Ich kann mir vorstellen, dass das nicht einfach für Sie ist, nachdem Sie mir jetzt so viel Persönliches von sich erzählt haben. Wir werden uns nun gleich verabschieden müssen. Brauchen Sie noch etwas, um diesen Übergang gut zu schaffen?"

CAVE

Je nach diagnostischer Einordnung ist die Gesprächsführung / Interventionsrichtung bei Suizidalität zu modifizieren:
- Bei psychotisch motivierter Suizidalität mit florider Symptomatik (z. B. imperativen Stimmen, die zum Suizid auffordern, oder wahnhaften Überzeugungen, fliegen zu können)
- Bei psychoreaktiven Störungen im Zusammenhang mit hirnorganischen Erkrankungen

→ Hier steht jeweils die Leitsymptomatik der Grundproblematik im Vordergrund der Krisenintervention!

Suizidalität als Beziehungsangebot

Insbesondere bei chronischer Suizidalität, die eher mit psychischen Erkrankungen verbunden ist, **übernimmt Suizidalität oft eine Funktion** in der Beziehungsgestaltung. Sie dient einem intrapsychischen und interpersonellen Regulationsvorgang. Diese Gruppe Betroffener ist besonders gefährdet, obwohl Suizidalität hier nicht unbedingt Ausdruck eines primären Wunsches zu sterben ist. Vielmehr wird der Tod in Kauf genommen, wenn keine andere Möglichkeit zur Änderung anderer Menschen gesehen wird. Suizidalität konstelliert sich hier u. a. in der Wiederholung früherer problematischer Beziehungserfahrungen und in der aktuellen Beziehung zum Helfer. Meist erleben professionelle Helfer diese Begegnungen als sehr anstrengend, weil sie sich emotional stark involviert fühlen. Deshalb ist die Wahrnehmung der eigenen Gefühle (Gegenübertragung) für Helfer in solchen Fällen sehr wichtig, um aggressive Impulse zu verstehen und nicht ausagieren zu müssen – und schließlich trotz allem das Interesse am Betroffenen aufrechterhalten zu können. Im Folgenden sind zwei typische Konstellationen exemplarisch dargestellt.

Fallbeispiel

Kontaktherstellung

Nach wiederholtem stationärem Aufenthalt erlebt Frau L. (62) immer wieder Zustände, in denen sofort jemand verfügbar sein muss. Sie fühle sich von allen verlassen und ruft dann diverse Notfallnummern an (ihre Verwandten hätten sich bereits zurückgezogen), weil sie oft stundenlang weinen müsse und auch den Impuls habe, alle Tabletten auf einmal zu nehmen. Sämtliche Helfer sind bereits genervt und würden am liebsten gar nicht mehr mit ihr sprechen.

Überlegungen für die Intervention:
- Frau L. projiziert Verantwortung für ihr Leben: „Wenn sich niemand kümmert, dann kann ich mich ja nur umbringen, und ihr seid schuld daran."
- Behutsam versuchen, ihre innere Verfassung zu thematisieren: „Wie ist das für Sie, sich so abhängig von anderen zu fühlen?"
- Klärung, welche Möglichkeiten die Betroffenen haben, anders mit der emotional schwierigen Situation fertigzuwerden

Erpressung

Frau V. (22) kommt in eine Ambulanz und drängt auf stationäre Aufnahme. Sonst könne sie für nichts garantieren. Sie sei so verzweifelt, dass sie ihre Suizidgedanken nicht mehr unter Kontrolle habe. Ihr Freund sei nach einem Streit, den sie angezettelt habe, einfach gegangen. Vorher sei es eigentlich sehr schön mit ihm gewesen. Das Alleinsein halte sie nicht aus. Sie wolle aber nur übers Wochenende auf der Station bleiben, und morgen brauche sie Ausgang. Der Mitarbeiter fühlt sich hilflos und ärgert sich.

Überlegungen für die Intervention:
- Frau V. hat unmittelbar eine quälende Beziehung hergestellt, verbunden mit Kontrolle und dezentem Triumph. Sie lässt den Mitarbeiter spüren, wie sie sich fühlt (ausgeliefert, ohnmächtig).
- Versuch, die inneren Motive der Betroffenen anzusprechen und zu validieren: „Kann es sein, dass Ihr Bedürfnis, sich schützen zu müssen, so stark ist, weil Sie nicht immer wieder enttäuscht werden möchten? Dass es gar nicht so leicht ist, etwas Gutes zu erleben?"
- Dem Erpressungsversuch nicht nachgeben – früher oder später muss sich der Helfer immer abgrenzen: „Ich werde Sie letztlich nicht am Suizid hindern können, aber ich bin damit nicht einverstanden und möchte mit Ihnen gern gemeinsam Alternativen suchen."
- Klärung, welche Möglichkeiten die Betroffene hat, anders mit Verlassenheitsängsten umzugehen

LITERATUR

Bronisch T. Der Suizid. Ursachen. Warnsignale. Prävention. München: Beck 1995.

Bronisch T. Studien zur Beziehung von Depression und Suizidalität. Nervenheilkunde 1996; 15: 518–522.

Bronisch T. Krisenintervention bei Suizidalität. PiD 2012; 13(2): 15–20.

Bronisch T, Hegerl U. Suizidalität. In: Möller H-J, Laux G, Kapfhammer H-P (Hrsg.). Lehrbuch Psychiatrie, Psychosomatik, Psychotherapie. 4. neu bearb. A. Berlin: Springer 2010, S. 1469–1501.

Bryan CJ, Mintz J, Clemans TA, Leeson B, Burch TS, Williams SR, et al. Effect of crisis response planning vs. contract for safety on suicide risk in U. S. army soldiers. J Affect Disord 2017; 212: 64–72.

Cattell H, Jolley DJ. One hundred cases of suicide in elderly people. Br J Psychiatry 1995; 166(4): 451–457.

Destatis (Statistisches Bundesamt). Todesursachen Suizide; www.destatis.de/DE/Themen/Gesellschaft-Umwelt/Gesundheit/Todesursachen/Tabellen/suizide.html?nn=210776 (letzter Zugriff: 15.3.2020).

Drinkmann A, Hery D, Hirsch R, Lindner R, Renken S, Schneider B für die Arbeitsgruppe Alte Menschen im Nationalen Suizidpräventionsprogramm für Deutschland (Hrsg.). Wenn das Altwerden zur Last wird: Suizidprävention im Alter. 2019; 6. akt. A. Januar 2019; www.bmfsfj.de/blob/95512/03e414bd01deff4bf704d6e9e5ce4dab/wenn-das-altwerden-zur-last-wird-data.pdf (letzter Zugriff: 15.3.2020).

Frei A, Schönmeier L, Graf M, Völlm B. Homizid-Suizid und tödliche häusliche Gewalt in der Region Basel im Vergleich. Psychiatr Prax 2011; 38(6): 287–292.

Freud S. Trauer und Melancholie. GW Bd. X: 427–446. Frankfurt/M.: Fischer 1917.

Gabennesch H. When promises fail: a theory of temporal fluctuations in suicide. Social Forces 1988; 67(1): 129–145.

Giernalczyk T, Kind J. Chronische Suizidalität: Übertragung und Gegenübertragung als Spiegel der psychischen Funktion. Psychotherapie der Suizidalität. Stuttgart: Thieme 2002, S. 30–39.

Grupp MO. Aggressive Persönlichkeitsmerkmale bei suizidalem Verhalten 2009. Dissertation der Medizinischen Fakultät der Ludwig-Maximilians-Universität. München 2009; https://edoc.ub.uni-muenchen.de/10660/1/Grupp_Marc_Oliver.pdf (letzter Zugriff: 15.3.2020).

Hawton K. Suicide and attempted suicide. In: Handbook of Affective Disorders. 2nd edn. New York: Guilford Press 1992, p. 635.

Henseler H, Reimer C. Selbstmordgefährdung: zur Psychodynamik und Psychotherapie. Stuttgart: Frommann-Holzboog 1981.

Kind J. Suizidal. Psychoökonomie einer Suche. Göttingen: Vandenhoeck & Ruprecht 1992.

Jordan JR, McIntosh JL. Is suicide bereavement different? A framework for rethinking the question. In: Jordan JR, McIntosh JL (eds.). Grief After Suicide: Understanding the consequences and caring for the survivors. London: Routledge 2011, pp. 19–42.

Macagnino S, Steinert T, Uhlmann C. Evaluation klinikinterner Suizidrisikostufen für den stationären Bereich: Validitäts-und Reliabilitätsprüfung. Psychiatr Prax 2018; 45(4): 206–213.

Macho T. Das Leben nehmen: Suizid in der Moderne. Berlin: Suhrkamp 2017.

Mann JJ, Adapter A, Bertolote J, Beautrais A, Currier D, Haas A et al. Suicide prevention strategies: a systematic review. JAMA 2005; 294 (16): 2064–2074.

O'Connor RC, Kirtley OJ. The integrated motivational-volitional model of suicidal behaviour. Philos Trans R Soc Lond B Biol Sci 2018; 373(1754): 20170268.

Pöldinger W. Die Abschätzung der Suizidalität. Bern: Huber 1968.

Pokorny AD. Prediction of suicide in psychiatric patients: a report of a prospective study. Arch Gen Psychiatry 1983; 40: 249.

Ringel E. Selbstmord. Abschluss einer krankhaften psychischen Entwicklung. Wien: Maudrich 1953.

Rupp M. Notfall Seele: ambulante Notfall-und Krisenintervention in der Psychiatrie und Psychotherapie. 4. akt.A. Stuttgart: Thieme 2017.

Rupp M. Psychiatrische Krisenintervention. Köln: Psychiatrie Verlag 2018.

Sonneck G, Kapusta, N, Tomandl G, Voracek M (Hrsg.). Krisenintervention und Suizidverhütung. Wien: UTB facultas 2016.

Statistisches Bundesamt. Gesundheitsberichterstattung des Bundes; www.gbe-bund.de Datenblätter vom 19.09.2019, Darstellung und Berechnungen: Müller-Pein H, Wache K. Universität Kassel 2019.

Stein C. Spannungsfelder der Krisenintervention: ein Handbuch für die psychosoziale Praxis. Stuttgart: Kohlhammer 2009.

Stein C. Psychotherapeutische Krisenintervention. Köln: Psychiatrie Verlag 2015.

Stuckler D, Basu S, Suhrcke M, Coutts A McKee M. The public health effect of economic crises and alternative policy responses in Europe: an empirical analysis. Lancet 2009; 374: 315–323.

Teising M. Psychodynamische Aspekte der Suizidalität im Alter. Suizidprophylaxe 2004; 31(118): 31–33.

Wagner B, Hofmann L. Psychische Folgen und psychotherapeutische Unterstützung nach dem Suizid eines Angehörigen. Psychotherapeutenjournal 2020, 1: 4–10.

Wasserman D, Rihmer Z, Rujescu D, Sarchiapone M, Sokolowski M, Titelman D, et al. The European Psychiatric Association (EPA) guidance on suicide treatment and prevention. Eur Psychiatry 2012; 27(2): 129–141.

Wolfersdorf M, Franke C, Mauerer C, Dobmeier M. Krisenintervention bei Suizidalität. In: Bronisch T (Hrsg.). Psychotherapie der Suizidalität. Stuttgart: Thieme 2002, S. 16–29.

Wolfersdorf M. Suizidalität. Nervenarzt 2008; 79(11): 1319–1334.

Wolfersdorf M. Suizid und Suizidalität aus psychiatrisch-psychotherapeutischer Sicht. PiD 2012; 13(2): 2–7.
Wolfersdorf, M, Schneider B, Schmidtke A. Suizidalität: ein psychiatrischer Notfall, Suizidprävention: eine psychiatrische Verpflichtung. Nervenarzt 2015; 86(9): 1120–1129.

ZITIERTE LEITLINIE
DGPPN – Deutsche Gesellschaft für Psychiatrie und Psychotherapie, Psychosomatik und Nervenheilkunde (Hrsg.). S2k-Leitlinie Notfallpsychiatrie. AWMF-Registernummer 038–023. Stand: 31.8.2019; www.awmf.org/uploads/tx_szleitlinien/038-023l_S2k_Notfallpsychiatrie_2019-05_1.pdf (letzter Zugriff: 14.3.2020).

7.1.2 Fremdgefährdung

Michael Frey

Fallbeispiel

Wie aus heiterem Himmel dreht sich der 35-jährige Patient plötzlich um und blickt mit bedrohlicher Geste in Richtung der umstehenden Personen. Plötzlich schreit er: „Wer mir zu nahe kommt, der muss dran glauben!“ Noch vor wenigen Sekunden wirkte er vor allem misstrauisch und sehr verängstigt. Er berichtete von Stimmen, die ihn seit Tagen begleiten und „schreckliche Dinge“ über ihn sagen würden.

Fremdgefährdung kann sowohl bei psychisch Gesunden im Zuge von delinquentem oder sozial unangepasstem Verhalten auftreten, aber auch im Rahmen von psychiatrischen Erkrankungen. Eine Unterscheidung hinsichtlich der Ursache ist wichtig, da die Folgen sowohl hinsichtlich der Intervention als auch im juristischen Kontext andere sind. Tritt eine Fremdgefährdung im Rahmen einer psychiatrischen Erkrankung auf, besteht die Indikation für eine psychiatrische Versorgung (z. B. Einweisung in eine psychiatrische Klinik), während es sich andernfalls um eine reine Ordnungsmaßnahme bzw. strafrechtliche Konsequenz handelt. Eine Zuweisung in die psychiatrische Behandlung geht oftmals mit dem Verzicht auf eine Strafverfolgung einher, bedeutet aber ggf. Freiheitsentzug durch Unterbringung. Manchen Straftaten im Rahmen von psychiatrischen Störungen folgt auch eine Unterbringung in der forensischen Psychiatrie (vgl. auch ➤ Kap. 5.4). Laut S3-Leitlinie „Verhinderung von Zwang: Prävention und Therapie aggressiven Verhaltens bei Erwachsenen“ (AWMF 2018) soll eine Zuweisung in eine psychiatrische Klinik bei aggressivem Verhalten nur dann erfolgen,

1. wenn ein ursächlicher Zusammenhang mit der psychischen Erkrankung vorliegt
   a. und entweder ein Behandlungswunsch des Betroffenen besteht
   b. oder die Einwilligungsfähigkeit mutmaßlich aufgehoben ist
   c. oder sich die Entscheidungsfähigkeit als erheblich beeinträchtigt erweist und eine Behandlungsoption besteht.
2. Eine Ausnahme können eine erforderliche Diagnostik und Evaluation darstellen.

Entstehung von Gewalt bei psychischen Erkrankungen

Dass es zu Gewalt im Rahmen von psychischen Erkrankungen kommt, ist ein multifaktorielles Geschehen. Ein Zusammentreffen von persönlicher Disposition („trait“) mit einem situationsabhängigen Zustand („state“) führt ggf. zu einer aggressiven und gewalttätigen Handlung. Unsere Kognition und erlebte Affektivität hängen dabei im Sinne einer persönlichen Disposition von biologischen Einflussfaktoren (z. B. genetische Veranlagung oder Alter), sozialen und Umweltfaktoren (z. B. Erziehung) und daraus resultierenden neurokognitiven / intrapsychischen Faktoren ab (➤ Abb. 7.2). Aus neurobiologischer Sicht kommt dem präfrontalen Kortex in der Regulation unserer Affekte und Impulse – und damit auch im Zusammenhang mit aggressivem Verhalten – eine besondere Bedeutung zu. Dessen Ausgestaltung und Funktionsfähigkeit sind wiederum durch Veranlagung, Lernen und Reifung beeinflusst. Dies führt in der Summe zu bestimmten Denk- und Verhaltensmustern, Gewohnheiten etc.

Trifft man nun auf einen Konflikt, eine Bedrohung oder eine frustrierende Situation, ist die Wahrscheinlichkeit hoch, in gewohnten Mustern zu reagieren. Psychische Erkrankungen können nun sowohl unsere Affektivität als auch unsere Kognition beeinflussen. So kann z. B. wahnhaftes Erleben die Interpretation von Situationen verändern und ggf. ansonsten neutrale Reize und Wahrnehmungen als bedrohlich erscheinen lassen. Auch die Affektivität

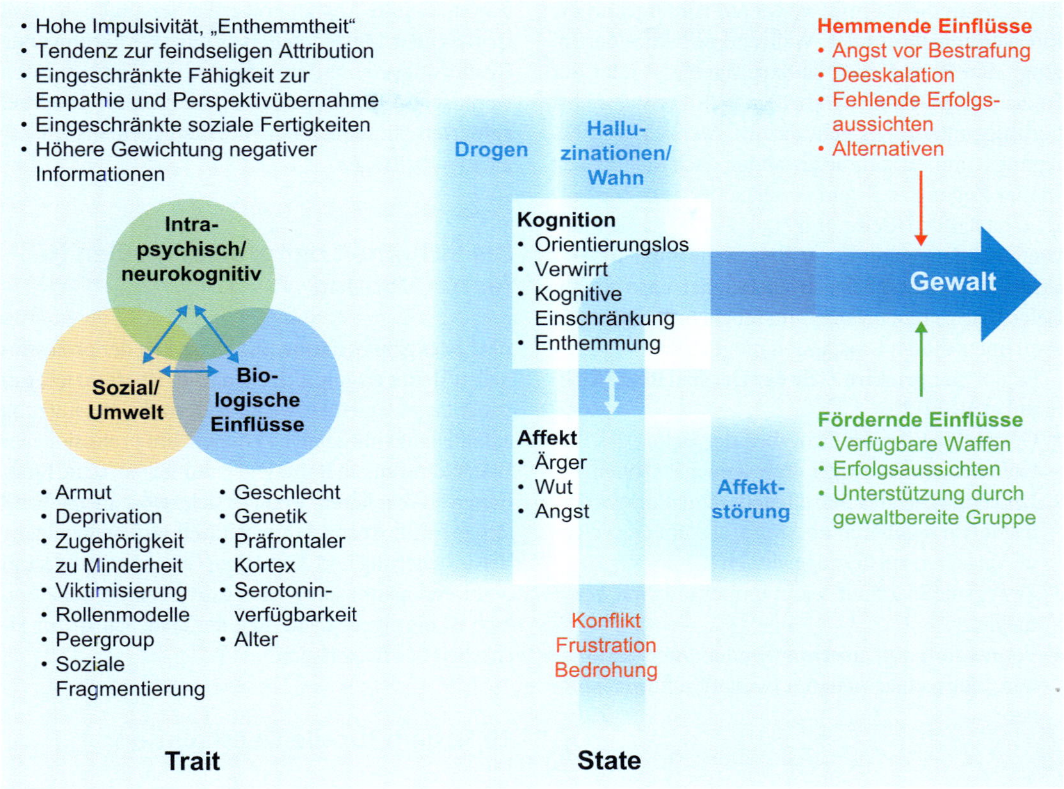

Abb. 7.2 Einflussfaktoren auf die Entstehung von Gewalt

kann direkt beeinflusst sein, z. B. im Rahmen eines dysphorisch-gereizten Zustands während einer Manie. Substanzeinfluss wie z. B. Alkohol kann sowohl zu einer Enthemmung und damit zu einer verminderten Emotionsregulation und Impulskontrolle führen als auch psychotisches Erleben bedingen (z. B. LSD). Abhängig von den aktuellen Rahmenbedingungen können Einflussfaktoren das Auftreten aggressiven Verhaltens zusätzlich beeinflussen. So stellt die Verfügbarkeit von Waffen oder die soziale Unterstützung durch eine Gruppe Gleichgesinnter einen Risikofaktor für Gewalt dar, während die Angst vor Konsequenzen bzw. die fehlende Aussicht auf Erfolg der Handlung protektiv wirken.

Für eine Risikoeinschätzung sind Trait- und State-Aspekte wichtig, für eine Deeskalation sind vor allem die State-Aspekte, also der situationsabhängige Zustand und Umgebungsfaktoren, entscheidend (Steinert und Whittington 2013).

! MERKE

Gewalttätiges Verhalten lässt nicht automatisch den Schluss auf eine psychische Erkrankung zu. Auch das gemeinsame Auftreten ist für sich allein genommen kein Nachweis für einen ursächlichen Zusammenhang. Die in der öffentlichen Wahrnehmung häufig undifferenzierte Assoziation von Gewalttätigkeit und psychischer Erkrankung führt zu einer ungerechtfertigten Stigmatisierung. In der Regel handelt es sich um ein multifaktorielles und komplexes Geschehen, das zuletzt in Gewaltakten mündet (AWMF 2018).

Deeskalation – Haltung

Richmond et al. (2012) legen hierzu ein durch die *American Association for Emergency Psychiatry* konsentiertes Vorgehen zur verbalen Deeskalation bei agitierten und aggressiven Patienten vor, das im Folgenden beschrieben wird. Dabei hat ein wichtiger Paradigmenwandel stattgefunden, und es geht dabei letztlich um die Haltung, vor deren Hintergrund die Intervention stattfindet. Während es früher darum ging „den Betroffenen zu beruhigen“, ist jetzt der Fokus: „dem Betroffenen helfen, damit er sich selbst beruhigen kann“. Es geht darum, Menschen in Erregungs- und Ausnahmezuständen nach Möglichkeit wieder Zugang zu ihrem „internal locus of control“ zu verschaffen (Richmond et al. 2012). Es wird davon ausgegangen, dass der Betroffene aufgrund der aktuellen Situation Schwierigkeiten hat, das von ihm Geforderte zu tun, und das ihm Mögliche tut (was ihm eben unter diesen Umständen möglich ist).

Es gibt **vier primäre Ziele der Deeskalation** (Richmond et al. 2012)**:**

1. Gewährleistung der Sicherheit der Helfer, des Betroffenen und sonstiger anwesender Personen
2. Unterstützung des Betroffenen, seine Emotionen wieder zu regulieren und Kontrolle über das eigene Verhalten zurückzugewinnen
3. Zwangsmaßnahmen, wann immer möglich, vermeiden
4. Vermeidung von einschränkenden Interventionen, die zu einer weiteren Eskalation führen können

Anforderungen an Räume

Soweit auf die Räumlichkeiten Einfluss genommen werden kann, sollte besonderes Augenmerk darauf gelegt werden, dass für die professionellen Helfer immer ein Ausgang in Reichweite ist. Im Idealfall hat der Raum zwei Ausgänge, einen auf der Seite der Helfer und einen auf der gegenüberliegenden Seite, damit auch der Patient im Zweifelsfall den Raum schnell verlassen kann. Sollte nur ein Ausgang zur Verfügung stehen, soll dieser auf der Seite der Helfer liegen, damit man im Notfall nicht am Patienten vorbeigehen muss, oder mittig, damit er für alle gut erreichbar ist. Die Möbel sollten im Akutfall beiseitegeschoben werden können. Fixierte Möbel bieten den Vorteil, dass sie nicht als Waffe benutzt werden können, schränken aber die Flexibilität deutlich ein. Außerdem ist darauf zu achten, dass keine gefährlichen Gegenstände (Scheren, Brieföffner etc.) in Griffweite liegen.

Bei der Gestaltung der Räume sollte außerdem auf alles verzichtet werden, was bei besonders reizoffenen Patienten zu Irritation und vermehrter Anspannung führen könnte. Anstatt greller Farben und potenziell irritierender Muster sollten also besser beruhigende Gestaltungselemente vorherrschen. Auch auf den Geräuschpegel ist zu achten, denn dieser kann bei agitierten / angespannten Patienten ebenfalls zur Eskalation beitragen.

Die Sicherheit der professionellen Helfer hat Vorrang

Als Erstes geht es darum, die Sicherheit der professionellen Helfer zu gewährleisten. Dies ist essenziell, um in der Lage zu bleiben, weiter Hilfe und Unterstützung anbieten und initiieren zu können. Ein professioneller Helfer kann einem Betroffenen nur helfen, seine Emotionen zu regulieren, wenn er sich selbst ausreichend sicher fühlt. Ansonsten vermittelt sich seine eigene Verunsicherung und Angst dem Gegenüber und kann den Deeskalationsprozess negativ beeinflussen. Deshalb ist die eigene Sicherheit der erste Schritt zur Sicherheit des Betroffenen.

10 Regeln für die Deeskalation

! MERKE

Deeskalationsregeln (Richmond et al. 2012)

1. Den persönlichen Raum des Gegenübers respektieren
2. Nicht provozieren
3. Verbalen Kontakt herstellen
4. Präzise sein
5. Wünsche und Gefühle des Gegenübers identifizieren
6. Dem Gegenüber genau zuhören
7. Zustimmung
8. Die rechtliche Lage darlegen und klare Grenzen setzen
9. Wahlmöglichkeiten bieten und Zuversicht vermitteln
10. Nachbesprechung der Krisenintervention

Regel 1: Den persönlichen Raum des Gegenübers respektieren

Die Bedürfnisse hinsichtlich des Abstands zu anderen Menschen sind situationsabhängig und individuell unterschiedlich. Als professioneller Helfer sollte man bei agitierten oder nicht einschätzbaren Betroffenen ca. zwei Armlängen Abstand halten und sich ggf. auch bei dem Betroffenen rückversichern, z. B. „Ist der Abstand so gut für Sie?“. Damit ist gewährleistet, dass sich das Gegenüber nicht eingeengt fühlt und man selbst genügend Abstand hat, um ggf. zu fliehen bzw. außer Reichweite des Patienten zu stehen, falls dieser körperlich übergriffig wird. Fordert der Betroffene mehr Abstand ein, ist dem unbedingt Folge zu leisten. Für alle Beteiligten sollte eine Fluchtmöglichkeit bestehen, ohne den Weg des anderen kreuzen zu müssen.

Regel 2: Nicht provozieren

Hier spielt neben dem gesprochenen Wort die nonverbale Kommunikation eine große Rolle. Die Körperhaltung sollte offen sein und Vertrauen vermitteln. Die Hände sollten offen sichtbar sein und weder zur Faust geballt noch versteckt werden, da dies ggf. Misstrauen beim Gegenüber hervorrufen kann. Alles, was konfrontativ wirkt, sollte vermieden werden: sich also nicht direkt gegenüber dem Betroffenen, sondern in einem leichten Winkel positionieren. Außerdem sollte der Blickkontakt zwar gesucht, aber nicht zu stark fokussiert oder der Betroffene gar angestarrt werden. In Situationen mit mehreren Beteiligten ist zudem wichtig, Demütigungen und Provokationen anderer zu unterbinden, um eine weitere Eskalation zu verhindern.

Regel 3: Verbalen Kontakt herstellen

Den Kontakt mit dem Betroffenen sollte federführend *ein* professioneller Helfer gestalten, zu viele Kontaktpersonen können verunsichernd, verwirrend und damit eskalierend wirken. Teilen Sie dem Betroffenen Ihren Namen und ggf. Ihre Funktion mit. Orientieren Sie ihn hinsichtlich der aktuellen Situation. Der Betroffene sollte in der Ansprache direkt adressiert werden, also ggf. mit Namen angesprochen werden. Sollte der Name nicht bekannt sein, fragen Sie danach. Im Kontakt mit Menschen in Ausnahmesituationen mag es notwendig sein, die Dinge häufig, manchmal sehr häufig zu wiederholen, da die Aufmerksamkeit des Betroffenen nicht ausreicht, um die Inhalte beim ersten Mal zu erfassen.

Regel 4: Präzise sein

Aufgrund der verzerrten Wahrnehmung, der reduzierten Aufmerksamkeit oder sonstigen Einschränkungen, welche die Kommunikation erschweren, ist es nicht nur notwendig, Dinge ggf. zu wiederholen, sondern die Aussagen auch präzise, verständlich und kurz zu halten. Vermeiden Sie fachspezifische Termini, komplizierte Sätze, Sprichwörter oder Zweideutigkeiten, anstatt z. B. „Ihnen scheint gleich die Hutschnur zu platzen“ besser „Sie wirken sehr angespannt“ oder anstatt „Was Sie über Ihre Situation, in der Sie sich jetzt befinden und die Sie sehr zu belasten scheint und zu ihrer dysphorischen Stimmung beiträgt, sagen, finde ich nachvollziehbar …“ besser: „Ich kann den Grund für Ihre Anspannung gut verstehen.“

Regel 5: Wünsche und Gefühle des Gegenübers identifizieren

Informationen über Wünsche und Gefühle des Gegenübers sind die Basis für eine empathische Begegnung. Die spontan hör- und sichtbaren Informationen (Körperhaltung, Mimik, Äußerungen, Situation) geben einen ersten Anhaltspunkt und ermöglichen es dem professionellen Helfer, einfühlsam auf das Gegenüber zuzugehen. Aktives Fragen nach Anliegen und Wünschen ermöglicht dann einerseits einen weiteren Informationsgewinn in Bezug auf das Erleben des Gegenübers, andererseits signalisiert es Interesse an den Wünschen und Gefühlen des Betroffenen. Jede Zuwendung und Freundlichkeit (Anbieten eines Taschentuchs, eines Getränks etc.) kann deeskalierend wirken, wenn sie als freundliche Zuwendung erlebt wird.

Regel 6: Dem Gegenüber genau zuhören

Dabei geht es nicht nur darum, weitere Informationen zu gewinnen, sondern dem Betroffenen auch zu vermitteln, dass man ihm zuhört und ihn zu verstehen versucht. Dabei hilft „aktives Zuhören“, also ein verändert formuliertes, auf die Kernpunkte fokussiertes und zusammengefasstes Wiederholen dessen, was der Betroffene gesagt hat.

Fallbeispiel

Betroffener: „Immer, wenn ich hierherkomme, könnte ich kotzen. Es stinkt mir, dass man hier immer bevormundet wird!“
Professioneller Helfer: „Sie fühlen sich sehr unwohl hier …“

Neben dieser „Technik“ spielt zudem die innere Haltung eine Rolle, die davon geprägt sein sollte, das vom Gegenüber Gesagte in der Bedeutung als zumindest subjektive Wahrheit zu akzeptieren.

Regel 7: Zustimmung

Mit dem Ziel, eine weitere Eskalation zu vermeiden, ist es sinnvoll, dem Betroffenen so häufig wie möglich zuzustimmen. Die Suche nach möglichst viel Konsens ist sinnvoll. Dies trägt dazu bei, dass sich das Gegenüber verstanden fühlt, und es fördert das Vertrauen. Themen, bei denen ein eindeutiger Dissens besteht, z. B. „Diese Medikamente vergiften mich", können mit einer Äußerung wie „Ich kann mir vorstellen, dass Sie das so erleben" oder „Ich habe solche Befürchtungen auch schon von anderen Menschen gehört" etwas entschärft werden. Man sollte authentisch bleiben, jedoch nicht konfrontativ vorgehen.

Regel 8: Die rechtliche Lage darlegen und klare Grenzen setzen

Im Rahmen von akuten Krisensituationen ist es unbedingt notwendig, die Rahmenbedingungen und möglichen nächsten Schritte selbst klar vor Augen zu haben. Diese Eckpunkte sollten auch dem Betroffenen mitgeteilt werden. Dabei geht es nicht darum, im Sinne von „Wenn …, dann …" zu drohen, sondern darzulegen, was für eine Zusammenarbeit in diesem Moment notwendig ist. Fühlt man sich beispielsweise bedroht, sollte man dies kommunizieren, z. B: „Wenn Sie sich so vor mir aufbauen, fühle ich mich bedroht. Ich möchte sehr gern mit Ihnen über Ihr Anliegen sprechen. Das kann ich aber nur, wenn Sie mehr Abstand halten." Ferner müssen die möglichen rechtlichen Konsequenzen aufgezeigt werden, z. B: „Wenn Sie andere körperlich angreifen, muss die Polizei verständigt werden."

Regel 9: Wahlmöglichkeiten bieten und Zuversicht vermitteln

Menschen in zu Aggression und Erregungszuständen führenden Ausnahmesituationen haben meist einen sehr eingeschränkten Blick auf ihre Möglichkeiten. In manchen Fällen reduziert sich dies auf „Kampf oder Flucht" („fight or flight"). Wahlmöglichkeiten anzubieten bietet die Chance auf ein als befreiend erlebtes Autonomieerleben. So kann bereits der Hinweis „Sie können sich gern hinsetzen oder auch stehen bleiben" bereits eine Wahlmöglichkeit darstellen. Es dürfen nur Dinge angeboten werden, die realistischerweise auch umsetzbar sind.

In ausweglos erscheinenden Situationen ist es wichtig, Zuversicht zu vermitteln. Dabei sollte ebenfalls auf realistische Ziele Bezug genommen werden, z. B. „Eine kleine Pause kann manchmal dazu beitragen, dass man sich etwas besser fühlt."

Regel 10: Nachbesprechung

Im günstigsten Fall lässt sich durch ein entsprechendes Vorgehen eine Eskalation vermeiden. Dies ist jedoch nicht immer der Fall, und ggf. sind sehr direktive bis hin zu Zwangsmaßnahmen notwendig. Wenn die Situation sich so weit entspannt hat, dass wieder ein Gespräch möglich ist, ohne dass dies zu erneuter Eskalation führt, sollte das **Geschehene mit dem Betroffenen nachbesprochen** werden, um einerseits eine Einordnung des Erlebten zu ermöglichen und Vertrauen zu schaffen und andererseits bei längeren Behandlungsverläufen wieder eine Basis für eine therapeutische Beziehung zu schaffen. Eine Nachbesprechung sollte im Idealfall fünf Aspekte beinhalten (AWMF 2018):

1. Aussprache
2. Beratung
3. Psychoedukation
4. Unterstützung in der Wiedererlangung von Sicherheit
5. Untersuchung auf körperliche Komplikationen durch die Maßnahme

Im Sinne einer Aussprache ist es wichtig, auch das Erleben der Betroffenen zu erfragen, was für evtl. notwendige weitere Interventionen mit berücksichtigt werden kann. Dabei sollte erklärt werden, warum die Intervention notwendig war; nach Möglichkeit sollten auch alternative Vorgehensweisen und Strategien besprochen werden, die eine erneute Eskalation vermeiden helfen (Beratung, Psychoedukation). Dies dient auch der Wiedererlangung von Sicherheit, da damit die Rahmenbedingungen transparent gemacht werden und dem Betroffenen geholfen wird, wieder ein Gefühl von Kontrolle zu erlangen.

Auch mit den **Angehörigen,** die das Vorgehen ggf. mitbekommen haben, sollte eine Nachbesprechung stattfinden, um auch ihnen zu helfen, die Notwendigkeit und Hintergründe der Intervention zu verstehen.

Zuletzt sollte das Vorgehen dann auch mit den **Teammitgliedern** nachbesprochen werden, um hierdurch einerseits für Entlastung zu sorgen, aber auch, um mögliche Verbesserungsvorschläge für das Vorgehen einbringen zu können.

Kommunikationszyklus

In der Interaktion mit agitierten bzw. aggressiven Patienten ist der Kommunikationszyklus häufig wie folgt: Zunächst geht es darum zuzuhören und möglichst einen Aspekt herauszugreifen, dem man zustimmen oder den man validieren kann, um dann eine Aufforderung an das Gegenüber zu richten, die dazu beiträgt, dem Patienten zu helfen, sich zu beruhigen (Richmond et al. 2012; ➢ Abb. 7.3).

Fallbeispiel

Patient: „Ich raste gleich aus und schlage hier alles kurz und klein!"
Professioneller Helfer: „Ich kann gut verstehen, dass Sie aufgebracht und verärgert sind." (Zuhören und Validierung) „Aber ich fühle mich im Moment von Ihnen bedroht und kann nur weiter mit Ihnen sprechen, wenn Sie einen Schritt zurücktreten." (Aufforderung)

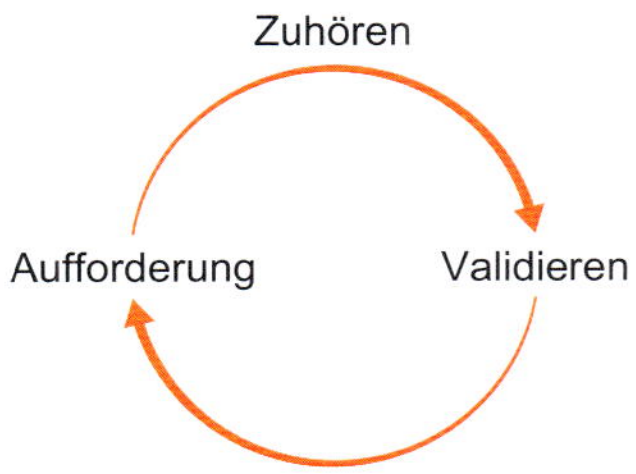

Abb. 7.3 Kommunikationszyklus mit agitierten und aggressiven Patienten

Formen aggressiven Verhaltens

Die Gründe für Aggression sind unterschiedlich. Intention und Dynamik haben dabei Einfluss auf das Vorgehen im Rahmen der Deeskalation. In ➢ Tab. 7.1 sind wesentliche Hintergründe, deren Intention und eine mögliche Intervention dargestellt (Moyer 1968).

Tab. 7.1 Interventionen in Abhängigkeit von der Aggressionsform

Aggressionsform	Intervention
Instrumentalisierte Aggression	Entgegnung, um Grenzen klarzustellen
Ziel: eigenen Willen durchsetzen	*Bsp.* „Wenn ich nicht sofort ein Bier kriege, raste ich aus!" → „Ich denke, das ist nicht erfolgversprechend."
Durch Angst ausgelöste Aggression	Vermittlung des Gefühls von Sicherheit
Ziel: Vermeidung der angstauslösenden Situation, Bedürfnis nach Sicherheit	• Viel Raum lassen • Alle bedrohlichen Handlungen und Äußerungen vermeiden • Ruhe und Sicherheit vermitteln
Aggression nach Grenzüberschreitung/Kränkung	Zuwendung, Zuhören und Validierung der erlebten Gefühle
Ziel: Wiedergewinnung/Erhaltung von Integrität und Selbstwert	• Empathisches Zuhören • Validierung der Wahrnehmung und Emotionen des Gegenübers
Chronisch aggressiv	Möglichst emotionslose, sachliche Antwort
Ziel: auf der Suche nach Konflikten, um die eigene Weltsicht, das eigene Erleben dadurch zu bestätigen	• Keine Angriffsfläche bieten • Nicht in die Defensive im Sinne von Erklärungen gehen

LITERATUR

Moyer KE. Kinds of aggression and their physiological basis. Commun Behav Biol 1968; 2(2): 65–87.

Richmond JS, Berlin JS, Fishkind AB, Holloman Jr GH, Zeller SL, Wilson MP, et al. Verbal de-escalation of the agitated patient: consensus statement of the American Association for Emergency Psychiatry Project BETA De-escalation Workgroup. West J Emerg Med 2012; 13(1): 17–25.

Steinert T, Whittington R. A bio-psycho-social model of violence related to mental health problems. Int J Law Psychiatry 2013; 36(2): 168–175.

ZITIERTE LEITLINIE

AWMF. S3-Leitlinie „Verhinderung von Zwang: Prävention und Therapie aggressiven Verhaltens bei Erwachsenen". AWMF-Registernummer 038–022; Stand: 28.11.2018; www.awmf.org/leitlinien/detail/ll/038-022.html (letzter Zugriff: 15.3.2020).

7.1.3 Kindeswohlgefährdung

Michael Frey

Fallbeispiel

Die professionellen Helfer folgen Frau M., einer jungen Frau, die ihnen nach mehrmaligem Läuten die Tür zögerlich geöffnet hat. Der Fußboden im Flur ist übersät mit Kleidungsstücken und Plastiktüten. Frau M. ist wortkarg und wirkt weiterhin etwas misstrauisch. Sie berichtet von „perfiden Attacken" durch ihre Nachbarn. Als die Helfer das Wohnzimmer betreten, sehen sie dort ein verängstigtes ca. 2-jähriges Kind sitzen. Es wirkt wenig gepflegt und klammert sich an einen Teddybären. Im Verlauf wird deutlich, dass weder der Vater des Kindes noch andere Angehörige erreichbar sind.

Jugendamt und Kinder- und Jugendhilfe

Das Jugendamt (JA) ist im Allgemeinen nicht positiv assoziiert, da es von vielen Eltern und Kindern nur mit dem von ihm ausgeführten „Wächteramt" in Verbindung gebracht wird. Spricht man daher im Rahmen einer Krisenintervention vom JA, dann kommt rasch Angst auf: „Die wollen mir nur die Kinder wegnehmen!" Das JA füllt zwar diese Wächterfunktion aus, hat jedoch in einem viel größeren Anteil Leistungen zur Jugendhilfe zu erbringen. Auf diese Leistungen haben Erziehungsberechtigte und Kinder / Jugendliche unter den jeweiligen Voraussetzungen einen Anspruch. Sie stehen Kindern und Jugendlichen entweder niederschwellig in ihrem Lebensumfeld zur Verfügung (z. B. Jugendsozialarbeit an Schulen) oder können durch die Erziehungsberechtigten beantragt werden (sog. Hilfen zur Erziehung).

INFOBOX

§ 2 SGB VIII: Aufgaben der Jugendhilfe

[...]

(2) Leistungen der Jugendhilfe sind:

1. Angebote der Jugendarbeit, der Jugendsozialarbeit und des erzieherischen Kinder- und Jugendschutzes (§§ 11 bis 14),
2. Angebote zur Förderung der Erziehung in der Familie (§§ 16 bis 21),
3. Angebote zur Förderung von Kindern in Tageseinrichtungen und in Tagespflege (§§ 22 bis 25),
4. Hilfe zur Erziehung und ergänzende Leistungen (§§ 27 bis 35, 36, 37, 39, 40),
5. Hilfe für seelisch behinderte Kinder und Jugendliche und ergänzende Leistungen (§§ 35a bis 37, 39, 40),
6. Hilfe für junge Volljährige und Nachbetreuung (§ 41).

[...]

Elterliche Sorge (Sorgerecht)

Im Grundgesetz steht:

„Pflege und Erziehung der Kinder sind das natürliche Recht der Eltern und die zuvörderst ihnen obliegende Pflicht. Über ihre Betätigung wacht die staatliche Gemeinschaft."

Art. 6 Abs. 2 GG

Damit haben Eltern sowohl das Recht als auch die Pflicht, für ihre Kinder zu sorgen. Die elterliche Sorge umfasst folgende Bereiche (vgl. §§ 1626 Abs. 1 und 1631 Abs. 1 BGB):

- **Personensorge:**
  - Pflege
  - Beaufsichtigung
  - Erziehung des Kindes
  - Recht, den Aufenthalt des Kindes zu bestimmen
- **Vermögenssorge**

Zur Einschätzung einer Krisensituation ist es häufig erforderlich zu wissen, bei wem das Sorgerecht liegt. Im Regelfall haben dies beide Elternteile inne, auch wenn sie getrennt leben. Dies kann aber auch anders geregelt sein. Außerdem können Teile des Sorgerechts bei nur einem Elternteil oder auch bei einem **Ergänzungspfleger** (§ 1909 BGB) liegen. Betrifft dies z. B. das Aufenthaltsbestimmungsrecht, ist das für eine stationäre Einweisung relevant.

Eltern haben das Recht und die Pflicht zur Erziehung ihrer Kinder und damit auch das Recht, Entscheidungen für ihre Kinder zu treffen. § 1626 BGB regelt jedoch auch, dass Eltern die zunehmende Selbstständigkeit ihrer Kinder in der Erziehung berücksichtigen müssen:

„Bei der Pflege und Erziehung berücksichtigen die Eltern die wachsende Fähigkeit und das wachsende Bedürfnis des Kindes zu selbständigem verantwortungsbewusstem Handeln. Sie besprechen mit dem Kind, soweit es nach

dessen Entwicklungsstand angezeigt ist, Fragen der elterlichen Sorge und streben Einvernehmen an.“
§ 1626 Abs. 2 BGB

Dies ist nicht selten ein Konfliktpunkt zwischen Jugendlichen und ihren Eltern, zumal die Einschätzung darüber, was die Fähigkeit zu eigen- und selbstständigem Handeln angeht und was verantwortungsbewusstes Handeln ist, durchaus divergieren kann.

Gefährdung des Kindeswohls

Die staatliche Gemeinschaft wacht über die Eltern in der Ausübung ihres Erziehungsrechtes im Sinne des Kindeswohls (Art. 6 Abs. 2 GG), wobei das Jugendamt ein sog. staatliches Wächteramt innehat. Und außer zur Förderung der Kinder und Jugendlichen in ihrer Entwicklung hin zu eigenverantwortlichen und gemeinschaftsfähigen Persönlichkeiten (§ 1 SGB VIII) ist das Jugendamt verpflichtet, in Situationen, in denen das Kindeswohl in Gefahr ist, einzugreifen (§ 8a SGB VIII).

In diesem Zusammenhang ist der Begriff „gewichtige Anhaltspunkte für die Gefährdung des Wohls eines Kindes oder Jugendlichen“ (§ 8a SGB VIII) von besonderer Bedeutung. Dieser Rechtsbegriff wird durch Arbeitshilfen von Jugendämtern und Leistungsträgern der Jugendhilfe näher definiert. Darunter werden verstanden:

- Körperliche Vernachlässigung oder Gewalt / Misshandlung
- Seelische Vernachlässigung oder Gewalt / Misshandlung
- Sexuelle Gewalt

Die **Abschätzung des Gefährdungsrisikos** ist dabei eine zukunftsbezogene Einschätzung; damit soll eine mit hoher Wahrscheinlichkeit zu erwartende (weitere) Gefährdung des Kindeswohls abgewandt werden. Es gibt „Checklisten“, die dabei helfen, die Gefährdungssituation zu operationalisieren. Inhaltlich beziehen diese sich u. a. auf:

- **Körperliche Erscheinung** (Pflegezustand; sichtbare, nicht plausibel erklärbare Verletzungen, Ernährungssituation etc.)
- **Verhaltensauffälligkeiten** (z. B. Einnässen, sexualisiertes Verhalten etc.)
- **Familien- und Lebensumfeld und Erziehungsfähigkeit der Eltern** (Gewalt in der Familie, psychische Erkrankung der Eltern, Wohnsituation, unzureichende Aufsicht etc.)
- **Mitwirkungsbereitschaft bzw. -fähigkeit** der Sorgeberechtigten im Hinblick auf eine Abwendung der gefährdenden Situation (Problemeinsicht; Bereitschaft, Hilfe anzunehmen etc.)

Im Internet sind dazu sowohl von Jugendämtern als auch freien Trägern unterschiedliche Vorlagen zu finden. Im Zuge von Kriseninterventionen können solche Gefährdungen auffallen und weitere Schritte erforderlich machen. Aus rechtlicher Sicht ist dabei natürlich die **Schweigepflicht** zu berücksichtigen (➤ Abb. 7.4). Hierzu besteht eine gesetzliche Regelung (§ 4 des Gesetzes zur Kooperation und Information im Kinderschutz, KKG), in der konkrete Berufe und Tätigkeitsfelder (Angehörige von Heilberufen, Psychologen, Sozialarbeiter, Mitarbeiter von

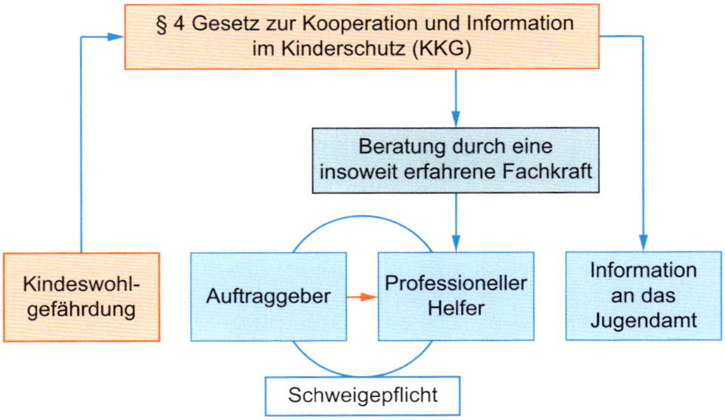

Abb. 7.4 Schweigepflicht bei Kindeswohlgefährdung

7

Beratungsstellen, Lehrer etc.) aufgeführt sind, die in Ausübung ihrer beruflichen Tätigkeit bei gewichtigen Anhaltspunkten für eine Gefährdung des Kindeswohls einerseits Anrecht auf die Beratung durch eine „insoweit erfahrene Fachkraft" des Jugendamtes oder eines freien Trägers der Jugendhilfe[2] haben und, sollte die Gefährdung nicht anders abgewendet werden können (s. u.), das Jugendamt unter Nennung der persönlichen Daten des Kindes oder Jugendlichen informieren dürfen (§ 4 Abs. 3 KKG).

§ 4 KKG sieht vor einer Information des Jugendamtes jedoch niedrigschwelligere Vorgehensweisen vor, um die Gefährdung nach Möglichkeit abzuwenden:

1. Mit dem Kind bzw. Jugendlichen und den Personensorgeberechtigten soll die Situation erörtert und auf **die Inanspruchnahme von entsprechenden Hilfen hingewirkt** werden. Voraussetzung dafür ist jedoch, dass der wirksame Schutz des Kindes oder des Jugendlichen durch dieses Vorgehen nicht infrage gestellt wird.

CAVE

Sollte sich z. B. ein Kind anvertrauen und von häuslicher Gewalt berichten und zu erwarten sein, dass nach einer Besprechung dieser Vermutung mit den Eltern das Kind zur Strafe von den Eltern geschlagen wird, ist der Schutz nicht gewährleistet.

2. Zur Unterstützung in der Einschätzung besteht ein Anspruch auf die **Beratung durch eine „insoweit erfahrene Fachkraft".** Der Fall wird dabei pseudonymisiert vorgetragen. Die Fachkräfte können beim Jugendamt oder bei anderen Trägern tätig sein.

Inobhutnahme

Aus unterschiedlichen Gründen kann es notwendig bzw. gerechtfertigt sein, dass ein Kind oder Jugendlicher durch das Jugendamt in Obhut genommen wird. Sollte z. B. aufgrund einer akuten psychotischen Dekompensation einer alleinerziehenden Mutter das 2-jährige Kind dort nicht mehr ausreichend versorgt und damit gefährdet sein (vgl. Fallbeispiel), wird bei fehlenden Alternativen (Angehörigen etc.) ggf. eine Inobhutnahme notwendig. In Krisensituationen ist dies eine rasch durchführbare Maßnahme zum Kinderschutz, die durch § 42 SGB VIII geregelt ist. Dabei kann das Jugendamt darüber entscheiden, wo der Minderjährige vorläufig untergebracht wird. Dies können Einrichtungen (Schutzstelle, Kinder- und Jugendheim etc.), aber auch Einzelpersonen sein.

Gründe für eine Inobhutnahme können entweder eine Gefährdung oder auch die Bitte des Minderjährigen um eine Inobhutnahme sein. Das Jugendamt muss die Sorgeberechtigten unverzüglich über die Inobhutnahme informieren. Sollten diese der Inobhutnahme widersprechen, ist das Kind bzw. der Jugendliche den Sorgeberechtigten zu übergeben, wenn dies keine Gefährdung bedeutet, bzw. eine Entscheidung des Familiengerichts bzgl. erforderlicher Maßnahmen einzuholen, um eine Gefährdung abzuwenden.

LITERATUR

Schutzauftrag 8a; www.blja.bayern.de/service/bibliothek/fachliche-empfehlungen/schutzauftrag8a.php (letzter Zugriff: 15.3.2020).

Staatliches Wächteramt; www.blja.bayern.de/schutz/staatliches-waechteramt/index.php (letzter Zugriff: 15.3.2020).

7.1.4 Somatische Notfälle

Jona Kräenbring

Ein somatischer (den Körper betreffender) Notfall liegt vor, wenn eine wesentliche gesundheitliche Schädigung zu befürchten ist, die unverzüglich in einer besonderen Behandlungseinrichtung (z. B. in einem Krankenhaus) versorgt werden muss (Pschyrembel 2015; Killinger 2009). In Krisendiensten sind solche Situationen zum Glück selten (Fischer 2017). Trotzdem ist es von größter Bedeutung, solche Situationen rasch zu erkennen und ggf. (not-)ärztliche Hilfe hinzuziehen, da dies entscheidend für die Prognose der Betroffenen sein kann.

Dieses Kapitel soll Ihnen zum einen helfen, somatische Notfälle zu erkennen und angemessene Maßnahmen zu ergreifen; zum anderen soll es Sie dafür sensibilisieren, dass sich hinter einem psychischen Symptom (z. B. Angst) ein somatischer Notfall verbergen kann.

[2] Eine „insoweit erfahrene Fachkraft" ist ein unbestimmter Rechtsbegriff. Im Allgemeinen handelt es sich dabei um beruflich entsprechend qualifizierte Personen (z. B. Sozialpädagogen, Psychologen, Ärzte etc.), die im Bereich des Kinderschutzes und der Risikoabschätzung fortgebildet und erfahren sind. Sie übernehmen nur eine beratende Funktion, leiten keine Handlungen ein.

Fallbeispiel

Eine ältere Dame nimmt telefonisch mit dem Krisendienst Kontakt auf. Ihr Ehemann leide an einer Angststörung und hyperventiliere. Das kenne sie schon, vor Jahren sei eine Panikstörung diagnostiziert worden und er habe regelmäßig solche Angstattacken. Aber heute sei es irgendwie anders. Er habe bläuliche Lippen und beruhige sich überhaupt nicht mehr. Er habe auch schon 1 mg Tavor eingenommen, aber es helfe alles nichts. Sie wünscht sich einen Rat, wie sie ihren Mann unterstützen kann, die Panikattacke zu beenden.

Für Mitarbeiter in Kriseneinrichtungen und Krisendiensten ist es in solch einer Situation oft möglich, Kontakt zu einem der Organisation angeschlossenen Psychiater aufzunehmen. Außerdem kommen – je nach Situation und Tageszeit – das Aufsuchen einer Bereitschaftspraxis, die Hinzuziehung eines ärztlichen Bereitschaftsdienstes oder die Alarmierung eines Rettungswagens bzw. eines Notarztes in Betracht.

Körperliche Beschwerden als Hinweis für einen somatischen Notfall

! MERKE

Grundsätzlich gilt, dass neu aufgetretene und starke körperliche Beschwerden einer ärztlichen Abklärung bedürfen. Holen Sie sich bei Unsicherheiten ärztliche oder krankenpflegerische Unterstützung!

Von größter Bedeutung ist es, lebensbedrohliche Situationen zu erkennen. In ➤ Tab. 7.2 werden körperliche Symptome und Symptomkonstellationen dargestellt, die auf somatische Notfälle hinweisen, bei denen ein Notarzt verständigt werden soll (BÄK 2013).

Sollten die körperlichen Beschwerden dieses Ausmaß nicht erreichen, gilt es zu differenzieren, welche weiteren Maßnahmen eingeleitet werden. Im Folgenden findet sich eine Auswahl häufig auftretender körperlicher Beschwerden und Hinweise für gefährliche Verläufe („Red Flags").

Kopfschmerzen

Es werden **primäre** (u. a. Spannungskopfschmerz und Migräne) und **sekundäre** (u. a. Subarachnoidalblutung und Sinusvenenthrombose) Kopfschmerzen unterschieden (IHS 2018). Die mit Abstand häufigste Kopfschmerzform ist der Spannungskopfschmerz. Vor allem die sekundären Kopfschmerzursachen können somatische Notfallsituationen darstellen. An eine **gefährliche Ursache ist zu denken,** wenn zusätzlich zu den Kopfschmerzen folgende Symptome vorliegen:

- Fieber,
- Meningismus (Nackensteifigkeit),
- Bluthochdruck,
- Vernichtungskopfschmerz,
- Bewusstseinsstörungen,
- Lähmungserscheinungen oder

Tab. 7.2 Körperliche Symptome und Symptomkonstellationen, die auf somatische Notfälle hinweisen

Funktionsbereich	Symptom(e)	Mögliche Ursachen
Bewusstsein	Keine adäquate Reaktion auf Ansprechen oder Rütteln	Intoxikation, Schädel-Hirn-Trauma (SHT), Schlaganfall, Krampfanfall
Atmung	Keine normale Atmung, Atemnot oder Atemstillstand	Asthmaanfall, Lungenöden, Aspiration
Herz/Kreislauf	Akuter Brustschmerz, ausgeprägte Kreislaufinsuffizienz, Kreislaufstillstand	Akutes Koronarsyndrom, Herzinfarkt, Herzrhythmusstörungen, hypertone Krise, Schock
Sonstige Beeinträchtigungen der Vitalfunktionen	Schwere Verletzung, schwere Blutung, akute Lähmungen	Thorax-/Bauchtrauma, SHT, größere Amputationen, Ösophagusvarizenblutung, Verbrennungen, Frakturen mit deutlicher Fehlstellung, Vergiftung, Schlaganfall
Schmerzen	Akute starke und/oder zunehmende Schmerzen	Trauma, Herzinfarkt, Kolik

- andere neurologische Ausfälle (z. B. unterschiedlich große Pupillen).

So können z. B. als „**Vernichtungskopfschmerz**" beschriebene Beschwerden auf eine Subarachnoidalblutung hinweisen. Kopfschmerzen mit Nackensteife und Fieber können eine Hirnhautentzündung (Meningitis) als Ursache haben.

Kopfschmerzen, deren Intensität und Qualität länger bekannt sind, sind in der Regel nicht akut abklärungsbedürftig.

Atembeschwerden

Atembeschwerden treten in der Regel als Symptom **pulmonaler oder kardialer** Erkrankungen auf. Neu aufgetretene Beschwerden sollten ärztlich abgeklärt werden. Eine Zyanose (Blaufärbung von Haut und Schleimhäuten, initial an Lippen und Fingernagelbett sichtbar) entsteht durch eine mangelnde Sauerstoffsättigung des Blutes, die am häufigsten durch Störungen im Bereich von Lunge oder Herz bedingt ist. Sie ist ein Hinweis für einen somatischen Notfall.

Menschen mit **chronischen Lungenerkrankungen** wie z. B. einer chronisch obstruktiven pulmonalen Erkrankung (COPD) leiden in fortgeschrittenen Stadien unter anhaltenden Atembeschwerden. Sind die Beschwerden in dieser Form bekannt, ist in der Regel keine weitere Abklärung nötig.

Auf das Symptom Hyperventilation wird im Abschnitt „Angst" eingegangen.

Schwindel

Der Begriff Schwindel wird in der Alltagssprache sehr unscharf gebraucht. Deshalb ist es wichtig zu explorieren, was der Betroffene damit ausdrücken möchte (z. B. ein Gefühl von Benommenheit oder einen Dreh- oder Schwankschwindel). Eine der häufigsten Schwindelformen ist der psychogene Schwindel, der in der Regel von selbst wieder verschwindet (DEGAM 2016). Die körperlichen Ursachen für das Symptom Schwindel sind vielfältig und auch in der Arztpraxis oder Klinik häufig schwer zu diagnostizieren. In seltenen Fällen kann dem Schwindel eine schwere Herzrhythmusstörung, ein Kleinhirninfarkt oder eine Vertebralisdissektion zugrunde liegen. Schwindel kann auch ein Symptom von Intoxikationen sein (s. u.).

CAVE

Red Flags für gefährliche Schwindelursachen sind u. a.:
- Vigilanzminderung
- Übelkeit und Erbrechen
- Lähmungserscheinungen
- Sehstörungen
- Andere neurologische Ausfälle

Verletzungen

Verletzungen beruhen auf unabsichtlich oder absichtlich verursachten Gewalteinwirkungen. Zur Beurteilung ist die Kenntnis über den Verletzungshergang, das Ausmaß der Verletzung und subjektive Beschwerden wichtig.

Platzwunden, traumatisch bedingte Fehlstellungen von Extremitäten, größere Wunden und Verletzungen, die starke oder zunehmende Schmerzen verursachen, bedürfen einer sofortigen ärztlichen Versorgung. Ebenso sollte nach einem schweren Unfall auch ohne körperliche Beschwerden eine ärztliche Abklärung erfolgen, **da Verletzungen in solchen Situationen von Betroffenen initial häufig nicht bemerkt werden.**

In psychischen Krisen kann es z. B. in Rahmen von Erregungszuständen zu Verletzungen kommen. Sollte die stationäre Einweisung in eine Psychiatrie erfolgen, gilt es, zuvor eine chirurgische Versorgung durch eine geeignete Klinik zu initiieren, da dies in psychiatrischen Kliniken in der Regel nicht geleistet werden kann.

Ebenso sind Selbstverletzungen in Form von Schnittwunden bei psychischen Störungen (z. B. emotional instabiler Persönlichkeitsstörung) immer wieder anzutreffen. Hier sind initial die sterile Versorgung der Wunden und die Zuführung zur weiteren ärztlichen Versorgung angezeigt.

Psychische Beschwerden als Hinweis für einen somatischen Notfall

Krisensituationen, die initial als psychisch bedingt eingeschätzt werden, können auch körperliche Ursachen haben. Bei bestimmten Syndromen (= Symptomkonstellationen) sollte man besonders wachsam sein und an das Hinzuziehen eines Arztes denken. Hierzu zählen: Bewusstseinsstörungen und Verwirrtheit, Erregungszustände, katatone Zustandsbilder und

Angstzustände. Bitte beachten Sie, dass die folgenden Syndrome eine Vielzahl psychischer Ursachen haben können; in diesem Kapitel wird nur auf mögliche somatische Ursachen eingegangen.

TIPP

Fragen Sie bei der Exploration die Betroffenen immer nach vorbestehenden somatischen Erkrankungen oder internistischer Medikation. Dadurch können Sie wertvolle Informationen erhalten, ob ein somatischer Notfall vorliegen kann und ob ein Arzt oder der Rettungsdienst hinzugezogen werden muss.

Bewusstseinsstörungen und Verwirrtheit

Es werden quantitative und qualitative Bewusstseinsstörungen unterschieden (AMDP 2016):

- Unter **quantitativen Bewusstseinsstörungen** versteht man Somnolenz (der Betroffene ist schläfrig und nur durch Ansprache zu erwecken) bis hin zum Koma (der Betroffene ist nicht mehr erweckbar und reagiert nicht auf Schmerzreize).
- Als **qualitative Bewusstseinsstörungen** werden Zustände bezeichnet, bei denen der Betroffene wach und ansprechbar ist, es ihm aber nicht möglich ist, Aspekte der eigenen Person und der Umwelt sinnvoll miteinander zu verbinden (z. B. bei fortgeschrittener Demenz oder Drogenintoxikation).

Der Begriff **Verwirrtheit** ist weniger klar definiert. Verwirrte Personen weisen Desorientierung und Gedächtnisstörungen auf. Das **Delir** ist eine Diagnose, bei der Störungen in den Bereichen Bewusstsein, Kognition, Orientierung und Wahrnehmung, Psychomotorik, Schlaf-Wach-Rhythmus und Affektivität vorliegen (ICD-10 2019) (siehe auch ➤ Kap. 4.2).

Somatische Ursachen können sein:

- Lungenerkrankungen (z. B. Pneumonie)
- Herz-Kreislauf-Erkrankungen (z. B. Herzinsuffizienz)
- Neurologische Erkrankungen (Schlaganfall, Meningitis, während oder nach einem epileptischen Anfall)
- Endokrine Störungen und Elektrolytstörungen (z. B. Leberinsuffizienz, Hypo- oder Hyperglykämie)
- Weitere Krankheitsbilder (Intoxikation, Entzugssyndrom, Exsikkose, sonstige Infekte)

CAVE

Bewusstseinsstörungen und Verwirrtheit deuten auf eine schwere Erkrankung hin.

Entscheidend für das weitere Vorgehen ist auch hier die Akuität. Handelt es sich um neu aufgetretene Zustände, ist immer eine weitere somatische Abklärung angezeigt, bevor eine weitere psychiatrische Versorgung erfolgt.

Qualitative Bewusstseinsstörungen und Verwirrtheit können auch im Rahmen einer **Demenz** auftreten. Eine länger bestehende Desorientierung bei einem Menschen mit bereits diagnostizierter Demenz ist beispielsweise nicht akut abklärungsbedürftig.

Auch ein **Schlaganfall** kann zu Bewusstseinsstörungen führen. Die Ursache ist eine zerebrale Durchblutungsstörung und kann ein Verschluss eines hirnversorgenden Gefäßes oder eine Einblutung sein. Die häufigsten Symptome eines Schlaganfalls sind plötzlich einsetzende Lähmungen, Schwindel, Sehstörungen und Störungen der Sprache und des Sprechens. Bewusstseinsstörungen sind in der Neurologie ein Leitsymptom für einen Schlaganfall im sog. hinteren Stromgebiet (Kleinhirn, Mittelhirn, Pons, verlängertes Rückenmark). Bei einem Schlaganfall handelt es sich um einen akuten Notfall. Hier gilt es, unverzüglich einen Notarzt zu alarmieren.

Erregungszustände

Klinisch können diese Menschen eine innere Gespanntheit, innere Unruhe, Aggressivität, eine ängstlich-misstrauische Grundstimmung und eine Steigerung des Antriebs und der Psychomotorik zeigen. Vegetative Symptome in Form von Blutdruckerhöhung, Anstieg der Herzfrequenz und Schwitzen sind häufig.

Somatische Ursachen von Erregungszuständen können sein:

- Neurologische Erkrankungen (z. B. postiktal, Demenzen und andere neurodegenerative Ursachen)
- Endokrine Störungen (z. B. Hypoglykämie, Hyperthyreose)
- Weitere Krankheitsbilder (z. B. Intoxikationen, Entzugssyndrome)

CAVE

Ein **hochgradiger Erregungszustand stellt gemäß Leitlinie Notfallpsychiatrie** (DGPPN 2019) **eine absolute Notarztindikation** dar. Grund hierfür ist auch, dass die Ursache sofortiges ärztliches Handeln verlangen könnte. In diesen Fällen ist besonders auf Eigen- und Fremdgefährdung zu achten.

Sollten Ihnen Menschen in einem Erregungszustand begegnen, ist eine mögliche Ursache eine **Intoxikation.** Die häufigste Substanz ist Alkohol. Betroffene mit Alkoholintoxikation zeigen je nach Ausmaß der Intoxikation Stimmungsschwankungen, Merkfähigkeitsstörungen, impulsives Verhalten und Erregungszustände. Bei schweren Intoxikationen kommt es zu Bewusstseinsstörungen (s. o.) bis zum Atemstillstand. Beachten Sie bei alkoholisierten Betroffenen immer den Eigenschutz und holen Sie sich bei Hinweisen für Fremdgefährdung Unterstützung von Kollegen oder der Polizei.

Sollten Sie in einer Situation mit einer angespannten oder aggressiven Person sein und sollte die Ursache dafür unklar sein, erfragen Sie, ob eine Epilepsie vorliegt. Dies kann ein Hinweis für einen stattgehabten epileptischen Anfall sein (sog. postiktaler Erregungszustand).

Katatonie

Unter Katatonie versteht man ein psychomotorisches Syndrom, das durch **Mutismus** (Unfähigkeit zu sprechen), **Stupor** (Unfähigkeit, sich zu bewegen), **Katalepsie** (Beibehaltung einer starren Körperhaltung bei Versuchen, bewegt zu werden), **wächserne Biegsamkeit** (werden die Extremitäten der Betroffenen in eine bestimmte Haltung gebracht, wird diese Position nicht mehr verändert), **Echolalie und Echopraxie** (stereotypes Nachahmen von Worten oder Gesten) und **Agitation** charakterisiert ist (ICD-11). Häufig kann dieses Syndrom einer psychiatrischen Grunderkrankung wie z. B. der Schizophrenie zugeordnet werden, es kann aber auch durch die Einnahme psychoaktiver Substanzen ausgelöst worden sein.

! MERKE

Wichtig ist, das Symptom Stupor von einer quantitativen Bewusstseinsstörung abzugrenzen.

Hinweise für einen Stupor sind, wenn der Betroffene die Augen aktiv geöffnet oder geschlossen hält und auf Maßnahmen des Untersuchers gegenläufig reagiert (Negativismus). Liegt eine Katatonie vor, ist der Patient wach und bewusstseinsklar. Auch der Katatonie können **potenziell gefährliche somatische Ursachen** zugrunde liegen. Die wichtigsten sind:

- Neurologische Erkrankungen (z. B. Enzephalitis, Parkinson-Krise, progrediente Demenzen)
- Metabolische Störungen (z. B. Urämie, Ketoazidose)

Ein katatones Zustandsbild kann in seltenen Fällen auch durch die Gabe von Antipsychotika (= Neuroleptika) ausgelöst werden. Beim **malignen neuroleptischen Syndrom** stehen Symptome wie Rigor (Muskelsteifigkeit) und hohes Fieber im Vordergrund. Hieran ist vor allem zu denken, wenn ein Antipsychotikum neu angesetzt oder die Dosis verändert wurde. Das MNS ist ein schwerer Notfall, der häufig tödlich endet.

Angst

Das Phänomen Angst ist komplex und kann sich auf psychischer und körperlicher Ebene in sehr unterschiedlicher Ausprägung zeigen. Häufig werden Gefühle von Anspannung, Sorgen, Beunruhigung bis hin zu Panik und Todesangst geäußert. Angst kann einen konkreten Auslöser haben oder „aus heiterem Himmel" auftreten. Es kann sich um schwach ausgeprägte Formen wie Beunruhigung bis hin zu Panikattacken handeln.

Das Symptom **Hyperventilation** (erhöhte Atemfrequenz, > 20 / min) kann Ängsten (primäre Hyperventilation), aber auch körperlichen Erkrankungen wie z. B. einer Herzinsuffizienz (sekundäre Hyperventilation) zugrunde liegen. Vor allem bei gesunden jungen Betroffenen, die in einem psychischen Ausnahmezustand sind (z. B. durch Trennung des Partners), ist es wahrscheinlich, dass es sich bei einer Hyperventilation um eine primäre Form handelt. Hier sind eine beruhigende Gesprächsführung und Anweisung zur Atemfrequenzsenkung angezeigt. Wenn es sich bei dem Betroffenen um eine ältere oder vorerkrankte Person handelt, kein psychosozialer Auslöser zu eruieren ist und es Hinweise auf einen Sauerstoffmangel (z. B. Blaufärbung der Lippen) gibt, ist von einer sekundären und somit potenziell gefährlichen Form der Hyperventilation auszugehen.

Mögliche **somatische Ursachen von Angst** und Angsterkrankungen sind (Leitlinie Behandlung von Angststörungen 2014):

- Lungenerkrankungen (z. B. Asthma bronchiale, COPD)
- Herz-Kreislauf-Erkrankungen (z. B. Myokardinfarkt, Synkopen, Arrhythmien)
- Neurologische Erkrankungen (z. B. komplex-partielle Anfälle, Migräne, multiple Sklerose, Tumoren u. a.)

7

- Endokrine Störungen (z. B. Hypoglykämie, Hyperthyreose, Hyperkaliämie, Hypokalzämie, akute intermittierende Porphyrie, Insulinom, Karzinoid, Phäochromozytom)
- Weitere Krankheitsbilder (z. B. periphere Vestibularisstörung, benigner paroxysmaler Lagerungsschwindel)

Fallbeispiel

Forts.

In der weiteren Exploration erfahren Sie, dass der Ehemann der Anruferin in den letzten Wochen mehrfach bei einem Kardiologen war und inzwischen drei verschiedene Medikamente für sein Herz einnehmen muss. Neben der ängstlichen Symptomatik erfahren Sie von starken Brustschmerzen. Aufgrund dieser Informationen klären Sie die Anruferin auf, dass die derzeitige Angstsymptomatik möglicherweise auf eine körperliche Erkrankung zurückführen ist, und verständigen einen Notarzt.

Wenige Tage später meldet sich die Anruferin erneut, um sich bei Ihnen für Ihre Hilfe zu bedanken. Ihr Ehemann sei mit Notarzt und Blaulicht sofort ins Krankenhaus gebracht worden. Es habe sich um einen Herzinfarkt mit Pumpversagen gehandelt. Dank der sofortigen kardiologischen Behandlung gehe es ihm jetzt schon wieder viel besser.

LITERATUR

AMDP – Arbeitsgemeinschaft für Methodik und Dokumentation in der Psychiatrie (Hrsg.). Das AMDP-System – Manual zur Dokumentation psychiatrischer Befunde. Göttingen: Hogrefe 2016.

BÄK – Bundesärztekammer (2013). Bekanntmachung: Indikationskatalog für den Notarzteinsatz; www.bundesaerztekammer.de/aerzte/versorgung/notfallmedizin/notarzt/indikationskatalog-fuer-den-notarzteinsatz/ (letzter Zugriff: 16.3.2020).

Fischer C. Inanspruchnahme, Ergebnisse und Zufriedenheitsbeurteilung eines ambulanten psychiatrischen Krisenhilfeangebots: Untersuchung am Beispiel des Krisendienstes Psychiatrie München (KPM). Open Access Repositorium der Universität Ulm. Dissertation 2017; http://dx.doi.org/10.18725/OPARU-4404.

ICD-10-GM Version 2019. Systematisches Verzeichnis, Internationale statistische Klassifikation der Krankheiten und verwandter Gesundheitsprobleme, 10. Revision

ICD-11 for Mortality and Morbidity Statistics. Version: 04/2019; https://icd.who.int/browse11/l-m/en (letzter Zugriff: 16.3.2020).

IHS – Headache Classification Committee of the International Headache Society. The International Classification of Headache Disorders. 3rd edn. Cephalalgia 2018; 38(1): 1–211.

Killinger E. Die Besonderheiten der Arzthaftung im medizinischen Notfall. Berlin: Springer 2009.

Pschyrembel – Klinisches Wörterbuch (2015). 266. A. Berlin: de Gruyter.

Ziegenfuß T. Notfallmedizin. Berlin, Heidelberg: Springer 2017.

ZITIERTE LEITLINIEN

AWMF. S3-Leitlinie Behandlung von Angststörungen. AWMF-Registernummer 051–028. Stand. 15.4.2014; www.awmf.org/uploads/tx_szleitlinien/051-028l_S3_Angstst%C3%B6rungen_2014-05-abgelaufen.pdf (letzter Zugriff: 16.3.2020).

DEGAM-Leitlinie Nr. 17 Akuter Schwindel in der Hausarztpraxis. S3-Leitlinie. AWMF-Registernummer 053–018. Stand: 2/2018; www.degam.de/degam-leitlinien-379.html (letzter Zugriff: 16.3.2020).

DGPPN – Deutsche Gesellschaft für Psychiatrie und Psychotherapie, Psychosomatik und Nervenheilkunde (Hrsg.). S2k-Leitlinie Notfallpsychiatrie. AWMF-Registernummer 038–023. Stand: 31.8.2019; www.awmf.org/uploads/tx_szleitlinien/038-023l_S2k_Notfallpsychiatrie_2019-05_1.pdf (letzter Zugriff: 14.3.2020).

7.2 Nach innen

Claudia Fischer

Zusammenfassung

- Die Begegnung mit Menschen in akuten psychischen Krisen konfrontiert die professionellen Helfer u. a. mit existenziellen Fragen, extremen Affekten, Hilflosigkeit und dem Wunsch nach „Rettung".
- Die eigenen Grenzen zu kennen und in angemessener Form zu wahren, um wirklich hilfreich sein zu können, ist wichtig. Ebenso ist ein Augenmerk auf Situationen zu legen, in die man sich ggf. aufgrund der ausgeprägten Dynamik oder vor dem Hintergrund eigener Anteile verstrickt.
- Die Arbeit mit traumatisierten Menschen kann für Helfer sehr belastend sein. Wachsamkeit hinsichtlich einer sekundären Traumatisierung ist bedeutsam.
- Eine achtsame Begegnung mit sich selbst stellt einen Schutzfaktor für die Arbeit mit Menschen in psychischen Krisen dar.

7

Auch und gerade in der Krisenintervention ist es von großer Bedeutung, immer auch kontinuierlich einen Blick nach innen zu richten: Was sind meine Gefühle und Empfindungen? Wie verändern sich diese im Verlauf der Krisenintervention? Das hat sowohl diagnostische Qualität, ist aber auch im Umgang mit brenzligen Situationen eine zentrale Orientierungshilfe, um professionell handeln zu können – letztlich geht es immer wieder um eine sichere Unterscheidung zwischen Helfern und Betroffenen auf mehreren Ebenen der Wahrnehmung (Gefühle, Impulse, Wünsche usw.). Wenn Helfer selbst in eine Krise geraten, kann sich die Krisenintervention rasch noch mehr zuspitzen. In den vorangegangenen Abschnitten wurde bereits für spezifische Begegnungen (z. B. mit suizidalen Menschen) und Konstellationen (z. B. aufsuchende Krisenintervention) auf die Wichtigkeit der Wachsamkeit nach innen eingegangen. Im Folgenden werden einige grundsätzliche Überlegungen bzgl. der eigenen Rolle als Helfer vorgestellt.

Professionelle Helfer, die mit Krisen konfrontiert sind, benötigen Festigkeit gegenüber Kränkung und Verunsicherung – und das ist meist nur möglich, wenn sie sich gut mit ihrem Inneren auskennen. Sie sind nur dann professionell, wenn sie auch in chaotischen Krisensituationen eigene Gefühle von denen ihres Gegenübers unterscheiden können und es zu keiner unbemerkten Vermischung kommt (wenn Helfer z. B. unerwartet mit eigenen schmerzlichen Themen in Kontakt kommen, aber nicht bemerken, dass es viel mehr ihre eigene Betroffenheit als die des Gegenübers ist, und dann in Aktionismus verfallen).

7.2.1 Eigene Grenzen

II Fallbeispiel

Eine Mutter kommt mit ihrem Sohn (24) zur Krisenintervention in eine Beratungsstelle. Sie fängt sofort an damit, dass es so nicht mehr weitergehen könne, sonst breche sie zusammen. Ihr Sohn habe nun innerhalb eines Jahres zum dritten Mal seine Arbeitsstelle verloren, bald verliere er seine Wohnung; vielleicht sei er ja auch psychisch krank. Natürlich sei sie als Mutter in großer Sorge und ja auch irgendwo noch verantwortlich für ihn. „Sind Sie auch Mutter? Dann wissen Sie doch, wie schwierig das für mich ist", äußert sie gegenüber der Mitarbeiterin der Beratungsstelle. Der Sohn sitzt daneben, schaut aus dem Fenster und schweigt. **II**

Eine realistische Beurteilung der Rolle als professioneller Helfer ist ein wesentlicher Aspekt, um eigenen Krisen vorzubeugen. Auch Krisenintervention sollte keine Bühne für Selbstinszenierungen von Helfern sein, obwohl manche Situationen und die extreme Ohnmacht von Betroffenen zu Allmachtsfantasien von Helfern verführen können. Es gilt hier besonders, auch eigene Leistungsgrenzen zu akzeptieren und sich nicht durch eine übergroße Erfolgsorientierung hemmen zu lassen. Hier sind professionelle Helfer durchaus auch Modell für Betroffene:

- **Zeit nehmen:** Ausreichender zeitlicher Spielraum gibt Raum für innere Gelassenheit.
- **Innere Haltung:** Prioritäten setzen, klares und strukturierendes Vorgehen.
- **Kleine Schritte:** Konzentration auf lösbare Aufgaben – weniger ist mehr!

7.2.2 Verwickelt und verstrickt – was nun?

Der erste Schritt ist zu erkennen, dass man sich verstrickt hat. Einige Merkmale, dies zu erkennen (Wo muss man wachsam sein?):

- Überschreiten selbstgesetzter Zeitgrenzen
- Nichteinlösen von Ankündigungen
- Nichtbeachten des Settings
- Überschreiten der eigenen Zuständigkeit
- Beschuldigende oder moralisierende Äußerungen
- Entwertende oder psychopathologische Äußerungen („Das ist doch krank!")
- Ausagieren von Wut, Hass, massivem Ärger auf Betroffene / Beteiligte
- Ohnmachtsgefühl, Versagensgefühl, innere Selbstbeschuldigung, die nicht reflektiert werden
- Massives Mitleid, Retterimpulse

Ein Gefühl, das viele Helfer fürchten, ist, wenn sie **Angst** vor den Betroffenen bekommen. Es ist wichtig, diese wahr- und ernst zu nehmen. Sie kann ein Anzeichen dafür sein, dass die Situation tatsächlich gefährlich ist. Die Wiederherstellung von Sicherheit steht dann ganz im Vordergrund! Unter Umständen müssen andere Helfer (z. B. die Polizei) hinzugezogen werden. Ebenso unangenehm für Professionelle ist, wenn sie eine große **Ambivalenz** spüren. Wird diese nicht gut reflektiert und verstanden, kann sie innerlich nicht gehalten werden und führt zu Blockaden und Lähmung bei den Helfern, die nicht hilfreich sind. Es ist professionell, beim Erleben von **Stress** im Verlauf der Krisenintervention nach Entlastungsmöglichkeiten zu suchen.

Ungünstige Verstrickungen können sowohl auf **fachlicher** als auch auf der **Beziehungsebene** entstehen:
- Selbstüberforderung, -überschätzung
- Überengagement
- Idealisierung in der Helferrolle
- „Reingezogen werden", Schiedsrichterrolle übernehmen
- Nichtwissen, Übersehen relevanter Kontextbedingungen
- Ungeklärte oder nicht beachtete Aufträge
- (Fehl-)Einschätzung von Dringlichkeit, Risiken, Gefahren

Ungünstige Verstrickungen führen zu:
- Gefühlen des Versagens, Hilflosigkeit, Dekompensation
- Fluchtimpulsen oder Überengagement des Helfers
- Wechselseitigen Grenzverletzungen
- Verlust der Neutralität / Professionalität
- Entwicklungsstillstand im Krisengeschehen
- Rascher Eskalation, Verschlimmerung der Krise

Auswege aus Verstrickungen

Generell gibt es mehrere Möglichkeiten, aus Verstrickungen herauszufinden. Auch hier kann der professionelle Helfer ein Modell für Betroffene sein – und manche Vorgehensweisen dürfen deshalb durchaus auch offen kommuniziert werden („Ich merke gerade, dass ich in kurzer Zeit ganz viele Informationen und Eindrücke hier bekommen habe – um nichts zu übersehen, würde ich mich gerne mit meiner Kollegin darüber kurz austauschen. Ist das für Sie in Ordnung?").

Selbsthilfe:
- Grenzen der Zuständigkeit ernst nehmen → Ziehen Sie bei Bedarf andere Hilfen und Kompetenzen hinzu (z. B. Notarzt).
- Sich helfen lassen → Schaffen Sie sich möglichst für jede Krisenintervention ein Unterstützungsnetz für sich selbst, sodass Sie zuverlässig eine erfahrene Drittperson kontaktieren können.

Distanz:
- Abgrenzung von unlösbaren Aufgaben → Seien Sie transparent gegenüber allen Beteiligten hinsichtlich Ihrer realistischen (d. h. evtl. begrenzten) Hilfsmöglichkeiten!
- Setting verändern → Sie können evtl. die Sitzposition verändern oder den Raum wechseln.
- Pausen machen, sich zurückziehen → Nehmen Sie sich Zeit, die Situation mit sich selbst oder mit Kollegen zu reflektieren.
- Einen Schritt zurücktreten, Tempo reduzieren → bei einer Tendenz zum Aktionismus den Blick erweitern, evtl. den Betroffenen oder dem Umfeld der Betroffenen Teile der Verantwortung übergeben (z. B. Telefonate führen).
- Emotionale Entlastung → Wenn Sie zu stark emotional involviert sind, versuchen Sie, inneren Abstand zu finden (evtl. durch Fokusverschiebung auf Nebensächlichkeiten: Was für Bilder hängen an der Wand?).
- Perspektivenwechsel → Befragen Sie innerlich Dritte (Was würde meine erfahrene Teamleitung jetzt tun?).

Fallbeispiel

Forts.

Die Mitarbeiterin ist selbst Mutter zweier Kinder in ähnlichem Alter und fühlt sich sofort sehr involviert. Sie kann die Sorge einer Mutter gut nachempfinden – ist aber andererseits froh, dass es bei ihren Kindern keine Probleme gibt. Sie merkt, dass sie in ihrer Erleichterung auch ein bisschen Mitleid spürt, dass die Mutter und der Sohn vor ihr es nicht geschafft haben. Am liebsten würde sie der Mutter sagen, dass sie endlich ihren Sohn in Ruhe lassen soll, weil der jetzt schließlich erwachsen werden müsse, spürt aber gleichzeitig, dass so ein allgemeiner Ratschlag unangemessen und vorschnell wäre.
Sie sammelt sich einen Moment und versucht, innerlich zu sortieren. Dafür bittet sie um eine kleine Pause und bespricht sich draußen kurz mit ihrem Kollegen. Dann kann sie sich den beiden wieder zuwenden und sich zunächst einen Überblick verschaffen, indem auch der Sohn seine Sicht äußern darf. Langsam wird deutlich, dass es mehrere Problemfelder gibt. Die Mut-

ter hat ein schlechtes Gewissen, weil sie sich durch die Scheidung verantwortlich für das „Abstürzen" ihres Sohnes fühlt. Sie ist überfordert und verunsichert. Der Sohn wollte seine Mutter nicht zusätzlich belasten und habe versucht, alles alleine zu schaffen. Er sei in schlechte Kreise gekommen und habe viel gekifft. Er wisse nicht mehr weiter. Schritt für Schritt wird die krisenhafte Situation entaktualisiert, und es werden Perspektiven erörtert. ▮▮

Voraussetzungen für innere Wachsamkeit

Neben definierten Ausbildungsstandards mit akkreditierten Curricula für Krisenintervention ist das seelische Gleichgewicht von professionellen Helfern für einen konstruktiven Kriseninterventionsprozess bedeutsam. Deshalb sehen Stein und Till (2009) zusätzlich zur Vermittlung von theoretischem Wissen folgende Schwerpunkte der Ausbildung: Auseinandersetzung mit Krisen im eigenen Leben, Erkennen von eigenen Ressourcen und Problemlösestrategien sowie Zugängen zum Verständnis des Interaktionsgeschehens und der therapeutischen Beziehung.

Darüber hinaus ist eine gute Abstimmung in einem funktionierenden Team mit verbindlichen Strukturen und Abläufen erforderlich. Hier erfährt der professionelle Helfer die nötige Sicherheit und den erforderlichen Raum für Reflexion und Unterstützung. Möglichkeiten zu Supervision, Intervision und kontinuierlichen Fallbesprechungen sind unerlässlich.

7.2.3 Sekundäre Traumatisierung

Die Diskussion, inwieweit professionelle Helfer durch ihre Arbeit gefährdet sind, selbst psychisch zu erkranken, wird häufig am Phänomen der sekundären Traumatisierung geführt. Klinische Berichte, wie Helfer in der therapeutischen Arbeit mit traumatisierten Menschen „angesteckt" werden können (Trauma aus zweiter Hand) und selbst Symptome einer posttraumatischen Belastungsstörung (PTBS) zeigen, sind weit verbreitet. Es wird häufig postuliert, dass die Symptome indirekt entstehen, ohne unmittelbare sensorische Eindrücke und mit zeitlichem Abstand zum Ereignis. Empirisch ist dies jedoch noch nicht abschließend geklärt (auch wegen uneinheitlicher Begrifflichkeiten); deshalb sind zunächst eine differenzierte Betrachtung und Klärung der Begriffe vonnöten:

- **Emotionale Erschöpfung** (Leitsyndrom des Burn-out-Syndroms) stellt eine relativ unspezifische Stressreaktion bei helfenden Berufen dar, die sich durch Kontakt mit Hilfesuchenden zunehmend ausgelaugt und überanstrengt fühlen.
- **Mitgefühlserschöpfung** („compassion fatigue") definiert Figley als auslösenden Faktor für eine sekundäre Traumatisierung, *„ein Zustand, der durch biologische, psychologische und soziale Erschöpfung und Dysfunktion geprägt ist – als ein Resultat der prolongierten Exposition zu Mitgefühlsstress und dessen auslösenden Faktoren"* (zitiert nach Daniels 2006). Es wird als Äquivalent zur PTBS konzeptualisiert.
- Wenn bei einer Anhäufung vieler Erfahrungen aus Therapien mit Traumapatienten die Akkommodation der inneren Schemata bei Helfern misslingt, kommt es zur **stellvertretenden Traumatisierung** („vicarious traumatization"). Ähnlich wie bei Traumapatienten stellt dies einen gescheiterten Bewältigungsversuch dar. Der Wechsel von Vermeiden und Wiedererinnern als Hauptsymptomatik kann auch bei Helfern als misslungene Integration verstanden werden. Dabei werden als relevante Einzelfaktoren zur Entstehung einer stellvertretenden Traumatisierung die Exposition von detaillierten Beschreibungen des Traumamaterials, die Exposition zwischenmenschlicher Grausamkeit, die Beobachtung / Beteiligung an traumatischen Reinszenierungen und eine frühere Traumatisierung der Helfer beschrieben.
- Eine sekundäre traumatische Belastungsstörung zeigt bei Helfern traumaassoziierte Symptome, wie sie bei der PTBS auftreten, obwohl diese keinen sensorischen Reizen ausgesetzt waren und eine zeitliche Distanz zum traumatischen Ereignis besteht. Professionelle Helfer zeigen die Kernsymptome einer PTBS: Übererregung, Vermeidung von traumaassoziierten Reizen und intrusives Wiedererleben. Darüber hinaus zeigen sich Konzentrationsprobleme, Erschöpfung und der Konsum von Alkohol und Beruhigungsmitteln.
- Nach DSM-5 können alle berufsbedingten Traumatisierungen, z. B. von Rettungskräften und Einsatzkräften vor Ort, bei entsprechender Symp-

tomatik auch die Kriterien einer PTBS erfüllen, weil indirekte Zeugenschaft eines objektiven Traumas als Diagnosekriterium ausreicht (es muss somit nicht als sekundäre Symptomatik formuliert werden).

Die empirischen Befunde zu Prävalenz, Ätiologie und kausalen Zusammenhängen sind uneinheitlich.

In der Literatur besteht jedoch Einigkeit darüber, dass die Arbeit mit traumatisierten Menschen für Helfer sehr belastend sein kann. Auch hier gilt es für professionelle Helfer, die im Rahmen einer Krisenintervention überraschend mit Extremsituationen konfrontiert werden können, nach innen wachsam zu sein.

Risikofaktoren für einen dysfunktionalen Umgang von Helfern mit Traumata von Betroffenen:

- Ausgeprägte Empathie
- Emotionale Erschöpfung (Burnout)
- Dissoziative Verarbeitung des Traumamaterials
- Wenig Berufserfahrung
- Vortraumatisierung in der Lebensgeschichte der Helfer

Schutzfaktoren und Prävention von Belastungsreaktionen:

Vor Ort:

- Internalisieren von Handlungsabläufen (gedankliches Durchspielen von „Worst-Case"-Szenarien)
- Konzentration auf umschriebenen Aufgabenbereich („task-focused work")

Generell:

- ABC-Schutz: Achtsamkeit, Balance, Verbindung (vor allem zu anderen Menschen)
- Berufserfahrung
- Berufliches Selbstvertrauen
- Zufriedenheit mit dem Beruf
- Gefühl, eine sinnvolle Arbeit zu verrichten
- Kohärenzgefühl
- Reflexionsfähigkeit

Und schließlich wird ähnlich wie beim **posttraumatischen Wachstum** aufseiten der Helfer auch das Phänomen des stellvertretenden posttraumatischen Wachstums, eines Zuwachses an Lebensweisheit und Lebensqualität, beschrieben. Eine Konfrontation mit traumatisierten Menschen kann das Leben von Helfern manchmal bereichern.

7.2.4 Achtsame Begegnung mit sich selbst

„Daher sollten wir unseren Schwächen gegenüber wachsam sein und unsere Aufmerksamkeit darauf richten."

Sudhir Kakar 2008: 84

Achtsamkeit

Der Achtsamkeitsbegriff wird sehr unterschiedlich definiert – z. T. mit kulturell bedingter Betonung bestimmter Aspekte. Achtsamkeit bedeutet **Gewahrsein im gegenwärtigen Moment.** In der westlichen Psychologie bemüht man sich um eine klare Konzeption. Berking und Znoj differenzieren beim Achtsamkeitsbegriff drei Kompetenzen:

- Bewusste Konzentration auf die Wahrnehmung
- Akzeptanz von allem, was ich wahrnehme
- Liebevolle Grundhaltung, mit der man sich bei der Konzentration und Akzeptanz unterstützt

Achtsamkeit ist eine zentrale Haltung und Schlüsselkompetenz zur Stärkung von Selbstreferenz und hilft bei der wichtigen Differenzierung von eigenen Befindlichkeiten und denen eines Gegenübers.

Psychohygiene

Die Stärke von achtsamkeitsorientierten Ansätzen ist, dass sie die allgemeine Fähigkeit fördern, unangenehme innere Stresszustände auszuhalten, d. h., in belastenden Situationen können Helfer sich selbst unterstützen, indem sie

- … sich genau beobachten, wie es ihnen in der Situation geht, was sie wahrnehmen,
- … das innere Gefühl von Anteilnahme mit sich selbst entwickeln, den Wunsch, sich zu helfen,
- … sich selbst validieren („die Gefühle dürfen sein und ich bin für mich da"),
- … sich liebevoll vorsichtig selbst Mut zusprechen.

! MERKE

So sieht Madert (2017) in einer **achtsamkeitsorientierten Haltung von Helfern** eben keine Ausrichtung weg von der Katastrophe der Betroffenen, nicht weg von eigener Verletzlichkeit, sondern ein Entgegensetzen von Lebendigkeit und Zuversicht.

LITERATUR

Andreatta P, Unterluggauer K. Das Phänomen der sekundären Traumatisierung. In: Wagner R (Hrsg.). Sekundäre Traumatisierung als Berufsrisiko? Konfrontation mit schweren Schicksalen anderer Menschen. Magdeburg: Friedrich-Ebert-Stiftung 2010, S. 47–60.

Berking M, Znoj HJ. Achtsamkeit und Emotionsregulation – When East Meets West. PiD 2006; 7(03): 307–312.

Daniels J. Sekundäre Traumatisierung: Kritische Prüfung eines Konstruktes. Dissertation Bielefeld 2006.

Daniels J. Sekundäre Traumatisierung. Psychotherapeut 2008; 53(2): 100–107.

Jurisch F, Kolassa IT, Elbert T. Traumatisierte Therapeuten? Ein Überblick über sekundäre Traumatisierung. Zschr Klin Psychol Psychother 2009; 38(4): 250–261.

Kakar S. Freud lesen in Goa: Spiritualität in einer aufgeklärten Welt. München: Beck 2008.

Madert KK. Trauma, Spiegelneurone und Achtsamkeit in der Psychotherapie. SFU Forschungsbulletin 2017; 5(1): 37–48.

Püttker K, ThomsenT, Bockmann AK. Sekundäre Traumatisierung bei Traumatherapeutinnen. Zschr Klin Psychol Psychother 2015; 44(4): 254–265.

Rixe J. Berufsrisiko sekundäre Traumatisierung? Konkrete Maßnahmen der Gesundheitsförderung und der Prävention. In: Hahn S, Gurtner C, Burr C, et al. (Hrsg.). „Gute Arbeit" – Eine Herausforderung für die psychiatrische Pflege in Praxis – Management – Ausbildung – Forschung, 15. Dreiländerkongress Pflege in der Psychiatrie. Bern: Verlag Forschung & Gesundheit Pflege 2018, S. 178–182.

Schwarzer S. Prävention der sekundären Traumatisierung. In: Wagner R (Hrsg.). Sekundäre Traumatisierung als Berufsrisiko? Konfrontation mit schweren Schicksalen anderer Menschen. Magdeburg: Friedrich-Ebert-Stiftung 2010, S. 61–70.

Stiefelhagen P. Der Arzt muss für die eigene Balance sorgen. MMW-Fortschritte der Medizin 2019; 161(7): 14.

KAPITEL

8 Medizinisch-psychiatrisches Grundwissen

Michael Frey und Ingrid Schäfer

Zusammenfassung

- Ein **Grundwissen über psychopharmakologische Behandlungsstrategien** ermöglicht nichtärztlichen Berufsgruppen die Einschätzung einer psychiatrischen Krisensituation und möglicher Behandlungsoptionen.
- Spezielle **ärztliche Expertise** in der Anwendung psychopharmakologischer Behandlungsmöglichkeiten in psychiatrischen Krisensituationen umfasst sowohl Aspekte der Indikation und Applikation von Notfallmedikamenten als auch die besonderen Bedarfe von psychiatrisch erkrankten Menschen hinsichtlich Aufklärung und Adhärenz.
- Zur Beschreibung psychischer Phänomene und Verhaltensweisen wird im Rahmen des **psychopathologischen Befunds** auf spezielle Begrifflichkeiten zurückgegriffen, um eine fachlich fundierte Verständigung zwischen den beteiligten Berufsgruppen zu ermöglichen.

8.1 Psychopharmaka

Ingrid Schäfer

Fallbeispiel

Fall 1

Herr T. wird zu Hause angetroffen. Er sitzt regungslos auf dem Sofa, raucht mit versonnenem Blick die eine oder andere Zigarette. Seine langjährige Lebensgefährtin berichtet, dass er nun wieder so depressiv sei. Seit vielen Jahren leide er immer wieder unter solchen Stimmungseinbrüchen. Er wirke dann oft abwesend. Sie berichtet, dass er alle 2 Wochen eine Spritze Risperdal bekomme. Den letzten Termin vor 3 Wochen habe er jedoch nicht wahrgenommen.

Ziel des folgenden Kapitels ist ein Überblick über **wichtige psychopharmakologische Prinzipien** und **Medikamentengruppen.** In der psychiatrischen Krisenintervention ist man häufig auch als „Nichtarzt" mit Betroffenen konfrontiert, die Psychopharmaka einnehmen. Oder es geht um eine erste Einschätzung, ob eine psychopharmakologische Unterstützung im jeweiligen Fall zu erwägen ist und daher die Empfehlung, einen Psychiater aufzusuchen, ausgesprochen wird. Ein grundsätzliches Verständnis der Funktionsweise, der intendierten Wirkung und möglicher Nebenwirkungen kann in der Einschätzung einer akuten Krisensituation hilfreich sein. Zudem wird – gesondert gekennzeichnet – „**Expertenwissen**" als **vertiefendes Wissen für Ärzte und andere interessierte Berufsgruppen** angeboten, was hinsichtlich einer psychopharmakologischen Medikation berücksichtigt werden sollte.

8.1.1 Befürchtungen und Aufklärung

Ingrid Schäfer

Der Begriff „Psychopharmaka" ist in der öffentlichen Wahrnehmung eher negativ besetzt und häufig mit „Ruhigstellung" oder anderen vorurteilsbeladenen Ansichten assoziiert. Auch die Vorstellung, dass Medikamente eine Wirkung im Gehirn entfalten, löst bei vielen Menschen Unbehagen aus. Dabei ist es so, dass sehr viele Medikamente, die wir für körperliche Beschwerden einnehmen (z. B. Antihistaminika als Heuschnupfen-Medikation) ebenso im Gehirn eine Wirkung entfalten wie Psychopharmaka. Selbst alltägliche Substanzen wie Koffein setzen an Rezeptoren im Gehirn an. Der Unterschied liegt darin, dass Psychopharmaka definitionsgemäß primär eine Wirkung auf psychische Symptome intendieren.

„Im weitesten Sinne ist jede in therapeutischer Absicht gegebene Substanz, die in die Steuerungsfunktionen des zentralen Nervensystems eingreift und seelische Abläufe verändert (‚psychotroper Effekt'), ein Psychopharmakon."

Laux und Dietmaier (2020: 16)

Fallbeispiel

Fall 2

In der Institutsambulanz einer psychiatrischen Klinik wird eine Frau mittleren Alters zur Krisenintervention vorgestellt. Ihre Tochter sei an Brustkrebs erkrankt, weshalb sie selbst seither „völlig aus dem Häuschen" sei. Sie könne sich nicht mehr konzentrieren, schlafe kaum mehr und habe Angstzustände. Sie habe das Gefühl, verrückt zu werden. Außerdem plagten sie Schuldgefühle, da sie in diesem Zustand ihrer Tochter keine Hilfe sei.
Der Patientin wird neben einer psychotherapeutischen Begleitung eine Schlafmedikation empfohlen, was sie jedoch vehement ablehnt. Sie wolle nichts nehmen, wovon sie abhängig werde!

Für Menschen, die zuvor psychisch gesund waren, kann eine im Rahmen einer Krisensituation erforderliche psychiatrisch medikamentöse Behandlung der erste Kontakt mit Psychopharmaka sein und ist dementsprechend mit vielen **Ängsten und Vorurteilen** verknüpft. Eine Abhängigkeitsentwicklung von der Medikation, Nebenwirkungen oder auch eine Veränderung der Persönlichkeit werden befürchtet.

Diesen Befürchtungen sollte ausreichend Raum gegeben werden. Nur eine Medikation, über deren Nutzen und Risiken der Patient **ausreichend informiert** ist und sich – bei aller Skepsis – dafür entscheiden kann, führt zu empfehlungsgerechter Einnahme und hat somit längerfristig Aussicht auf Erfolg (Therapieadhärenz).

INFOBOX

Handelsname und Wirkstoff

Medikamente haben einen Handelsnamen und einen internationalen Freinamen des Arzneimittelwirkstoffs. Der internationale Freiname *(International Nonproprietary Names,* INN) wird auf Antrag nach Entdeckung einer neuen Substanz von der WHO vergeben. Damit kann der Wirkstoff weltweit unter der gleichen Bezeichnung identifiziert werden.
Dabei gibt es bestimmte Regeln im Hinblick auf sog. Kennsilben, die es erleichtern, Substanzen gleicher Wirkstoffgruppen zuzuordnen. Beispiele hierfür sind:

- -pramin oder -triptylin für trizyklische **Antidepressiva** vom Imipramin- bzw. Amitriptylin-Typ
- -azepam für **Benzodiazepine,** Diazepam-Derivate
- -peridol für **Antipsychotika** vom Butyrophenon-Typ (Bracher und Dombeck 2002)

Zusätzlich vergeben Hersteller bei neu entwickelten Arzneimittelwirkstoffen noch einen Markennamen. So wird z. B. ein Medikament mit dem Wirkstoff Lorazepam in Österreich als Temesta® und in Deutschland als Tavor® vertrieben. Wenn der Patentschutz für ein Medikament abläuft, können andere Hersteller dies als Generikum verkaufen. Die Namen der Generika orientieren sich dabei meist an den internationalen Freinamen. Dies führt bei der Nachfrage bzgl. der verordneten Medikation manchmal dazu, dass Patienten unterschiedliche Namen angeben: entweder den Handelsnamen oder internationalen Freinamen, die Wirkstoffbezeichnung.

8.1.2 Ansetzen und Absetzen

Ingrid Schäfer

Man kann bei Medikamenten Substanzen unterscheiden, die sofort in der für einen therapeutischen Effekt notwendigen Dosierung eingenommen werden können, z. B. Schlaf- oder Schmerzmedikamente, und Medikamenten, bei denen die Dosis schrittweise über einen längeren Zeitraum erhöht werden muss, um keine gravierenden Nebenwirkungen zu verursachen und eine ausreichende Wirkung zu erzielen. Zudem stellt sich bei einigen Psychopharmaka die Wirkung erst nach einem längeren Zeitraum ein. Ein besonders wichtiges Thema ist auch das **Absetzen von Psychopharmaka.** Unter anderem aufgrund von Nebenwirkungen äußern psychiatrische Patienten immer wieder den Wunsch, die medikamentöse Behandlung nicht fortzusetzen, oder setzen die Medikation selbstständig ab. Bei den meisten Antipsychotika, Antidepressiva und stimmungsstabilisierenden Medikamenten kann dies jedoch zu Nebenwirkungen führen und erhöht die Gefahr eines Rückfalls bzw. ist u. U. mit ein Auslöser der aktuellen Krise. Im Rahmen der Krisenintervention ist es wichtig, die Patienten in diesem Wunsch sehr ernst zu nehmen, aber auch darauf hinzuwirken, einen **Absetzversuch immer unter kontrollierten Bedingungen** unter fachärztlicher Begleitung vorzunehmen.

EXPERTENWISSEN

Eine durch die psychische Erkrankung **bedingte Einschränkung von Aufmerksamkeit, Auffassung** und Merkfähigkeit sollte nicht übersehen werden und angemessen Berücksichtigung bei der Aufklärung zur Medikation finden; ggf. ist die Aufklärung über Medikation mehrfach erforderlich. Von der hier investierten Zeit und Geduld profitieren letztlich alle Beteiligten.

Vor der Entscheidung für eine psychopharmakologische Behandlung sollte der verschreibende Arzt sich darüber klar werden, welches Symptom vorrangig behandelt werden soll, und es sollte zumindest eine **Verdachtsdiagnose,** ein **Zielsyndrom,** formuliert werden können. Die **Abwägung,** inwieweit ein zu erwartender Nutzen möglicherweise begleitend auftretende belastende Nebenwirkungen rechtfertigt, muss in der Entscheidung berücksichtigt werden.

In ➤ Tab. 8.1 sind **Auswahlkriterien** aufgeführt, die sich im Rahmen der Psychopharmakotherapie bewährt haben.

Grundsätzlich sollte bei der Verordnung von Psychopharmaka beachtet werden:

- Positive oder negative **Vorerfahrungen** des Patienten erfragen und bei der Auswahl mit berücksichtigen
- Wo immer möglich **Monotherapie** bzw. Begrenzung auf so wenig unterschiedliche Substanzen wie möglich
- **Quälende Symptome** (Angst, Unruhe, Schlafstörungen) vorrangig lindern, zu starke Sedierung vermeiden
- Medikamenten den Vorzug geben, mit denen man selbst die größte **Anwendungserfahrung** hat

Tab. 8.1 Auswahlkriterien für die Psychopharmakotherapie

Patient	Sicherheit: • Suizidaler Patient → Medikament mit hoher therapeutischer Breite • Multimorbider Patient → Medikament mit geringem Interaktionspotenzial
Nebenwirkungsprofil	• Möglichst gering • Keine besonderen Überwachungsmaßnahmen erforderlich
Dosierung, Verabreichung	• Möglichst einfache Handhabung
Pharmakokinetik	• Rascher Wirkungseintritt • Gute Steuerbarkeit

8

8.1.3 Die wichtigsten Gruppen von Psychopharmaka

Ingrid Schäfer

Psychopharmaka greifen an verschiedenen Rezeptoren im ZNS an und wirken je nach Substanz auf die gewünschte Zielsymptomatik.

Unterschieden werden:

1. Antidepressiva
2. Tranquilizer
3. Hypnotika
4. Neuroleptika bzw. Antipsychotika
5. Stimmungsstabilisatoren
6. Antidementiva
7. Psychostimulanzien

Auf die beiden Letztgenannten wird hier nicht näher eingegangen, weil sie im Rahmen der Krisenintervention meist weniger relevant sind. Ein eigener Abschnitt befasst sich mit den zur **Notfallbehandlung** verfügbaren Medikamenten (➤ Kap. 8.1.4).

Antidepressiva

Der Einsatz von Antidepressiva erfolgt bei **Depressionen, Angst-, Zwangsstörungen, Essstörungen, Anpassungs- und Belastungsstörungen** sowie **Schmerzen.** Unterschieden werden antriebssteigernde und schlafanstoßende, sedierende Antidepressiva. In niedriger Dosierung werden sedierende Antidepressiva auch zur Behandlung von Angst, Unruhe und Schlafstörungen eingesetzt.

Die Verordnung einer medikamentös antidepressiven Therapie ist für Betroffene oft schwer anzunehmen. Dies kann unterschiedliche Gründe haben: eine grundsätzliche Skepsis gegenüber Psychopharmaka, den Wunsch, es aus „eigener Kraft“ zu schaffen, falsche Vorstellungen hinsichtlich des Wirkmechanismus oder möglicher Nebenwirkungen. Dabei kann die **Vermittlung eines biopsychosozialen Krankheitsmodells** mit Aufklärung über sinnvolle medikamentöse und psychotherapeutische Behandlungsmöglichkeiten hilfreich sein. Das Krankheitsmodell einer neurobiologischen Vulnerabilität im Sinne einer „Stoffwechselstörung“ in Kombination mit dem **Vulnerabilitäts-Stress-Modell** kann die Akzeptanz erleichtern.

Bei den meisten psychiatrischen Erkrankungen wird von einer **Dysbalance von Neurotransmittersystemen** im Gehirn ausgegangen. Ein Neurotransmitter, der durch viele der Antidepressiva angesprochen wird, ist Serotonin. Dabei wird – etwas plakativ gesprochen – von einem **„Serotoninmangel“** ausgegangen, dem die unterschiedlichen Medikamente entgegenwirken. Am Beispiel der Serotonin-Wiederaufnahmehemmer (SSRIs) soll ein Wirkprinzip exemplarisch verdeutlicht werden. Neuronen im Gehirn „kommunizieren“ durch elektrische Impulse, die chemisch moduliert werden, miteinander. Ein entscheidender Ort für diese Kommunikation ist der synaptische Spalt. Hier treffen Ausläufer zweier Neurone aufeinander und ein von der Präsynapse ausgehender Impuls gelangt zur Postsynapse und damit zum nachfolgenden Neuron (➤ Abb. 8.1).

Der **Effekt von Antidepressiva** tritt dabei nicht sofort ein, sondern in der Regel erst nach einigen Wochen. Es wird davon ausgegangen, dass **neuroplastische Veränderungsprozesse** im Gehirn über die Zeit den Effekt auf die Zielsymptomatik bewirken.

EXPERTENWISSEN

Antidepressiva – Substanzgruppen (eine Auswahl)

- **TZA (tri- und tetrazyklische Antidepressiva):** Amitriptylin, Trimipramin, Doxepin
- **SSRIs (selektive Serotonin-Reuptake-Inhibitoren oder -Wiederaufnahmehemmer):** Citalopram, Escitalopram, Sertralin, Fluoxetin
- **SSNRIs (selektive Serotonin- und Noradrenalin-Reuptake-Inhibitoren oder -Wiederaufnahmehemmer):** Venlafaxin, Duloxetin
- **Alpha$_2$-Rezeptor-Agonist:** Mirtazapin
- **NDRIs (Noradrenalin-Dopamin-Wiederaufnahmehemmer):** Bupropion
- **Monoaminoxidase-Inhibitoren (MAO-Hemmer):** Moclobemid, Tranylcypromin
- **Serotonin-5HT$_{2c}$-Rezeptor-Antagonist:** Agomelatin

Die am häufigsten verordneten Antidepressiva in Deutschland sind (Es-)Citalopram, Venlafaxin, Mirtazapin und Sertralin.

Wahl des Antidepressivums

Um zu einer Entscheidung zu gelangen, welches Antidepressivum gewählt wird, ist eine Orientierung an

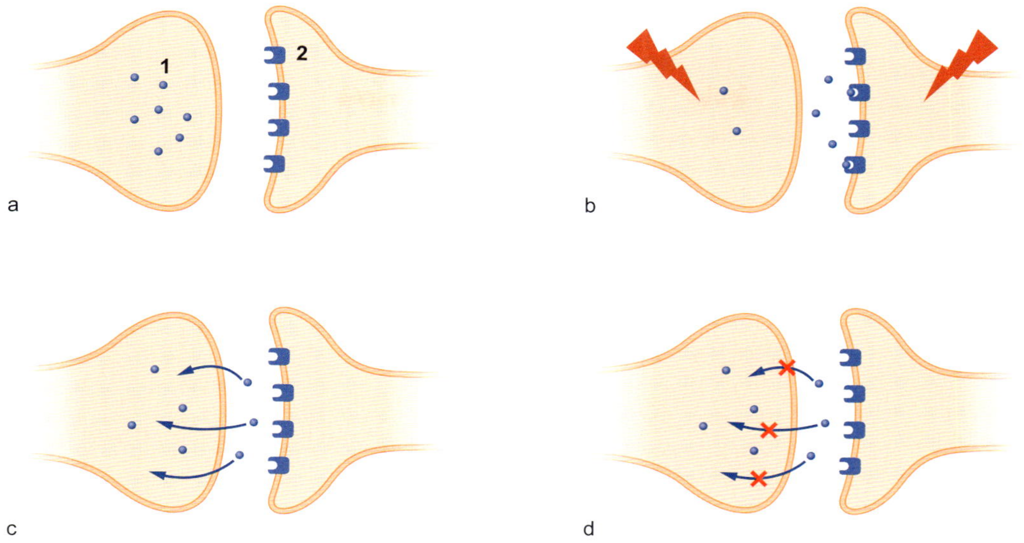

Abb. 8.1 Synaptischer Spalt a) Ruhezustand: 1) Serotoninvesikel in der Präsynapse und 2) Serotoninrezeptoren an Postsynapse **b)** Ausschüttung der Neurotransmitter: Durch einen elektrischen Impuls, der an der Präsynapse ankommt, wird Serotonin in den synaptischen Spalt ausgeschüttet und gelangt an die Rezeptoren der Postsynapse. Dadurch erfolgt die Weiterleitung des elektrischen Impulses. Auf diesem Wege ist es dem Nervensystem möglich, einen „einfachen" elektrischen Impuls variantenreich zu modulieren (z. B. durch unterschiedliche Neurotransmitter und Rezeptoren). **c)** Wiederaufnahme des Neurotransmitters: Der Körper arbeitet sehr ökonomisch und „recycelt" durch die Wiederaufnahme in die Präsynapse das Serotonin. **d)** Wiederaufnahmehemmung durch SSRIs: Ein SSRI verhindert diese Wiederaufnahme, wodurch mehr Serotonin im synaptischen Spalt verbleibt und damit einem „Serotoninmangel" entgegenwirkt.

der im Vordergrund stehenden und auch den Betroffenen am meisten quälenden Symptomatik sinnvoll. Vorliegende Komorbiditäten, aktuelle Medikation und potenziell auftretende Nebenwirkungen müssen in die Überlegungen einfließen (➤ Tab. 8.2):

- Eine abendliche Sedierung kann bei einem von Schlafstörungen geplagten depressiven Patienten erwünscht sein.
- Ebenso kann eine Gewichtszunahme bei einem Betroffenen mit Appetitminderung und Gewichtsverlust erwünscht sein. Bei sehr körperbewussten (meist jungen) Frauen oder ohnehin Übergewichtigen kann sie dagegen kontraindiziert sein.
- Ein Migränepatient wird keine medikamentös bedingten Kopfschmerzen tolerieren (➤ Tab. 8.3).

Den Wünschen des Betroffenen sollte – wenn medizinisch sinnvoll – in jedem Fall hohe Priorität eingeräumt werden.

Tab. 8.2 Auswahlkriterien für die Behandlung mit Antidepressiva

Nach der Zielsymptomatik	Nach Nebenwirkungsprofil	Patientencharakteristika
• Schlafstörungen • Appetitlosigkeit • Angst, Unruhe • Hemmung • Schmerz • Zwang • Kognitive Defizite	• Magen-Darm-Beschwerden • Herz-Kreislauf-Beschwerden • Kopfschmerzen • Sehstörungen • Sexuelle Störungen • Metabolische Probleme (Gewicht, Blutzucker) • Sedierung • Kognitive Beeinträchtigungen • Anticholinerge, vegetative Symptome	• Vorerfahrungen mit Medikation • Nebenwirkungsprofil, individuelle Risikofaktoren • Aktuelle Symptomatik (Schlaf, Unruhe, Zwang) • Schwere der Erkrankung • Präferenz des Patienten

Tab. 8.3 Empfehlungen hinsichtlich Therapiebegleiteffekten bei Antidepressiva

Therapiebegleiteffekte	Empfohlenes Antidepressivum	Zu vermeidendes Antidepressivum
Gewichtszunahme	SSRI	Mirtazapin, Amitriptylin
Sexuelle Dysfunktion	Bupropion, Moclobemid, Agomelatin	SSRI, Venlafaxin
Schlafförderung	Mirtazapin, Amitriptylin, Doxepin, Trimipramin, Agomelatin	
Antriebssteigerung	MAO-Hemmer, Nortriptylin	Mirtazapin, Amitriptylin, Doxepin, Trimipramin
Kardiotoxizität	Sertralin	TZA
Blutdruckerhöhung		Venlafaxin, Milnacipran
Krampfschwellensenkung	SSRI	Bupropion, Maprotilin
Schmerzdistanzierung	Duloxetin, Amitriptylin, Clomipramin, Venlafaxin, Mirtazapin	
Kognitive Dysfunktion		TZA

Nach Laux G. Psychopharmakotherapie 2018; 25: 21–35

Tranquilizer, Anxiolytika

Eine besonders wichtige Gruppe, die insbesondere bei akuten Angst- und Anspannungszuständen eine gute und rasche Wirksamkeit zeigt und im Allgemeinen gut verträglich ist, sind die Benzodiazepine. Es gibt unterschiedliche Wirkstoffe in dieser Substanzklasse, die sich u. a. hinsichtlich ihrer Halbwertszeit unterscheiden. **Benzodiazepine lassen sich aufgrund der Endung „-azepam" leicht erkennen.** Hauptproblematik im Umgang mit dieser Medikamentengruppe ist das Risiko der Entwicklung einer Abhängigkeit. Die Gefahr der **Abhängigkeitsentwicklung** steigt mit der Höhe der Dosis und der Länge des Einnahmezeitraums (Benkert et al. 2017). Benzodiazepine haben eine große therapeutische Breite und sind damit relativ sichere Medikamente, führen im Falle einer **Überdosierung** jedoch ggf. zu einer lebensbedrohlichen Atemdepression.

EXPERTENWISSEN

Benzodiazepine

- Verstärken die Wirkung des hemmenden Neurotransmitters GABA
- Angstlösend und sedierend, zusätzlich schlafinduzierend, muskelrelaxierend, antikonvulsiv
- Als Begleitmedikation bei Depressionen, Angst- und Zwangserkrankungen, somatoformen und Belastungsstörungen, Manien, Schizophrenien, Schlafstörungen
- Anwendung in der Entzugsbehandlung und bei Deliren
- Eine Gewöhnung, Toleranz- und Abhängigkeitsentwicklung ist bei allen Präparaten zu beachten
- Auswahl an Präparaten: Lorazepam, Lormetazepam, Diazepam, Alprazolam

Häufige Nebenwirkungen

- **Sedierung, Tagesmüdigkeit,** reduziertes Reaktionsvermögen und reduzierte Aufmerksamkeit, Koordinationsstörungen, Sturzneigung, Verwirrtheit, Muskelschwäche, Ataxie, Depression; eingeschränktes Fahrvermögen
- Sehr zurückhaltende Verordnung bei geriatrischen Patienten
- Bei **Langzeitanwendung:** Vergesslichkeit, Dysphorie, Kritikminderung, Leistungseinbußen

CAVE

- **Abhängigkeitsentwicklung** (engl. „low-dose dependency", Niedrigdosisabhängigkeit), niedrigste mögliche Dosierung, möglichst nicht länger als 4–6 Wochen, nicht bei Risikogruppen (Patienten mit Drogen-, Alkoholabhängigkeit, chronischen Schmerzen, Persönlichkeitsstörung, chronischen Schlafstörungen).
- Abruptes Absetzen kann heftige **Absetzphänomene** verursachen mit Angst, Übelkeit, Erbrechen, Zittern, Tachykardie, Hypertonus, Photophobie, Hyperakusis, Krampfanfällen, Verwirrtheit, Delir, Derealisations-, Depersonalisationserleben, psychoseartigen Zuständen.
- **Paradoxe Reaktionen** sind vor allem bei Kindern und Älteren (Agitiertheit) möglich.

Hypnotika (schlaffördernde Medikamente)

Eines der im Rahmen der Krisenintervention am häufigsten genannten Symptome sind **Schlafstörungen.** Die Wiederherstellung eines regelmäßigen Schlafrhythmus kann im Rahmen der Krisenintervention eine entscheidende Entlastung darstellen. Daher kann der Einsatz von Medikamenten hier eine wertvolle Unterstützung darstellen. Ein wesentliches Problem dieser Medikamentengruppe ist das **Abhängigkeitspotenzial.** Länger andauernde Schlafprobleme sollten mit einem multimodalen Zugang behandelt werden. Schlafhygienemaßnahmen spielen dabei eine wesentliche Rolle (➤ Kap. 4.14). Hilfreich können zahlreiche Rituale sein (nachzulesen in entsprechenden Schlafhygiene-Ratgebern z. B. der DGSM: www.dgsm.de).

EXPERTENWISSEN

Vor der Verabreichung von Psychopharmaka sollten jedoch neben der sorgfältigen Exploration von Art und Dauer der Schlafstörung (u. a. durch Führen eines Schlaftagebuchs der DGSM: www.dgsm.de), der Medikamentenanamnese (auch Internistika), „Selbstmedikationsversuchen" mit Alkohol oder frei verkäuflichen Substanzen und der Erhebung möglicher einem gesunden Schlaf entgegenstehenden äußeren Faktoren (Kaffee, Nikotin, Essgewohnheiten, Lautstärke, Schichtarbeit) Beachtung geschenkt werden. Sollte eine Medikation erforderlich sein, ist der Einsatz der nachfolgend aufgeführten Substanzen vertretbar.

Benzodiazepin-Rezeptor-Agonisten

Zolpidem, Zopiclon. Für die kurzzeitige Behandlung von Schlafstörungen zugelassen. Ein Präparat mit kurzer Halbwertszeit empfiehlt sich vor allem bei **Einschlafstörungen** (Zolpidem 1,5–2 h), eines mit längerer Halbwertszeit bei **Durchschlafstörungen** (Zopiclon 2–6 h).
Cave:

- Aktueller Konsum von Alkohol oder psychotropen Substanzen bzw. Suchterkrankung in der Vorgeschichte
- Abhängigkeitsentwicklung
- Falls der zu Behandelnde aus beruflichen Gründen auf die Benutzung eines Pkw oder das Bedienen von Maschinen angewiesen ist, Krankschreibung nahelegen oder auf pflanzliche Präparate ausweichen
- Möglichst nur Verschreibung kleiner Packungsgrößen

Benzodiazepine (s. unter Anxiolytika)

Antidepressiva (s. auch dort)

- Bei Schlafstörungen Zulassung für Doxepin
- Häufig Off-Label-Verordnung von Mirtazapin, Amitriptylin, Trimipramin in deutlich niedrigerer Dosierung als in der antidepressiven Therapie

Melatonin

- 2 mg 1–2 h vor dem Zubettgehen
- Zugelassen als Monotherapie für Patienten > 55 Jahre

Neuroleptika (s. auch dort)

Zugelassen ist Pipamperon (20–40 mg), das vor allem in der Gerontopsychiatrie eingesetzt wird.

Pflanzliche Präparate

- Lavendelöl (80 mg/Tag, kaum Neben- oder Wechselwirkungen)
- Passionsblume, Baldrian, Melisse

Neuroleptika

Neuroleptika erzielen ihre Wirkung u. a. über eine Einflussnahme auf das **dopaminerge Neurotransmittersystem.** Viele psychotische Symptome werden auf einen „Dopaminüberschuss" zurückgeführt. Dieses Modell ist – ebenso wie der bei Depressionen angenommene Serotoninmangel – eine starke Vereinfachung einer in Wirklichkeit sehr komplexen und bis heute nicht vollständig verstandenen Dysbalance im Neurotransmittersystem. Aufgrund ihrer antipsychotischen Wirksamkeit werden sie auch **Antipsychotika** genannt. Neuroleptika werden jedoch bei einer großen Spannbreite an psychiatrischen Erkrankungen und Symptomen eingesetzt.
Indikationen:

- Schizoaffektive Störungen
- Andere organische Psychosen (z. B. Alkoholpsychosen)
- Bipolare Störungen (mittelschwere bis schwere manische Episode einer bipolaren Störung, bipolare Depression, Rezidivprophylaxe)
- Tiefgreifende Entwicklungs- und Autismus-Spektrum-Störungen
- Bestimmte neuropsychiatrische Erkrankungen (z. B. Ticstörungen)

- Demenzassoziierte schwere Verhaltensstörungen
- Depressionen mit psychotischen Symptomen (in Kombination mit Antidepressiva)
- Augmentationstherapie bei unipolarer Depression
- Augmentationstherapie bei therapierefraktären Angst- und Zwangsstörungen
- Syndromorientierte Therapie bei Persönlichkeitsstörungen
- Schmerzsyndrome
- Schlafstörungen, wenn Hypnotika kontraindiziert und niedrigdosierte Antidepressiva nicht ausreichend effektiv sind
- Unruhe und Erregungszustände, auch im Rahmen von Notfallsituationen und bei Delir

Eine **Einteilung** der Substanzen erfolgt entweder nach ihrer antipsychotischen Wirksamkeit (hoch-, mittel-, niederpotent) oder nach den extrapyramidalmotorischen Nebenwirkungen (klassische bzw. atypische Neuroleptika).

Hochpotente Neuroleptika wirken in niedriger bis mittlerer Dosierung gut antipsychotisch ohne Sedierung, mittelpotente dosisabhängig gut antipsychotisch mit mäßiger Sedierung, niederpotente in niedriger bis mittlerer Dosierung gering antipsychotisch bei deutlicher bis ausgeprägter Sedierung.

Die sog. **klassischen Neuroleptika** sind die erste Generation dieser Medikamentengruppe und haben vor allem das Problem der **motorischen Nebenwirkungen** (→ Infobox). Grund dafür ist die Einflussnahme auf den dopaminergen Stoffwechsel im Gehirn. Der durch die Medikation verursachte relative „Dopaminmangel" (dies dient nur als Vorstellungshilfe, denn eigentlich werden die Rezeptoren für Dopamin blockiert) führt u. a. zu einer parkinsonähnlichen Symptomatik, einer Dopamin-Mangelerkrankung. Umgekehrt können Medikamente zur Behandlung von Parkinson (L-Dopa) zu einem relativen Dopaminüberschuss und damit zu psychotischen Symptomen führen.

INFOBOX

- **Extrapyramidalmotorische Störungen (EPMS)** sind unerwünschte Wirkungen (Frühdyskinesien, Parkinsonoid) bzw. Komplikationen (Spätdyskinesien, malignes neuroleptisches Syndrom) durch Neuroleptika.
- **Frühdyskinesien:** unwillkürliche Bewegungen im Bereich von Kopf, Hals und oberen Extremitäten, Blickkrämpfe, treten innerhalb der ersten Woche nach Beginn einer neuroleptischen Behandlung auf.
- **Akathisie:** eine als quälend empfundene Unruhe, Bewegungsdrang, die Unfähigkeit, ruhig zu sitzen.
- **Parkinsonoid:** Bewegungsverlangsamung, Einschränkung der Feinmotorik, kleinschrittiger Gang, Rigor, Hypo- bis Amimie, verstärkter Speichelfluss.
- **Spätdyskinesien:** unwillkürliche stereotype Bewegungen, Beginn nach 3 Monaten oder Jahren.
- **Malignes neuroleptisches Syndrom:** EPMS, fluktuierende Bewusstseinsstörung, autonome Funktionsstörungen (Hypertonie, Tachykardie, Dyspnoe, Schwitzen).

Neuere Antipsychotika, sog. **atypische Neuroleptika,** zeigen aufgrund der von ihnen adressierten Neurotransmitterrezeptoren weniger motorische Nebenwirkungen. Sie nehmen jedoch erheblichen Einfluss auf den Stoffwechsel des Patienten und können mittel- und langfristig zu **metabolischen Erkrankungen** wie Diabetes und Übergewicht und den entsprechenden Folgeerkrankungen, vor allem Herz-Kreislauf-Erkrankungen, führen.

EXPERTENWISSEN

Hochpotente Antipsychotika haben eine höhere und niederpotente eine niedrigere dosisabhängige Wahrscheinlichkeit von EPMS. Ausprägung und Intensität von antipsychotikainduzierten EPMS hängen auch von Dispositionsfaktoren ab. Bei Anwendung hoher Dosen verwischen sich die Grenzen der Einteilung; dann zeigen hochpotente Antipsychotika zunehmend sedierende Wirkungen, und bei niederpotenten Antipsychotika nimmt der antipsychotische Effekt zu (➤ Tab. 8.4).

CAVE

Malignes neuroleptisches Syndrom (MNS)

Als selten, aber potenziell lebensbedrohliche Nebenwirkung kann bei Neuroleptika das sog. maligne neuroleptische Syndrom mit folgenden Symptomen auftreten:

- **Psychisch:** Agitiertheit, Ängstlichkeit, Delir bis hin zum Koma
- **Vegetativ:** Hyperthermie (Fieber), instabiler Blutdruck, Tachykardie
- **Motorisch:** muskuläre Rigidität, Akinese, Tremor, Blickkrämpfe, Hyporeflexie

Häufig ist bei Patienten zunächst eine psychische Veränderung festzustellen, gefolgt von muskulärer Rigidität, Fieber (wobei dies auch manchmal erst bis zu 24 h später auftritt) und dann autonomer Dysfunktion (Schwitzen, instabiler Blutdruck, Erbrechen, kardiale Rhythmusstörungen) (Oruch et al. 2017). Ein MNS tritt vor allem zu Beginn der Behandlung mit Neuroleptika oder bei Dosiserhöhung auf.

8

Tab. 8.4 Auswahl an Neuroleptika und deren Zuordnung

Hochpotent, gut antipsychotisch	Niederpotent, gering antipsychotisch, sedierend, bei psychomotorischen Erregungszuständen
Konventionelle, klassische Neuroleptika	
• Benperidol • Flupentixol • Haloperidol • Zuclopentixol	• Melperon • Pipamperon • Promethazin • Prothipendyl
Atypische Neuroleptika (mit geringem EPMS-Risiko)	
• Amisulprid • Clozapin • Olanzapin • Quetiapin • Risperidon • Aripiprazol	

! MERKE

Bei Patienten, die mit Neuroleptika behandelt werden und über neu aufgetretene **motorische Nebenwirkungen** klagen, ist eine ärztliche Einschätzung notwendig.

Fallbeispiel

Fall 1 (Forts.)

Aufgrund der beschriebenen Medikation mit einem Depot-Neuroleptikum ist nicht davon auszugehen, dass Herr T. (nur) unter einer Depression leidet. Vielmehr ist eine psychotische Erkrankung, z. B. eine schizoaffektive Psychose, wahrscheinlich. Um eine weitere Dekompensation von Herrn T. zu verhindern, ist daher das zentrale Ziel der Krisenintervention, ihn für eine Vorstellung bei seinem behandelnden Psychiater zu gewinnen bzw. zu klären, welche Hürden es hierfür gibt (z. B. einen Konflikt mit seinem Arzt, eine Veränderung im Umfeld, seine Antriebsschwäche etc.).

Stimmungsstabilisatoren

Stimmungsstabilisatoren werden u. a. zur Behandlung bzw. Rezidivprophylaxe bipolarer Erkrankungen, rezidivierender Depressionen und akuter Manien eingesetzt.

Sie verbessern oder dämpfen die starken Stimmungsschwankungen, die mit den Krankheitsepisoden verbunden sind, und die Affektlabilität während und zwischen den Episoden. Es handelt sich um ganz verschiedene Präparate mit unterschiedlicher Wirkweise.

Die gebräuchlichsten sind **Lithiumsalze** und **Valproinsäure** sowie andere Antiepileptika mit stimmungsstabilisierenden Wirkungen (Carbamazepin, Gabapentin, Lamotrigin und Topiramat) und **atypische Antipsychotika** (Aripiprazol, Olanzapin, Risperidon, Quetiapin).

Lithium

Lithium ist ein Alkalimetall und wird in Salzverbindungen als Medikament verabreicht. Entsprechend wird das Medikament im Körper wie ein Salz behandelt. Lithium hat eine **geringe therapeutische Breite,** d. h., die Schwelle der Plasmakonzentration, ab der Vergiftungserscheinungen auftreten, liegt sehr nahe an der Plasmakonzentration, die notwendig ist, um die gewünschte Wirkung zu erzielen. Eine Erhöhung der Plasmakonzentration, die dann ggf. in Vergiftungserscheinungen mündet, kann durch Veränderungen in der Elektrolytkonzentration und damit durch sehr alltägliche Situationen ausgelöst werden: starkes Schwitzen, Diarrhö, sonstige Flüssigkeitsverluste oder natriumarme Diät. Auch Wechselwirkungen z. B. mit Diuretika oder durch nichtsteroidale Antiphlogistika (z. B. Ibuprofen) sind zu berücksichtigen.

Symptome einer Lithiumvergiftung

- **Psychiatrisch/neurologisch:** Vigilanzminderung, psychomotorische Verlangsamung, Abgeschlagenheit, Ataxie, grobschlägiger Händetremor, Schwindel, Dysarthrie (Störung des Sprechens)
- **Vegetativ:** Übelkeit, Erbrechen, Diarrhö

Im weiteren Verlauf kann es zu epileptischen Anfällen, Koma und Herz-Kreislauf-Stillstand kommen.

CAVE

Bei Patienten, die mit Lithium behandelt werden, können **Veränderungen im Flüssigkeitshaushalt** (Schwitzen, Durchfallerkrankungen etc.) zu einer Lithiumvergiftung führen. Die oben aufgeführten Symptome sind sehr ernst zu nehmen und müssen ärztlich abgeklärt werden.

Häufige allgemeine Nebenwirkungen von Lithium Gewichtszunahme, Tremor, kognitive Störungen, Polyurie (vermehrte Urinausscheidung) (Benkert et al. 2017).

8.1.4 Notfallmedikation

Ingrid Schäfer

! MERKE

Eine Medikation für psychiatrische Notfälle sollte **rasch wirksam** auf die erwünschte Zielsymptomatik und sicher sowie **zuverlässig applizierbar** sein.

Psychiatrische Notfälle treten auf in Form von:

- **Erregungszuständen** mit Antriebssteigerung, psychomotorischer Unruhe, Kontrollverlust, Gereiztheit, verbaler Aggressivität / Bedrohungen, Gewalttätigkeit
  - **Erregungszustände** können auftreten im Rahmen von:
    - (schizophrenen, schizoaffektiven, affektiven) Psychosen
    - Intoxikationen (besonders Alkohol, Kokain, Amphetamine)
    - deliranten Syndromen (postoperativ, Alkohol- und Benzodiazepin-Entzugsdelir, Infekte)
    - Persönlichkeitsstörungen
    - Angst
    - Unruhezuständen gerontopsychiatrischer Patienten
- **Suizidalität** (erfolgter Suizidversuch oder konkrete Suizidpläne oder -vorbereitungen)
- **Aggressivität/Gewalttätigkeit** im Rahmen psychischer Erkrankungen
- Schwere **Intoxikationen**
- **Delire**
- **Krisenhafte Zuspitzung** bei bislang psychisch Gesunden in seelischen oder körperlichen Ausnahmesituationen

EXPERTENWISSEN

Für die Notfallbehandlung eignen sich aufgrund des rasch eintretenden Effekts **Neuroleptika und Benzodiazepine.** Antidepressiva sind akut nicht effektiv (außer sedierende Antidepressiva zur Schlafverbesserung). Aus der Gruppe der Phasenprophylaktika kann bei akuten Manien Valproat verordnet werden.

Unklare Erregungszustände

- Ohne psychotische Symptome: Lorazepam oder Diazepam (alternativ Melperon, Promethazin)
- Mit psychotischen Symptomen bei psychiatrischer Erkrankung:
  - oral: Risperidon, Olanzapin oder Haloperidol + Lorazepam
  - i. m.: Olanzapin, Aripiprazol, Ziprasidon

Erregungszustände bei Intoxikationen

- Durch stimulierende Substanzen: Lorazepam oder Diazepam oral oder i. m.
- Durch sedierende Substanzen: Haloperidol oral oder i. m.

Erregungszustände im Rahmen eines Delirs

Es handelt sich um einen potenziell lebensbedrohlichen Zustand mit hoher Mortalität (unbehandelt bei ca. 30 %, behandelt bei 1–2 %). Je früher das Delir erkannt und behandelt wird, umso eher verkürzt sich die Dauer und bessert sich die Prognose erheblich. Die Unterscheidung zwischen Alkohol- bzw. Benzodiazepin-Entzugsdelir zu anderen deliranten Syndromen ist wesentlich für die weitere Therapie:

- Bei Alkohol- oder Benzodiazepin-Entzug:
  - oral: Clomethiazol, Lorazepam oder Diazepam
  - i. m.: Lorazepam oder Diazepam (oder langsam i. v.)
- Ohne Entzug:
  - oral: Risperidon, Olanzapin, Haloperidol
  - i. m.: Haloperidol, Olanzapin, Aripiprazol, Ziprasidon

Medikamentöse Notfallmaßnahmen bei Suizidalität

- Bei psychotischen Angst- oder Erregungszuständen neuroleptische Behandlung in Kombination mit Benzodiazepinen, z. B. Lorazepam
- Bei depressiven Erkrankungen Benzodiazepine, z. B. Lorazepam, ggf. in Kombination mit Neuroleptika bei wahnhaften Symptomen
- Bei suizidalen Krisen bei Persönlichkeitsstörungen Benzodiazepine, z. B. Lorazepam
- Bei Einschlafstörungen: z. B. Zolpidem
- Sedierende Antidepressiva

  Cave: Verordnung kleiner Packungsgrößen und nur Medikamente mit großer therapeutischer Breite

Durch Psychopharmaka verursachte Akutsituationen

- **Malignes neuroleptisches Syndrom** (MNS): vor allem unter hoher Dosierung hochpotenter Neuroleptika mit EPMS, fluktuierender Bewusstseinsstörung und autonomen Funktionsstörungen (Hypertonie, Tachykardie, Dyspnoe, Schwitzen) → intensivmedizinische Überwachung erforderlich!
- **Zentrales Serotonin-Syndrom:** Fieber + neuromuskuläre Störungen + delirante Symptome → Medikation absetzen, symptomatische Therapie, ggf. intensivmedizinische Überwachung
- **Zentrales anticholinerges Syndrom:**
  - Periphere anticholinerge Symptome wie trockene Haut und Schleimhäute, Hyperthermie, Mydriasis, Harnverhalt, Obstipation, Tachykardie, Herzrhythmusstörungen;
  - Agitierte Verlaufsform mit deliranter Symptomatik, Desorientiertheit, Verwirrtheit, evtl. optische und z. T. akustische Halluzinationen, motorischer Unruhe und Agitation, Dysarthrie und zerebralen Krampfanfällen
  - Apathisch hypoaktive Verlaufsform mit Somnolenz bzw. Koma → Medikation absetzen + intensivmedizinische Überwachung!

8.1.5 Intoxikation

Michael Frey

Die Einnahme einer Überdosis an Medikamenten kann aus unterschiedlichen Gründen geschehen. Es kann versehentlich, in suizidaler Absicht oder durch den Wunsch nach „Ruhe", weniger Symptomen oder Schmerzen passieren. In jedem Fall ist es wichtig, die **Intention der Einnahme zu explorieren.** Die Gefährlichkeit der Überdosis hängt von unterschiedlichen Faktoren ab: Substanz, andere zusätzliche Medikamente oder Drogen (z. B. Alkohol), Alter des Patienten, Begleiterkrankungen etc. So gibt es z. B. unter den Antidepressiva eine Substanzklasse (Trizyklika), die bei einer zu hohen Dosis ein hohes Gefährdungspotenzial aufweist, und eine andere (SSRIs), die hier weniger gefährlich einzuschätzen ist. In jedem Fall ist eine rasche ärztliche Abklärung notwendig. Fachkompetente Auskunft erteilt zudem der Giftnotruf. In den meisten Regionen hat dieser die **Telefonnummer 19240** mit der entsprechenden Vorwahl.

Bundesland	Telefonnummer
Baden-Württemberg	0761–19240
Bayern	089–19240
Berlin, Brandenburg	030–19240
Bremen, Hamburg, Schleswig-Holstein, Niedersachsen	0551–19240
Hessen, Rheinland-Pfalz	06131–19240
Mecklenburg-Vorpommern, Sachsen, Sachsen-Anhalt, Thüringen	0361–730730
Nordrhein-Westfalen	0228–19240
Saarland	06841–19240

Für Österreich und die Schweiz gibt es jeweils eine einheitliche Nummer.

Land	Internetadresse	Telefonnummer
Wien (Österreich)	Vergiftungsinformationszentrale (VIZ) – Gesundheit Österreich GmbH www.goeg.at/Vergiftungsinformation	+43–1–4 06 43 43
Zürich (Schweiz)	Schweizerisches Toxikologisches Informationszentrum www.toxi.ch	145 (schweizweit) +41–44–251 51 51 (aus dem Ausland)

! MERKE

Folgende Angaben sind wichtig:
- **Was** wurde eingenommen?
- **Wie viel** wurde davon eingenommen?
- **Wann** fand die Einnahme statt?
- **Wer:** Alter, Gewicht, Geschlecht, Symptome des Patienten
- **Warum:** suizidale Absicht?

Es ist wichtig, sich nach Möglichkeit die **Medikamentenverpackung** zeigen zu lassen, auch ggf. bereits in den Müll entsorgte Blister, um eine **Mengenabschätzung** vornehmen bzw. verifizieren zu können.

8.1.6 Adhärenz

Michael Frey

Als Adhärenz wird das Einhalten der durch den Patienten und den Arzt / Therapeuten gesetzten

Therapieziele und -vereinbarungen bezeichnet. Im Gegensatz zum Begriff „Compliance", der auch häufig verwendet wird, liegt der Fokus stärker auf der **Kooperation zwischen Patient und Arzt** anstatt nur auf der Befolgung der Vorgaben.

Für viele psychiatrische Erkrankungen spielt hinsichtlich der Prognose die Adhärenz bzgl. der medikamentösen Behandlung eine zentrale Rolle (Czobor et al. 2015). Wenn wegen einer notwendigen Behandlung nicht zu vermeidende Nebenwirkungen (z. B. Gewichtszunahme unter atypischen Neuroleptika) auftreten, verspüren Patienten jedoch häufig den Wunsch, die psychopharmakologische Behandlung nicht fortzuführen.

! MERKE

Für die psychiatrische Krisenintervention spielt dies eine zentrale Rolle, da nicht selten ein eigenständiges **Absetzen oder eine Reduktion der Medikation Auslöser einer Krise** sein können.

Mindestens die Hälfte der Patienten, die an einer chronischen Erkrankung leiden (körperlich oder psychisch), nimmt die Medikation nicht wie verordnet ein oder setzt sie ganz ab (Brown und Bussell 2011; Higashi et al. 2013). In einer groß angelegten Studie zur Patientenperspektive von an Schizophrenie erkrankten Menschen berichteten 57,5 % der Befragten, ihre Medikamente manchmal zu vergessen, unachtsam in der Einnahme zu sein oder sie ganz abzusetzen. Das Absetzen konnte sowohl darin begründet liegen, sich besser zu fühlen, aber auch schlechter. Über 85 % berichteten während der Einnahme von Neuroleptika über mindestens eine Nebenwirkung. Die **häufigsten Nebenwirkungen,** die zu geringerer Adhärenz führten, waren dabei: extrapyramidale Symptome, Sedierung und metabolische bzw. endokrinologische Nebenwirkungen (DiBonaventura et al. 2012). Eine fehlende Adhärenz geht bei an einer Schizophrenie leidenden Patienten einher mit häufigeren Krankenhausaufenthalten, einem größeren Rückfallrisiko und einem höheren Suizidrisiko (Higashi et al. 2013). Bereits kurze Phasen der Nichteinnahme eines verschriebenen Antipsychotikums können das Risiko für einen Rückfall erhöhen.

Risikofaktoren bei schizophrenen und bipolaren Erkrankungen für eine fehlende Adhärenz sind u. a. (García et al. 2016):

- Jüngeres Alter
- Substanzmissbrauch
- Geringere Krankheitseinsicht
- Ausgeprägte Wahnsymptome und Misstrauen
- Niedriger sozioökonomischer Status
- Erlebte Hindernisse beim Zugang zu psychiatrischer Behandlung oder schlechte Erfahrungen damit
- Schlechte therapeutische Beziehung

Während die zuerst genannten Faktoren wenig, ggf. auch gar nicht beeinflussbar sind, spielen jedoch die beiden Letztgenannten eine wesentliche Rolle im Hinblick auf Krisenintervention.

! MERKE

Ein niedrigschwelliger Zugang zum psychiatrischen Hilfesystem soll durch Krisenintervention geebnet und ermöglicht werden. Das Vorgehen in der Krisenintervention soll zudem darauf ausgerichtet sein, dem Betroffenen eine möglichst gute Erfahrung mit dem psychiatrischen Versorgungssystem zu ermöglichen, was insbesondere eine **Beachtung des Autonomiebedürfnisses** der Betroffenen beinhaltet.

Aus Studien ist bekannt, dass insbesondere eine **gute therapeutische Beziehung** zum verschreibenden Arzt und die Wahrnehmung der Vorteile der Medikation für die Adhärenz entscheidend sind (Higashi et al. 2013). Auch dies kann Thema der Krisenintervention sein.

8.2 Psychopathologischer Befund

Michael Frey

Psychische Phänomene und menschliche Verhaltensweisen sind sehr individuell und komplex. Zur Beschreibung muss diese Komplexität reduziert werden und zur fachlichen Verständigung ist es sinnvoll, sich auf ein gemeinsames Begriffssystem zu beziehen.

8.2.1 Exkurs: Vom Symptom zur Diagnose

Symptome können **kategorial und dimensional** betrachtet werden. Eine *kategoriale Zuordnung* erfolgt über die diagnostischen Manuale, wie die ICD-10 bzw. ICD-11 oder das DSM-5. Dabei gibt es hinsichtlich der einzelnen Störungsbilder immer wieder Veränderungen entsprechend dem Fortschritt der Forschung und dem Zeitgeist, wie sich z. B. in der diagnostischen Zuordnung der Psychosen in der ICD-10 und ICD-11 zeigt.

Am Beispiel der Depression würde das bedeuten, dass mit schlechter Stimmung, Antriebslosigkeit, Freud- und Interessenverlust, Einschlafstörungen (Symptome 1–4 in ➤ Abb. 8.2) zwar ein depressives Syndrom vorliegt, jedoch erst durch das Zeitkriterium (mindestens 2 Wochen) daraus eine Diagnose wird. Ein zusätzlich vorliegender ausgeprägter Kontrollzwang (Symptom 5) ist nicht Teil der diagnostischen Kriterien einer depressiven Störung, reicht aber ggf. auch nicht für eine eigenständige Diagnose. In der dimensionalen Betrachtung zeigen sich die interindividuellen Unterschiede in der Ausprägung der einzelnen Symptome. Das DSM-5 hat bei einigen Krankheitsbildern versucht, den dimensionalen Aspekt mit einzubeziehen. Dies ist auch für die ICD-11 vorgesehen.

8.2.2 Der psychopathologische Befund

Für die Beschreibung psychischer Phänomene gibt es klar definierte Begrifflichkeiten. Das sog. **AMDP-System** (der Arbeitsgemeinschaft für Methodik und Dokumentation in der Psychiatrie) ist ein in der Erwachsenenpsychiatrie etabliertes System, das Struktur und Definitionen der verwendeten Begriffe vorgibt. Es ist besonders geeignet, um psychotisches Erleben abzubilden. Für den Bereich der Kinder- und Jugendpsychiatrie gibt es weitere Systeme, z. B. die *Clinical Assessment Scale for Child and Adolescent Psychopathology* (CASCAP), die weniger gut bei psychotischen Phänomenen differenziert, dafür mehr typische Verhaltensauffälligkeiten und Entwicklungsabweichungen bei Kindern erfasst. Der Überschneidungsbereich in den Begrifflichkeiten insgesamt ist jedoch groß. Die im Folgenden dargestellten Definitionen basieren auf dem AMDP (2007).

Ziel eines **psychopathologischen Befunds** ist eine möglichst gut nachvollziehbare Schilderung des psychischen Zustandsbildes eines Menschen, das

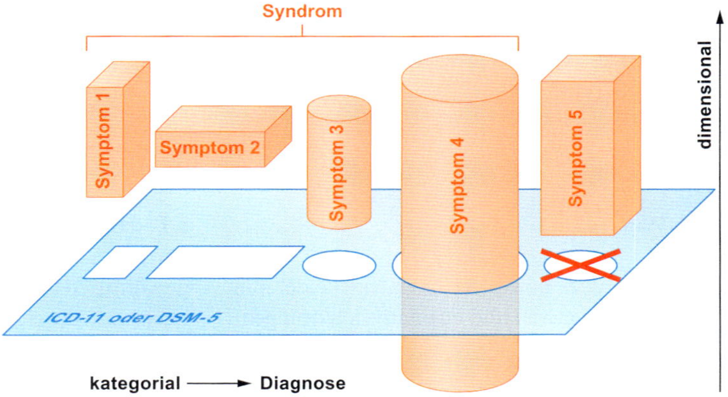

Abb. 8.2 Klassifikationssystematik: In der Grafik repräsentieren die einzelnen Objekte Symptome mit kategorialer und dimensionaler Ausprägung. Symptom 1 (z. B. das Symptom eines verminderten Antriebs) hat eine größere dimensionale (Länge) Ausprägung als Symptom 2. Symptom 2 könnte für einen Interessenverlust stehen. Die Symptome 3 und 4 passen ebenfalls zu den kategorialen „Vorgaben" des Klassifikationssystems (ICD-11 oder DSM-5) für eine bestimmte Störung und repräsentieren zusammen mit den Symptomen 3 und 4 z. B. ein depressives Syndrom. Symptom 5 könnte z. B. für einen Kontrollzwang stehen, der nicht als Kriterium für eine depressive Störung im Klassifikationssystem aufgeführt ist.

zur diagnostischen Einordnung beiträgt. Es werden folgende **Domänen** unterschieden:

- Bewusstseinsstörungen
- Orientierungsstörungen
- Aufmerksamkeits- und Gedächtnisstörungen
- Formale Denkstörungen
- Befürchtungen und Zwänge
- Wahn
- Sinnestäuschungen
- Ich-Störungen
- Störungen der Affektivität
- Antriebs- und psychomotorische Störungen
- Zirkadiane Besonderheiten
- Andere Störungen

In der Leitlinie für Notfallpsychiatrie (DGPPN 2019) wird empfohlen, für die **präklinische Notfallversorgung** und nicht psychiatrisch ausgebildete Ärzte als Mindeststandard folgende Aspekte des psychopathologischen Befunds zu erheben:

1. **Bewusstsein und Orientierung:** Hier bilden sich schwerwiegendere Beeinträchtigungen ab, z. B. im Rahmen eines Delirs oder einer Intoxikation.
2. **Merkfähigkeit, Gedächtnis:** Dies ist vor allem zum Erkennen einer demenziellen Symptomatik besonders relevant.
3. **Denken und Wahrnehmungsleistung:** Vor allem bei psychotischen Syndromen bestehen in diesem Bereich Auffälligkeiten.
4. **Affekt und Antrieb:** Beide sind bei den meisten psychiatrischen Erkrankungen mit betroffen, eine Differenzierung ermöglicht eine nähere Eingrenzung der syndromalen Zuordnung und der Bedarfe des Betroffenen.
5. **Suizidalität und Fremdgefährdung:** zwei der wesentlichen Grenzmarken für die Beurteilung, ob es sich um einen psychiatrischen Notfall handelt oder nicht. Auch aus forensischen Gründen sind diese beiden Aspekte immer zu beurteilen.

Bewusstsein

Bei Störungen des Bewusstseins unterscheidet man zwischen quantitativen und qualitativen Störungen.

Bei den **quantitativen Bewusstseinsstörungen** nimmt die „Wachheit" (Vigilanz) zunehmend ab. (Schädel-Hirn-Trauma, entzündliche Hirnprozesse etc.).

- **Somnolenz:** Schläfrigkeit mit erhaltener Erweckbarkeit und Kontaktfähigkeit
- **Sopor:** nur noch durch starke Schmerzreize erweckbar, die dann auch meist nur zu ungezielten Abwehrreaktionen führen
- **Koma:** nicht mehr erweckbar

Qualitative Bewusstseinsstörungen beeinträchtigen die Art und Klarheit des bewussten Erlebens. Sie unterscheiden sich damit qualitativ von dem, was wir als „normales" Bewusstsein wahrnehmen. Qualitative Bewusstseinsveränderungen treten nicht nur bei pathologischen Zuständen auf, sondern z. B. auch als Phänomene bei Hypnose oder Meditation.

- **Bewusstseinstrübung:** Aspekte der eigenen Person oder der Umwelt können nicht mehr in einen sinnvollen Zusammenhang gebracht und damit nicht mehr verstanden werden. Der Patient erscheint daher verwirrt im Denken und Handeln (z. B. Delir, Schädel-Hirn-Trauma, Drogen).
- **Bewusstseinseinengung:** Kognition und Affekt sind stark fokussiert und eingeengt auf bestimmte Aspekte. Es besteht eine verminderte Ansprechbarkeit auf Außenreize. Im AMDP-System wird auch die Metapher „Lichtkegel des Bewusstseins" angeführt (z. B. Trance, traumatisches Erlebnis).
- **Bewusstseinsverschiebung:** Subjektiv wird das Bewusstsein als erweitert erlebt. Wahrnehmung und Wachheit erscheinen gesteigert und erweitert. Dabei können Emotionen als besonders intensiv erlebt werden; oder es kann das Gefühl einer gesteigerten Lebendigkeit auftreten (z. B. Meditation, Drogen).

Orientierung

Hinsichtlich der Orientierung werden vier Qualitäten unterschieden: Zeit, Ort, Situation, eigene Person (➤ Tab. 8.5).

Eine leichte zeitliche Desorientierung, dass man z. B. das Datum nicht genau weiß und um 2–3 Tage abweicht, kann in manchen Situationen nicht ungewöhnlich sein. Wenn jedoch bzgl. Jahreszeit oder Jahr Abweichungen bestehen, ist dies deutlich schwerwiegender. Im Allgemeinen ist eine zeitliche Desorientierung als weniger gravierend einzuordnen als eine fehlende Orientierung zur eigenen Person.

Tab. 8.5 Vier Qualitäten der Orientierung

Zeit	Datum, Wochentag, Monat, Jahr, Jahreszeit
Ort	Information darüber, wo man sich befindet
Situation	Ein Verständnis für die aktuelle Situation; z. B. könnte der Patient während einer Befunderhebung fälschlicherweise der Meinung sein, dass es sich um ein Fernsehinterview handelt
Eigene Person	Daten zur Person (Name, Alter, Geburtsdatum, Wohnsitz, Beruf) und biografische Daten, lebensgeschichtliche Situation

! MERKE

Die Fragen zur Orientierung sollten nach Möglichkeit eher beiläufig gestellt werden, um den Betroffenen nicht bloßzustellen.

Merkfähigkeit und Gedächtnis

Von einer **Merkfähigkeitsstörung** wird gesprochen, wenn Gedächtnisinhalte nach einem Zeitraum von ca. 10 min nicht wieder abgerufen werden können. Hierzu werden dem Patienten meist drei Begriffe genannt, und er wird gebeten, diese zu wiederholen, um eine **Auffassungsstörung** (Inhalte können nicht mehr sinnvoll miteinander verknüpft werden oder werden nur noch konkretistisch im wörtlichen Sinne verstanden, da keine Abstraktion mehr möglich ist – z. B. Sprichwörter) auszuschließen. Nach ca. 10 min wird der Patient gebeten, diese wiederzugeben.

Gedächtnisstörungen liegen vor, wenn länger zurückliegende Inhalte und Ereignisse nur noch ungenau, lückenhaft oder gar nicht mehr abgerufen werden können. Auch die Unfähigkeit, Gedächtnisinhalte zeitlich richtig einzuordnen, eine sog. Zeitgitterstörung, oder ausgeprägte Amnesien zählen dazu.

Denken und Wahrnehmungsleistung

Es können **formale und inhaltliche Denkstörungen** unterschieden werden.

Formale Denkstörungen

Der **formale Gedankengang** ist in der Regel am sprachlichen Ausdruck abzulesen (➤ Tab. 8.6). So kann ein depressiver Patient z. B. im formalen Gedankengang verlangsamt sein, was in der Untersuchung durch längere Antwortlatenzen auffallen würde. Lange Antwortlatenzen können jedoch auch auf ein subjektiv gehemmtes oder als blockiert erlebtes Denken hinweisen. Manche Patienten berichten dann auf Nachfrage davon, das Gefühl zu haben, dass sie nicht „weiterdenken" könnten. Besonders bei psychotischen Patienten ist das formale Denken häufig beeinträchtigt. So kann das Denken z. B. von ständig neuen Einfällen und Ideen durchsetzt und dadurch abgelenkt sein. Das Gespräch ist dann durch ständig neue Assoziationen des Patienten sehr sprunghaft und wenig strukturiert, aber der Gedankenablauf grundsätzlich noch nachvollziehbar. Dies würde man als ideenflüchtig bezeichnen. In sehr ausgeprägter Form reicht dies bis zur Zerfahrenheit, in diesem Fall ist der Zusammenhang für den Untersucher nicht mehr nachvollziehbar. Die inhaltliche Kohärenz ist nicht

Tab. 8.6 Begriffe zur formalen Denkstörung

Gehemmt	Subjektive Empfindung eines blockierten, gebremsten Denkens
Verlangsamt	Langsameres Denken als normalerweise
Umständlich	Wesentliches und Unwesentliches werden nicht klar getrennt
Eingeengt	Auf einige wenige Themen begrenztes Denken
Perseverierend	Verhaftet sein an zuvor verwendeten Begriffen oder Inhalten
Grübeln	Wiederholtes Nachdenken über meist unangenehme Inhalte
Gedankendrängen	Es drängen sich viele verschiedene Ideen und Gedanken auf
Ideenflüchtig	Viele Einfälle und Ideen führen zu Assoziationen, die den Gedankengang immer wieder ablenken
Vorbeireden	Die Antwort zielt nicht auf die gestellte und vom Gegenüber verstandene Frage ab
Gesperrt / Gedankenabreißen	Der Gedankengang ist plötzlich ohne erkennbaren Grund unterbrochen
Inkohärenz / zerfahren	Der Sinngehalt des Gesagten ist nicht mehr erkennbar
Neologismen	Wortneuschöpfungen, die nicht (gleich) verständlich sind

mehr gegeben, bis dahin, dass innerhalb eines Satzes unterschiedliche Gedankenbruchstücke scheinbar willkürlich vermengt werden.

Inhaltliche Denkstörungen

Bei inhaltlichen Denkstörungen weichen Verarbeitung und Interpretation von Wahrnehmungen und damit der Inhalt des Denkens von der „Normalität" ab und sind damit für Außenstehende nicht mehr nachvollziehbar. Dazu zählen:

- **Zwangsgedanken:** sich wiederholt aufdrängende Gedanken, die vom Betroffenen selbst als unsinnig erlebt werden und meist zu deutlichem Leidensdruck führen.
- **Wahninhalte:** Im Gegensatz zum Zwangsgedanken sind die Betroffenen nicht von der Unsinnigkeit überzeugt, sondern erleben die entsprechenden Inhalte als evidente Realität und sind dabei meist sehr beharrlich und nicht vom Gegenteil zu überzeugen. Es sind **unterschiedliche Ausprägungen** zu unterscheiden (➤ Abb. 8.3).

Neben dem Ausprägungsgrad können unterschiedliche **Formen** unterschieden werden. Das AMDP-System definiert:

- Beziehungswahn
- Beeinträchtigungs- und Verfolgungswahn
- Eifersuchtswahn
- Schuldwahn
- Verarmungswahn
- Hypochondrischer Wahn
- Größenwahn

Neben den Wahninhalten können auch **Sinnestäuschungen** den Realitätsbezug beeinträchtigen; sie treten häufig in Zusammenhang mit psychotischen Erkrankungen auf (s. auch ➤ Kap. 4.1). Es wird zwischen Illusionen, die eine Reizquelle voraussetzen, und Halluzinationen, die davon unabhängig auftreten, unterschieden:

- **Illusionäre Verkennung:** Reale Objekte, Geräusche oder Personen werden verkannt. So kann z. B. im Halbdunkel ein Baum als Ungeheuer wahrgenommen werden.
- **Halluzinationen:** können alle Sinnesqualitäten betreffen. Ein häufiges Phänomen ist das Hören von Stimmen.

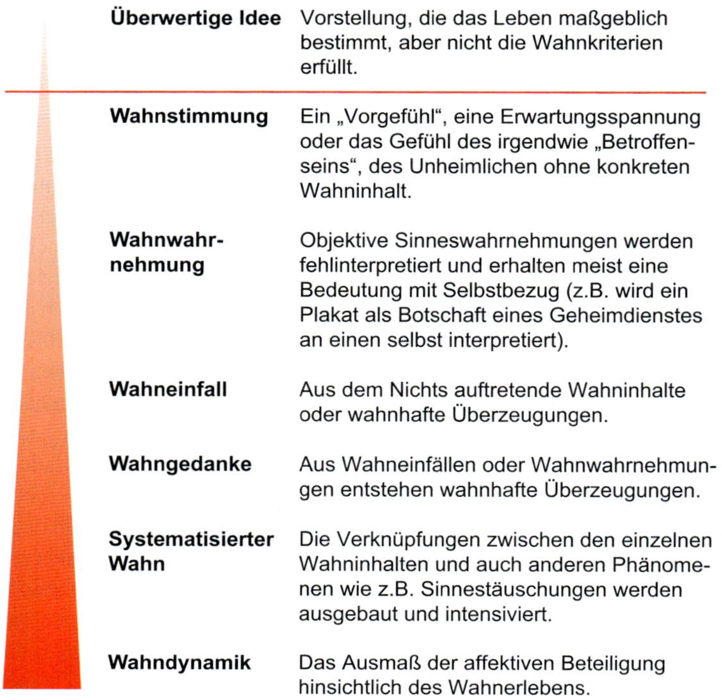

Abb. 8.3 Wahn

Tab. 8.7 Begriffe zur Beschreibung des Affekts

Ratlos	Wirkt perplex, erstaunt, verunsichert
Gefühl der Gefühllosigkeit	Es wird ein Fehlen von Gefühlen, eine Gefühlsleere berichtet
Affektarm	Ein geringes Spektrum gezeigter Gefühle
Störung der Vitalgefühle	Vermindertes Erleben von Kraft, Vitalität und Lebendigkeit
Deprimiert	
Hoffnungslos	
Ängstlich	
Euphorisch	
Dysphorisch	Mürrisch, verdrießlich gestimmt
Gereizt	
Innerlich unruhig	
Klagsam/jammerig	
Insuffizienzgefühle	Verminderter Selbstwert bzw. reduziertes Vertrauen in die eigene Leistungsfähigkeit
Gesteigertes Selbstwertgefühl	
Schuldgefühle	
Verarmungsgefühle	
Ambivalent	Gleichzeitiges Bestehen widersprüchlicher Emotionen und Impulse, was meist als quälend erlebt wird
Parathymie	Affekt passt nicht zum inhaltlich Geschilderten/erscheint für Situation unpassend
Affektlabil	Rasche affektive Reaktion auf einen geringen Reiz
Affektinkontinent	Affekte können vom Patienten nicht mehr kontrolliert werden
Affektstarr	Der Betroffene kann im Gespräch nicht affektiv „mitschwingen", wirkt in der affektiven Modulation eingeschränkt

Affekt und Antrieb

Das AMDP-System bietet eine Vielzahl von Beschreibungen des **Affekts.** Dabei gilt es primär zu beschreiben, ohne darüber zu entscheiden, ob dieser Affekt situationsangemessen (mit Ausnahme des parathymen Affekts) oder pathologisch ist oder Teil eines anderen Symptoms (z. B. Schuldgefühl im Rahmen eines Schuldwahns). In ➤ Tab. 8.7 werden nur die nicht selbsterklärenden Begriffe erläutert.

Die beiden wichtigsten **Antriebsstörungen** sind der verminderte und der gesteigerte Antrieb. Ausdruck findet der Antrieb im Aktivitätsniveau und in der Psychomotorik des Patienten. Ein gesteigerter Antrieb mit einer Zunahme an Initiative, Unternehmungslust und Aktivität ist z. B. bei einer Manie typisch. Ein reduzierter Antrieb hingegen wäre ein häufiges Symptom einer Depression. Dabei fehlen den Betroffenen der Schwung und die Energie für Unternehmungen.

Selbst- und Fremdgefährdung

Zu den Aspekten der Selbst- und Fremdgefährdung sollte in der Dokumentation in jedem Fall Stellung bezogen werden. Die verantwortungsvolle Einschätzung einer psychiatrischen Krisensituation erfordert es, diese **Gefährdungsaspekte zu beurteilen.** Hier geht es darum, vor dem Hintergrund der Fachexpertise auf Basis der eigen- und fremdanamnestischen Angaben zusammen mit den bekannten Risikofaktoren und ggf. vorhandenen protektiven Faktoren zu einer Gefährdungsbeurteilung zu kommen. In diesem Zusammenhang spielt nicht nur die unmittelbare Aussage des Betroffenen eine Rolle, sondern auch die **Einschätzung der Glaubhaftigkeit,** die vor dem Hintergrund des Gesamtbildes beurteilt werden muss. In der Dokumentation wird darauf Bezug genommen, indem dort z. B. steht: „Herr K. ist *glaubhaft* von Suizidalität distanziert."

Weitere Informationen zur Einschätzung und zum Umgang mit Selbst- und Fremdgefährdung finden sich in ➤ Kap. 7.1.1 und ➤ Kap. 7.1.2.

8

LITERATUR

AMDP–Arbeitsgemeinschaft für Methodik und Dokumentation in der Psychiatrie (Hrsg.). Das AMDP-System: Manual zur Dokumentation psychiatrischer Befunde. Göttingen: Hogrefe 2007.

Benkert O, Hippius H, Anghelescu I, Davids E, Gründer G, Lange-Asschenfeldt C, et al. Kompendium der psychiatrischen Pharmakotherapie. 11. A. Berlin, Heidelberg: Springer 2017.

Bracher F, Dombeck F. Was internationale Freinamen aussagen. Pharmazeutische Zeitung 2002; 147(45): 16–26.

Brown MT, Bussell JK. Medication adherence: WHO cares? Mayo Clin Proc 2011; 86: 304–314.

Czobor P, van Dorn RA, Citrome L, Kahn RS, Fleischhacker WW, Volavka J. Treatment adherence in schizophrenia: a patient-level meta-analysis of combined CATIE and EUFEST studies. Eur Neuropsychopharmacol 2015; 25(8): 1158–1166.

DiBonaventura M, Gabriel S, Dupclay L, Gupta S, Kim E. A patient perspective of the impact of medication side effects on adherence: results of a cross-sectional nationwide survey of patients with schizophrenia. BMC Psychiatry 2012; 12(1): 20.

García S, Martínez-Cengotitabengoa M, López-Zurbano S, Zorrilla I, López P, Vieta E, et al. Adherence to antipsychotic medication in bipolar disorder and schizophrenic patients: a systematic review. J Clin Psychopharmacol 2016; 36(4): 355.

Higashi K, Medic G, Littlewood KJ, Diez T, Granström O, De Hert M. Medication adherence in schizophrenia: factors influencing adherence and consequences of nonadherence, a systematic literature review. Ther Adv Psychopharmacol 2013; 3(4): 200–218.

Laux G, Dietmaier O. Nomenklatur: Definition und Einteilung von Psychopharmaka. In: Laux G, Dietmaier O (Hrsg.). Praktische Psychopharmakotherapie. München: Elsevier Urban & Fischer 2020, S. 16.

Oruch R, Pryme IF, Engelsen BA, Lund A. Neuroleptic malignant syndrome: an easily overlooked neurologic emergency. Neuropsychiatr Dis Treat 2017; 13: 161–175.

ZITIERTE LEITLINIE

DGPPN–Deutsche Gesellschaft für Psychiatrie und Psychotherapie, Psychosomatik und Nervenheilkunde (Hrsg.). S2k-Leitlinie Notfallpsychiatrie. AWMF-Registernummer 038-023. Stand: 31.8.2019; www.awmf.org/uploads/tx_szleitlinien/038-023l_S2k_Notfallpsychiatrie_2019-05_1.pdf (letzter Zugriff: 14.3.2020).

KAPITEL

9 Rechtliche Rahmenbedingungen

Ingrid Schäfer

Zusammenfassung

- Die in Gefährdungslagen notwendige Abwägung von Rechtsgütern ist gesetzlich geregelt.
- Ausgehend von einer Garantenstellung sind bei akuter Gefährdung, z. B. durch Suizidalität, ein Abwägen der Rechtsgüter und entsprechendes Handeln der professionellen Helfer notwendig.
- Die Schweigepflicht ist ein hohes Gut in der Betreuung, Beratung und Behandlung hilfsbedürftiger Menschen. In klar definierten Fällen (z. B. rechtfertigender Notstand oder Kindeswohlgefährdung) darf diese zum Schutz eines höheren Rechtsgutes gebrochen werden.
- Die Freiheit der Person ist ein im Grundgesetz verbrieftes Grundrecht, das bei akuter Selbst- oder Fremdgefährdung im Rahmen einer Unterbringung gegen den Willen des Patienten vorübergehend eingeschränkt werden kann.

Aufgrund von Gefährdungslagen erfordert die psychiatrische Krisenintervention oftmals die Abwägung von Rechtsgütern. Für die Handlungssicherheit der professionellen Helfer ist es wichtig, die relevanten rechtlichen Rahmenbedingungen zu kennen, um entsprechend argumentieren und eine rechtssichere Entscheidung treffen zu können.

9.1 Garantenstellung

Die Garantenstellung ergibt sich aus einer **Pflichtposition** einer Person, in der sie dafür einzustehen hat, dass ein bestehendes Rechtsgut vor Schäden geschützt wird. Diese ergibt sich aus der freiwilligen Übernahme von Schutz- und Beistandspflichten mit Beginn der Behandlung.

Professionelle Helfer befinden sich in einem **besonderen Rechtsverhältnis** gegenüber ihren Patienten. Sie haben z. B. eine Rechtspflicht zum Handeln gegenüber suizidalen Patienten und unterliegen damit der Garantenpflicht, d. h. einer Rettungspflicht des Betroffenen.

CAVE

Ein Behandlungsvertrag (z. B. ein Antisuizidvertrag) entbindet nicht von der Garantenpflicht.

Unterlässt der Behandler die vom Gesetz geforderte Tätigkeit, handelt es sich um ein Unterlassungsdelikt im Sinne des § 323c Strafgesetzbuch (StGB).

9.2 Schweigepflicht

Im Gesetz ist definiert, dass „Geheimnisse", die einem in einer speziellen beruflichen Funktion anvertraut werden, nicht unbefugt offenbart werden dürfen. Zu den genannten Berufen gehören u. a. Ärzte, Psychologen, Sozialarbeiter und „Angehörige eines anderen Heilberufs".

! MERKE

Alle als professionelle Helfer im Rahmen einer Krisenintervention Tätigen sind damit gesetzlich verpflichtet, das Berufsgeheimnis zu wahren. Die Schweigepflicht besteht über den Tod des Patienten hinaus.

Nach § 203 Abs. 1 StGB wird mit **Freiheitsstrafe bis zu 1 Jahr oder mit Geldstrafe** bestraft, wer unbefugt ein fremdes Geheimnis, namentlich ein zum persönlichen Lebensbereich gehörendes Geheimnis, offenbart, das ihm in seiner beruflichen Funktion anvertraut oder sonst bekannt geworden ist. Das gilt auch nach dem Tod des Patienten.

Die ärztliche Schweigepflicht ist außerdem in § 9 Abs. 1 der Muster-Berufsordnung für Ärzte (MBO-Ä) bzw. den entsprechenden Bestimmungen der Berufsordnungen der Landesärztekammern geregelt. Die ärztliche Schweigepflicht umfasst nach den Berufsordnungen der Landesärztekammern *„das, was ihnen in ihrer Eigenschaft als Ärztin oder Arzt anvertraut oder sonst bekannt geworden ist"* (§ 9 Abs. 1 MBO-Ä). Die berufsrechtliche Schweigepflicht ist daher umfassend zu verstehen. Die Schweigepflicht ist grundsätzlich gegenüber Dritten, aber auch gegenüber anderen Ärzten, Familienangehörigen des Patienten sowie eigenen Familienangehörigen zu beachten. Die Schweigepflicht ergibt sich zudem als Nebenpflicht aus dem zwischen Arzt und Patient geschlossenen Behandlungsvertrag, der seit dem Inkrafttreten des Patientenrechtegesetzes in §§ 630a ff. Bürgerliches Gesetzbuch (BGB) geregelt ist. Ein Verstoß gegen die Schweigepflicht kann daher für Ärzte neben strafrechtlichen Konsequenzen auch berufsrechtliche oder berufsgerichtliche Maßnahmen sowie Schadensersatzansprüche zur Folge haben (BÄK 2018).

Recht zur Offenbarung:

- Durch **Entbindung von der Schweigepflicht** durch den Patienten
- Vorliegen eines **rechtfertigenden Notstands,** z. B. bei akuter und unmittelbarer Gefährdung von Leib und Leben eines Menschen, um weiteren Schaden zu verhindern (➤ Kap. 9.4)
- Bei **gesetzlicher Auskunftspflicht** (Sozialversicherer, Staatsanwaltschaft, Gesundheitsamt)
- Wenn der Patient eine **schwerwiegende, anzeigepflichtige Straftat** (§ 138 StGB) plant und diese bzw. deren Konsequenzen noch abgewendet werden können. In diesem Fall besteht eine Anzeigepflicht. Zu den schwerwiegenden Straftaten zählen z. B. Mord, Totschlag, Raub oder Straftaten gegen die persönliche Freiheit.
- Auch eine **Gefährdung des Kindeswohls** kann Anlass sein, die Schweigepflicht zu brechen (§ 4 KKG) (➤ Kap. 7.1.3).

9.3 Unterbringung

Bei psychisch Kranken kann krankheitsbedingt erhebliche Eigen- und/oder Fremdgefährdung auftreten. Dies muss nicht über den gesamten Verlauf der Erkrankung fortbestehen, ist jedoch im Rahmen akuter Krankheitsphasen keine Seltenheit.

Hierbei kann es sich um Suizidalität, um Pläne eines erweiterten Suizids oder konkrete Fremdgefährdung durch tätlich aggressives Verhalten oder Gefährdung der öffentlichen Sicherheit z. B. durch Dritte gefährdende Teilnahme am Verkehr handeln. Bei der Fremdgefährdung müssen bedeutende Rechtsgüter (körperliche Unversehrtheit, Leib und Leben) anderer erheblich gefährdet sein; Ruhestörung oder kleinere Vermögensdelikte gelten hier nicht.

Ist die Gefahr schwerwiegend und akut, kann ein Richter auf Basis der Unterbringungsgesetze bzw. der Psychisch-Kranken-(Hilfe)-Gesetze der Länder (PsychK[H]G) oder bei ausschließlich selbstgefährdendem Verhalten auf Basis des bundeseinheitlichen Betreuungsrechts (§ 1906 BGB) eine Unterbringung gegen den Willen des Betroffenen in einem psychiatrischen Krankenhaus und ggf. eine Zwangsbehandlung anordnen (➤ Abb. 9.1).

Der **Ablauf einer Unterbringung** umfasst im Regelfall drei Stufen:

1. Zunächst leitet die **mittlere Unterbringungsbehörde** (das ist bundeslandspezifisch und kann z. B. das Amt für öffentliche Ordnung oder die Polizeibehörde sein) ein Verfahren ein.
2. Ein **Facharzt für Psychiatrie und Psychotherapie** verfasst eine schriftliche Stellungnahme, aus der die Gründe für die Unterbringung hervorgehen.
3. Das **Betreuungsgericht** erlässt einen Beschluss, der die Unterbringung legitimiert (Kieswetter et al. 2017).

Die meisten **bundeslandspezifischen Unterbringungsgesetze** regeln auch die Zuständigkeit für den Fall, dass eine behördliche Entscheidung nicht rechtzeitig ergehen kann, z. B. außerhalb der Öffnungszeiten der zuständigen Behörde oder bei Gefahr in Verzug. In den meisten Bundesländern ist hierfür im Rahmen der entsprechenden Sicherheits- und Ordnungsgesetze die Polizei zuständig. In jedem Fall muss jedoch das jeweils zuständige Betreuungsgericht von der Maßnahme benachrichtigt werden. In der überwiegenden Zahl der Bundesländer verlangen die gesetzlichen Vorgaben einen gerichtlichen Beschluss spätestens bis zum Ende des auf die Unterbringung folgenden Tages, ansonsten ist der Betroffene zu entlassen.

Das **gerichtliche Verfahren** für freiheitsentziehende Unterbringung ist in §§ 312 ff. FamFG geregelt. Maßnahmen nach PsychK(H)G können durch jeden angeregt werden.

INFOBOX

Psychisch-Kranken-(Hilfe)-Gesetz

In Deutschland existieren in den einzelnen **Bundesländern** Gesetze, die dem Schutz und der Hilfe psychisch kranker Menschen dienen. Die Bezeichnung unterscheidet sich in den Bundesländern. In den meisten Bundesländern ist entweder der Begriff Psychisch-Kranken-Gesetz oder Psychisch-Kranken-Hilfe-Gesetz als Kurztitel vorgesehen. Diese Gesetze regeln auch die **Voraussetzungen für freiheitsentziehende Unterbringungen,** falls eine Gefährdung Dritter oder eine Selbstschädigung aufgrund einer psychischen Krankheit zu befürchten ist. Zudem werden ambulante vor- und nachsorgende Hilfen angeboten und Beratungsangebote vorgehalten.
Die Unterbringung gilt in den meisten Bundesländern als eine von mehreren Maßnahmen und Hilfen, die das Gesetz über Hilfen bei psychischer Krankheit (PsychK[H]G) festlegt.

Der Betroffene soll durch Heilung, Besserung und Linderung der Erkrankung, die zur Unterbringung führte, befähigt werden, soweit und sobald als möglich wieder ein eigenverantwortliches Leben in der Gemeinschaft zu führen.

9.3.1 Öffentlich-rechtliche Unterbringung

Voraussetzungen für eine öffentlich-rechtliche Unterbringung sind:

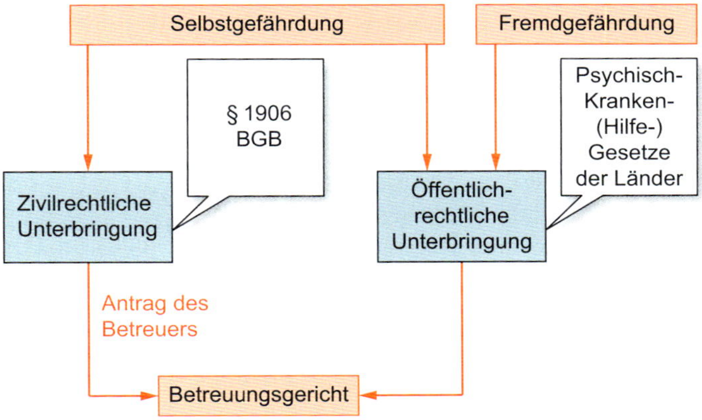

Abb. 9.1 Unterbringung

- **Psychische Erkrankung,** in deren Folge eine **erhebliche Eigen- oder Fremdgefährdung** vorliegt, die nur durch Unterbringung und Behandlung in einem psychiatrischen Krankenhaus abzuwenden ist.
- Bei Nichtbehandlung besteht eine **akute, unmittelbare Gefahr** für den Patienten und/oder Dritte bzw. deren Eigentum.
- Die **freie Willensbestimmung** (Einsichts- und Urteilsfähigkeit) des Patienten muss krankheitsbedingt stark **beeinträchtigt/aufgehoben** sein.
- Die **Zusammenhänge** zwischen psychischer Erkrankung und drohender Eigen- oder Fremdgefährdung müssen **objektivierbar** sein, und es muss mit einer Besserung des Krankheitszustands aufgrund der Behandlung gerechnet werden.

! MERKE

Freiheitsentziehende Maßnahmen sind nur nach gewissenhafter Abwägung der Freiheitsrechte mit den Fürsorgepflichten und unter bedingungsloser Beachtung der Würde des Menschen und seiner Selbstbestimmung anzuwenden. Sie sind deshalb in Art und Dauer **auf das unbedingt notwendige Maß zu beschränken** und nur unter Berücksichtigung aller ethischen und gesetzlichen Vorgaben durchzuführen.

Form und Zweck der Unterbringung:

- Eine öffentlich-rechtliche Unterbringung kann ein Instrument der Krisenintervention sein und dient der Gefahrenabwehr.
- In den Gesetzen zur öffentlich-rechtlichen Unterbringung ist auch die Heilbehandlung des Betroffenen geregelt; der Anspruch darauf umfasst eine zweckmäßige und notwendige Behandlung.

9.3.2 Zivilrechtliche Unterbringung

Eine Unterbringung für Menschen, die unter rechtlicher Betreuung stehen, ist mit § 1906 BGB bundeseinheitlich geregelt. Diese Form der Unterbringung kann bei bestehender Fremdgefährdung nicht angewandt werden. Aufgrund des meist längeren zeitlichen Vorlaufs dieser Form der Unterbringung ist sie auch für akute Situationen nicht geeignet.

Die Unterbringung durch einen Bevollmächtigten, dem mittels einer Vorsorgevollmacht die Befugnisse zur freiheitsentziehenden Unterbringung explizit eingeräumt wurden (§ 1906 Abs. 5 BGB), ist auf Grundlage dieses Gesetzes ebenfalls möglich.

9.4 Rechtfertigender Notstand

Fallbeispiel

Herr Y. meldet sich telefonisch beim Krisendienst. Er kündigt an, sich jetzt das Leben zu nehmen. Er stehe bereits auf einer Brücke und sehe unter sich die Züge vorbeifahren. Das Leben sei für ihn sinnlos geworden. Zu seinem genauen Standort befragt, nennt Herr Y. die Brücke, auf der er steht. Die Mitarbeiterin holt einen Kollegen zu Hilfe, der – während sie weiter mit Herrn Y. spricht – umgehend die Polizei informiert.

Im Rahmen der Krisenintervention kann es zu akuten Situationen kommen, in denen Gefahr für Leib und Leben oder ein anderes Rechtsgut besteht. Das Strafgesetzbuch sieht dafür den sog. rechtfertigenden Notstand (§ 34 StGB) vor. Im Einzelfall geht es dabei darum, zwei Rechtsgüter gegeneinander abzuwägen, so z. B. die Schweigepflicht und den drohenden Suizid eines Patienten, wie im Fallbeispiel. Durch die Weitergabe der Information an die Polizei, ohne zuvor das Einverständnis des Betroffenen eingeholt zu haben, wird die Schweigepflicht gebrochen. Aber das Leben des Anrufers ist als höheres Rechtsgut einzuschätzen und das Brechen der Schweigepflicht im Sinne eines *rechtfertigenden Notstandes* in diesem Fall gerechtfertigt. *„Dies gilt jedoch nur, soweit die Tat ein angemessenes Mittel ist, die Gefahr abzuwenden“* (§ 34 StGB), was im Einzelfall abgewogen und begründet werden muss.

! MERKE

Für etwaige nachfolgende rechtliche Fragen ist es wichtig, in der Dokumentation die jeweiligen Beweggründe und Abwägungen gut nachvollziehbar darzulegen.

LITERATUR

BÄK– Bundesärztekammer. Hinweise und Empfehlungen zur ärztlichen Schweigepflicht, Datenschutz und Datenverarbeitung in der Arztpraxis. Dtsch Arztebl 2018; 115(10): A-453.

Bayerisches Psychisch-Kranken-Hilfe-Gesetz; www.gesetze-bayern.de/Content/Document/BayPsychKHG/true (letzter Zugriff 21.3.2020).

Gerlinger G, Deister A, Heinz A, et al. Nach der Reform ist vor der Reform. Nervenarzt 2019;·90(1): 45–57.

Kieswetter MK, Kindt H, Prunnlechner R, Schanda H. Rechtsfragen in der Akut- und Notfallpsychiatrie. In: Hewer W, Rössler W, Messer T (Hrsg.). Die psychiatrische Notfallmedizin. 3. A. München: Elsevier Urban & Fischer 2017, S. 66 ff.

ZITIERTE LEITLINIE

DGPPN – Deutsche Gesellschaft für Psychiatrie und Psychotherapie, Psychosomatik und Nervenheilkunde (Hrsg.). S3-Leitlinie „Verhinderung von Zwang: Prävention und Therapie aggressiven Verhaltens bei Erwachsenen". AWMF-Registernummer 038-022. Stand: 10.9.2018; www.awmf.org/leitlinien/detail/ll/038–022.html (letzter Zugriff: 16.3.2020).

Register

O

P